睡眠検査学の基礎と臨床

編集　東京医科歯科大学教授　松浦 雅人

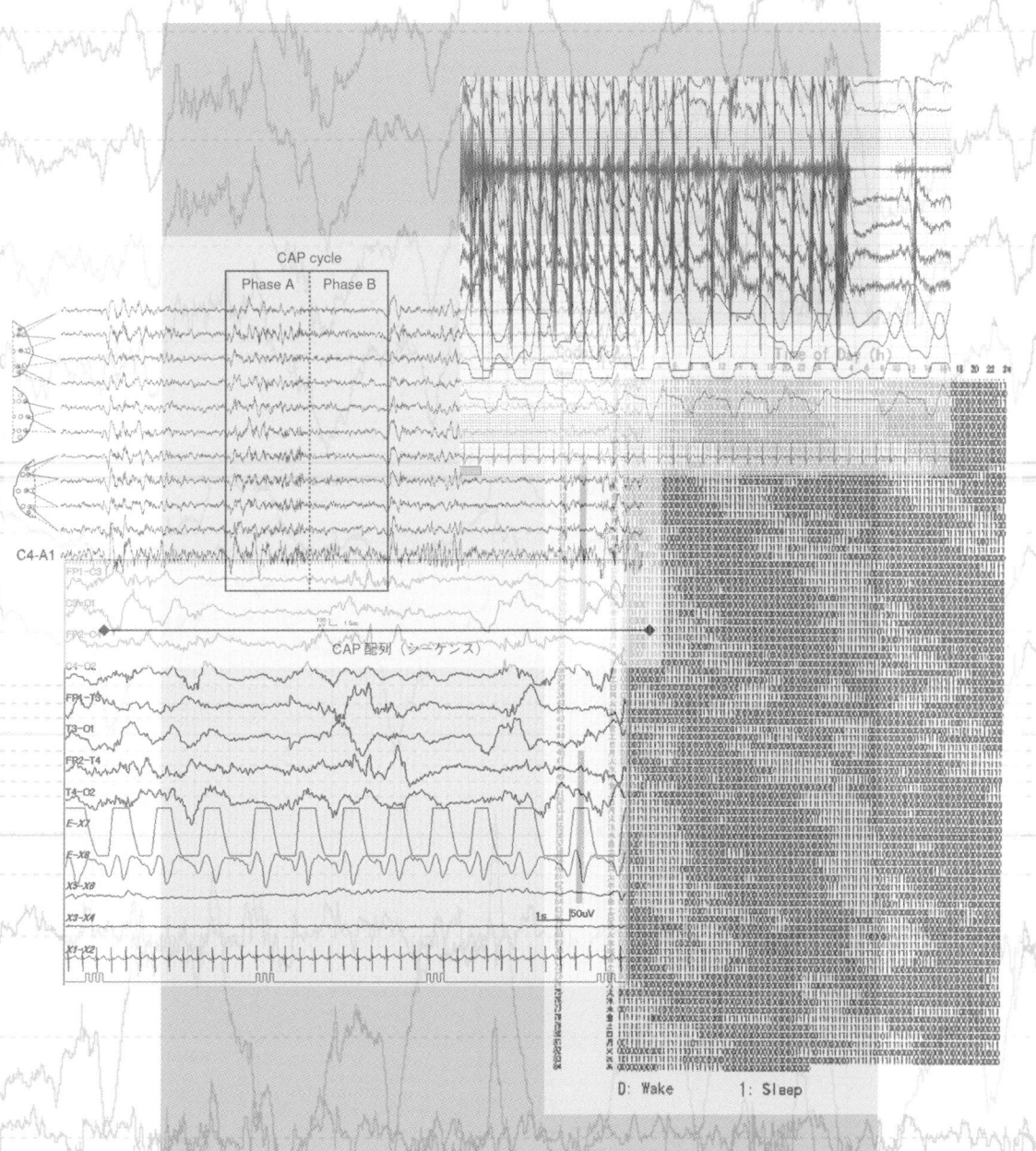

株式会社 新興医学出版社

■執筆者一覧

□編集

松浦　雅人	東京医科歯科大学大学院生命機能情報解析学・教授

□分担執筆者（執筆順）

松浦　雅人	東京医科歯科大学大学院生命機能情報解析学・教授	藤田　志保	藤田保健衛生大学病院臨床検査部・主任
本多　和樹	睡眠科学研究所　ハムリー㈱・所長	杉田　淑子	大阪回生病院睡眠検査室・技師長
奥山　　茂	大正製薬株式会社・理事　医薬開発本部・副本部長　医薬事業グループ　安全性・動態研究所長	岡村　城志	大阪回生病院睡眠医療センター・医長
山寺　博史	杏林大学医学部精神神経科学教室・準教授	千葉伸太郎	太田総合病院耳鼻咽喉科・部長
田ヶ谷浩邦	北里大学医療衛生学部健康科学科精神衛生学・教授	駒田　陽子	東京医科大学睡眠学講座・講師
西多　昌規	東京医科歯科大学大学院医歯学総合研究科精神行動医科学分野・助教	白川修一郎	国立精神・神経センター精神保健研究所・客員研究員
鈴木　博之	警視庁科学捜査研究所・主事	高原　　円	神奈川歯科大学高次脳・口腔科学研究センター・特別研究員
内田　　直	早稲田大学スポーツ科学学術院・教授	笹井　妙子	財団法人神経研究所附属睡眠学センター　東京医科歯科大学大学院医歯学総合研究科診療・緩和医療学分野
山本　拓郎	博士（医学），ソニー株式会社先端マテリアル研究所ライフサイエンス研究部シニアリサーチャー	有竹　清夏	国立精神・神経センター精神保健研究所精神生理部研究員
伊藤　朝雄	愛知医科大学病院睡眠医療センター・副技師長	榎本みのり	東京医科歯科大学大学院生命機能情報解析学分野　国立精神・神経センター精神保健研究所精神生理部
佐藤　雅子	愛知医科大学病院睡眠医療センター・主任	對木　　悟	財団法人神経研究所附属睡眠学センター睡眠歯科医学部門・部門長
山本　勝徳	豊橋メイツ睡眠障害治療クリニック・事務長	長谷川　誠	愛知学院大学歯学部・客員教授
伊賀　富栄	東海大学医学部付属病院診療技術部診療技術科・科長	三島　和夫	国立精神・神経センター精神保健研究所精神生理部・部長
末永　和栄	医療法人社団青山会青木病院検査課・課長	川良　徳弘	東京医科歯科大学大学院保健衛生学研究科・講師
難波　一義	財団法人神経研究所附属代々木睡眠クリニック・技師室主任	太田　克也	恩田第二病院・診療部長
小林　美奈	財団法人神経研究所附属睡眠学センター	中島　　亨	杏林大学医学部精神神経科学教室・准教授
井上　雄一	財団法人神経研究所附属睡眠学センター・センター長　東京医科大学睡眠学講座・教授	梶村　尚史	むさしクリニック・院長
川名ふさ江	虎の門病院臨床生理神経機能・科長	上埜　高志	東北大学大学院教育学研究科人間発達臨床科学講座臨床心理学分野・教授
野田　明子	名古屋大学医学部保健学科・助教	長谷川　毅	草加市立病院小児科・部長
野田　省二	愛知県済生会病院・副院長	佐藤　　誠	筑波大学大学院人間総合科学研究科睡眠医学寄附講座・教授
石郷　景子	大垣市民病院医療技術部診療検査科生理機能室	飯野　弘子	東京医科歯科大学大学院生命機能情報解析学分野
山﨑まどか	東京医科歯科大学大学院生命機能情報解析学　聖隷浜松病院てんかんセンター	本多　　真	㈶東京都医学研究機構　東京都精神医学総合研究所睡眠障害研究プロジェクト・プロジェクトリーダー
室田亜希子	財団法人神経研究所附属代々木睡眠クリニック		
八木　朝子	太田総合病院記念研究所附属診療所・技師長		

碓氷　章	文京学院大学保健医療技術学部臨床検査学科・教授
武村　尊生	秋田大学大学院医学系研究科医学専攻病態制御医学系精神科学講座
清水　徹男	秋田大学大学院医学系研究科医学専攻病態制御医学系精神科学講座・教授
金野　倫子	日本大学医学部精神医学系・講師
内山　真	日本大学医学部精神医学系・主任教授
平田　幸一	獨協医科大学神経内科・主任教授
村田　桃代	獨協医科大学神経内科・研究生
宮本　雅之	獨協医科大学神経内科・准教授
原　恵子	東京医科歯科大学大学院生命機能情報解析学分野
佐藤　光生	東京医科歯科大学歯科総合診療部・特任助教
金　圭子	吉祥寺けいメンタルクリニック

序

　現代はかつてなかったほど睡眠に対する関心が高くなっています。長時間労働や交代性勤務が常態化し，テレビの深夜放送やインターネットが普及するなど，現代人の生活様式が慢性的に睡眠を犠牲にする社会となったためと思われます。厚労省の調査によると5人に1人が睡眠に関する悩みを抱え，睡眠不足社会は居眠りによる運転事故や災害事故などの大きな問題を惹起しています。さまざまな睡眠障害が増え，2005年には睡眠障害の国際分類が改訂されましたが，実に90以上もの診断名が記載されています。かつては不眠と過眠，そして睡眠時随伴症が問題でしたが，その後睡眠覚醒リズム障害が加わりました。地球の反対側にある国に十数時間のうちに移動し，脳や身体が夜と感じている時間帯に活動しなければならないなどのジェット・ラグ症候群は，人類の進化上で想定外の事態でありましょう。

　近年の脳科学や生体計測技術の進歩は，われわれの睡眠への理解を深めました。睡眠は単に脳が活動を停止しているのではなく，記憶の整理，細胞の修復，免疫力の回復などの重要な機能をもつことが認識されました。睡眠中の生体計測技術の歴史はさほど古いものではなく，1924年にハンス・ベルガーがヒトの脳波を発見したことから，睡眠中の脳機能の計測が可能となりました。当初はアーチファクトではないかと疑いの目でみられていましたが，1933年に著名な生理学者エイドリアンが追試・確認してから，一気に睡眠脳波の研究が進みました。次のステップは，1952年にシカゴ大学のクレイトマン教授が大学院生のアゼリンスキーに終夜にわたって眼球運動を観察するように命じ，偶然にレム睡眠が発見されたことです。当初はあまり注目されず，他の研究室から追試研究が報告されたのは6年後でした。同じ1953年にワトソンとクリックがDNAの二重らせん構造を発表し，直ちに世界中の注目を浴びたのとは大きな違いです。しかし，その後の睡眠解析技術の進歩はめざましく，睡眠中の生体計測の精密化，効率化，普遍化が実現され，睡眠に関する分子生物学的研究の進歩とともに睡眠医療が大きく発展しました。

　本書はこれから睡眠検査に従事しようとする臨床検査技師や若手医師，睡眠研究を始めようとする若手研究者を対象に企画されました。睡眠検査法の実際，睡眠障害診断と治療における睡眠検査の意義，睡眠検査の医療や健康科学への応用などについて，それぞれの専門家に執筆していただきました。最近の生体計測技術や長時間モニタリング技術の進歩，あるいは終夜睡眠ポリグラフや睡眠脳波・事象関連電位など睡眠検査のトピックスについて簡潔に解説されていますので，睡眠検査や睡眠研究のエキスパートにも是非通読していただきたいと考えています。日常の臨床や研究に有用な記述を随所に発見できるのではないかと思います。

　　2009年7月

松浦雅人

目　次

I. 睡眠検査学の概念 ……………………………………………………………… 1
1. 睡眠検査学の歴史 ………………………………………………〈松浦雅人〉……… 1
2. 動物の睡眠検査（睡眠覚醒調節機構，睡眠障害と動物モデル）………〈本多和樹〉……… 11
3. 創薬と睡眠検査（睡眠の創薬，新規標的分子）………………〈奥山　茂〉……… 18
4. 薬物と睡眠検査（各種薬物の睡眠への影響）…………………〈山寺博史〉……… 28
5. 睡眠不足・断眠と睡眠検査 ……………………………………〈田ヶ谷浩邦〉……… 32
6. 記憶と学習と睡眠検査（記憶，認知学習と睡眠）……………〈西多昌規〉……… 36
7. 夢研究と睡眠検査 ………………………………………………〈鈴木博之〉……… 42
8. スポーツ科学と睡眠検査 ………………………………………〈内田　直〉……… 48
9. 睡眠障害と時計遺伝子 …………………………………………〈山本拓郎〉……… 52
10. 臨床検査技師の役割 ……………………………………………〈伊藤朝雄，他〉……… 57

II. 睡眠検査学の実際 ……………………………………………………………… 64

A. 睡眠ポリグラフ検査（PSG）………………………………………………… 64
1. 睡眠検査に必要なMEの基礎 …………………………………〈伊賀富栄〉……… 64
2. 各種トランスジューサの原理 …………………………………〈末永和栄〉……… 72
3. PSG検査の実際 …………………………………………………〈難波一義〉……… 78
4. PSG報告書作成の実際 …………………………………………〈小林美奈，他〉……… 83
5. PSG記録のアーチファクト―アーチファクトの種類と対策 …〈川名ふさ江〉……… 88
6. PSGの危機管理 …………………………………………………〈野田明子，他〉……… 101
7-1. 睡眠脳波判定法（新生児・乳児・幼児・小児の睡眠脳波）…〈石郷景子〉……… 110
7-2. 睡眠脳波判定法（成人正常睡眠波形）………………………〈山﨑まどか〉……… 117
7-3. 睡眠脳波判定法（高齢者の睡眠脳波）………………………〈室田亜希子，他〉……… 122
8. CAP（cyclic alternating pattern）判定法 ………………………〈八木朝子〉……… 126
9. 簡易PSG（パルスオキシメーター，ホーム・モニタリングの適応と限界）
　　………………………………………………………………〈藤田志保〉……… 132
10. CPAP，BiPAPタイトレーション ……………………………〈杉田淑子，他〉……… 138
11. 食道内圧モニタリング …………………………………………〈千葉伸太郎〉……… 143

B. その他の睡眠関連検査 ……………………………………………………………… 149
1. 質問紙法（睡眠健康，睡眠習慣，睡眠覚醒リズム，眠気）……………（駒田陽子）……… 149
2. 睡眠日誌（sleep diary）………………………………………………（白川修一郎, 他）……… 156
3. MSLTの施行・判定法と臨床応用 …………………………………（笹井妙子, 他）……… 161
4. MWT，OSLER TEST ………………………………………………（有竹清夏）……… 166
5. 行動ロガー測定法（アクチグラフ）……………………………………（榎本みのり）……… 172
6. セファログラム ……………………………………………………………（對木 悟）……… 176
7. 鼻腔通気度検査法（耳鼻科疾患と睡眠検査）…………………………（長谷川誠）……… 180
8. 血中ホルモン測定 …………………………………………………………（三島和夫）……… 184
9. 自律神経活動（心拍変動，循環器疾患と睡眠検査）…………………（川良徳弘）……… 190
10. 誘発電位・事象関連電位（睡眠とVEP, SEP, ABR, MMN, P300, N400）……（太田克也）……… 194
11. 睡眠の研究法―ヒトの眠りを測る ………………………………………（中島 亨, 他）……… 200

III. 睡眠検査学の臨床（ISCD-2に準拠） ……………………………………………… 207
1. 不眠症 ……………………………………………………………………………（上埜高志）……… 207
2-1. 小児の睡眠呼吸障害 ……………………………………………………（長谷川毅）……… 210
2-2. 成人の睡眠関連呼吸障害 ………………………………………………（佐藤 誠）……… 216
コラム：複合性睡眠時無呼吸症候群 ………………………………………（飯野弘子）……… 222
3. 過眠症と睡眠検査 ………………………………………………………………（本多 真）……… 226
4. 概日リズム睡眠障害と睡眠検査 ……………………………………………（碓氷 章）……… 232
5-1. ノンレム睡眠時随伴症（錯乱覚醒，睡眠時遊行症，睡眠時驚愕症）
　………………………………………………………………………………（武村尊生, 他）……… 236
5-2. レム睡眠時随伴症（レム睡眠行動障害，反復孤発性睡眠麻痺，悪夢障害）
　………………………………………………………………………………（金野倫子, 他）……… 241
6. 睡眠関連運動障害 ………………………………………………………………（平田幸一, 他）……… 247
7. 睡眠てんかん ……………………………………………………………………（原 恵子）……… 254
8. 歯科疾患（いびき，歯ぎしり，医科と歯科の連携）………………………（佐藤光生）……… 260
9. 精神疾患（気分障害，統合失調症，PTSD）…………………………………（金 圭子）……… 265

索引 ……………………………………………………………………………………………… 270

I. 睡眠検査学の概念

1. 睡眠検査学の歴史

(1) 古代人の睡眠と夢

　有史以来,睡眠と夢は人々に関心を持たれ続け,神話,宗教,芸術,政治などにさまざまな形で取り入れられてきた。睡眠は摂食や生殖を妨げ,敵の攻撃を受けやすくさせ,人類の生存にとって不利であったと考えられる。そのため古代人は,睡眠が神や悪魔,あるいは精霊といった神秘的な外力によってもたらされると考え,睡眠はしばしば死と同義語であった。また,睡眠中の夢は古代人にとっては現実の延長であり,神のお告げでもあった。すでに紀元前5000年頃のバビロニアとアッシリアの粘土板に夢の解釈が記載されているという。

　紀元前8世紀にギリシャ神話を体系化したヘシオドスの「神統記」によると,夜の神(ニュクス)から,睡眠(ヒュプノス),夢(オネイロス),黄昏,運命,闘争,不和,苦悶,死などといった忌まわしい神々が生まれたとされる。ニュクスが地上に夜をもたらすと,ヒュプノスが人々を眠りに誘う。人の死はヒュプノスが与える最後の眠りであるという。オネイロスは眠りの間に夢をもたらし,そのメッセージを解き明かすことが神の意図を知ることであった。

　日本でも夢を通して神々の託宣が下されると考えられた。歴代の天皇は神々と交信する特権者であり,夢はしばしば神託を告げる政治的武器として使われた。また,夢のお告げは運命を占う託宣であり,人々は良い神託を求めて夢を授ける聖所である長谷寺に詣で,悪夢を良夢に変えてくれるという夢違観音を信仰した。

(2) ギリシャ時代

　医学の父と呼ばれるヒポクラテス(図1)は,紀元前5世紀ころに医学を宗教や呪術から切り離し,患者の視診や触診によって情報を得て,病状の観察と予後を重視し,社会環境へも目を向ける科学的医学を創設した[1]。しかし,ヒポクラテスが活躍したのはギリシャ本土ではなく,エーゲ海を隔てた小アジアのイオニアとその沖合のコス島であった。ギリシャ本土では,患者は医神アスクレピオス神殿に行き,浄化儀式を受けてから聖なる寝台(クリーネ,後のクリニークの語源)で眠り,神官から夢の解釈を通して神の託宣をもらうことが当時はやりの治療法であった。

　アリストテレス(384-322 BC)は,夢を神や悪霊のお告げではなく,睡眠者の魂の生活とし,夢の心理学的基盤を与えた。「動物誌」では夢を見るのはヒトだけでなく,ウマもイヌもウシなど

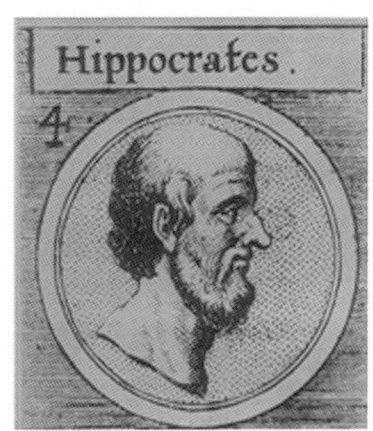

図1　ヒポクラテス(前460〜375頃)
出展:ゴットフリイト「年代記」

も夢をみると記載している。しかし、心臓を感覚の中枢と考え、心臓が冷えると睡眠が生じると述べ、眠っている人と環境との接触が少なくなるのは体表面の冷却によると誤った解釈をした。食後に眠くなるのは、胃が活動して熱くなり、熱い気体が大きな空洞をもつ脳の冷却機能で冷やされ、それが心臓に下りて睡眠を引き起こすためであるとしている。

紀元前300年頃に編纂された「ヒポクラテス全集」では、夢についての詳細な記述がある[2]。神が個人の運命を予告する夢とともに、魂が身体の状態について予告する夢があるとする。日中の思索や行為が夢の中で反復される場合は健康の徴しであり、日中の行為と相反する夢は体内に障害があると説く。飲食する夢は栄養の欠乏を意味し、争ったり危害を加えられる夢は循環の障害の兆候で、異様な怪物が現れるのは慣れない食物の過食や危険な疾患を意味するなどと記述した。今日の睡眠衛生につながる記載もみられ、食物や季節が睡眠の長さに影響し、就寝時刻や寝相が健康とかかわるとしている。また、日中には健康でまともであった人が、睡眠中にうなったり、叫んだり、窒息したり、寝床から飛び起きて外へ走り出たり、覚醒するまで心ここにあらずとなるといった、睡眠時随伴症（パラソムニア）に相当する記述もある。「流行病」の章では、入眠するときは眼球が浮動するといった客観的な観察所見も記述している。

(3) 中世と近世

ローマ皇帝の侍医であったガレノス（130-201）はギリシャ医学を集大成した医学史上の巨人である。脳室に精神の座があるとし、睡眠は脳と体の温熱を回復させ、湿った冷たい物質が睡眠を誘発すると考えた。ガレノスの基本的な考えは人体の構造と機能は神の意思で目的をもって作られたとするもので、このような目的論・決定論は中世キリスト教の世界観とマッチし、その後1000年にわたって西欧を支配し、医学の進歩は停滞した。

ルネッサンス、宗教改革、大航海時代の到来によって中世は終わり、宗教的タブーから解放され

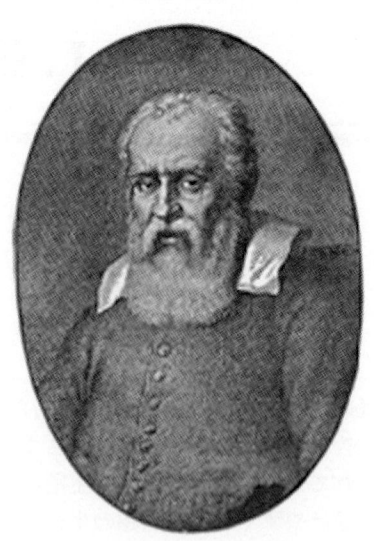

図2　ガリレオ・ガリレイ（1564〜1642）

て近世の科学的潮流が幕を開けた。1581年、イタリアのピサ大学医学部学生であったG.ガリレオ（図2）は振子の等時運動の原理を発見し、これにより短い時間を正確に計測することが可能となり、脈拍計や体温計を考案した。ガリレオは天文学・物理学の天才であるが生体計測技術の創始者でもあった。

17世紀になるとさまざまな睡眠障害の症例が記載されるようになった。小説家の人物表現はすばらしく、スペインのセルバンテスが1605年に著した小説「ドン・キホーテ」では、主人公のレム睡眠行動障害と考えられる症状を見事に記述し、その従者で高度肥満者のパンチョのさまざまな過眠症状を記載した。英国の小説家シェクスピアはさまざまな疾患を記述しているが、1606年の「マクベス」では不眠症と悪夢の苦悩を見事に表現している[3]。医師による症例報告では、1664年にオランダのI.ディーメルブレックが睡眠麻痺の症例を集めて報告し[4]、1685年には英国のT.ウイリス卿が下肢の不穏状態（むずむず脚症候群）を呈する症例を記載した。

(4) 生体電気現象の発見

古代ギリシアの自然哲学者ターレス（620-550

BC）は静電気の存在を知っていたといわれる。磁石や磁力も古くより知られており，静電気と同じような現象で神秘的なパワーをもつと考えられていた。1600年に英国の医師W.ギルバートは静電気が磁力とは異なる現象であることを指摘し，琥珀（elektron）などの樹脂を摩擦させて発生させることから電気（electricity）と名付けた。1746年にオランダのライデン大学で，ガラス瓶の中に針金を張って静電気を蓄えるライデン瓶が発明され，その後静電気はさかんに実験に用いられるようになった。

1791年には，イタリアのボローニャ大学のL.ガルヴァーニ（1737-1798）が，カエルの脚を2つの異なる金属に触れさせると脚がけいれんすることを発見した（図3）。これは2つの異なる金属と溶液を用いて電流を作り出した世界で最初の電池であったが，ガルヴァーニは動物の組織から電気が生み出されると考え，「動物電気」説を主張した。この電流は静電気とは区別され，しばらくの間「ガルヴァーニ電気」と呼ばれた。

19世紀になり，フランスの物理学者A.アンペールが電流の強さを計測する装置を開発し，検流計（ガルバノメータ）と名付けた。1858年には英国のW.トンプソンが微弱な電流を計測できる高感度のガルバノメータを実用化して，ようやく生体の電気現象計測が可能となった。1875年にスコットランドの生理学者R.カートンが，ウサギ，ネコ，サルの脳から電気活動を始めて記録した[5]。動物に麻酔をかけ，大脳の表面を露出させて，1つの電極を灰白質に，もう1つを頭蓋骨に接続するか，あるいは皮質の2ヵ所に電極を置いた。当時のガルバノメータの周波数帯域は0-6Hzとされるので，脳の直流電位を観察したと思われる。この電位変動は循環リズムや呼吸運動とは関連せず，覚醒と睡眠で変動し，光などの感覚刺激や無酸素状態で変化し，動物が死亡すると消失した。

オランダのライデン大学の生理学者W.アイントフォーヘンはガルバノメータをさらに改良し，重いワイヤのコイルの代わりに銀で被覆した細い石英の糸を用い，感度の良い弦電流計を開発した。石英の糸が電流に反応して偏向するわずかな動き

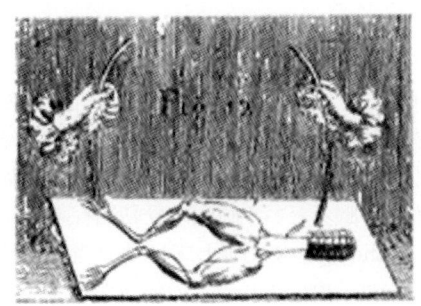
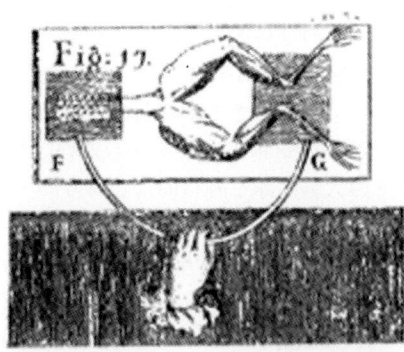
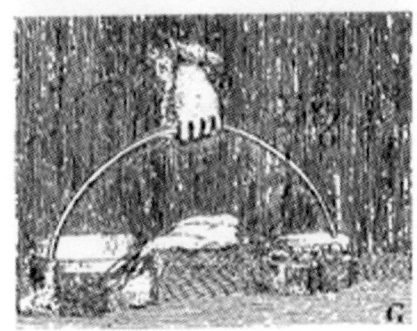

図3. 動物電気についてのガルヴァーニの実験
上：真鍮と銀の棒の一方を脊髄，他方をカエルの足にあて，両端を接続すると筋の収縮が起こる。中：脊髄と脚が真鍮と銅箔の平板の上におかれ，棒の端を同時に平板にふれると筋が収縮する。下：脊髄と脚を二種類の液体に浸して，棒の端を同時に平板にふれると筋が収縮する。

を紙に記録させて，1899年に最初の心電図記録を行った。この弦電流計を用いて，P.ネミンスキーは1912年にイヌの坐骨神経刺激により皮質に電気活動が記録できること，イヌの脳に10-15Hzと20-32Hzの自発的な電位変動があることを報告した[6]。

(5) 初期の科学的研究

19世紀には睡眠の科学的研究の萌芽がみられた。英国の医師R.マクニスが1834年に著した「睡眠の自然哲学」では、人は周囲からの刺激がなくなると眠るという睡眠の受動過程説（passive process theory）を記載している。当時、睡眠は脳血管のうっ血で生じるとの仮説があったが、米国の医師W.A.ハモンドは、1866年に脳血管のうっ血で生じるのは昏迷であって、覚醒させることができず、精神活動が停止しており、精神活動が持続し容易に覚醒できる睡眠とは異なると正しく述べている。1888年にはドイツの外科医F.L.ゴルツがイヌの大脳半球を外科的にとり除いてもなお覚醒と睡眠を示し、食事を与えられるとすぐに眠りにつき、周囲に関心を示さず、昼夜にわたって睡眠が優勢な状態を呈することを示した。1897年にはロシアの医師M.マナケインはイヌの断眠実験を行い、眠りを持続的に奪うと死に至ること、断眠の影響は脳細胞に著しいことなどを記載した。

20世紀になると睡眠の体液仮説が登場した。1907年にはフランスの生理学者R.レジェンドルとH.ピエロンが、断眠させたイヌの血清を他のイヌに投与して睡眠を誘発させ、睡眠毒素（hypnotoxin）として報告した。これとは独立に、愛知医専の石森国臣は1909年に子犬を断眠させてその脳脊髄液を正常犬の皮下に与えて睡眠を生じさせ、睡眠が液性物質で調節されていると報告した。しかし、当時は睡眠の定量法も微量物質の化学的分析法もなかったため、その本体は明らかにされなかった。

1935年には、フランスの生理学者F.ブレーマがネコの脳幹を中脳上部で切断し上位離断脳（セルボ・イゾーレ）を作成し、ネコが睡眠状態が持続し、脳波は紡錘波と高電位徐波が連続することを観察した。一方、延髄下部で切断した下位離断脳（エンツェファロ・イゾーレ）ネコでは覚醒と睡眠が交代し、脊髄が睡眠覚醒に関連しないことを報告した。覚醒には知覚刺激が必要で、刺激が無くなると睡眠へ移行するとし、睡眠は感覚刺激の遮断で受動的に生じるという睡眠の受動過程説（passive process theory）を裏づける所見と解釈した（図4）[7]。

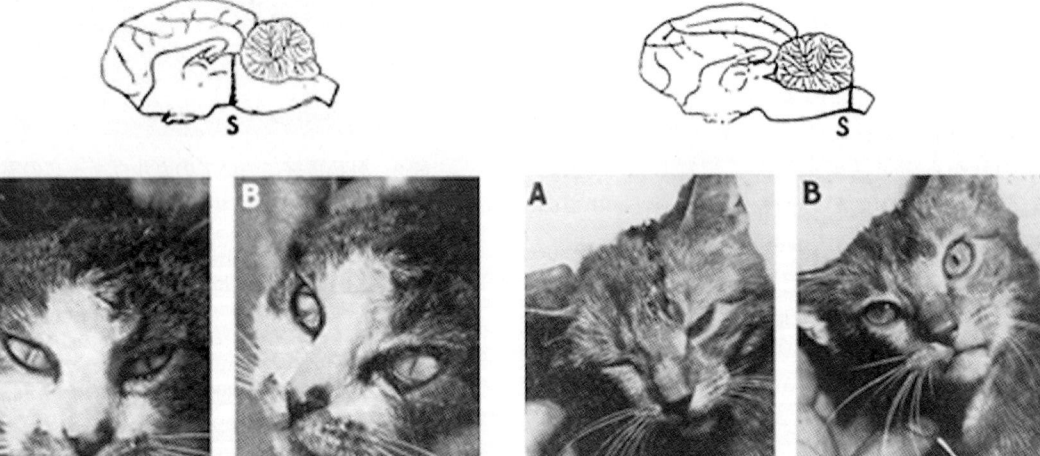

図4. ネコの上位離断脳と下位離断脳（Bremer F 1937）[7]

左図：四丘体の上丘と下丘の間の中脳上部で切断した上位離断脳（セルボ・イゾーレ）ネコでは睡眠状態が持続し、脳波は紡錘波と高電位徐波が連続した。
右図：脊髄の最初の分節の延髄下部で切断した下位離断脳（エンツェファロ・イゾーレ）ネコでは覚醒と睡眠が交代した。

1949年にはG.モルッチとH.マグーンは，下位離断脳ネコの中脳網様体に電気刺激を加えると，睡眠波形が覚醒波形に変わることから脳幹網様体の上行性賦活系を発見した[8]。上位離断脳ネコではこのような現象が起こらず，中脳網様体から大脳皮質へ上行する刺激が消失することが原因と考えられた。感覚入力は脳幹網様体を活性化して大脳を覚醒させ，感覚入力が減少すると網様体活動が減少して睡眠が始まると解釈された。

(6) ヒトの脳波の発見

脳波の発見以前にもヒトの睡眠深度を客観的に測定しようとする試みがあり，ドイツの精神科医E.R.マイケルソンは一晩の覚醒閾値を計測し，夜間入眠1時間後に最も睡眠が深くなり，その後明け方に向かって睡眠深度が数回にわたって変動することを1888年に報告した[9]。

1924年にドイツのイェーナ大学の精神科医H.ベルガーは，外科手術で頭蓋骨の一部が欠損した患者の脳に2本の白金針電極を挿入し，弦電流計を用いて規則正しい電気活動を記録することに成功した。ついで，ベルガー自身の子供も含め，頭皮上に装着した電極から同様の電気活動が記録できることを確認した（図5）。1929年から「ヒトの脳波について」と題する計14編の論文を著した[10]。その中で，カートンによる最初の動物脳電気活動記録についてふれ，ヒトの脳波にα波とβ波を区別し，入眠に伴う脳波変化についての観察を記載した。当初，ベルガーの記録した規則的な電位変動は，被験者の動き，増幅器の雑音，妨害電流などのアーチファクトではないかと疑われた。

1934年に英国の生理学者E.D.エイドリアンとB.マシューズがベルガーの所見を追試・確認してからは事情が一変した。1934年には米国のF.A.ギブスとE.L.ギブス夫妻がボストン市立病院に脳波検査室を開設し，翌年にはてんかんの欠神発作時に3Hz棘徐波複合が出現することを報告した。1936年にはG.ウォルターが脳腫瘍例の脳波に局在性徐波を発見し，θ波やδ波を命名した。1937年にはR.S.シュバッブがアメリカのマサッチュセッツ総合病院に2素子の脳波計を設置し，患者か

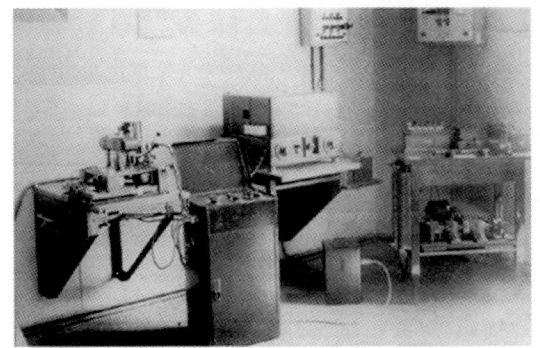
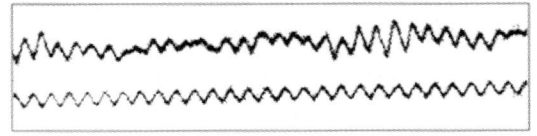

図5. 最初のヒト脳波記録（Berger 1929）[10]
上図：ベルガーの使用したエーデルマンの弦電流計
下図：ベルガーの息子クラウスの15歳時の頭皮上脳波
上段は鉛版電極で前頭と後頭からの双極導出，下段のタイマーは1/10秒を表す。

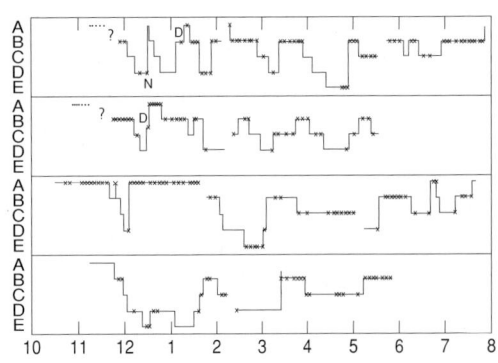

図6. 最初の睡眠図（Loomis et al. 1937）[11]
睡眠を5段階に分け，比較的浅い睡眠段階Bでは低振幅脳波を示し，その中の一部に夢見の時期（図中のD）がある。

ら料金をとって行う臨床脳波検査を創めた。

A.L.ルーミスは，ハーバード大学法学部を出てからは投資銀行の金融ディーラーとして巨額の富を築いた人であるが，睡眠実験室をもつプライベートの脳波研究所を開設して睡眠脳波研究に貢献した。1937年の論文[11]では，脳波所見に基づいて睡眠深度を6段階に区分して一夜の睡眠図（hipnogram）を作成した（図6）。これにより睡

眠深度は深くなってやがて浅くなるといった単純な経過ではなく、浅くなったり深くなったりを繰り返すことを明らかにした。睡眠脳波の波形として記載した頭蓋頂鋭波（vertex waves）、睡眠紡錘波（sleep spindles）、K複合（K complexes）、睡眠徐波（delta slowing）などの用語は現在もそのまま用いられている。

（7）レム睡眠の発見

シカゴ大学のN.クライトマンは1920年代から断眠実験を続け、1939年に睡眠研究の古典的バイブルともいうべき「睡眠と覚醒」を著した。その中で、睡眠は睡眠毒素（hypnotoxin）だけでは説明がつかないこと、古い文献に夢を見ているときは目がこきざみに素早く動くという記述があること、エール大学の心理学者G.T.ラッドが1892年の著書で夢をみている人は覚醒しているときと同じように夢の映像を目で追うので眼球が動くと記載していることなどを紹介した。ラッド自身はこれを客観的に調べなかったようであるが、1930年にE.ジェイコブソン[12]が眼窩周辺に電極を置いて眼球運動を記録できることを報告し、1938年には夢を見ているときにしばしば目の動きが活動的になると記載している。

このような背景から、クライトマンは大学院生のU.アゼリンスキーに睡眠中の乳児の眼球運動を観察させ、医学部学生のW.デメントに被験者の大学生をレム睡眠中に起こして夢をみたかどうか

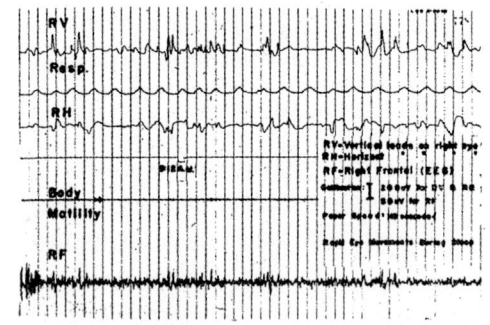

図7. 最初のレム睡眠の記録（Aserinski and Kleitman 1953）[13]
睡眠中に周期的に眼球運動が群発（RV：垂直方向の眼球運動、RH：水平方向の眼球運動）し、呼吸運動（Resp）が乱れ、体動（body motility）がなく、脳波は低振幅脳波（RF）を示す。

を問う実験を指示した。アゼリンスキーは8歳の息子の睡眠記録を含む14人の小児の睡眠を観察し、その後20名の健康な成人の脳波と眼球運動を記録し、睡眠中に低振幅の不規則な脳波とともに、急速眼球運動が頻発する時期が周期的に生じることを発見した（図7）。この時期には呼吸や心拍が早くなり、夢をみていることも報告した。1953年に論文を発表[13]したが、当初はあまり注目されず、他の研究室から同様の追試報告がなされたのは6年後であった。

レム睡眠時に骨格筋の脱力が生じることは、1959年にフランスのリヨン大学のM.ジュベーがネコの実験で指摘し、その後ヒトでも同様の現象を報告した[14]。1965年には阪大精神科の菱川らが、ヒトでは頤筋（オトガイ筋）の筋電図を計測することでレム睡眠を正確に同定できることを示した[15]。1968年にはA.レヒトシャッフェンとA.カーレスが脳波、眼球運動、頤筋筋電図の所見から睡眠段階を判定するための国際基準を発表した[16]。この基準は健常成人を対象にしたもので、コンピュータを用いた自動判定などの際には基準があいまいであり、2001年には日本睡眠学会、2003年にはアメリカ睡眠学会、2006年にはドイツ睡眠学会が、それぞれ判定基準の補遺を公表した。

（8）過眠症とナルコレプシーの研究

1875年に小説「ガルガンチュア」の著者であるF.ラブレーが、リヨンの慈善病院で医師として働いていたとき、揺さぶれば目覚めるがすぐにまた眠りこんでしまうといった状態の嗜眠性脳炎の症例を報告した。視床下部の大半が炎症で壊死していた剖検所見が当時の論文には珍しくカラーのリトグラフの挿絵で添付されていた。1917年にはウィーンで嗜眠性脳炎が流行し、ウィーン大学のC.エコノモはその剖検脳所見から、嗜眠を呈する患者の病変は中脳から視床下部にかけて広がり、不眠を訴えた患者の病変は視床下部の前部に認められることを指摘し、視床下部の前部が睡眠中枢、後部が覚醒中枢で相互に拮抗していると考えた[17]。

1880年にはフランスの医師J.B.E.ゲリニューがはじめてナルコレプシーの全症状を記載して、情

動と脱力発作の関連を論じ，てんかんとは明らかに異なると述べた．1916年にはR.ヘネンベーグがナルコレプシー患者に情動脱力発作（カタプレキシー）の用語を用いた．1959年にはC.フィッシャーがナルコレプシー患者の夜間睡眠で入眠直後にレム睡眠が出現する現象（sleep onset REM period, SOREMP）を発見し，翌1960年にはG.フォーゲルが日中の仮眠時にもSOREMPがみられることを記載し，1963年にはA.レヒトシャッフェンらが，ナルコレプシー患者の情動脱力発作がSOREMPと関連することを指摘した．1986年には日中の過眠症状とSOREMPを客観的に評価するため，反復入眠潜時検査（multiple sleep latency test, MSLT）が開始された[18]．

1983年には本多らが日本人ナルコレプシー患者の全例がHLA-DR2という特定の血清型をもつことを発見し[19]，ナルコレプシーの遺伝子研究の端緒となった．1998年には2つのグループから独立してオレキシン/ヒポクレチン・システムが報告され，1999年にはスタンフォード大のE.ミグノーらがナルコレプシー犬のオレキシン/ヒポクレチン受容体遺伝子の欠失を報告した．2000年には西野ら[20]がナルコレプシー患者の髄液でオレキシン/ヒポクレチン-1が減少していることを報告し，死後脳でも減少を確認され，ナルコレプシー研究は新たな段階に入った．

（9）睡眠時無呼吸の発見

英国の有名な小説家C.ディケンズは自伝的小説で自ら不眠症であったと告白しているが，小説の中ではさまざまな睡眠障害をいきいきと記載している．とくに，1836年の「ピックウィッククラブ」では極端に太った眠たがり屋のジョー少年を描き，ピックウィック症候群の語源となった．しかし，克明な描写をしたディケンズが睡眠時無呼吸やチアノーゼを記述していないことから，肥満を伴った低換気症候群ではないか，あるいはジョー少年には過食や行動異常がみられることから，反復性過眠症（クライネ・レビン症候群）かもしれないという議論がある[21]．

睡眠時無呼吸の医学的記載は，1818年にJ.チェーンが肥満と心不全をもつ60歳の男性患者に周期性呼吸を示すことを記載したのが最初で，その30年後にW.ストークスが同様の呼吸異常を呈した心不全患者を報告して，以降チェーン・ストークス呼吸と呼ばれるようになった[22]．1956年には，C.S.ブルウェルらが，肺胞低換気を伴う高度肥満例をピックウィック症候群として記載したが，睡眠時無呼吸に気付かず，日中の眠気慢性的な低酸素血症，高炭酸ガス血症のせいだと考えた[23]．1960年には，イタリアのボローニャ大学にE.ルガレッシらが睡眠研究室を開設し，睡眠時無呼吸に閉塞性，中枢性，混合性の3種類があることを指摘した．1965年にはH.ガストーらとR.ユングらの2つのグループが，口と鼻の気流および胸部の動きを計測することにより，上気道の閉塞が睡眠中の無呼吸を生じることを明らかにした[24]．1976年にはスタンフォード大のC.ギルミノーらのグループが10秒以上の無呼吸が30回以上出現するという今日の睡眠時無呼吸症候群（sleep apnea syndrome, SAS）の診断基準を確立した．1981年には，閉塞型（Obstructive）SAS（OSAS）の外科治療として軟口蓋咽頭形成術（Uvulopalatopharyngoplasty, UPPP）が行われたが，同年にC.E.サリバンらにより持続陽圧呼吸療法（continuous positive airway pressure, CPAP）が開始され，これが今日の標準的治療法となっている[25]．

（10）慨日リズム障害の研究

地球の自転によって地上には昼と夜が交互に現れ，人類は長い間太陽の昇降に応じた生活を送っていた．しかし，19世紀の終わりにエジソンが電球を発明してからは，その生活が激変した．明暗を自由にコントロールできるようになり，人工照明のもとで経済効率化に適した労働時間設定が可能になり，昼夜逆転した生活に従事する人も珍しくなくなった．ヒトは時間情報のない環境で生活しても約24時間の慨日リズムを示すことはすでに18世紀から知られていたが，このような生物学的な内的リズムと外界の昼夜リズムとのずれが生じるようになった．人類は不眠，過眠，パラソムニアに加えて，望ましい時刻に入眠したり覚醒

したりできずに日常生活に支障をきたす概日リズム障害という新しい睡眠障害をもつことになったわけである。1969年にはG.S.チューンが交代勤務者（シフトワーカー）のリズム障害について報告し，1972年にはJ.I.エバンスが時差（ジェットラグ）症候群について報告し，1976年には睡眠相後退症候群（DSPS）の概念が提出された。1982年にはフランスの生理学者A.A.ボルベイが，覚醒時間の長さに伴って増える眠気と，概日リズムに依存した眠気との総和が，その時点での眠気となるという睡眠の二過程モデルを提唱し，この数学モデルは概日リズム障害の内的脱同期をよく説明する[26]。

地球上のすべての生物は24時間の昼夜リズムの影響を受けている。1971年には概日リズムに遺伝的な異常をもつショウジョウバエが見つかり，概日リズムが時計遺伝子に規定されていることが明らかになった。この遺伝子変異は周期を意味するperiodと名付けられたが，1997年にはこの遺伝子がヒトやマウスといった高等動物にもあることが発見された。この後は多くの時計遺伝子が発見され，現在の時間生物学の遺伝子研究時代に突入した。

(11) 睡眠検査学の現状

睡眠検査学の発展には電気技術や電子工学の進歩が欠かせない。1930年代には真空管を用いた脳波計や差動増幅器が考案されるなど電気技術が急速に進歩し，日本でもこの頃に動物やヒトの脳波が相次いで報告された。1934年に長崎医専の挾間がウサギの大脳皮質表面や海馬などから電位変動を記録し，1937年には伊藤，懸田，喜多村らによるヒト脳波の最初の報告がなされた。

国産の脳波計の開発については，1935年に東北大工学部の松平が脳波の増幅器を製作し，翌年には実験用脳波計を試作した。1950年には学術振興会が脳波インク書き記録装置の規格を定め，東大生産技術研究所の糸川らによって臨床用脳波計が試作された。翌1951年には東大工学部の坂本らの指導により，真空管増幅器を用いた国産脳波計第1号の三星電気製「木星号」が商品化され，日本大学文学部心理学教室に納入された。1950年代の脳波計は真空管方式であったが，1960年代にはトランジスタ式脳波計が開発され，さらにIC集積回路方式となり小型化がすすんだ。1980年代からはコンピュータを内蔵した脳波計が普及し，1993年にはデジタル脳波計が市販された[27]。

脳波関連学会の歴史は，1947年に国際脳波学会連合（現，国際臨床神経生理学会連合 International Federation of Societies for Clinical Neurophysiology; IFSCN）が組織され，わが国では1952年に日本脳波学会が設立された。1964年には日本筋電図学会と共同して脳波筋電図技術講習会が開催され，脳波技術向上のための講習会が今日まで毎年開催されている。1971年には日本脳波学会と日本筋電図学会が合同して日本脳波筋電図学会（現，日本臨床神経生理学会）が設立され，2006年からは脳波の学会認定医と認定技術師制度が発足した。

睡眠関連の学会については，1961年にアメリカ睡眠生理学会（Association for the Psychophysiological Study of Sleep, APSS）が発足し，1972年にはヨーロッパ睡眠学会が設立され，1991年には世界睡眠学会連合（World Federation of Sleep Research Society, WFSRS）が結成された。わが国では1973年に日本睡眠研究会が発足し，1977年には日本睡眠学会が設立され，1995年には日本時間生物学会，2006年には日本睡眠歯科学会が発足した。2002年からは日本睡眠学会の認定医・認定技術師制度が始まった。

睡眠検査技師関連の歴史については，1958年に国家試験による衛生検査技師が誕生したが，その業務には生理検査は含まれておらず，1970年の臨床検査技師が発足してから生理検査を行うことが規定された。アメリカ，カナダ，オーストラリアなどでは，1978年には認定睡眠ポリグラフ検査技師（registered polysomnographic technologists, RPSGT）の資格認定制度が始まり，アメリカ睡眠医学アカデミーやアメリカ睡眠ポリグラフ検査技師学会と協力して教育プログラムを提供している。

参考文献

1) 松浦雅人：医学概論．松浦雅人編：臨床病態学．医歯薬出版，東京，2009．
2) 大橋博司訳：ヒポクラテス全集より；夢について．精神医学 7：79-83, 1965.
3) Iranzo A, Schenck CH, Fonte J : REM sleep behavior disorder and other sleep disturbances in Disney animated films. Sleep Medicine 8 : 531-536, 2007.
4) Kompanje EJO : 'The devil lay upon her and held her down' Hypnagogic hallucinations and sleep paralysis described by the Dutch physician Isbrand van Diemerbroeck（1609-1674）in 1664. J Sleep Res 1-4, 2008.
5) Ormerod W : Richard Caton（1842-1926）: pioneer electrophysiologist and cardiologist. J Med Biography 14 : 30-35, 2006.
6) Niedermeyer E : Historical aspects. Niedermeyer E, Lopews da Silva F（eds）Electroencephalography. Basic Principles, Clinical Applications, and Related Field. 5th Ed. Lippincott Williams & Wilkins, Philadelphia, 1-15, 2005.
7) Kerkhofs M, Lavie P : Frederic Bremer 1892-1982 : a pioneer in sleep research. Sleep Med Rev 4 : 505-514, 2000.
8) Moruzzi G, Magoun HW : Brain stem reticular formation and activation of the EEG. Electroenceph Clin Neurophysiol 1 : 455-473, 1949.
9) Weber MM, Burgmair W : "The assistant's bedroom served as a laboratory" Documentation in 1888 of within sleep periodicity by the psychiatrist Eduard Robert Michelson. Sleep Med 2009（in press）.
10) Berger H : Über das Elektrenkephalogramm des Menschen. Archiv Psychiat Nervenkrank 87 : 527-570, 1929.
11) Lomis AL, Harvey EN, Hobart GAI, et al. : Cerebral states during sleep, as studied by human brain potentials. J Exper Psychol 21 : 127-144, 1937.
12) Jacobson E : Electrical measurement of neuromuscular states during mental activities. Visual imagination and recollection. Am J Physiol 95 : 694-702, 1930.
13) Aserinsky E, Kleitman N : Regularly occurring periods of eye motility, and concomitant phenomena, during sleep. Science 118 : 273-274, 1953.
14) Jouvet M : Paradoxical sleep-a study of its nature and mechanism. Prog Brain Res 18 : 20-62, 1965.
15) Hishikawa Y, Sumitsuji S, Matsumoto K, et al. : H-reflex and EMG of the mental and hyoid muscles during sleep, with special reference to narcolepsy. Electroenceph Clin Neurophysiol 18 : 487-492, 1965.
16) Rechtschaffen A, Kales A : A Manual of Standardized Terminology, Techniques and Scoring System for Sleep Stages of Human Subjects. Public Health Service, US Government Printing Office, Washington DC, 1968.
17) Von Economo C : Encephalitis lethargica. Wien Klin Wochenschr 30 : 581-585, 1917.
18) Carskadon MA, Dement WC, Mitler MM, et al. : Guidelines for the Multiple Sleep Latency Test（MSLT）: a standard measure of sleepiness. Sleep ; 9 : 519-524, 1986.
19) Juji T, Satake M, Honda Y, et al. : HLA antigens in Japanese patients with narcolepsy. All the patients were DR2 positive. Tissue Antigens 24 : 316-319, 1984.
20) Nishino S, Ripley B, Overeem S, et al : Hypocretin（orexin）deficiency in human narcolepsy. Lancet 355 : 39-40, 2000.
21) Cosnett JE : Charles Dickens ; Observer of sleep and its disorders. Sleep 15 : 262-267, 1992.
22) Yamashiro Y, Kryger MH : Sleep in heart failure. Sleep 16 : 513-523, 1993.
23) Burwell CS, Robin ED, Whaley RD, et al. : Extreme obesity associated with alveolar hypoventilation. A Pickwickian syndrome. Am J Med 21 : 811-818, 1956.
24) Jung R, Kuhlo W : Neurophysiological studies of abnormal night sleep and the Pickwickian syndrome. Prog Brain Res 18 : 140-159, 1965.
25) Sullivan CE, Issa FG, Berthon-Jones M, et al. :

Reversal of obstructive sleep apnea by continuous positive airway pressure applied through the nares. Lancet i : 862-865, 1981.
26) Borbely AA : A two process model of sleep regulation. Human Neurobiol 1 : 195-204, 1982.
27) 白澤厚：臨床神経生理検査機器の歴史．松浦雅人編：臨床神経生理検査の実際．新興医学出版社，東京，30-38，2007.

（松浦雅人）

2. 動物の睡眠検査（睡眠覚醒調節機構，睡眠障害と動物モデル）

はじめに

　動物の睡眠検査は眠りの仕組みを明らかにしようとする睡眠の基礎的研究で利用されている。哺乳動物の睡眠様式は種によって特徴があり，夜間に眠る動物あるいは昼間に眠り活動が夜間に集中する夜行性動物が存在する。これら動物モデルの脳波解析は，睡眠覚醒調節機構を明らかにしようとする研究や新規の睡眠関連標的分子を探索する研究では必須な技術である。睡眠研究において様々な動物モデルが利用されることで多くの新知見が集積されることが期待される。

　本稿では，睡眠覚醒調節機構についてのこれまでの知見を紹介し，さらに睡眠研究に利用されている動物モデルについて概説する。

（1）睡眠覚醒調節機構

　睡眠覚醒調節には2通りの仕組みが想定されており，体内時計による睡眠覚醒のサーカディアンリズムともう一つは時刻に依存せず覚醒時間の長さによって睡眠の質と量が決定されるホメオスタシス現象である。このホメオスタシス現象が睡眠の液性調節機構の本体と考えられている。つまり，断眠で眠りを強制的に奪ってしまうと，生理的に必要な睡眠を確保するために睡眠を誘発させる化学物質が脳内に蓄積されるという考え方である。今日までに睡眠あるいは覚醒を制御する液性因子は多数知られている[1]。しかし，いまだに睡眠覚醒調節機構の全容については不明な点が多く存在している。

a）睡眠の神経調節

　1930年代にオーストリアの神経学者エコノモが，ヨーロッパで流行した「嗜眠性脳炎」の病理所見から，その原因は視床下部の病変であると考え，視床下部の睡眠中枢説を提唱した[2]。それ以来，今日までにネコやラット等を用いた研究から睡眠覚醒調節の神経機構に関する多くの知見が蓄えられてきた[3]。脳幹にある青斑核（locus coeruleus：LC）に起源を持つノルアドレナリン（NA）作動性ニューロン，背側縫線核（dorsal raphe nucleus：DR）を起源とするセロトニン（5-HT）作動性ニューロン，外背側被蓋核（laterodorsal tegmental nucleus：LDT）あるいは上小脳脚周囲網様体（pedunculopontine tegmental nucleus：PPT）を起源とするアセチルコリン（ACh）作動性ニューロン，および結節乳頭核（tuberomammilary nucleus：TMN）に起源をもつヒスタミン（HA）作動性ニューロン群は脳内で上行性覚醒系を形成している。一方，睡眠時には外側視索前野（ventrolateral preoptic nucreus：VLPO）から上行性覚醒系を抑制する睡眠調節系が存在している（図1）[4]。今のところ，睡眠覚醒調節を説明するのに十分ではないが，これらの基本的な調節系を修飾し睡眠あるいは覚醒に影響を及ぼす新規の睡眠関連標的分子の探索研究が試みられている。

b）睡眠の液性調節

　1909年に愛知医学校（現名古屋大学医学部）の石森国臣は，断眠した犬の脳抽出物に含まれる催眠性物質の存在を，"不眠動物の脳質中に証明し得たる催眠性物質＝睡眠の真因"という論文で発表した[5]。ほとんど同じ時期にフランスのルジャンドルらは同様の研究から睡眠毒素を抽出したことを報告している。およそ100年も前に石森は周到な実験結果から，睡眠物質の存在を証明していた。しかし，化学構造など物質の正体を明らかにするに至っていない。1960年代になると，断眠ヤギあるいは誘発睡眠によるウサギから内在性の睡眠因子を抽出しようとする試みが報告されるようになった。それから現在に至るまでイヌ，ラット，ネコ等を用いた実験結果から，ノンレム睡眠やレム睡眠を修飾する内因性物質は数十種類にも及ぶことが判明している。

　最近，摂食行動に関与する多くの生理活性ペプ

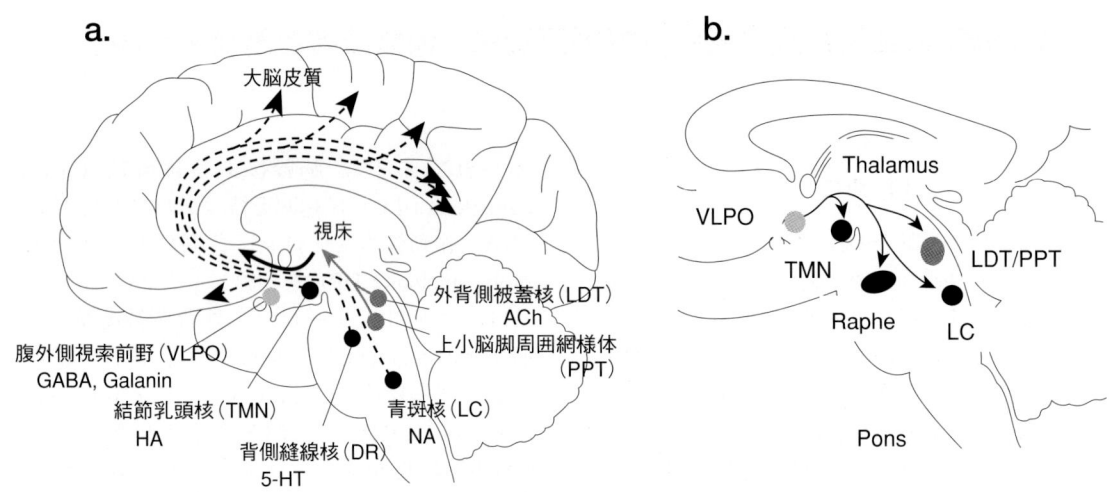

図1. 睡眠覚醒調節の神経機構（文献4より改変引用）
上行性覚醒調節系（a）は青斑核，背側縫線核，結節乳頭核，外背側被蓋核，上小脳脚周囲網様体を起源とするニューロン群により大脳が賦活化されるが，逆に睡眠時は（b）で示されるように腹外側視索前野（VLPO）からの支配を受け上行性覚醒調節系が抑制される。

表1 睡眠覚醒調節と摂食調節に関与する神経ペプチドとホルモン（文献6より改変・引用）

摂食を調節する神経ペプチドとホルモン	覚醒	ノンレム睡眠	レム睡眠
Vasoaotive intestinal polypeptide	▼	±	▲
Corecystkinin octapeptide	▼	±	▲
Corticotropin-like intermediate-lobe peptide	▼	±	▲
Orexin	▲	▼	▼
Somatostatin	▼	±	▲
Insulin	▼	▲	±
Leptin	±	▲	▼
Ghrelin	▼	▲	±
Neuropeptide Y	▼	▲	±

▲：促進，　▼：抑制，　±：効果なし

チドが報告されているが，その中でいくつかは睡眠覚醒調節に関与していることが明らかにされている（表1）[6]。齧歯類では断食あるいは食料不足で睡眠が減少し，逆に全断眠が摂食亢進を引き起こすことが知られている。摂食調節に関与するレプチンやグレリンは何らかの様式で睡眠覚醒調節と関わっていることが示唆されている。その作用には，成長ホルモン（GH）の分泌促進と摂食亢進，体重増加がヒトやラットで知られている。一方，レプチン機能の欠損は肥満，糖尿病の原因に

なることが知られ，ヒトでは急激なカロリーの減少あるいは増加にレプチンが反応する。食欲不振を引き起こすレプチンとは逆にグレリンは，食欲亢進を引き起こしエネルギー代謝調節にも関与している。健常成人を10時間睡眠と4時間睡眠それぞれ2グループに分け，続く昼間における血中のレプチンおよびグレリンについて比較すると，4時間睡眠では血中レプチンが顕著に減少するが，逆にグレリンの血中レベルは増加したことから[7]，睡眠不足が肥満の引き金となり得る可能性が指摘

されている。これは，摂食調節に関与するレプチンやグレリンが睡眠覚醒と密接に関わっていることを示唆している。

（2）睡眠研究における動物モデル

睡眠障害の診断と治療では，様々な原因検索と病態に応じた対応が必要である。身体的，薬理学的，精神医学的，生理学的および心理学的に不眠の原因を検討することが重要である[8]。睡眠障害における薬物投与は治療方法の一つであるが，睡眠薬を服用している患者は日本人成人の4～6％と言われている[9]。したがって，睡眠薬の適切な使用は，睡眠障害の診療における最重要課題である。睡眠覚醒の液性調節に関する研究から，アデノシン，セロトニン，ヒスタミン，メラトニン，オレキシン等それぞれの受容体に関連する新規の睡眠薬の可能性を持った標的分子についての研究が進展している。睡眠薬の創製に関わる前臨床研究においては，マウス，ラットおよびサルの脳波検査を行うことで，その薬効を詳細に検討した後，臨床試験へと進展する。マウスやラット等の齧歯類を用いることはその扱いに利点があり，睡眠関連標的分子のスクリーニング段階では，脳波データを考慮しながら化合物の効果を脳波学上で検証できる。しかし，ラットやマウスは夜行性の睡眠覚醒リズムを持っていることや，ヒトの単相性睡眠と異なり多相性睡眠を示し数分間隔でノンレム睡眠，レム睡眠と覚醒を繰り返すことから，ヒトの睡眠構築と類似性が乏しい。そこで，ヒトにより近いと言われる霊長類の睡眠覚醒様式について検討した例について紹介する。

a）サルの睡眠覚醒動物モデル

カニクイザルを用いた睡眠研究について筆者の経験から簡単に述べる。

カニクイザルの睡眠脳波記録には無拘束で低侵襲のテレメータ方式を採用した。ケタラール麻酔下（12.5 mg/kg）で脳波記録電極，眼球運動記録用電極，筋電図記録電極を植え込み，リード線を頸部から腹部まで皮下を通して腹部に埋め込んだ送信器（TL10M3-D70-EEE，プライムテック株式会社）に接続した。送信器から発信される脳波，筋電図および眼球運動の信号は受信ボード（RMC-1）で受信しデータ取得・解析システムDataquest A.R.T（CQ2240，プライムテック株式会社）へと送りデータの集積を行った。一定期間集積した実験データは，Sleep Sign Ver.2（R2.6.2.805，キッセイコムテック株式会社）により，睡眠状態の判定を行いさらに睡眠データの詳細な分析を行った。実験室の照明条件は暗期を19：00～7：00とし，続く7：00～19：00を明期とした。図2にカニクイザルの24時間のノンレム睡眠，レム睡眠および覚醒のヒプノグラムを示した。サルはヒトと同様に夜間に眠り昼間はほとんど起きて活動する昼行性の睡眠覚醒リズムを持っている。夜間睡眠中に中途覚醒と見られる覚醒が頻発する。サルにとってこの覚醒は問題とはならないのかもしれないが，ヒトでは睡眠問題となることから，サルの睡眠様式はヒト睡眠障害の動物モデルになり得る可能性もあると思われる。サルを用いて脳波検査を行うことはヒト睡眠障害を改善していくうえで有効な動物モデルとなるかもしれない。

b）ナルコレプシーの動物モデル

イヌ・ナルコレプシーはヒト・ナルコレプシーの自然発症動物モデルとして，米国スタンフォード大学睡眠研究所で飼育され，ナルコレプシーの病態生理解明の研究に用いられてきた。イヌ・ナルコレプシーには孤発例と家族例があり，1970年代にミニチュアプードルやダックスフンドに見つかっている。1976年にドーベルマン・ピンシャーとラブラドール・レトリバーでナルコレプシーが常染色体劣性の単一遺伝子で遺伝し，その浸透率は100％であることが発見された。その後，これら2系統のコロニーが確立され，分子遺伝学的研究や薬理学的研究に用いられてきた[10]。イヌ・ナルコレプシーは遊ぶときや大好物の餌を提示されたときの情動刺激で脱力発作が起こる。突然全身の筋肉が弛緩し，覚醒からレム睡眠様の状態になる。筆者がスタンフォード大学でイヌ・ナルコレプシーの研究に参加したときの観察であるが，ドーベルマン・ピンシャーを飼育ケージから部屋に出し，肉の缶詰を与えると，食べる直前あるいは

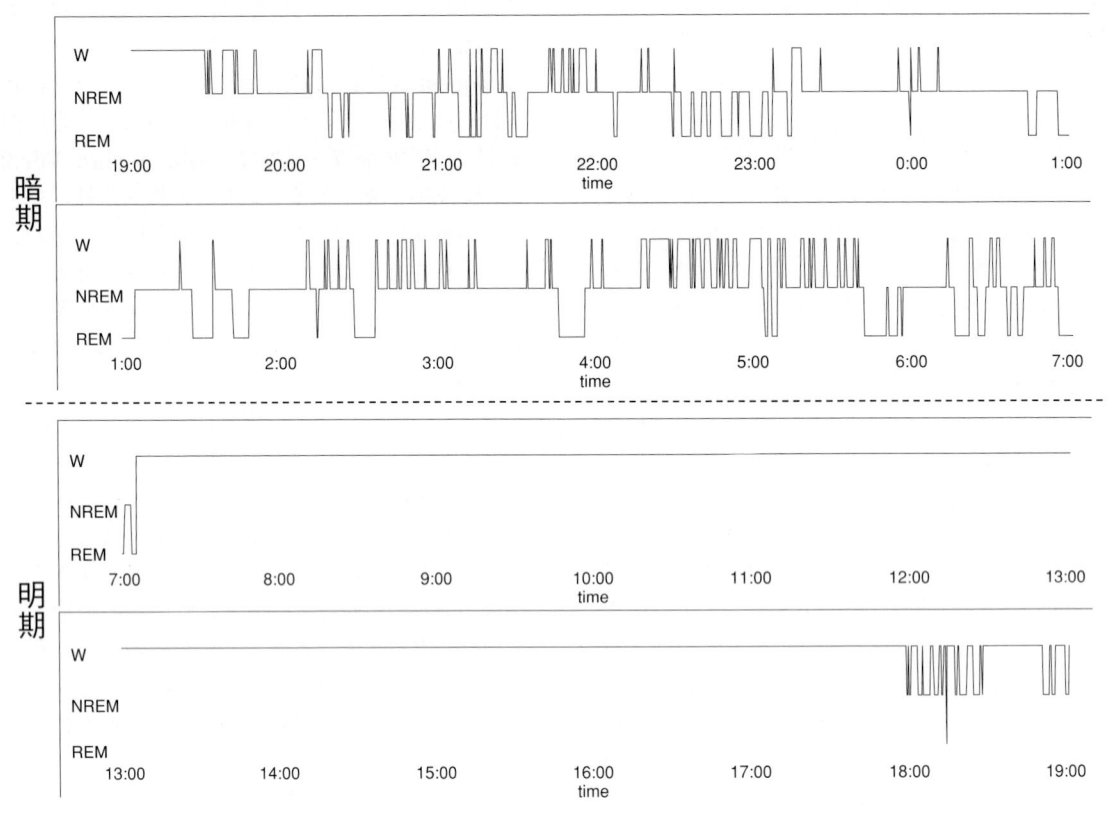

図2　カニクイザルのヒプノグラム（24時間記録）

食べている最中に，突然筋肉に力が入らない状態が起こり倒れてしまう。この発作が数秒から数十秒続いた後，再び起きあがり活発に動き出した。この症状はヒト睡眠障害のナルコレプシーで見られる情動脱力発作（カタプレキシー）とよく似ている。一体何が原因で起こるのであろうか，大変不思議な現象である。イヌ・ナルコレプシーの1日における総睡眠時間は正常なイヌとほとんど差がない。しかし，睡眠構築を見ると覚醒，睡眠段階が分断されており睡眠エピソードの持続時間は正常なイヌと比べて短く，頻繁にエピソードの移行が起こる。イヌ・ナルコレプシーの昼間の眠気について客観的にとらえるのは容易でないが，イヌ用にヒトのMSLTを改変した試験を行うと，ヒトのナルコレプシーと同様に入眠潜時が短い。イヌ・ナルコレプシーを用いた一連の行動薬理学的実験結果から，ナルコレプシーの病態には中枢におけるモノアミン系の機能低下とコリン系の感受性増大という脳内の生化学的バランスの乱れが関与することが示唆され，特に，中脳ドーパミン系の機能低下が傾眠とカタプレキシーに強く関連していると考えられていた[11]。ところが，1999年イヌ・ナルコレプシーにオレキシン受容体2型の遺伝子変異があることが判明した[12]。およそ10年にわたるイヌ・ナルコレプシーの遺伝子探索の成果である。一方，イヌ・ナルコレプシーの原因がオレキシンであることが判明したのとほぼ同時期に，柳沢らによるオレキシンが産生されない遺伝子変異マウスの研究が報告された[13]。オレキシンが産生されないマウスはヒトあるいはイヌのナルコレプシーとよく似た症状を示した。オレキシンは摂食調節神経ペプチドとして発見されたが，強

い覚醒作用を有し，睡眠覚醒調節に深く関与していることが明らかにされている[14]。また，桜井らは出生後にオレキシン神経が脱落するorexin/ataxin-3トランスジェニックマウスを作成した[15]。このマウスはナルコレプシーの特徴をよく表現していることからナルコレプシーの動物モデルとして利用されている。ナルコレプシーの動物モデルが開発されたことで，ヒト・ナルコレプシーの病態生理解明に向けての研究が今後さらに進展することが期待されている。

c）睡眠呼吸障害動物モデル

閉塞型睡眠時無呼吸症候群（OSA）は睡眠中に上気道閉塞が起こり十分な夜間の睡眠が確保できないことから，日中に強い眠気が出現する。OSAによる低酸素血症や交感神経活動の亢進が高血圧症の発症・進展と密接な関連があり，心血管系疾患の発症への関与が示唆されている。

ブルドッグは中咽頭が狭く軟口蓋が大きい形態を持ち，ヒトのOSAと同様の症状を示す。ブルドッグは特にレム睡眠中に無呼吸を引き起こし，血中酸素飽和度が低下（＜90）する。一方，覚醒時間帯には眠気が強く，睡眠潜時の平均が12分で，対照（＞150分）と比較するとかなり短縮している。したがって，ブルドッグが睡眠時無呼吸症の自然発症動物モデルとして有用であると報告されている[16]。

サルの口蓋垂と舌の構造はヒトと多くの類似点があり，上気道は他の動物よりはるかにヒトに近い。そこで，カニクイザルを用いたOSAのモデルでは液体コラーゲンを口蓋垂，舌および咽頭壁へ2週間ごとに注入してポリグラフ記録を行った[17]。コラーゲン注入前の正常な状態では無呼吸が4.8±2.0回／時間であったが，コラーゲンを注入しておくと無呼吸は27.9±19.7回／時間と高い値を示した。液体コラーゲンにより人工的に無呼吸モデルとしたサルの睡眠は，記録時間における総睡眠量が減少し，ノンレム睡眠中のステージ1の増加が見られ，逆にステージ2とレム睡眠は減少していた。したがって，コラーゲン注入サルは閉塞性睡眠時無呼吸症の動物モデルとしての有用性が示唆されている。

肥満のミニブタがOSAのモデルとして用いられた例がある[18]。肥満ミニブタ3匹を使用したが，2匹が閉塞性睡眠時無呼吸症で1匹は中枢性の無呼吸症であった。肥満ミニブタの体重は105.0±2.9kg，体長が1.25±0.05mでBMIは67.0±4.3kg/m²であったが，肥満のない対照ミニブタの体重は54.7±13.3kg，体長が1.17±0.02mでBMIは39.4±8.7kg/m²であった。無呼吸と低呼吸の出現は肥満ミニブタの睡眠記録時間内で，38.6±50.6回／時間であったが，対照ミニブタでは無呼吸および低呼吸はほとんど出現しなかった。肥満ミニブタにおける無呼吸と低呼吸はノンレム睡眠と比較するとレム睡眠での出現が多かった。したがって，肥満ミニブタは肥満と関連した睡眠時無呼吸症の動物モデルと考えられている。

マウスモデルでは，飼育環境の操作による研究が少しずつ成果をあげつつある。睡眠覚醒とは無関係に一定間隔で低酸素ガスと空気を交互に飼育ケージ内に送り込む方法である。このモデルでは，ヒトと同様に脳や心臓・血管系への影響が観察されている[19]。

d）パーキンソン病の睡眠障害動物モデル

パーキンソン病（Parkinson disease：PD）の発症にはドーパミン作動性神経障害の可能性が考えられている。PDでは振戦や固縮等の運動障害が主症状であるが，睡眠障害も知られている。不眠，悪夢，睡眠中の異常運動や行動，日中の過度の眠気（excessive daytime sleepiness：EDS），突発的睡眠（Sudden onset of Sleep：SOOS）がある。PDではレム睡眠行動異常症（REM sleep behavior disorder：RBD）が出現する例がある。RBDではレム睡眠時に夢内容と一致する激しい異常行動を示す。原因は正常なレム睡眠時に起こる筋緊張の抑制が欠如するためと考えられており，特発性RBDとして扱われてきた患者のうち約4割がその後PDを発症したとの報告がある[20]。PD発症に先駆けて発症するRBDを検出できれば，PDの進行を抑制できる可能性もある。1970年代にRBDと同様の現象を示すネコのモデルが報告され，筋トーヌスの弛緩を伴わない逆説睡眠を発現した[21]。逆説睡眠で起こる筋トーヌス消失の実行ニューロ

ンは橋背内側被蓋野の青斑核アルファ傍核（peri-LCα）後部と延髄大細胞網様核（Mc）に局在しているが，peri-LCαやMcの破壊によって起こる"夢幻様行動"は，方向定位，探索および攻撃行動などが観察される。これはヒトにおけるRBDと相似の現象である。したがって，PDの発症や進展機構を明らかにしようとする研究では，RBD等の睡眠異常を検出できることが極めて有用である。そこで，サルやラットに神経毒である1-Methyl, 4-phenyl, 1, 2, 3, 6-tetrahydropyridine（MPTP）あるいは6-hydroxydopamine（6-0HDA）を投与してドーパミン神経の変性を人工的に起こしたPD動物モデルや，遺伝子変異によるマウスのモデルが利用されている。しかし，今のところ随伴する睡眠障害についての知見は十分得られていない。PDの早期診断や早期治療の観点からこれら動物モデルを用いた研究における新知見が期待される。

(3) 睡眠の多様性

自然発症や遺伝子変異による睡眠異常動物モデル以外にも，生存環境や内部環境によって睡眠様式を変化させた動物がいる。睡眠がレムとノンレムとを繰り返すだけではなく，大脳の左右半球が交互に睡眠あるいは覚醒状態になる半球睡眠が，海生哺乳類のイルカに見られる[22]。イルカは水中生活者であるが肺呼吸のため，頭頂部の噴気孔を用いて休息や睡眠中も水面で呼吸する必要がある。野生のイルカは水中を泳ぎ回っていることが多く，その行動についてはほとんど不明であるが，水族館で生活するイルカは遊泳中も眠ることが明らかにされている[23]。イルカは活動が低下している状態では左右交互に目を閉じることが観察されていたが睡眠や行動に関する情報は少ない。イルカの行動を観察すると夜間に低活動期があり明期に高い活動期があることから，その行動は昼行性であると考えられている。半球睡眠では右脳が睡眠状態になると左目を閉じ，逆に右目を閉じているときは左の脳が睡眠状態となる（図3）。つまり，どちらかの脳を覚醒させた状態で泳ぎ続けることができる。水中で寝なければならないイルカ

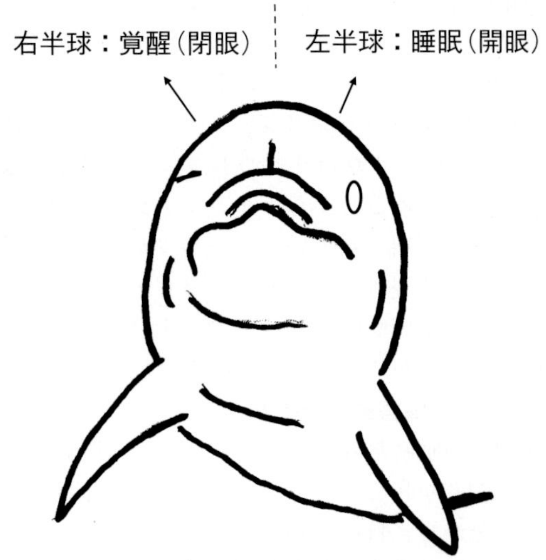

図3　イルカの半球睡眠
右半球が覚醒状態では左目が開いており，左半球は睡眠状態で右目が閉じている。これを左右交互に繰り返す。

は，脳を交互に眠らせることができる"半球睡眠"と呼ばれる特殊な睡眠技術を獲得した。眠りの進化と多様性を考える上でイルカの示す半球睡眠は大変興味深い。

おわりに

筆者はこれまでに，ラット，マウス，ウズラ，カメ，サル，さらに睡眠異常を示すイヌや遺伝子変異マウスを睡眠の基礎研究に利用してきた。ノンレム睡眠およびレム睡眠を発現するのは哺乳類と鳥類の特徴であるが，昆虫や魚も睡眠研究のモデル動物として利用できる可能性がある。ショウジョウバエが睡眠とよく似た行動をとることが報告され，その遺伝学的解析が行われ睡眠時間を規定する遺伝子が同定されている[24]。さらに，遺伝子変異のゼブラフィッシュにも睡眠類似の行動が観察されている[25]。昆虫や魚は睡眠覚醒の指標となる脳波を発現しないので議論のあるところである。様々な動物モデルの脳波記録を用いて睡眠の基礎研究がさらに進展し，そこから得られた新知見が臨床睡眠医学に何らかの貢献ができることを願っている。

参考文献

1) 井上昌次郎：睡眠のメカニズム．朝倉書店；p.22, 1997.
2) von Economo C：J Nerv Ment Dis 71：249-59, 1930.
3) 小山純正，ほか：睡眠障害．日本臨床社；p.48, 1998.
4) Saper CB, et al.：Trends. Neurosci. 24：726, 2001.
5) 石森國臣：日本医学雑誌 23：17, 1909.
6) Prospero-Garcia O, Mendez-Diaz M：Drug News Perspec 17：518-522, 2004.
7) Spiegel K, et al.：Ann. Intern. Med 141：846-850, 2004.
8) 井上雄一：睡眠障害診療マニュアル．ライフサイエンス社，2003.
9) Doi Y, et al.：J Epidemiol 10：43-53, 2000.
10) 大倉睦美，ほか：神経研究の進歩 45：131-160, 2001.
11) Honda K, et al.：NeuroReport 10：3717-3724, 1999.
12) Lin L, et al.：Cell 98：365-376, 1999.
13) Willie JT, et al.：Annu. Rev. Neurosci 24：429-458, 2001.
14) Akanmu MA, Honda K：Brain Res 1048：138-145, 2005.
15) Hara J, et al.：Neuron 30：345-354, 2001.
16) Hendricks JC, et al.：J. Appl. Physiol 63：1344-1350, 1987.
17) Philip P, et al.：Neurobiol. Dis 20：428-431, 2005.
18) Lonergan RP, et al.：J. Appl. Physiol 84：531-536, 1998.
19) 南 一成，角谷 寛：医学のあゆみ 220：299-302, 2007.
20) Schenck CH, et al.：Neurology 46：388-393, 1996.
21) 酒井一弥：神経研究の進歩 39：41-56, 1995.
22) Lyamin OI, et al.：Behav Brain Res 129：125-129, 2002.
23) Sekiguchi Y, et al.：Physiol Behav 79：643-653, 2003.
24) Kume K, et al.：J Neurosci 25：7377-7384, 2005.
25) Yokogawa T, et al.：PLoS Biology 5：2379-2397, 2007.

〔本多和樹〕

3. 創薬と睡眠検査（睡眠の創薬，新規標的分子）

はじめに

入眠を目的として開発された，超短時間作用型の睡眠導入薬であるゾルピデム（zolpidem），ゾピクロン（zopiclone）およびザレピロン（zaleplon：日本未承認）は非ベンゾジアゼピン系γアミノ酪酸（gamma-aminobutyric acid：GABA）-A 受容体作動物質であり，α_1 受容体に比較的選択的に結合し，GABA の抑制作用を増強し，催眠鎮静作用を示す。GABA$_A$ 受容体は 5 量体からなり，α，β および γ サブユニットからなるイオンチャンネルである[1,2]。一般に，ゾルピデムはトリアゾラム（triazolam）に代表されるベンゾジアゼピン系睡眠薬と比較して α_1 選択性が高く，催眠鎮静作用に比べて，抗不安作用，抗痙攣作用および筋弛緩作用が弱いのが特徴である。また，ベンゾジアゼピン系睡眠薬に比べ，反復投与しても耐薬性および依存性が形成されにくいことが知られている[1,2]。しかしながら，現在市場にある GABA 受容体関連睡眠導入薬は，すべて米国司法省麻薬取締局（Drug Enforcement Administration：DEA）あるいは厚生労働省が，依存性薬物として規制している[1]。従って，最近の睡眠障害治療薬は GABA 受容体を標的分子としない，新規作用機序の薬剤が開発されている。

現在，米国において臨床治験中の不眠症治療薬を表1にまとめた（neurotransmitter.net ホームページより）。ドクセピン（doxepin）は主にヒスタミン H$_1$ 受容体拮抗作用により，睡眠を誘発させ，米国食品医薬品局（Food and Drug Administration：FDA）に申請中（New Drug Application：NDA）である。^{11}C-ドクセピンはペット（positron emission tomography：PET）リガンドとしても使用されている。

セロトニン（5-HT）$_{2A}$ 受容体拮抗薬は統合失調症あるいはうつ病治療薬として開発されたが，いずれも臨床段階で中断している。エプリバンセリン（Eplivanserin, SR46349）などの 5-HT$_{2A}$ 受容体拮抗物質あるいは逆作動物質は入眠時間には影響をおよぼさないが，睡眠を持続させ，総睡眠時間を延長される作用を有している。しかし，2008年12月，アリーナ（Arena）社の 5-HT$_{2A}$ 逆作動物質である APD125 はフェーズⅡb 試験で期待した臨床効果が得られず開発を中断した。本稿では，今後期待される新規作用機序の不眠症治療薬について概説する。

（1）新規不眠症治療薬

a) メラトニン MT$_1$/MT$_2$ 受容体作動物質

メラトニン（melatonin）は1958年 Lerner らによって発見されて以来，睡眠・覚醒サイクルを含む概日リズム（circadian rhythm）の調節に重要な役割を果たしている。メラトニンは松果体（pineal body）から分泌されるホルモンであるが，その分泌は視床下部（hypothalamus）に存在する視交叉上核（suprachiasmatic nucleus：SCN）からの入力により調節されており，昼間は非常に少なく夜間に多いという特徴を持つ。メラトニン分泌は夜間睡眠と同期しており，眠気の始まりや睡眠傾向と一致している。メラトニン受容体は G タンパク質共役型受容体で，MT$_1$，MT$_2$，MT$_3$ の 3 種のサブタイプが存在し，種々の組織に分布する。脳ではメラトニン MT$_1$ および MT$_2$ 受容体が主に存在する。MT$_3$ は睡眠とは関係していない[3,4]。

ラメルテオン（ramelteon）は睡眠・覚醒のサイクルを司る体内時計中枢である SCN に存在するメラトニン MT$_1$/MT$_2$ 受容体に特異的にアゴニストとして作用し，睡眠を誘発する。翌日の記憶障害，鎮静作用，禁断症状，依存性などは認められていない[4]。カニクイザルにラメテオンを消灯直前に投与すると軽睡眠（light sleep：LS）および徐波睡眠（slow wave sleep：SWS）発現までの時間を用量依存的に短縮させた（図1）[3]。

ラメルテオンは高齢者を含めた幅広い不眠症患

表1　米国で臨床治験中の不眠症治療薬

neurotransmitter.net.（http://www.neurotransmitter.net/newdrugs.html）ホームページより引用。

Drug Name	Pharmacologic Action	Company	Indication	Developmental Phase
Silenor® (doxepin)	A potent antagonist at Histamine H1 and H2 receptors, weakly inhibit the reuptake of norepinephrine and serotonin, an antagonist at alpha-1-adrenoceptors, and an antagonist at all subtypes of muscarinic acetylcholine receptors.	Somaxon	Sleep disorders	NDA Submitted 4/08
Eplivanserin, SR 46349	5-HT2A receptor antagonist	Sanofi-Aventis	Sleep disorders	Phase III - submission expected in the second half of 2008
ORG 50081 (esmirtazapine)	5-HT2 antagonist, H1 antagonist, alpha-2-adrenoceptor antagonist	Schering-Plough	Sleep disorders, hot flashes	Phase III
Tasimelte, VEC-162	Melatonin receptor agonist	Vanda Pharmaceuticals	Sleep disorders, depression	Phase III
Volinanserin, M-100907	5-HT2A antagonist	Sanofi-Aventis	Sleep disorders	Phase III
Almorexant, ACT-078573	Orexen OX1 and OX2 receptor antagonist	Actelion	Sleep disorders	Phase III
APD125	5-HT2A inverse agonist	Arena	Sleep disorders	Phase II
PD-6735	Melatonin receptor agonist	Phase 2 Discovery	Sleep Disorders	Phase II
Pimavanserin, ACP-103	Serotonin 5-HT2A receptor inverse agonist, dopamine D2/D3 receptor partial agonist, acetylcholine M1 receptor agonist	Acadia	Sleep disorders, Parkinson's disease psychosis, schizophrenia co-therapy	Phase II
PD-200, 390	Voltage-gated calcium channel alpha(2) delta subunit modulator	Pfizer	Sleep disorders	Phase II
LY2624803, HY10275	5-HT2A and histamine H1 receptor antagonist	Eli Lilly, Hypnion	Depression, ADHD	Phase II
TIK-301, LY156735	Melatonin agonist, 5-HT2B/5-HT2C antagonist	Tikvah Pharmaceuticals	Sleep disorders	Phase II

2009年1月現在

者を対象にした臨床試験で，睡眠潜時を改善し，投与中止による反跳性不眠（リバウンド）が起こらないことを証明した。従って，ラメルテオンは薬物依存性がなく，DEAによる規制を受けない初めての不眠症治療薬である[4]。

b）オレキシン受容体関連物質

オレキシン（orexin）は1998年にGタンパク質共役型受容体の内因性リガンドとして同定された神経ペプチドであり，睡眠・覚醒の調節や摂食行動の制御などの重要な生理機能を担っている。オレキシンはオレキシン-Aおよびオレキシン-Bの2種類が同定されている。オレキシン受容体はOX_1受容体とOX_2受容体の2種類のサブタイプが存在する。オレキシン含有神経は視床下部外側野（lateral hypothalamic area : LHA）に特異的に局在し，その投射先は脳の広範にわたっている。OX_1受容体は青斑核（locus ceruleus : LC），OX_2は結節乳頭核（tuberomammillary nucleus : TMN）で最も強い発現がみられる。LCはノルアドレナリン神経，TMNはヒスタミン神経の起始核であり，モノアミン系とオレキシン系の関係が示唆される。ドーパミン神経の起始核である腹側被蓋野（ventral tegmental area）およびセロトニン神経の起始核である縫線核（raphe nucleus）にはOX_1お

およびOX₂受容体の両方が発現している。レム（Rapid Eye Movement：REM）睡眠の制御に関わる脳幹のアセチルコリン神経（外背側被蓋核 laterodorsal tegmental nucleus：LDT）および橋脚被蓋核（pedunculo portine tegmental nucleus：PPT）にもOX₂受容体の発現が認められる[5,6]。

オレキシン欠損マウス，OX₂受容体欠損マウスはヒトのナルコレプシーと酷似した行動を示す。遺伝性のナルコレプシー犬では，OX₂受容体の遺伝子突然変異が見出されている。ヒトのナルコレプシー患者死後脳の検討ではオレキシン神経が脱落している。従って，オレキシンは睡眠－覚醒サイクルの制御に深く関わっている[5,6]。

オレキシン受容体拮抗物質である (2R)-2-{(1S)-6,7-dimethoxy-1-[2-(4-trifluoromethyl-phenyl)-ethyl]-3,4-dihydro-nolin-2-yl}-N-methyl-2-phenyl-acetamide（ACT-078573）はOX₁およびOX₂受容体拮抗作用を有する。ATC-078573をラットに経口投与すると，覚醒および自発運動の低下，ノンレム（non-Rapid Eye Movement：non-REM）およびレム（REM）睡眠の増加が認められる（図2）[6]。ヒトでの効果を脳波で検討した結果，ATC-078573はゾルピデムと同様に，経口投与で用量依存的にステージ2（S2）睡眠（脳波上，12～14 Hz睡眠紡錘波：sleep spindleが0.5秒以上持続）が発現するまでの時間を短縮させた（図3）。ATC-078573 400mg投与群では投与6時間後に睡眠効果の消失がみられ，同時比較したゾルピデムは投与2時間後には効果が消失したことより，睡眠持続効果はATC-078573が優れていた。ATC-078573投与による副作用は認められていない。従って，オレキシン受容体拮抗物質の不眠症治療薬としてのProof of concept（POC）は動物およびヒトで検証された[6]。今後，睡眠はオレキシン受容体OX₁あるいはOX₂のどちらが関与しているのかの検討が必要である。

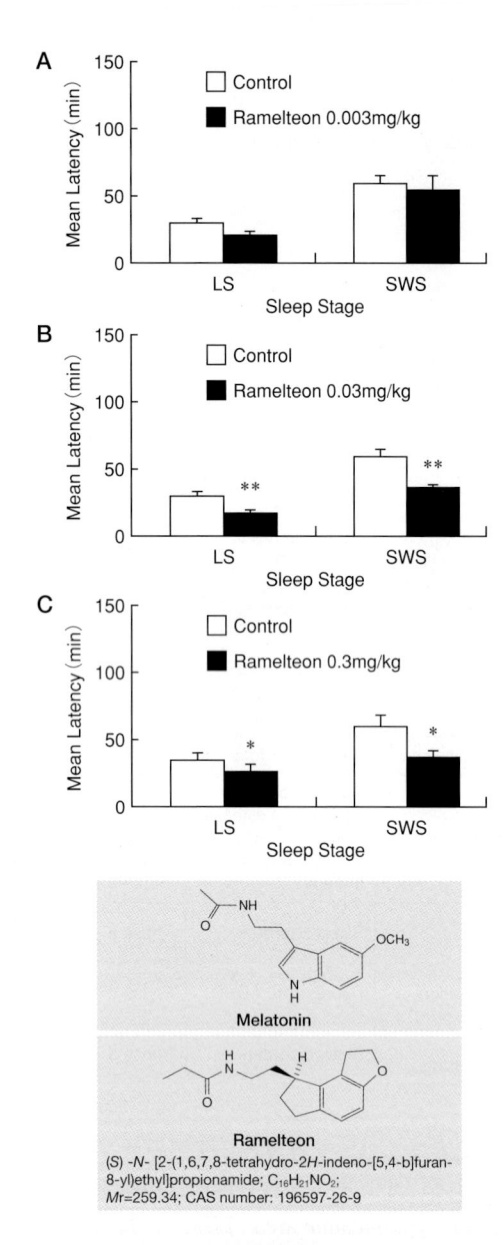

c）ヒスタミンH₁受容体およびヒスタミンH₃受容体関連物質

ヒスタミン（histamine）神経系は後部視床下部のTMNに起始細胞があり，脳内のさまざまな神経核に投射線維を送っている。ヒスタミン受容

図1 カニクイザルの睡眠時間に対するラメテオン（A）0.003 mg/kg 経口投与（1群5頭），（B）0.03 mg/kg 経口投与（1群6頭），（C）0.3 mg/kg 経口投与（1群6頭）の効果。

ラメテオンは消灯（午後6：00）の直前に経口投与した。脳波は午後5：00から翌日は午前7：00まで連続記録した。各値は睡眠誘発の平均時間（分）(S.E.を示している。軽睡眠（LS：light sleep），傾眠（drowsiness）とも言われる。徐波睡眠（SWS：slow wave sleep，ノンレム（non-REM）睡眠とも言われる。*P＜0.05および**P＜0.01，溶媒（control）投与群に対する有意差。右下にラメテオンおよびメラトニンの化学構造式。
Brain Research 1027：59-66, 2004を改変

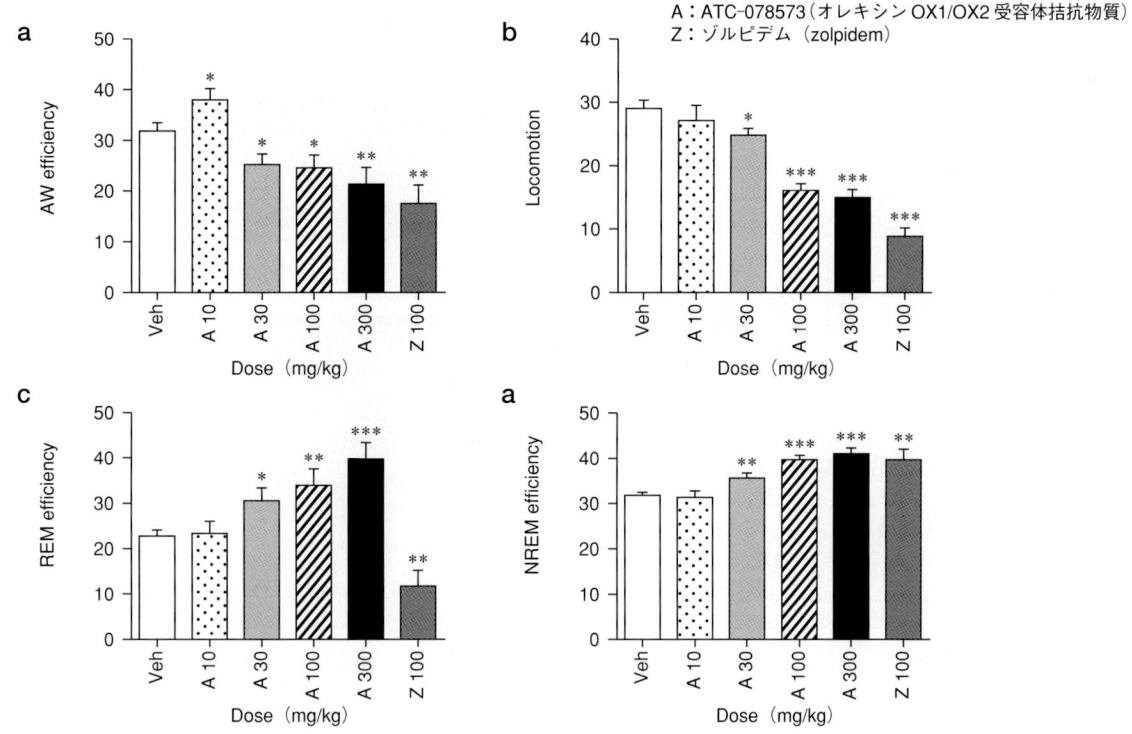

図2 ラットの（a）覚醒（AW：active wake），（b）自発運動量（locomotion），（c）レム睡眠時間（REM）および（d）ノンレム睡眠時間（NREM）に対するACT-078573（A：OX1/OX2受容体拮抗物質）10～300 mg/kg経口投与およびゾルピデム（Z：zolpidem）100mg/kg経口投与の効果。

薬物は暗期前に投与し，12時間脳波および行動を解析した。ACT-078573およびゾルピデムは覚醒および運動量を減少させた。ACT-078573は，レム（REM）およびノンレム睡眠（non-REM）を増加させた。ゾルピデムはレム睡眠を減少させ，ノンレム睡眠を増加させた。*$P<0.05$，**$P<0.01$および***$P<0.01$，溶媒（vehicle）投与群に対する有意差。
Nature Medicine 13：150-155, 2007を改変

体はGタンパク質共役型受容体で，H_1～H_4まで4種類のサブタイプが報告されている。ヒスタミン受容体サブタイプの中で，H_1およびH_3受容体が睡眠—覚醒制御に関与している。ヒスタミンH_1受容体はシナプス後部に存在し，H_3受容体はシナプス前部に存在する自己受容体である。H_1受容体の分布は，皮膚や気道などの肥満細胞に高濃度に分布し，H_1受容体拮抗物質はアレルギー反応や炎症を抑制する重要な役割を担っている。H_1受容体拮抗物質の副作用として眠気，口渇，摂食や体温調節の異常など，中枢神経系の副作用が出現することが知られている。この副作用である眠気に着目したH_1受容体拮抗物質の創薬が行われている。一方，H_3受容体は脳に選択的に発現している[7,8]。

脳内ヒスタミン神経活動と睡眠-覚醒の関係を的確に示した研究として，ヒスタミン合成酵素であるヒスチジンデカルボキシラーゼ（histidine decarboxylase：HDC）欠損マウスの報告がある。動物をホームケージから新規ケージに移動すると，脳内で正常にヒスタミンを生合成できる野生型マウスの大脳皮質脳波は覚醒パターンを2～3時間示すが，HDC欠損マウスの大脳皮質脳波は数分で徐波睡眠（ノンレム睡眠）のパターンを示す（図4）[7]。

無麻酔，無拘束のネコを用い，筋電図，眼電図，脳波，外側膝状体（lateral geniculate nucleus：LGN）から記録した相動性電位（phasic potentials）および後部視床下部のヒスタミン含有神経

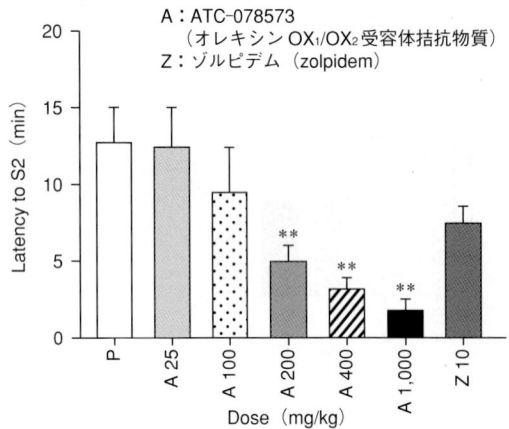

図3 ヒトのステージ2（S2）睡眠に至る時間に対するACT-078573（A：OX₁/OX₂受容体拮抗物資）25-1000mg経口投与およびゾルピデム（Z：zolpidem）10mg経口投与の効果。

ACT-078573投与群は1群6名，zolpidem投与群は1群14名。ACT-078573は200-1000mgで用量依存的にS2までの時間を短縮させた。ゾルピデム10 mgはS2までの時間を短縮させる傾向が認められたが有意差はなかった。*P＜0.05，**P＜0.01および***P＜0.01，プラセボ（P）投与群に対する有意差。
Nature Medicine 13：150-155, 2007を改変

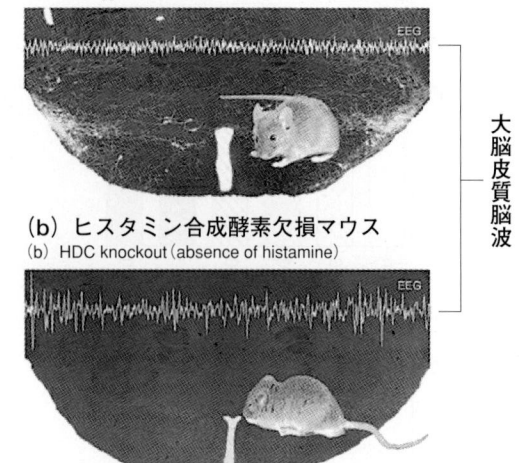

HDC：histidine decarboxy lase

図4 ヒスタミン合成酵素（histidine decarboxylase：HDC）欠損マウスの大脳皮質脳波。

(a) 野生型マウス：脳内ヒスタミン神経系は正常に機能している場合，脳波は覚醒している。(b) HDCノックアウトマウス：脳内でヒスタミンが産生できないため，ヒスタミン神経系の機能が低下している。脳波は徐波睡眠のパターンを示す。動物はホームケージから新規場面（新しいケージ）に移動させた。野生型マウスの場合，2～3時間は大脳皮質脳波および行動上の覚醒状態が続く。一方，HDC欠損マウスは数分で睡眠行動となり，脳波も徐波睡眠パターンを示す。
Trends Pharmacol Sci 25：618-629, 2004を改変

であるTMNからマルチユニット（Unit）を記録すると，覚醒（waking）の場合，TMNの神経活動は活発（神経発火頻度が高い）であるが，ノンレム睡眠，レム睡眠と睡眠の深度が深くなると神経活動は低下する。すなわち，ヒスタミン神経活動が亢進すると覚醒し，活動が抑制されると睡眠が引き起こされる[7]。

ヒスタミンシグナルを抑制するH₁受容体拮抗物質は覚醒を低下させ，ノンレムおよびレム睡眠を増加させる。TMNのヒスタミン神経は覚醒—睡眠中枢の他，視床下部腹内側核（ventromedial hypothalamic nucleus：VMH），室傍核（paraventricular nucleus：PVN）あるいは視索上核（supraoptic nucleus：SON）にも密に線維連絡がある。PVN，VMHおよびSONなどヒスタミン神経系の投射部位にはH₁受容体が豊富に存在する。VHMは摂食行動，エネルギー消費の調節系などの生理機能に関与しており，PVNおよびSONはバゾプレッシン細胞を介して口渇や循環調節に関与している。従って，ヒスタミンH₁受容体拮抗

物質は睡眠—覚醒に対する作用と他の生理作用（副作用）を分離する必要がある[7]。

ヒスタミンH₃受容体は脳にのみ存在する自己受容体のため，H₃受容体作動物質により，ヒスタミン神経終末からのヒスタミン遊離を抑制し，覚醒閾値を低下させる。一方，H₃受容体拮抗物質は覚醒を引き起こす（図5）[7,8]。H₃受容体作動薬は就寝前に服用する睡眠導入薬となり，H₃受容体拮抗物質あるいは逆作動物質は起床後服用することにより覚醒を促進し，明期（昼間）の眠気を防止する。その結果，夜間の睡眠が自然と引き起こされるため，新たな不眠症治療薬の可能性がある。

d）アデノシン受容体関連物質

アデノシン（adenosine）受容体はGタンパク質共役型受容体で，A1，2A，2B，A3の4種のサブタイプがあり種々の組織に分布する。脳ではア

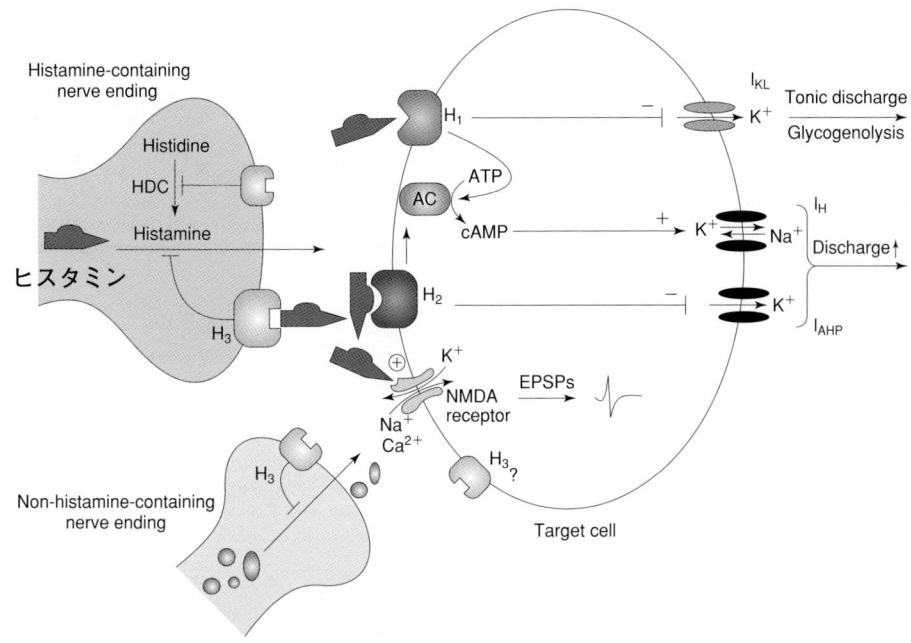

図5 ヒスタミン作動性終末での情報伝達系。
ヒスタミン作動性神経終末ではH₁受容体拮抗薬はシナプス後部でヒスタミンシグナルを遮断し睡眠を誘発させる。H₂受容体作動薬はシナプス前部からのヒスタミン遊離を抑制して睡眠を引き起こす。H₃受容体拮抗薬/逆作動薬はシナプス前部からのヒスタミン遊離を促進して覚醒を引き起こす。Trends Pharmacol. Sci. 25：618-629, 2004を改変

デノシン$_{A1}$および$_{2A}$受容体が主に存在する。カフェインはアデノシン$_{A1}$および$_{2A}$受容体の両方に親和性を有する[9,10]。アデノシンは抑制性神経伝達物質であり，内因性睡眠誘発物質として知られている。動物を長時間覚醒させると前脳基底部（basal forebrain）でアデノシンの濃度が高まり，その後睡眠に移行するとアデノシンの濃度は低下する[9,10]。

ラットを用いた場合，選択的なアデノシン$_{A2}$受容体作動物質である2-(4-(2-carboxyethyl) phenylethylamino) adenosine-5'-N-ethylcarboxamideadenosine (CGS21680) および 2-(4-(2-(2-aminoethylaminocarbonyl) ethyl) phenylethylamino)-5-N-ethylcarboxamidoadenosine (APEC) は総睡眠時間を延長させるがアデノシン$_{A1}$受容体作動物質であるN6-cyclopentyladenosine（CPA）は総睡眠時間に影響をおよぼさない[9,10]。従って，アデノシン$_{A2}$受容体作動物質は不眠症治療薬になる可能性がある。

最近，カフェインの覚醒作用にはアデノシン$_{A2}$受容体が関与していることが，アデノシン$_{A1}$および$_{A2}$受容体欠損マウスの研究で明らかになった。すなわち，野生型マウスおよびアデノシン$_{A1}$受容体欠損マウスはカフェイン投与により覚醒が増加するが，アデノシン$_{A2}$受容体欠損マウスではカフェインによる覚醒が起こらない（図6）[11]。従って，アデノシン$_{A2}$受容体を不眠症治療薬として用いる場合，作動物質は睡眠作用，拮抗物質は覚醒

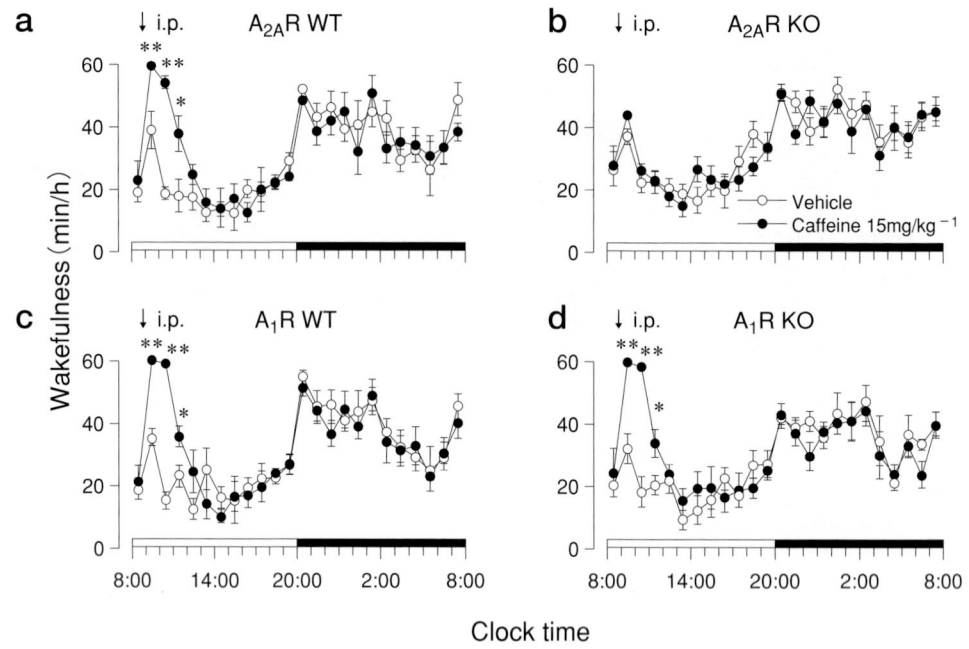

図6 アデノシンA1受容体欠損マウスおよびアデノシンA2受容体欠損マウスを用い，カフェイン（15 mg/kg）腹腔内投与後の覚醒時間を検討。

カフェインを投与すると野生型マウス（A1RWT）およびアデノシンA1受容体欠損マウス（A1R KO）は覚醒時間（wakefulness）を用量依存的に増加させたが，アデノシンA2受容体欠損マウス（A2AR KO）はカフェインの覚醒効果が発現しなかった。(a) アデノシンA2受容体野生型マウス（A2AR WT），(b) アデノシンA2受容体欠損マウス（A2AR KO），(c) アデノシンA1受容体野生型マウス（A1R WT），(d) アデノシンA1受容体欠損マウス（A1R KO）。$*P<0.05$ および$**P<0.01$，溶媒（vehicle）投与群に対する有意差。
Nature Neuroscience 8：858-589, 2005 より引用

作用が期待できる。

e）プロスタグランジンD_2受容体関連物質

　プロスタグランジンD_2（PGD2）はPGD合成酵素（PGDS）により産生させる。PGDSにはリポカイン型PGDS（lipocalin-type PGDS）および造血型PGDS（hematopoietic-type PGDS）の2種類がある。脳および心臓にはリポカイン型PGDSが分布する。肥満細胞，抗原提示細胞およびTh（T cell helper）2細胞（造血系）は造血型PGDSが分布する。PGD$_2$受容体はGタンパク質共役型受容体で2種類あり，DP受容体は細胞内cAMP（adenosine 3', 5'cyclic mononucleotide）上昇，血小板凝集，睡眠に関与しており，CRTH受容体は細胞内cAMP降下，造血系−免疫系への作用に関与している[12]。

　PGD$_2$は脳を包むクモ膜（arachnoid mater）と脳室内の脈絡叢（choroid plexus）で，アラキドン酸（arachidonic acid）からリポカイン型PGDSにより産生され，脳脊髄液（cerebrospinal fluid：CSF）に分泌されて，睡眠ホルモンとして脳内を循環する。さらに，PGD$_2$は前脳基底部のクモ膜に局在するPGD$_2$受容体であるDPに作用して睡眠中枢を活性化し，ノンレム睡眠を誘発させる。PGD$_2$誘発睡眠の特徴は脳波および動物行動学の観察から生理的な睡眠と類似している[12〜14]。

　PGD$_2$をマウスに脳室内投与すると，DPが分布しているクモ膜下腔（subarachnoid space）で，細胞外のアデノシン濃度が上昇し，ノンレム睡眠が誘発される。一方で，DP受容体欠損マウスにPGD$_2$を投与してもアデノシン濃度の上昇はみられず，ノンレム睡眠も誘発されない。従って，PGD$_2$がDP受容体に結合するとアデノシン濃度が増加し，睡眠誘発にはアデノシンの遊離とアデノシンA2受容体の活性が重要である[12〜14]。

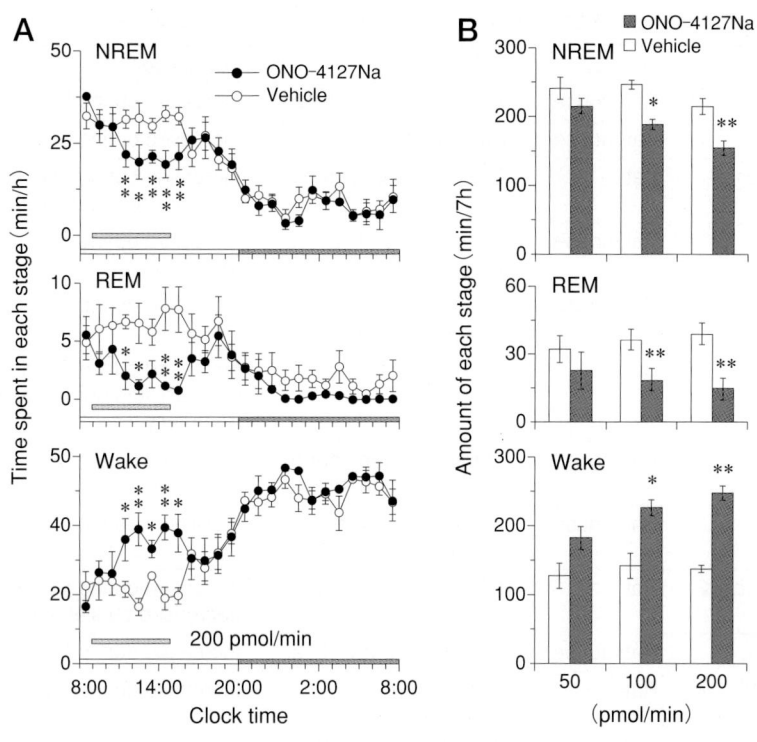

図7 ラット覚醒-睡眠サイクルに及ぼすONO-4127Na（DP受容体拮抗物質）の効果。
(A) ONO-4127Na（200 pmol/min）を吻側前脳基底部クモ膜下腔に持続注入した時の時間経過。(B) ONA-4127Na持続注入7時間後までのノンレム（NREM），レム（REM）および覚醒（wake）の総発現時間。ONO-4127Naはノンレムおよびレム睡眠を減少させ，覚醒を増加させた。$^*P<0.05$ および $^{**}P<0.01$，溶媒（vehicle）投与群に対する有意差。
Pro. Natl. Acad. Sci. USA 103：17949-17954, 2006 より引用

DP受容体拮抗物質であるON-4127Naをラットに投与するとノンレムおよびレム睡眠の減少および覚醒の増加が認められる（図7）。選択的なPGDS阻害剤である四塩化セレン（selenium tetrachloride：SeCl4）をマウスに腹腔内投与すると，脳内のPGD$_2$濃度は低下するが，PGE$_2$およびPGF$_2$の濃度は変化しなかった。この時，マウスのノンレムおよびレム睡眠は低下し，覚醒が増加する[14]。

従って，PGD$_2$自体は生理的な自然睡眠を誘発させる唯一の物質であり，DP受容体作動物質は睡眠誘発作用があり，DP受容体拮抗物質あるいはリポカイン型PGDS阻害物質は脳波覚醒作用を利用した不眠症治療薬になる可能性がある。

まとめと今後の展望

不眠症治療薬はベンゾジアゼピン系あるいは非ベンゾジアゼピン系GABA$_A$受容体作動薬が臨床で汎用されている。これら薬剤は睡眠導入（寝付きの悪さの改善）を目的としており，睡眠の維持および生理的睡眠（自然睡眠）は望めない。また，非ベンゾジアゼピン系GABA$_A$受容体作動薬はベンゾジアゼピン系GABA$_A$受容体作動薬に比べ，α1選択性が高く中枢性の副作用は軽減されたとはいえ，健忘，筋弛緩作用による転倒（特に高齢者に多い），持ち越し効果（起床後の眠気・ふらつき）による倦怠感，依存性形成，呼吸抑制などが報告されている。従って，不眠の治療に関して，治療効果および副作用の面からGABA$_A$受容体に作用する薬剤では限界と思われる。また，GABA$_A$

表2 睡眠関連遺伝子の探索　　Nature Reviews Drug Discovery 7：530-540, 2008 を改変

Gene (alias)	Species	Function	Association
Arc	Rat/mouse	Immediate early gene	Increased during SD
Fos	Rat/mouse	Immediate early gene	Increased during SD
Fra2 (Fosl2)	Rat	Immediate early gene	Increased during SD and sleep recovery/correlated with SWS
Egr3	Rat/mouse	Immediate early gene transcriotion factor	Increased during SD and sleep recovery
Grp78 (Hspa5)	Rat/mouse	ER molecular chaperone protein	Increased during SD
Grp94 (Hsp90b1)	Rat	ER molecular chaperone protein	Increased during SD, sleep recovery and benzodiazepine treatment
NGFI-B (Nr4a1)	Rat/mouse	Immediate early gene transcriotion factor	Increased during SD
Nr4a3	Rat/mouse	Nuclear receptor subfamily 4	Increased during SD
Shal1 (Kcnd2)	Rat	K^+ channel peptide	Increased during SD and decreased on sleep recovery
Egr1	Rat/mouse	Immediate early gene	Increased during SD
Homer1	Rat	Activity and neurotransmitter induced early gene	Increased during SD

ER：endoplasmic reticulum, SD：sleep deprivation, SWS：slow-wave sleep.

受容体作動薬はその使用に関して麻薬及び向精神薬取締法により厳しく管理されている点も考慮しなくてはならない。

　今後の不眠症治療薬としては，夜間の睡眠を確保するためにヒスタミンH_1受容体拮抗物質，H_3受容体作動物質，アデノシン$_{2A}$受容体作動物質，DP受容体作動物質，オレキシンOX_1/OX_2受容体拮抗物質およびメラトニン受容体M_1/M_2作動物質が有望である。また，逆の発想として，朝目覚めた時，覚醒を促進させ昼間の眠気を防止し，結果として夜間に良く眠るようにする目的から，H_3受容体拮抗物質/逆作動物質（H_1受容体は脳を含む全身に発現しているため，副作用の観点から，脳特異的に発現しているH_3受容体をターゲットとした新薬開発が望ましい），アデノシン$_{A2}$受容体拮抗物質，PD受容体拮抗物質，リポカイン型PGDS阻害物質およびオレキシンOX_1/OX_2受容体作動物質が有望である。

　過眠症およびナルコレプシーの治療薬としてモダニフィル（modanufinil）がある。モダニフィルは欧米および日本で上市され，治療に用いられているが，作用機序に関しては不明な点が多い[15]。モダニフィルは覚醒剤（アンフェタミン，メタンフェタミン）と異なり，陶酔や快感を引き起こさないため，薬物乱用の可能性は低いと考えられていたが，日本では第一種向精神薬に指定された。モダニフィルの作用機序を解明すれば，新規睡眠障害治療薬になる可能性がある。

　睡眠に関連して変動する遺伝子の研究も盛んに行われている。遺伝子発現変動をマイクロアレー技術で検討した結果，興味ある知見が得られている。すなわち，マウスあるいはラットを用い，断眠中あるいは断眠から回復させると，即初期遺伝子群（immediate early genes）あるいは熱ショックプロテイン（heat-shock proteins）の遺伝子発現が増加する（**表2**）[16]。さらに，断眠からの回復時期にトリアゾラムあるいはゾルピデムを投与すると断眠回復時に発現上昇が認められる遺伝子

群の発現量がさらに増加する[16]。今後，これら遺伝子と睡眠の関係についての検討が進み，不眠症治療薬としての Proof of Mechanism（POM）が動物レベルで証明できれば，不眠症治療薬のターゲットになる可能性がある[16]。

参考文献

1) 寺尾　晶，宮本政臣：不眠症治療薬開発の最前線．日本薬理学雑誌 129：35-41，2007．
2) 田ヶ谷浩邦：不眠症薬物療法の臨床．日本薬理学雑誌 129：42-46，2007．
3) Yukuhiroa N, Kimuraa H, Nishikawaa H, Ohkawab S, Yoshikuboa S, Miyamoto M : Effects of ramelteon（TAK-375）on nocturnal sleep in freely moving monkeys. Brain Res 1027 : 59-66, 1994.
4) 宮本政臣：不眠症治療薬と QOL：MT1/MT2 受容体作動薬ラメルテオンの研究開発．日本薬理学雑誌 131：16-21，2008．
5) Scammell TE, Saper CB : Orexins : looking forward to sleep, back at addiction. Nature Med 13 : 126-128, 2007.
6) Brisbare-Roch1 C, Dingemanse J, Koberstein R, Hoever P, Aissaoui H, Flores S, Mueller C, Nayler O, Gerven J, Haas SL, Hess P, Qiu C, Buchmann S, Scherz M, Weller T, Fischli1 W, Clozel M, Jenck F : Promotion of sleep by targeting the orexin system in rats, dogs and humans. Nature Med 13 : 150-155, 2007.
7) Passani MB, Lin J-S, Hancock A, Crochet S and Blandina P : The histamine H3 receptor as a novel therapeutic target for cognitive and sleep disorders. Trends Pharmacol Sci 25 : 618-629, 2004.
8) Leurs B, Bakker RA, Timmerman H, Esch IJP : The histamine H3 receptor from gene cloning to H3 receptor drugs. Nature Rev Drug Disovery 4 : 107-120, 2005.
9) Landolt HP : Sleep homeostasis : A role for adenosine in humans? Biochem Pharmacol 75 : 2070-2079, 2008.
10) Jacobson KA, Gao XG : Adenosine receptors as therapeutic targets. Nature Rev Drug Discovery 5 : 247-264, 2006.
11) Huang Z-L, Qu W-M, Eguchi N, Chen J-F, Schwarzschild MA, Fredholm BB, Urade Y, Hayaishi O : Adenosine A2A, but not A1, receptors mediate the arousal effect of caffeine. Nature Neurosci 8 : 858-859, 2005.
12) Fujimori K, Aritake K, Urade Y : Enhancement of prostaglandin D2 production through cyclooxygenase-2 andlipocalin-type prostaglandin D synthase by upstream stimulatory factor 1 in humanbrain-derived TE671 cells under serum starvation. Gene 426 : 72-80, 2008.
13) Ueno R, Honda K, Inoue S, Hayaishi O : Prostaglandin D2, a cerebral sleep-inducing substance in rats. Pro Natl Acad Sci USA 80 : 1735-1737, 1983.
14) Qu WM, Huang Z-L, Xu X-H, Aritake K, Eguchi N, Nambu F, Narumiya S, Urade Y, Hayaishi O : Lipocalin-type prostaglandin D synthase produces prostaglandin D2 involved in regulation of physiological sleep. Pro Natl Acad Sci USA 103 : 17949-17954, 2006.
15) Mitchell HA, Bogenpohl JW, Liles LC, Epstein MP, Bozyczko-Coyne D, Williams M, Weinshenker D : Behavioral responses of dopamine β-hydroxylase knockout mice to modafinil suggest a dual noradrenergic-dopaminergic mechanism of action. Pharmacol Biochem Behav 91 : 217-222, 2008.
16) Wafford KA and Ebert B : Emerging anti-insomnia drugs : tackling sleeplessness and the quality of wake time. Nature Rev Drug Discovery 7 : 530-540, 2008.

〈奥山　茂〉

4. 薬物と睡眠検査（各種薬物の睡眠への影響）

終夜睡眠脳波（ポリソムノグラフィー，PSG）を判定するときに，いつも問題となるのは薬物のPSGに及ぼす影響を如何に考慮しなければならないかである。これに関するまとまった研究はほとんどないと考えるが，ここでは，今までの中枢神経に作用する薬物を分類し，それぞれについて大体のコンセンサスを得られていると思われる研究や報告をまとめて概説する。

（1）睡眠薬

睡眠薬はかつて，バルビツール酸系や，非バルビツール酸系が使われていた。バルビツール酸系は脳幹網様体の抑制が強く，顕著な精神運動興奮鎮静作用や，呼吸抑制がある。非バルビツール酸系において，上記作用は軽減したものの，依存性が強く，一部を除いてほとんど用いられなくなってきている。現在はベンゾジアゼピン系睡眠薬，非ベンゾジアゼピン系睡眠薬が主に用いられている。

表1は代表的な睡眠薬による睡眠構造の変化を示している。

用量によってPSGに対する作用が異なることがあるが，大体の傾向を表示してある。ベンゾジアゼピン系睡眠薬は一般的には，ノンレム睡眠の徐波睡眠の割合を減少させ，Stage 2の割合を増加させる。レム睡眠に関しては割合を減少させ，潜時を短縮させる。生物学的半減期の短い睡眠薬の方がその傾向が強く，特に，睡眠前期にその傾向が顕著である。非ベンゾジアゼピン系睡眠薬はそれらの傾向が顕著でなく，徐波睡眠を増加させる。しかし，最近の睡眠薬は，生物学的半減期にかかわらず，徐波睡眠の減少やレム睡眠の抑制が少ないものが上市されている。

（2）抗うつ薬

表2は代表的な抗うつ薬による睡眠構造の変化を示している。

表2に示すように，三環型や四環型抗うつ薬や選択的セロトニン再吸収阻害薬の特徴は，レム睡眠の出現量の割合の減少と出現潜時の延長が認められる。セロトニン拮抗薬のトラゾドンでは徐波睡眠の割合の増加が特徴的である。

表1　ベンゾジアゼピン系睡眠薬および非ベンゾジアゼピン系睡眠薬のPSGに及ぼす影響　文献1～4）を参考

	ベンゾジアゼピン系睡眠薬							非ベンゾジアゼピン系睡眠薬	
	QUA	FLU	NTR	ETI	BRO	TRI	ZOL	ZOP
覚醒段階（%）	↓	↓	↓	(-)	↓	↓→	↓→	↓→
Satge 1（%）,	↓	→	↓	→	↓	↓→	↓	↓→
Stage 2（%）,	↑	→	↑	↑	→↑	↑	↑→	↑→
徐波睡眠（%）	→↓	↑	↓	→	→	→	↑	↑
レム睡眠（%）	→	↓→	↓	↓	→↓	→↓	↓→	↓→
レム潜時	↑	→↑	↑	→	↑	↑	→	→↑

↑：増加　↓：減少　→：変化なし　↑→：増加か不変　(-)：不明
QUA：クワゼパム（quazepam，ドラール®）　長時間作用型（生物学的半減期24時間以上）
FLU：フルニトラゼパム（flunitrazepam，ロヒプノール®，サイレース®），　NTR：ニトラゼパム（nitrazepam，ベンザリン®等）
ETI：エチゾラム（etizolam，デパス®等）　中間作用型（生物学的半減期12～24時間）
BRO：ブロチゾラム（brotizolam，レンドルミン®等）　短時間作用型（生物学的半減期6～12時間）
TRI：トリアゾラム（triazolam，ハルシオン®等），　ZOP：ゾピクロン（zopiclone，アモバン®），
ZOL：ゾルピデム（zolpidem，マイスリー®）　超短時間作用型（6時間未満）

表2 抗うつ薬のPSGに及ぼす影響　文献5～11)を参考

	三環型				四環型	SSRI			その他
	AMI	IMI	NOR	CLO	MIA	PAR	SER	FLU	TRA
睡眠潜時	→	↓	↑→	→	→	↑→	(-)	↑	↑→
総睡眠時間	↑→	→	↑	→	→	↓→	↓→	→	↑→
覚醒回数	↓→	→	(-)	(-)	→	↑	(-)	(-)	↓
覚醒時間（%）	→	→	→	→	(-)	↑→	→	→	↓→
Stage 1（%）	↑→	→	↓→	↑→	→*	↑→	→	→	↓→
Stage 2（%）	↑→	→	→	↑	↑*	→	→	↑→	↓→
徐波睡眠（%）	↑→	→	↑→	↑↓	(-)	→	→	↓→	↑
レム睡眠（%）	↓→	↓	↓	→	→*	↓	↓	↓	↓→
レム潜時	↑	↑	→	↑→	↑	↑	(-)	↑	↓→

↑：増加　↓：減少　→：変化なし　↑→：増加か変化なし　(-)：不明
AMI：アミトリプチリン (Amitriptyline, トリプタノール®)　IMI：イミプラミン (Imipramine, トフラニール®)，
NOR：ノルトリプチレン (Nortriptyline, ノリトレン®)　CLO：クロールプラミン (Clomipraminre, アナフラニール®)
MIA：ミアンセリン (Mianserine, テトラミド®)　PAR：パロキセチン (Paroxetine, パキシル®)，
SER：サートラリン (Sertraline, ジェイゾロフト®)　FLU：フルボキサミン (Fluvoxamine, ルボックス®等)
TRA：トラゾドン (Trazodone, デジレル®等)

表3 抗精神病薬のPSGに及ぼす影響　文献12～14)を参考

	CHR	HAL	RIS	OLA
睡眠潜時	↓	→	→	→
総睡眠時間	↑	→	→	↑
Stage 1（%）	(-)	(-)	→	→
Stage 2（%）	↑	(-)	→	→
徐波睡眠（%）	↑	→	→	(-)
徐波睡眠時間	(-)	↓	↑	↑
レム（%）	→	→	→	(-)
レム潜時	→	(-)	(-)	(-)
紡錘波（密度）	(-)	(-)	(-)	↓

↑：増加　↓：減少　→：変化なし　(-)：データなし
CHR：クロールプロマジン (Chrolpromadine, コントミン®等)
HAL：ハロペリドール (Haloperidol, セレネース®等)
RIS：リスペリドン (Risperidone, リスパダール®)
OLA：オランザピン (Olanzapine, ジプレキサ®)

表4 抗てんかん薬のPSGに及ぼす影響　文献15～17)を参考

	CBZ	PHT	VPA	GBP	LTG
睡眠潜時	(-)	(-)	(-)	→	→
総睡眠時間	(-)	(-)	(-)	→	→
Stage 1（%）	→	↑	↑	→	→
Stage 2（%）	→	→	→	→	→
徐波睡眠（%）	→	↓	→	↑	(-)
徐波睡眠時間	(-)	(-)	(-)	(-)	(-)
レム（%）	→	↓	→	→	→
レム潜時	→	(-)	(-)	(-)	→

↑：増加　↓：減少　→：変化なし　(-)：不明
CBZ：carbamazepine（テグレトール®等），
PHT：phenytoin（アレビアチン®等），
VPA：valproic acid（デパケン®等），
GBP：gabapentin（マイスタン®），
LTB：lamotrigine（ラミクタール®）

（3）抗精神病薬

　表3は代表的な抗精神病薬による睡眠構造の変化を示している。
　ハロペリドールのようにドパミン遮断作用だけの場合は徐波睡眠の変化の報告はないが，リスペリドンやオランザピンのような非定型抗精神病薬では徐波睡眠の増加が認められている。

（4）抗てんかん薬

　表4は代表的な抗てんかん薬による睡眠構造の変化を示している。
　カルバマゼピンとラモトリジンは睡眠構造に顕著な変化を及ぼさない。フェニトインはStage 1

の割合を顕著に増加させ，徐波睡眠とレム睡眠の割合を顕著に減少させる．バルプロ酸ナトリウムはStage 1の割合を顕著に増加させる．ガバペンチンは徐波睡眠の割合を顕著に増加させる．

(5) 抗ヒスタミン薬，抗アレルギー薬

第一世代の抗ヒスタミン薬（H_1受容体拮抗薬）であるトリプロリジン（triprolidine，ベネン®）[18]ではStage 2の増加とレム睡眠の割合の減少，クロールフェニラミン（chlorpheniramine，ポララミン®等）[19]ではStage 2の割合の増加，レム睡眠の割合の減少とレム潜時の延長および，睡眠潜時の短縮をおこす．フェキソフェナディン（fexofenadine，アレグラ®等）[19]ではStage 2の増加はみられたが，レム睡眠に対する影響は認められなかった．H_2受容体拮抗薬のシメチジン（cimetidine，タガメット®等）[20]では徐波睡眠の割合の増加が認められている．

以上，中枢神経系に作用する薬物のPSGに及ぼす影響について概説した．この領域における研究は未だ十分に行われておらず，今までの研究の一端をまとめたにすぎない．しかし，このまとめを参考にすることによって，PSGの結果を判定する際にお役に立てれば幸甚である．

参考文献

1) 菅野　道：睡眠薬の作用機序と臨床応用　神経内科64：265-275, 2006.
2) In : The benzodiazepines, Garattinis, Msshi E and Randall LO Eds., pp.577-598. Newyork : Raven Press 1973.
3) Cerone G, Cirignotta F, Coccagna G, Ferrro Milone F, Lion P, Lorizio A, Lugaresi E, Mantovani M, Mutatorio A, Murri L, Mutani R, Riccio A : All-night polygraphic recordings on the hypnotic effects of a new benzodiazepine : flunitrazepam (Ro 5-4200, Rohypnol®) Europ. Neurol 11 : 172-179, 1974.
4) Yamadera H, Kato M, Tsukahara Y, Kajimura N, Okuma T : Relationship between the effects of a hypnotic drug, zopiclone, on polysomnography and on daytime EEGs. Neuropsychobiology 35 : 152-155, 1997.
5) Suzuki H, Yamadera H, Asayama K, Kudo Y, Ito T, Tamura Y, Endo S : Study of nocturnal sleep and the carryover effects of triazolam and brotizolam using neurophysiological and subjective methods. Neuropsychobiology 47 : 158-164, 2003.
6) Kupfer DJ, Spiker DG, Coble P, McPartland RJ : Amitriptyline and EEG sleep in depressed patients : I. drug effect. Sleep 1 : 149-159, 1978.
7) Kupfer DJ, Spiker DG, Rossi A, Coble PA, Shaw D, Ulrich R : Nortriptyline and EEG sleep in depressed patients. Biologocal psychiatry 17 : 535-546, 1982.
8) Mendlewicz J, Dunbar GC, Hoffman G : Changes in sleep EEG architecture during the treatment of depressed patients with mianserin. Acta psychiatr. scand. 72（suppl.e320）：26-29, 1985.
8) Kupher DJ, Ehlers CL, Pollock BG, Nathan RS, Perel JM : Clomipramine and EEG sleep in depression. Psychiatry research 30 : 165-180, 1989.
9) Ware JC, Brown FW, Moorad Jr PJ, Pittard JT, Cobert B : Effects on sleep : A double-blind study comparing trimipramine to imipramine in depressed imnsomniac patients. Sleep 12 : 537-549, 1989.
10) Yamadera H, Nakamura S, Suzuki H, Endo S : Effects of trazodone hydrochloride and imipramine on polysomnography in healthy subjects. Psychiatry and clinical neurosciences 52 : 439-443, 1998.
11) Oberndorfer S, Saletu-Zyhlarz G, Saletu B : Effects of selective serotonin reuptake inhibitors on objective and subjective sleep quality. Neuropsychobiology 42 : 69-81, 2000.
12) Göder R, Fritzer G, Gottowald B, Lippmann B, Seeck-Hirshner M, Serafin I, Aldenhoff JB : Effects of olanzapine on slow wave sleep, sleep spindles and sleep-related memory consolidation in schizophrenia Pharmacopsychiatry 41 : 92-99, 2008.
13) Kaplan J, Dawson S, Vaughan T, Green R, Wyatt RJ : Effect of prolonged chlorpromazine administration on the sleep of chronic schizophrenicas. Arch gen

psychiatry 31 : 62-65, 1974.
14) Giménez S, Clos S, Romero S, Grasa E, Morte A, Barbanoj MJ : Effects of olanzapine, risperidone and haloperidol on sleep after a single oral morning doses in healthy volunteers. Psychopharmacology. 190 : 507-516, 2007.
15) Foldvary N, Perry M, Lee J, Dinner D, Morris H : The effects of lamotrigine on sleep in patients with epilepsy. Epilepsia 42 : 1569-1573, 2001.
16) Foldvary-Schaefer N, Sanchez I D L, Karafa M, Masha E, Dinner D, Morris HH : Gabapentin increased slow-wave sleep in normal adults. Epilepsia 43 : 1493-1497, 2002.
17) Legros B, Bazil CW : Effects of antiepileptic drugs on sleep architecture : a pilot study. Sleep medicine 4 : 51-55, 2003.
18) Nicholson AN, Pascoe PA, Stone BM : Histamnergic system and sleep. Studies in man with H1 and H2 antagonists. Neuropharmacology 24 : 245-250, 1985.
19) Boyle J, Eriksson M, Stanley N, Fujita T, Kumagi Y : Allergy medication in Japanese volunteers : treatment effect of single doses on nocturnal sleep architecture and next day residual effects. Current medical research and opinion 22 : 1343-1351, 2006.

〈山寺博史〉

5. 睡眠不足・断眠と睡眠検査

はじめに

睡眠不足・睡眠障害による眠気は個人の精神・身体の保健への脅威であるだけでなく，家庭・職場・学校での作業能率低下による生産性の低下，注意力低下によるミスや事故の増加，さらに他者を巻き込んだ産業事故・交通事故などにより，社会全体に悪影響をきたす。

(1) 眠気・疲労と睡眠との関係

睡眠が十分とれないと眠気・疲労感が増強する。

a) 睡眠の制御

睡眠は概日リズムと睡眠負債の2つの要因によって制御されており，眠気はこの2つの要因により変動する。

①概日リズムと睡眠

ラン藻類からヒトに至るまで，地球上の生物の多くが概日リズム機構を持つ。概日リズム機構の役割は，環境変化や外敵の行動を予測して，最適な時間帯に活動・休息することである。下等な種では，休息期は活動量が低下するだけであるが，中枢神経系が発達してくるにつれて，積極的に中枢神経系を休ませ，疲労回復だけでなく，活動期に蓄積された情報の整理などを行うようになり，睡眠が出現してくる。

②概日リズムと睡眠負債の相互作用

睡眠の出現，睡眠の深さは，覚醒の長さや身体疲労などに基づいた休息の必要性（睡眠負債）と概日リズムにより影響を受ける。断眠や睡眠不足により，睡眠時間が延長し，深いノンレム睡眠である徐波睡眠の量が増加する。毎日の活動量・睡眠の量に大きな差がない場合は，体内時計の指令による休息期に睡眠が出現する。レム睡眠は睡眠負債の影響を受けず特定の概日リズム位相に多く出現する。

様々な条件で睡眠を開始した際の睡眠構造（徐波睡眠の量，レム睡眠の量など）によく当てはまるモデルがtwo process modelである（図1）[2]。Two process modelでは，概日リズムによって変動する睡眠傾向と，覚醒中に増加し，睡眠中に減少する睡眠負債の2つの関数によって，睡眠構造が説明される。

通常の睡眠・覚醒リズム

40時間の断眠をした場合

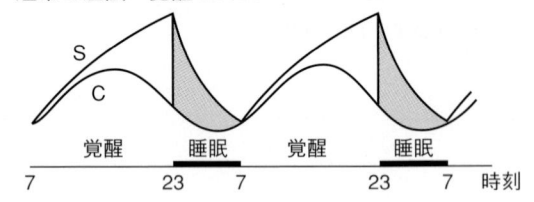

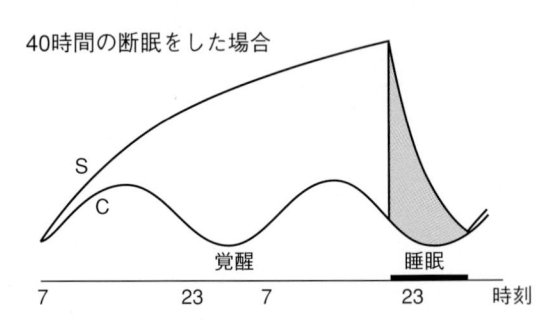

図1　two process model[7]

Two process modelでは，概日リズムによるプロセスCと睡眠負債によるプロセスSの相互作用によって，睡眠構造が決定されるとする。

プロセスC：睡眠負債の量が同じでも，概日リズム位相により入眠閾値・覚醒閾値が変化する（概日リズムによる睡眠傾向の変化）。Two process modelでは，日中に覚醒閾値が最高値を取り（覚醒しやすい），夜間に最低値をとる（覚醒しにくい）とする。

プロセスS：睡眠負債は覚醒している間は時間の経過に伴い増加し，睡眠中は減少する。睡眠中の睡眠周期ごとの睡眠徐波の量的変化より，プロセスSが仮定された。

プロセスCとプロセスSの相互作用：覚醒中に睡眠負債が蓄積し，眠気を感じ入床する。睡眠により睡眠負債が減少し，覚醒閾値に達すると覚醒する。毎日同じ時間帯に睡眠をとる通常の生活（上段）と比較して，40時間の断眠をした場合（下段）では，覚醒中に蓄積する睡眠負債の量が多いため，断眠後の睡眠で観察される睡眠徐波の量は多くなるが，その減衰はプロセスSの関数に従う。

断眠後の睡眠や日中の仮眠の際に記録される睡眠徐波の量的変化は，このモデルにより予測されるプロセスSの変化とよく一致する。

b）断眠・睡眠不足による影響

断眠を続けると覚醒を維持することが困難になり，本人は覚醒しているつもりでもごく短時間の睡眠（micro sleep）が繰り返し出現するようになる。このことから，睡眠は中枢神経系の機能維持に必須であると考えられる。睡眠は，1）認知機能・精神機能の維持，2）学習・記憶の形成[5]，3）体内環境の維持，4）身体の成長，などに重要な役割を果たしていることがわかっている。

遂行能力は眠気とほぼ鏡像関係にあり，2時から4時に大きな落ち込みが，14時から16時に小さな落ち込みが出現する[1]。一晩の徹夜は血中濃度0.1％のアルコールと同等の認知能力，反応性の低下をきたす[4]。睡眠不足による精神機能の低下により，思わぬ事故に遭ったり，仕事・学業の能率低下，情動不安定や抑うつを呈する。健常被験者を用いた実験では，断眠や睡眠不足により，血圧の上昇，耐糖能の低下[16]，免疫能の低下[14] が報告されている。

健常者の間でも必要な睡眠時間の個人差は大きく，5時間でも十分な人や，9時間でも不十分な人がおり，加齢，季節によっても変化するため，一律に何時間の睡眠が必要とはいえない。日本の成人を対象とした調査では，習慣的睡眠時間が6時間を切ると休養が不十分と感じる人が増加する（図2）[7]。7時間台の睡眠をとっている者がもっとも死亡率が低いことが，日米の大規模なコホート研究であきらかにされている[8,18]。

c）24時間社会と睡眠不足

社会活動が24時間昼夜を問わず可能となり，我々の生活はきわめて便利になってきた。夜間の生活の選択肢が増えたことと，この24時間社会を支えるために交代勤務者が増えたことにより，社会全体の睡眠時間短縮が進行している。

ヒトの概日リズム機構は柔軟であり，大抵のスケジュールに適応することができる。朝型であっても夜型であっても，それぞれのスケジュールに適応し十分な睡眠がとれていれば問題はない。しかし，寝る間を惜しんで活動するようになると睡眠不足となる。

NHK放送文化研究所は1960年より5年ごとに国民生活時間調査をおこなっている[13]。1960年から2005年までの調査により，この45年間に日本人の日常生活が大きく変わったことがわかる。全調査対象者（10歳以上）が平日に床上で過ごした長さの平均は1960年には8時間13分であったが，調査を行うごとに減少し2005年には7時間23分となっている。就床時刻は調査を行うごとに遅くなり，1960年には平日22時には66％が就床していたが，2005年には24％しか就床していない。起床時刻も遅くなっており，1960年には平日朝6時には59％が離床していたが，1975年までに49％に減少し，その後は少しずつ減少している。こうした変化は，a）第一次産業従事者が減少し，早朝から働く必要のある人が減ったこと，b）1960年代の急速なテレビの普及と1980年代以降の深夜営業の増加などにより，夜間の活動の機会が増えたためと考えられ，先進諸国に共通した現象である。アメリカ合衆国における調査では18歳以上の2002年の平均睡眠時間は6.9時間であった[12]。

就労環境も大きく変化してきている。かつては交代勤務や夜間勤務は特定の業種・職種に限られていたが，今日では多くの業種・職種で交代勤務・夜間勤務が行われるようになった。旧労働省の平成11年賃金労働時間制度等総合調査[15]によ

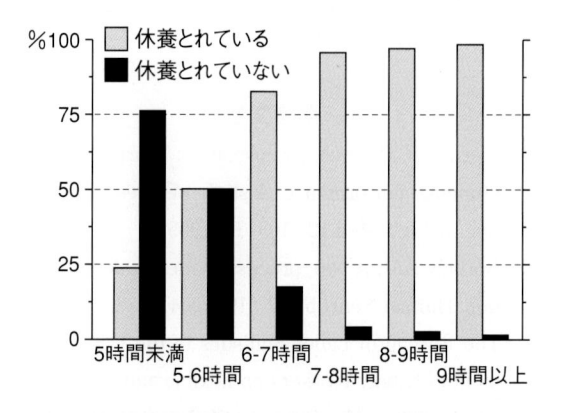

図2　習慣的睡眠時間と休養の関係（文献7より作成）
日本の成人における習慣的睡眠時間と睡眠による休養の関係である。睡眠が6時間を切ると休養が不十分と感じる人が急激に増加する。5時間未満の睡眠でも休養がとれていると感じる人が4分の1近くいる一方で，9時間以上睡眠をとっても休養がとれないと感じている人がいる。

ると，夜勤交代勤務を採用する企業の割合は15～20％で，所定労働時間の一部が深夜帯（午後10時～午前5時）にかかる企業は9％，25％以上の企業が深夜に稼働しており，全労働人口の8.6％（580万人）がこの時間帯に就労している。変形労働時間制（労働時間が週40時間以内であれば8時間以上就労する日を設けられる制度）を採用する企業は53％にのぼっている。また，フレックスタイム制（各自が始業・終業時刻を設定できる制度），裁量労働制（一律の勤務時間の設定がなじまない専門業務，企画業務に対して，業務に対応する「みなし労働時間」を設定）を採用する企業も増え，就労時間帯が多様化している。2001年のアメリカ合衆国における調査では，フレックスタイム制で働いている者は常勤勤務者の28.8％（2,900万人）で1991年より13.8％増加，交代勤務者は常勤勤務者の14.5％（1,450万人）で1991年より3.5％減少している[3]。今後日本でも就労時間帯の多様化がさらに進むと考えられる。

d）断眠・睡眠不足が社会に及ぼす影響

チェルノブイリの原発事故，スペースシャトル・チャレンジャーの爆発事故，アラスカ沖のタンカー座礁事故などは人為的なミスがきっかけとなって起こったが，この背景には深夜勤務者の疲労があるといわれている[11]。医療事故，産業事故は明け方に多いことがわかっている。

交通事故全体の1～10％が居眠り運転によるもので，このうち76％が単独事故である[20]。居眠り運転事故の頻度は1日の眠気・作業能力の変化を忠実にたどり，交通量が最低となるにもかかわらず夜明け前後に最も高くなる[19]。夜間にすべての交通事故の41.6％が，死亡事故の36.1％が発生している[19]。交通事故の当事者となる確率は7時間台の睡眠をとっているものが最も低い[10]。

就業中の事故のうち，52.5％が眠気と関連がある。内訳は自動車事故が35.0％，転落事故が12.6％，水上交通事故・航空事故が4.8％である[9]。

交代勤務者では，体内時計の作り出す睡眠・覚醒のリズムに反して日中に睡眠をとらなくてはならないことや，常に睡眠・覚醒スケジュールを変化させなくてはならないことのために，通常勤務者と比べて睡眠が障害されやすい。交代勤務者の60～80％が慢性の睡眠障害を訴え，夜間勤務者では日中の睡眠が不十分である。眠気・疲労はシフトの間中増加し続け，夜の後半に最大となり，覚醒していようとする努力にもかかわらず，多くの交代勤務者が最終的には居眠りをしてしまう[6]。

交代勤務における業務上の事故件数の日内変動は，居眠り運転の変動とよく似ており，6時から11時の間が最も多く，ついで14時から19時の間に小さなピークがある。各シフトにおいては労働時間が8時間を経過した時点から指数関数的に事故が増えること，準夜・深夜シフトの勤務者に業務中の事故が多いことがわかっている[6]。また，交代勤務者では出勤・帰宅途上の交通事故の頻度が高い[17]，夜勤明けあるいは仮眠後の眠気のためと考えられている。

眠気を呈する睡眠障害患者で，交通事故の頻度が有意に多いことから，未治療あるいは眠気が改善しない過眠症患者の運転免許取得には多くの国で制限が設けられている。日本では，運転免許の欠格条項が見直され，意識を消失，あるいは正常な運転が出来なくなる可能性がある疾患について，病状により免許の停止あるいは失効となる規定が盛り込まれ，2002年6月より施行された。重症不整脈や，低血糖とともに，重度の眠気を伴う睡眠障害があげられている。

参考文献

1) Bjerner B, Holm A, Swensson A : Diurnal variation of mental performance. A study of three-shift workers. Br J Ind Med 12 : 103-10, 1955.
2) Borbély AA : A two-process model of sleep regulation. Human Neurobiol 1 : 195-204, 1982.
3) The Bureau of Labor Statistics of the U.S. Department of Labor. Workers on flexible and shift schedules in 2001 : The Bureau of Labor Statistics of the U.S. Department of Labor, Washington DC. 2002.
4) Dawson D, Reid K : Fatigue, alcohol and performance impairment. Nature 388 : 235, 1997.
5) Graves LA, Heller EA, Pack AI, Abel T : Sleep depri-

vation selectively impairs memory consolidation for contextual fear conditioning. Learn Mem 10（3）：168-176, 2003.
6) Hanecke K, Tiedemann S, Nachreiner F, et al.：Accident risk as a function of hour at work and time of day as determined from accident data and exposure models for the German working population. Scand J Work Environ Health 24（Suppl 3）：43-48, 1998.
7) 財団法人健康・体力づくり事業財団. 健康づくりに関する意識調査報告書：財団法人健康・体力づくり事業財団, 東京. 1997.
8) Kripke DF, Garfinkel L, Wingard DL, et al.：Mortality associated with sleep duration and insomnia. Arch Gen Psychiatry 59：131-136, 2002.
9) Leger D：The cost of sleep-related accidents：a report for the National Commission on Sleep Disorders Research. Sleep 17（1）：84-93, 1994.
10) Marshall N, Bolger W, Gander P：Abnormal sleep duration and motor vehicle crash risk. J Sleep Res 13：177-178, 2004.
11) Mitler MM, Carskadon MA, Czeisler CA, et al.：Catastrophes, sleep, and public policy：consensus report. Sleep 11（1）：100-109, 1988.
12) The National Sleep Foundation. 2002 Sleep in America：The National Sleep Foundation, Washington DC. 2002.
13) NHK放送文化研究所：国民生活時間調査. 東京, NHK出版, 2006.
14) Ozturk L, Pelin Z, Karadeniz D, et al.：Effects of 48 hours sleep deprivation on human immune profile. Sleep Res Online 2：107-111, 1999.
15) 労働省：平成11年賃金労働時間制度等総合調査. 東京, 労働省, 2000.
16) Spiegel K, Leproult R, Van Cauter E：Impact of sleep debt on metabolic and endocrine function. Lancet 354：1435-1439, 1999.
17) Steele MT, Ma OJ, Watson WA, Thomas HA, Jr., Muelleman RL：The occupational risk of motor vehicle collisions for emergency medicine residents. Acad Emerg Med 6（10）：1050-1053, 1999.
18) Tamakoshi A, Ohno Y：Self-reported sleep duration as a predictor of all-cause mortality：results from the JACC study, Japan. Sleep 27（1）：51-54, 2004.
19) U.S. Department of Transportation, National Highway Traffic Safety Administration, The involvement of sleep in motor vehicle crashes. National Highway Traffic Safety Administration memorandum. Washington, DC：U.S. Government Printing Office, November 22, 1985.

〔田ヶ谷浩邦〕

6. 記憶と学習と睡眠検査（記憶，認知学習と睡眠）

はじめに

睡眠にますます多くの人々の関心が集まってきている。これまでは，睡眠不足は疾病リスクを伴うという健康面からの関心がほとんどであった。しかし最近では人々の睡眠に対する意識も向上し，仕事や勉強，スポーツといった日常生活のパフォーマンス機能向上にとって，充実した睡眠が不可欠であるという認識が広まりつつある。

睡眠が記憶や技能の習得に役立っていることは，古くはローマ時代より知られていた。睡眠不足で試験に臨むよりも，しっかり睡眠を取ったほうが良い成績が取れたこと，あるいは昼間に練習してなかなかうまくいかなかった技術が，一晩寝たあとでは不思議とできるようになっていた，このようなことはよく聞かれるエピソードである。

この事実を科学的に証明する研究が，この10年で盛んになってきている。認知科学と睡眠科学の発展により，記憶の種類や睡眠段階の違いも含めて，睡眠と記憶・学習のメカニズムが徐々に明らかになってきた。これに脳波を中心とした電気生理学的研究，さらに近年進歩がめざましい画像研究の最新知見を交えて，睡眠と記憶・学習のプロセスを，神経科学的な背景を述べながら概説する。

（1）睡眠と記憶

睡眠が学習と記憶に重要であることが論じられ始めたのは，18世紀頃からである。その後1924年にジェンキンス（Jenkins）らが，一晩の睡眠のあとのほうが，日中起きていた後と比べて記憶定着が高いことを示した[1]。そしてレム睡眠の発見を経て脳波などの検査・解析技術の進歩に伴い，睡眠依存性の記憶（Sleep-Dependent memory）処理過程に関して，神経科学に基づいた知見が次々と明らかになってきている[2]。

Sleep-Dependent memoryと表現は簡単だが，睡眠，記憶それぞれに多くの構成要素からなり，複雑である。ヒトの睡眠はノンレム睡眠とレム睡眠とに大別され，ノンレム睡眠はさらに段階1から4に分類される。記憶もさまざまな種類の記憶と，さまざまな段階に渡る処理過程とに分けることができる（図1）。記憶処理過程については，記銘（獲得）や固定，統合，想起，忘却などの過程が含まれる。これらの過程のなかで，一時的に保持される短期記憶と，永続的に貯蔵される長期記憶とに分類される。長期記憶の種類としては，トュルヴィング（Tulving）によれば3種類に分類される。すなわち，いつどこでといった時空間的な情報を再生できるエピソード記憶，辞書的な知識である意味記憶，そして言語化できない手続きや技能に関する手続き記憶である[3]。エピソード記憶と意味記憶は，宣言的記憶（Declarative Memory）に包括される。長期記憶の解剖学的分類も存在し，海馬や側頭葉が関与している宣言的記憶と非宣言的記憶に分けるものがある[4]。宣言的記憶は，事実に基づいた記憶であり，言葉で表現できる性質を持っている。エピソード記憶や意味記憶が，宣言的記憶に該当する。非宣言的記憶には運動や技術，習慣といった手続き記憶，条件付け，プライミングなどが含まれる。

このように睡眠，記憶ともに複雑な構成要素，段階を有しているため，それぞれが複雑に関連し，影響を与えていると考えられる。したがって，記憶と睡眠についてはまだ解明されていない点が多いのが現状である。

（2）学習と睡眠

1953年のレム睡眠の発見以来，ヒトの夢はレム睡眠中に見られるという事実が明らかになった。これを契機に，睡眠が記憶固定に役立っていることをレム睡眠，ないし夢という精神活動から説明しようする研究が相次いだ。

レム睡眠中に大脳辺縁系の代謝が活発になって

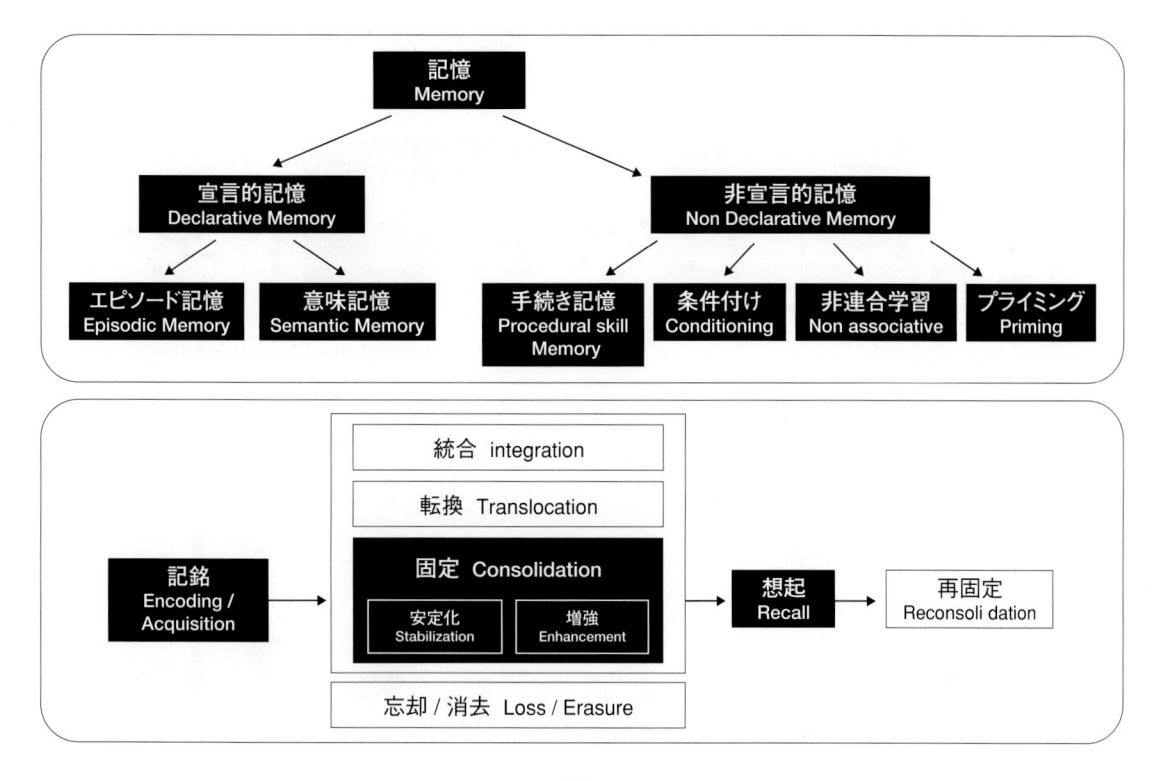

図1

上：記憶構造の模式図。ヒトの記憶は一般的に宣言的記憶と非宣言的記憶に分類される。宣言的記憶はエピソード記憶と意味記憶に，非宣言的記憶は手続き記憶を含むいくつかの種類の記憶に分けられる。
下：記憶の処理プロセス。記銘を経て，統合や変換を含む固定の段階に至る。そして想起ののちに記憶は再び不安定となり，再固定を必要とする。（文献2より，改変）

いることは，脳画像研究からもあきらかになってきている[5]。しかし近年の報告では，逆にノンレム睡眠のほうが記憶の固定化に有用な役割を果たしているとする報告が増加してきている。スティックゴールド（Stickgold）らは，記憶固定の相関因子として，睡眠前半の徐波睡眠と後半のレム睡眠との積とを提示した[6]。これは，徐波睡眠が睡眠前半に優位であり，レム睡眠は睡眠後半に優位である事実を考慮すると示唆に富む結果である。おそらくノンレム睡眠とレム睡眠はお互いに無関係でなく，相互に影響を与えながら記憶処理に関連していることが推察される。

（3）学習した後の睡眠

宣言的記憶の記憶固定において記銘後の睡眠が重要であるという結果は以前より数多い。プリハル（Plihal）とボーン（Born）らは，徐波睡眠の出現量の多い前半部の睡眠を取った群のほうが記憶の再生率が高いことを報告した[7]。またエレンボーゲン（Ellenbogen）らによる最近の研究により，睡眠には干渉効果から宣言的記憶を保護する作用をもつことがわかった[8]。機能的MRI（fMRI）を用いた研究では，再認成功時の海馬の活動が，記憶固定ともに減弱していくことが示されている[9]。

手続き記憶においても，学習した後の睡眠が記憶を増強することを示す研究が数多い。ウォーカー（Walker）らはキーボードによる指タッピング運動課題を用いて，繰り返し練習による成績向上効果と睡眠後による成績向上効果とを比較した。その結果，繰り返し練習よりも睡眠後の方がより成績は向上すること，睡眠後のグループでは

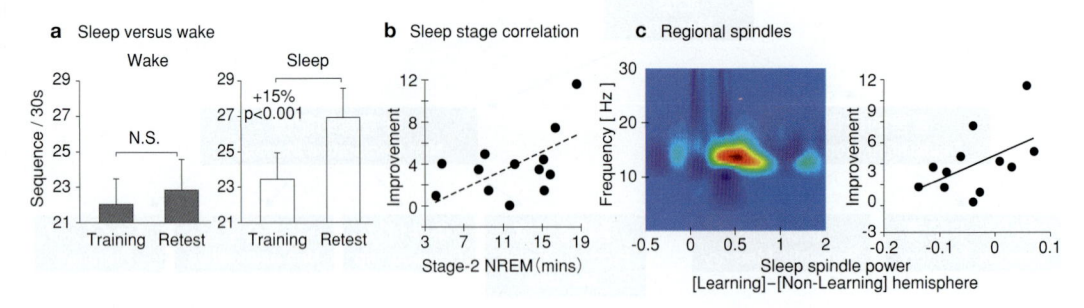

図2

Motor sequence learning task

a Sleep versus wake
b Sleep stage correlation
c Regional spindles

Motor adaptation learning task

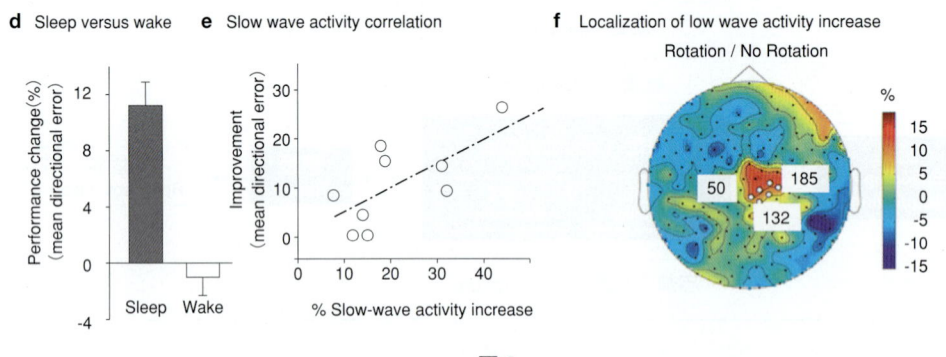

d Sleep versus wake
e Slow wave activity correlation
f Localization of low wave activity increase

上：指連続タッピングテスト（Motor Sequential Task）の結果。練習後に睡眠を取った群の方が起きていた群に比べて，有意な技能上達を示している（a）。上達度はノンレム睡眠第2段階と相関を示している（b）。また睡眠紡錘波密度，パワー値については，学習した側の半球（左手を動かしているので，この場合は右半球）と学習しない側の半球（左半球）との差を取ると有意な相関を認める（c）。
下：運動順応テスト（Motor Adaptation Task）の結果（d）。睡眠後の技能上達は徐波睡眠増加率と相関を示し（e），課題に関連した脳部位のSWAとの相関も認めた（f）。（文献11, 14より，改変）

fMRIにおいて運動野，海馬，小脳の活性化を認めること，をそれぞれ示した[10]。同じ課題で脳波による睡眠段階，定量周波数解析を行ったところ，ノンレム睡眠第2段階と睡眠後の技術向上効果と有意な相関を示し，さらに睡眠紡錘波の密度，パワー値とも有意な相関を示した（**図2a, b, c**）[11]。

その他の種類の記憶についても，睡眠の重要性を示す結果が報告されてきている。作動記憶（ワーキングメモリー）については，栗山らはnバックテストを用いて，睡眠が作業記憶の向上を促進することを示した[12]。また情動記憶（emotional memory）は，特に外傷後ストレス障害（PTSD：Post-traumatic stress disorder）やうつ病，双極性障害など気分障害の病態，治療において重要と考えられるが，情動不快記憶の増強とレム睡眠，前頭前野シータ活動との関連性を示すことが報告されている[13]。

睡眠段階と記憶固定については，ボーン（Born）らは徐波活動（Slow Wave Activity：SWA）との関連性を示す研究結果を精力的に発表している。トノーニ（Tononi）らもSWAに注目しており，コンピューター画面上で点滅する円をマウスで追いかける課題において，徐波睡眠の出現量とパワー値との相関を報告している（**図2d, e, f**）[14]。SWAと記憶過程の重要性を提唱する研究が最近増加する中で，睡眠紡錘波と学習，特に手続き記憶との関連性も報告も少なくない[11, 15]。おそらく睡眠紡錘波とSWAとは無関係ではなく，大脳皮質ならびに海馬などの辺縁系を巻き込んで，睡眠中における脳の可塑性（plasticity）に重要な役割を共演していると考えられる。

(4) 学習前の睡眠

学習する前に睡眠不足があれば，学習効率が落ちることは容易に想像がつく。動物実験では断眠ないし睡眠奪取（Sleep Deprivation）により，細胞・分子レベルで海馬の障害，ならびに海馬による学習記憶効果を損なうことがわかっている。断眠と記銘力の低下についての研究も数多いが，近年ではfMRIを用いた画像研究がさかんである。ユー（Yoo）とウォーカー（Walker）らは，断眠群と睡眠を取った群にそれぞれ写真刺激を提示し，記銘の的確度を調べ，想起中のfMRIを撮像した。その結果，断眠群では睡眠群に比べて記銘効率が有意に低下し，fMRIでは両側海馬，右背外側前頭前野，下前頭回の活動度が低下していた[16]。さらに彼らは写真刺激を情動不快刺激，中性的刺激に分けて解析した結果，断眠群のほうが睡眠群に比べて情動不快記憶の想起によって扁桃体が活性化しており，かつ前頭前野と扁桃体のConnectivityが低下していることが明らかとなっ

た[17]。

(5) 神経科学的な背景

宣言的記憶に関しては海馬の関与が指摘されているが，シータ律動を介した海馬シナプスの長期増強を記憶固定の成因とする仮説も多い。近年では高周波数のリップル波と睡眠紡錘波との関連性が指摘されてきている。手続き記憶においては視床，海馬，小脳，運動野の，情動記憶に関しては扁桃体，海馬，前頭前野の，各ネットワークが考えられる。いずれの記憶固定も，睡眠中にどのような生物学的メカニズムで行われるかはほとんど実証されていない。睡眠紡錘波に関しては，動物実験において視床—皮質投射系の存在が以前より指摘されている。今後はこのような基礎的実験結果を，いかにヒトに結びつけていくかが重要と考えられる。

最近のトピックとしては，前述したSWAと記憶固定との関係である。SWAと記憶固定の理論的仮説としては，トノーニ（Tononi）の提唱する

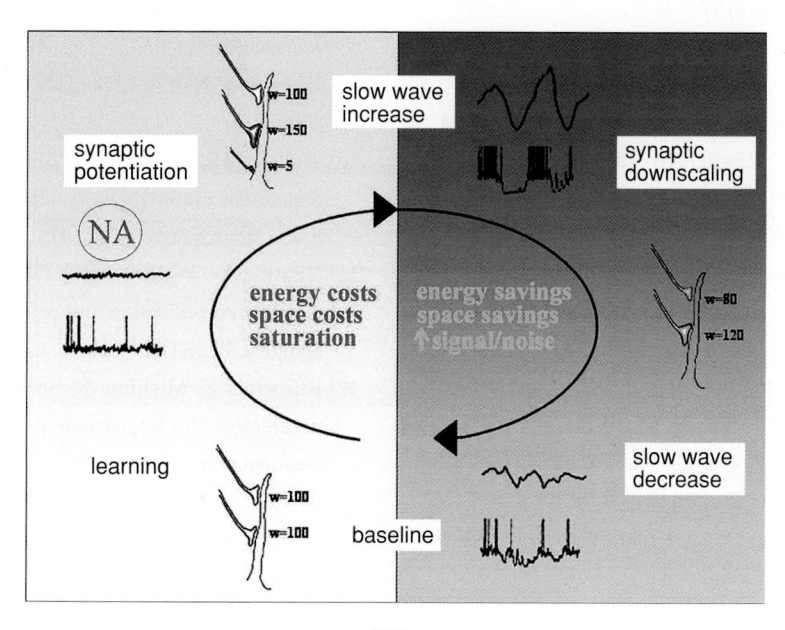

図3

Tononiらによる Synaptic homeostasis 仮説の模式図。覚醒中（左側）では，周囲環境に反応し，情報を獲得する。ノルアドレナリン（NA）の上昇は情報蓄積に有利に働き，シナプスは増強される。睡眠に入ると（右側），覚醒時終盤ではシナプス強度が高まっているため，著しく同期した徐波律動が認められる。この間に過分極—脱分極を繰り返しながら，シナプスは徐々にdownscaleしていき，徐波律動は減弱していく。（文献18より）

homeostasis説が有力である[18]。徐波変化は，シナプスを恒常的に維持するためのエネルギーバランスを保つ現象であり，シナプス間の強度がある一定の閾値に達しないものは排除され，逆に強度の強いものは強化される，という説である。入力された情報を整理し不要なシナプスを除去し，睡眠後の課題成績も向上し，翌日学習するための新たなスペースをも作り出すとも表現できるだろう（図3に模式図）。

神経伝達物質，薬物が与える影響も，今後の研究課題のひとつである。ガイス（Gais）らは，徐波睡眠期にアセチルコリンエステラーゼ阻害薬投与により，宣言的記憶の固定が見られないことを報告した[19]。またラシュ（Rasch）らは，選択的セロトニン再吸収阻害薬（SSRI）を投与しても，健常群と比べて睡眠による手続き記憶固定が認められることを示した[20]。しかし睡眠依存性の記憶と薬剤，神経伝達物質との関係はまだ不明の部分が多い。これらの研究は精神医学における薬物療法にも有益な参考情報となりうるものであり，今後の進歩が待たれる分野である。

まとめ

睡眠が記憶・学習にとって不可欠であることを概説した。睡眠には睡眠段階，睡眠紡錘波や徐波活動といった特徴的な所見がある。記憶にもさまざまな種類の記憶，さらに記銘から固定，想起に至る処理過程がある。これらの関連性については，まだ不明な点が多い。睡眠中の記憶処理，脳の可塑性についての研究は進歩を続けており，遺伝子レベルでのアプローチや脳波―fMRI同時記録を用いた電気生理学と機能画像との融合も，今後の進歩として予想される。このような研究が進むことによって，ヒトの認知機能の解明，さらにPTSDや気分障害といった精神疾患の病態把握や治療において有効な結果が期待される。

参考文献

1) Jenkins JG, Dallenbach KM : Oblivescence during sleep and waking. Am J Psychol 35 : 605-612, 1924.
2) Walker MP : Sleep-dependent memory processing. Harv Rev Psychiatry 16 (5) : 287-298, 2008.
3) Tulving E : How many memory systems are there? Am. Psychol 40 : 385-398, 1985.
4) Squire LR, Zola-Morgan S : The medial temporal lobe memory system. Science 253 (5026) : 1380-1386, 1991.
5) Maquet P, Peters J, Aerts J, et al. : Functional neuroanatomy of human rapid-eye-movement sleep and dreaming. Nature 383 (6596) : 163-166, 1996.
6) Stickgold R, Hobson JA, Fosse R, et al. : Sleep, learning, and dreams : off-line memory reprocessing. Science 294 (5544) : 1052-1057, 2001.
7) Plihal W, Born J : Effects of early and late nocturnal sleep on declarative and procedural memory. J Cogn Neurosci 9 : 534-547, 1997.
8) Ellenbogen JM, Hulbert JC, Stickgold R, et al. : Interfering with theories of sleep and memory : sleep, declarative memory, and associative interference. Curr Biol 16 (13) : 1290-1294, 2006.
9) Takashima A, Petersson KM, Rutters F, et al. : Declarative memory consolidation in humans : a prospective functional magnetic resonance imaging study. Proc Natl Acad Sci U S A 103 (3) : 756-761, 2006.
10) Walker MP, Stickgold R, Alsop D, et al. : Sleep-dependent motor memory plasticity in the human brain. Neuroscience 133 (4) : 911-917, 2005.
11) Nishida M, Walker MP : Daytime naps, motor memory consolidation and regionally specific sleep spindles. PLoS ONE 2 (4) : e341, 2007.
12) Kuriyama K, Mishima K, Suzuki H, et al. : Sleep accelerates the improvement in working memory performance. J Neurosci 28 (40) : 10145-10150, 2008.
13) Nishida M, Pearsall J, Buckner RL, et al. REM Sleep, Prefrontal Theta, and the Consolidation of Human Emotional Memory. Cereb Cortex 19 (5) : 1158-1166, 2009.
14) Huber R, Ghilardi MF, Massimini M, et al. : Local sleep and learning. Nature 430 (6995) : 78-81, 2004.

15) Tamaki M, Matsuoka T, Nittono H, et al. : Fast sleep spindle (13-15 hz) activity correlates with sleep-dependent improvement in visuomotor performance. Sleep 31 (2) : 204-211, 2008.
16) Yoo SS, Hu PT, Gujar N, et al. : A deficit in the ability to form new human memories without sleep. Nat Neurosci 10 (3) : 385-392, 2007.
17) Yoo SS, Gujar N, Hu P, et al. : The human emotional brain without sleep-a prefrontal amygdala disconnect. Curr Biol 17 (20) : R877-878, 2007.
18) Tononi G, Cirelli C : Sleep function and synaptic homeostasis. Sleep Med Rev 10 (1) : 49-62, 2006.
19) Gais S, Born J : Low acetylcholine during slow-wave sleep is critical for declarative memory consolidation. Proc Natl Acad Sci U S A 101 (7) : 2140-2144, 2004.
20) Rasch B, Pommer J, Diekelmann S, et al. : Pharmacological REM sleep suppression paradoxically improves rather than impairs skill memory. Nat Neurosci 2008.

〔西多昌規〕

7. 夢研究と睡眠検査

はじめに

　夢とは何か，なぜ人が夢を見るのか，という疑問は古代から続いてきた人類にとって根源的な問いであろう。夢を科学的に検証する試みは19世紀までにも行われてきているが，睡眠時の生理学的および心理学的状態の測定手法が発達していなかったため，大きな発展は見られなかった。20世紀以降，夢研究は睡眠の客観的測定指標の発見や認知心理学的検査の開発により大きく発展してきている。それらの研究は，夢を目覚めたときに得られた内省報告や，REM睡眠など特定の睡眠状態として定義し，夢を見ている時の身体の状態を測定するという手法を用いる一方，夢という精神活動そのものの特徴を心理学的な検査手続きにより明らかにしていく手法を用いている。本稿では，これまでの夢研究における研究手法，知見，特に夢と睡眠状態の関係と，夢を構成する記憶との関係について紹介し，現在の夢研究が，夢という心理現象への疑問をどこまで明らかにできているのか検証する。

（1）夢はいつ起こるか

　19世紀後半に行われた実験で，睡眠中に様々なタイミングで覚醒させると夢を見ていたときと見ていないときがあることが分かり，夢は睡眠中常に起こっているのではなく，特定の睡眠状態に応じて起こる現象ではないかと考えられるようになった。しかし，どのような睡眠状態が夢を起こすのかについての検討は，当時の睡眠検査の技術では不可能だった。
　1920年代にドイツの精神科医であるハンス・ベルガーによってヒトの脳波が発見され，覚醒から睡眠への移行に応じて脳波が劇的に変化することが示された。これにより，夢を見ている時に特有の脳波が観察できるのではないかという期待がもたれたが，夢と関係する特定の脳波状態は明らかにならなかった。1953年に，シカゴ大学のナサニエル・クライトマンとユージン・アゼリンスキーが，REM睡眠を発見し，REM睡眠中の被験者を目覚めさせて，夢を見ていたか尋ねたところ，約80％の確率で夢を見ていたと答えることを報告した。REM睡眠の発見は，睡眠検査に眼球運動の測定を定着させ，これ以来REM睡眠が夢を見ている睡眠であり，NREM睡眠は夢を見ていない睡眠であるという見解を広めた。しかし，この見解への異論も少なくない。その理由として，従来行われてきたREM，NREM睡眠から覚醒させて夢報告を得る方法では，報告された夢が本当に目覚める直前のREM，NREM睡眠中に起こったのか，それ以前のNREM，REM睡眠中に起こったものであるのか判断することが出来ない点が挙げられる。近年，この問題を解決するために新しい睡眠検査手法を用いてREM，NREM睡眠中の夢の存在と特徴を確認しようとする研究が行われている。Takeuchi, Miyashita, Inugami et al.（2001）は，夜中に一旦起床させた被験者を約90分間のREM睡眠出現周期に合わせて再び就床させることで入眠時REM睡眠を誘発させる手法を用いた[17]。この方法によりREM睡眠の前に含まれるNREM睡眠の影響を除外することを試みた。5分間のREM睡眠とNREM睡眠後に得られた夢を比較すると，REM睡眠では76.4％，NREM睡眠では12.3％の夢報告が得られた。鈴木，久我，内山（2002）は20分間の睡眠区間と40分間の覚醒区間を78時間連続して施行し，REM睡眠が含まれた睡眠区間（REM nap）とNREM睡眠のみの睡眠区間（NREM nap）後の夢を比較した[16]。その結果REM napで51.2％，NREM napで17.9％の夢が報告された。これらの厳密に統制された実験により，REM睡眠時に高い確率で夢が起こっている一方，NREM睡眠中にも1割から2割の確率で夢が起こることが確認された。
　夢の出現には，REM，NREM睡眠という睡眠

状態の違いだけでなく，睡眠経過，概日変動という時間的要因も重要であることが分かっている。Fosse, Stickgold, & Hobson（2004）は，REM，NREM睡眠からの覚醒時からの夢を報告させその内容の違いを検討している[5]。第三者がそれらの夢の内容を分類，検討した結果，REM覚醒の夢は夜間を通じて幻覚的（hallunating）であるのに対し，NREM覚醒では睡眠の経過とともに幻覚的な内容が増加した。一方，思考であると評価された報告はREM覚醒時には夜を通じて少なかったが，NREM覚醒時には夜の前半で多く，後半に減少した。これらの結果からNREM睡眠時の夢は朝方になるにつれて奇妙な内容が増えることが分かる。さらに，Stickgold, Malia, Fosse, et al. (2001)は夢報告時の単語数を分析した結果，NREM睡眠から目覚めたときの報告単語数は睡眠経過に従って長くなることを示した[12]。Suzuki, Uchiyama, Tagaya, et al.（2004）は，前述の20分間の睡眠と40分間の覚醒を3日間繰り返す実験を行った結果，夢の量は朝8〜9時をピークとする変動を示すことが分かった[15]。この夢の量のピークはREM napでは顕著でなく，NREM napにおいて明確であった。上記の結果から，REM睡眠時は時刻に関わりなく夢を多く見るが，NREM睡眠時の夢は朝に多いという概日変動を持つことが分かる。

（2）夢と関連する脳活動

脳機能画像によってREM睡眠，NREM睡眠中の脳活動が明らかになり，それぞれの睡眠中における夢発生メカニズムを推測することが可能となってきている。

Kajimura, Uchiyama, Takayama et al.（1999）は，浅いNREM睡眠では左内側前頭回，左下前頭回，左下頭頂回などの皮質領域において脳血流量は低下するが，中脳の活動は覚醒時と比べて低下しないことを示している[7]。この結果は，浅いNREM睡眠で起こる言語野を含む左半球の新皮質における活動の低下が，言語的内容の少ない夢を起こすことを示唆する。一方，深いNREM睡眠中の脳活動は覚醒中と比べて中脳，視床，前脳基底部など覚醒維持と関係する部位で局所血流量の低下が起こる[8]。皮質活動では前頭連合野，頭頂連合野など多くの領域において血流量の低下が見られるが[7,8]，ローランド領域周辺，後頭葉視覚野の血流量は保たれている[7]。これらの結果から，深いNREM睡眠中においても視覚野の活動は保たれており，それが夢の映像を作り出していると考えることができる。

REM睡眠中には，脳幹，視床など，覚醒に関連する脳の神経活動は低下しないが，新皮質の前頭連合野，頭頂連合野の神経活動が低下を示す[1]。このことは，REM睡眠中の夢では，判断，推論，決定などの高次認知機能が働かないことを意味する。さらに覚醒時と比べて一次視覚野の活動は減少するが，二次視覚野の活動は増加することから[1]，夢見体験に現れる視覚体験は，初期の視覚的処理ではなく，それ以降の脳活動によってもたらされていると思われる。

（3）夢に現れる記憶の種類：記憶検査による夢の検討

夢の発生メカニズムを解明するために，夢を見ているときの生理的状態を測定するアプローチがある一方，夢に現れる記憶の分類や夢からの覚醒直後に認知課題を行うことで，夢を構成する記憶の特徴を推測するアプローチがある。

記憶は，特定の時間と場所が関係し経験した人の印象を伴うエピソード記憶と，特定の時間や場所に関係しない一般的な知識としての記憶である意味記憶に分類される。覚醒時に記銘された記憶はまず，いつ・どこでという具体的な印象を伴うエピソード記憶として貯蔵されているが，時間経過とともに時間的，場所的情報を失い，知識としての記憶である意味記憶へと変化する。いくつかの研究により，夢に現れる記憶はエピソード記憶よりも意味記憶が多く，それらが組み合わさることで，不思議な夢の内容，ストーリーを構成していることが示されている。

Fosse, Fosse, Hobson, et al.（2003）は2週間にわたって29名の被験者に日中の活動，出来事，関心と夢の内容を記録してもらい，日中の出来事

がどの程度夢に組み入れられているか評価させた[4]。得られた299の夢報告のうち，65%（194例）は日中の経験に基づくものであったが，日中の出来事と同一と評価された夢報告は1.7%（5例）と非常に少なかった。つまり，夢には覚醒中に記銘された経験が再生されるが，エピソード記憶としてそのままの形で再生されるのではなく，素材として形を変えた意味記憶として再生されることを意味している。Cicogna, Natale, Occhionero, et al.（2000）はREM睡眠からの覚醒と深いNREM睡眠から覚醒したときの夢報告を比較した結果，エピソード記憶と分類されるのはREMで38.6%，NREMで48.4%と深いNREM睡眠から覚醒したときに多かったが，意味記憶と分類されるのはREMで61.4%，NREMで27.8%とREM睡眠から覚醒したときに多かった[3]。この結果は，REM睡眠中にみられる夢内容はエピソード記憶が知識化，断片化した意味記憶を元にしたものが多く，NREM睡眠中の夢内容は比較的実際の出来事がそのまま現れることを示している。

Stickgold, Malia, Maguire, et al.（2000）は被験者にテレビゲームを集中的に行わせ，夢にどのような影響を及ぼすのか検討した[13]。彼らは3日間にわたり1日2時間（初日は3時間），合計7時間テトリスを行わせ，その晩の入眠時に起こる夢を尋ねた。テトリスを初めて行った初心者は「ブロックを整列させた」といったテトリスの内容と関連した夢が全体の報告のうち約7%みられた。しかし，いつテトリスを行ったといった時間情報や，実験室の様子などエピソード記憶としてのテトリス体験を報告した被験者はいなかった。一方テトリス経験者には，過去に行った古いバージョンのテトリスを新しいパソコンで行う夢など，久しぶりのテトリス体験が，過去のテトリスの記憶を誘発し，新たな意味記憶と融合した報告がみられた。これは，覚醒中の体験は，睡眠中にその情報と関連した過去の意味記憶を想起させる効果を持つことを示唆している。

（4）トラウマ記憶と夢

トラウマティックな体験後に現れる悪夢のように，日常生活で体験した記憶がそのままエピソード記憶として夢で再現されることもある。外傷後ストレス障害（post-traumatic stress disorder：PTSD）を持つ患者には，日常生活においては新たな出来事を記憶する機能の低下，発症のきっかけとなったトラウマ体験を悪夢として繰り返し体験すること，大脳辺縁系の一部である海馬容量の減少が認められる[11]。これはエピソード記憶を悪夢として繰り返し体験することに海馬機能の低下が関与していることを示唆している。海馬損傷患者に夢を尋ねると単調で情動を伴わない，実際に起こった短いエピソードを繰り返し報告することも示されている[19]。また，近年の臨床研究や脳イメージ研究によりエピソード記憶は前頭前領域や海馬領域と関連していることが示されている[2, 20]。これらのことから，海馬は覚醒時には新たなエピソード記憶の構築を行う一方，睡眠中，特にREM睡眠中には，エピソード記憶を減少させる機能を持つのではないかと推測されている[11]。REM睡眠中に海馬機能が活性化することにより，エピソード記憶が断片化し意味記憶となる。それらが組み合わされることにより奇妙な夢のストーリーが作られる一方，覚醒中に記銘されたエピソード記憶の忘却が起こる，という一連のメカニズムを想定することができる。トラウマティックな夢は，この睡眠中の記憶処理機能の低下を反映しているのかもしれない。

（5）夢に現れる記憶：忘れた記憶，潜在記憶と夢

自分では見覚えのない，もの，人が夢に現れることがある。この理由として，夢に現れる記憶は，体験した出来事を思い出しているという意識を伴わない潜在記憶が含まれるからであるという説がある。

宮城（1972）は，20世紀初頭の夢研究の逸話として，覚醒時に注意しなかったものが夢に現れること，瞬間露出機を使って絵をいくつか見せると，瞬間露出時には気づかなかったものが夢に現れるという例を紹介している[9]。このように潜在記憶が夢に出現することは古くから指摘されてきた

が，実験で検証することは方法論的に困難であった。この問題に対して，Stickgold, Malia, Maguire et al. (2000) は記憶障害患者を対象とする実験を行い，興味深い報告をしている[13]。彼らは，両側性海馬損傷による記憶障害を持つ患者にも上記の実験と同様にテトリスを行わせて，入眠期の夢を報告させた。患者らは実験中自分がテトリスというゲームを行った自覚は全くなかったにもかかわらず，入眠期に「上から何か落ちてきてそれらの形をそろえようとした」というテトリスと関連する夢報告をした。すなわち，忘れてしまった記憶が，夢の中に現れたのである。この結果から，夢見体験に現れる見たこともない人の顔や風景は，いつかどこかで見たにも関わらず忘れてしまった記憶であるという解釈もできる。しかし，この問題を解明するためには，同様の現象が健常者でも起こっているのか，入眠期だけでなくREM睡眠中の夢にも同様の現象が起きているのかなど，まだ検討しなくてはならない点は多い。今後，新たな潜在記憶測定手法の開発と適用により，夢に現れる記憶の性質がさらに明らかになると思われる。

(6) 記憶が夢に再生されるまでの期間

夢に現れる出来事の多くはエピソード記憶から意味記憶に変化し，いつ，どこでといった情報を失っているが，覚醒時に体験した新しい記憶が夢に現れるまでにどのくらいの時間を要するのであろうか。例えば，新しい学校や職場で初めて出会った人，新たに始めた仕事，趣味などは，その体験から何日後に夢に現れるのだろうか。

Jouvet (1992 北浜訳1997) は，旅行中の出来事は約1週間後に夢に現れると述べている。例えば1週間の海外旅行をしたときに，海外の初めて見た風景が夢に現れるのは帰国してからであった[6]。これは新しい記憶がエピソード記憶として記銘された後に，夢内容の材料となる意味記憶に変換されるまでに1週間程度の期間がかかることを意味している。この現象を調査により検討した研究がある。Nielsen, Kuiken, Alain, et al. (2004) は370名の大学生に対し，1週間夢日記をつけさせた[10]。

1週間後，最も印象深い最近の夢を選ばせ，その夢から1〜7日前のいずれかに指定された日の出来事を思い出すよう指示し，その日の出来事と夢の内容がどの程度関連するかを評定させた。その結果，夢の内容は，1日前と7日前の出来事との関係が強いことが示された。しかし，この傾向がみられたのは指定された日の出来事を高い確信を持って思い出すことのできた参加者被験者群に限られていたため，意識されることのない潜在記憶として蓄えられた記憶はいつ夢に現れるのかという問題も今後検討しなければならない。

前述のStickgold, Malia, Maguire et al. (2000) による，被験者にテトリスを3日間集中的に行わせた実験においても，テトリス初心者の入眠時の夢にテトリスが登場するのは，初めてテトリスを行った晩より，2夜目に多いことが示されている（約90％, 17/19）[13]。この結果も，新しい体験が夢に現れるまでには一定の時間を要することを示している。動物実験により，記銘された記憶情報の主なものは海馬から新皮質に移転するのに約1週間を要することが分かっており[18]，記銘された情報が夢に再生されるまでの時間差は，この脳内の記憶過程を反映しているのかもしれない。

(7) 奇妙な夢と記憶

夢の奇妙な内容は，睡眠中は意味記憶が覚醒時とは異なる様式で組み合わされるためであるという説がある。この説を確かめるために，Stickgold, Scott, Rittenhouse et al. (1999) は起床直後に起こる睡眠慣性を利用して，REM, NREM睡眠中の意味記憶の連合様式を明らかにすることを試みた[14]。彼らはNREM睡眠，REM睡眠それぞれの状態から被験者を覚醒させた直後に言語を用いた連想課題を行った。その結果，覚醒時とNREM睡眠直後には強い意味関連語への連想が大きく，弱い意味関連語への連想は小さかった。一方，REM睡眠直後では弱い意味関連語への連想のみが起こった。これらの結果は，NREM睡眠中の夢見体験は，比較的覚醒時と同様の連想パタンにより内容が形成されるのに対し，REM睡眠中には覚醒時に通常起こる強い意味的関連からなる

常識的な連想ネットワークが遮断され，弱い意味的関連語によるネットワークだけが活性化することにより，突拍子のない，意外性のあるストーリーが夢に現れることを示唆している。夢によって芸術家や作家がアイデアを得たという話は多いが，それは睡眠中に起こる，覚醒中とは異なる連想パタンによるものかもしれない。

おわりに

夢が主観的な体験であり，夢の研究方法に内省報告が欠かせないことは近世も現代も同様である。しかし，近年の夢研究は様々な実験手法を用いることによって，より明確な夢の特徴を示すことが可能となった。今後も新たな生理学的測定指標，認知心理学的検査法の発展により，夢の発生メカニズムが一層明らかになっていくことだろう。

参考文献

1) Braun AR, Balkin TJ, Wesensten NJ, et al. : Dissociated pattern of activity in visual cortices and their projections during human rapid eye movement sleep. Science 279 : 91-95, 1998.
2) Cabeza R, Prince SE, Daselaar SM, et al. : Brain activity during episodic retrieval of autobiographical and laboratory events : an fMRI study using a novel photo paradigm. Journal of Cognitive Neuroscience 16 : 1583-1594, 2004.
3) Cicogna P, Natale V, Occhionero M, et al. : Slow wave and REM sleep mentation. Sleep Research Online 3 : 67-72, 2000.
4) Fosse MJ, Fosse R, Hobson JA, et al. : Dreaming and episodic memory : a functional dissociation? Journal of Cognitive Neuroscience 15 : 1-9, 2003.
5) Fosse R, Stickgold R, & Hobson JA : Thinking and hallucinating : reciprocal changes in sleep. Psychophysiology 41 : 298-305, 2004.
6) Jouvet M. 1992 Le sommeil et le reve. Paris : Editions Odile Jacob.（ジュヴェ M.，北浜邦夫，訳：睡眠と夢．紀伊国屋書店，1997.）
7) Kajimura N, Uchiyama M, Takayama Y, et al. : Activity of midbrain reticular formation and neocortex during the progression of human non-rapid eye movement sleep. J Neurosci 19 : 10065-10073, 1999.
8) Maquet P, Degueldre C, Delfiore G, et al. : Functional neuroanatomy of human slow wave sleep. J Neurosci 17 : 2807-2812, 1997.
9) 宮城音弥：夢．第二版，岩波書店，1972.
10) Nielsen TA, Kuiken D, Alain G et al. : Immediate and delayed incorporations of events into dreams : further replication and implications for dream function. Journal of Sleep Research 13 : 327-336, 2004.
11) Nielsen, T.A., Stenstrom, P : What are the memory sources of dreaming? Nature 437 : 1286-1289, 2005.
12) Stickgold, R., Malia, A., Fosse, R, et al. : Brain-mind states : I. Longitudinal field study of sleep/wake factors influencing mentation report length. Sleep 24 : 171-179, 2001.
13) Stickgold R, Malia A, Maguire D, et al. : Replaying the game : hypnagogic images in normals and amnesics. Science 290 : 350-353, 2000.
14) Stickgold R, Scott L, Rittenhouse C, et al. : Sleep-induced changes in associative memory. Journal of Cognitive Neuroscience 11 : 182-193, 1999.
15) Suzuki H, Uchiyama M, Tagaya H, et al. : Dreaming during non-rapid eye movement sleep in the absence of prior rapid eye movement sleep. Sleep 27 : 1486-1490, 2004.
16) 鈴木博之，久我隆一，内山　真：超短時間睡眠・覚醒スケジュールを用いた睡眠状態と夢見体験の検討．生理心理学と精神生理学 20 : 19-28, 2002.
17) Takeuchi T, Miyasita A, Inugami M, et al. : Intrinsic dreams are not produced without REM sleep mechanisms : evidence through elicitation of sleep onset REM periods. Journal of Sleep Research 10 : 43-52, 2001.
18) Thompson LT, Moyer JR Jr., & Disterhoft JF : Transient changes in excitability of rabbit CA3 neurons with a time course appropriate to support memory consolidation. Journal of Neurophysiology 76 : 1836-1849, 1996.

19) Torda C : Dreams of subjects with bilateral hippocampal lesions. Acta Psychiatrica Scandinavica 45 : 277-288, 1969.

20) Tulving, E : Episodic memory : from mind to brain. Annual Review of Psychology 53 : 1-25. 2002.

〈鈴木博之〉

8. スポーツ科学と睡眠検査

(1) スポーツ科学とは

　スポーツ科学という言葉は，臨床検査の分野ではなじみが薄いと思われる．スポーツ科学は，総合科学である．対象となる分野は経済（スポーツビジネス），歴史（スポーツ史）からスポーツ医科学まで非常に幅広い．検査学が対象とするのは，スポーツ医科学の分野であろう．スポーツ医科学は，一般に健康スポーツに関連した分野と競技スポーツに関連した分野に分けられる．健康スポーツの分野では，ウォーキングやジョギングなどの身体運動を通して，健康を得るためのさまざまな研究がなされている．健康スポーツはその名のとおり，健康になることが目的である．競技スポーツの分野では，オリンピックなどの大会で，良い成績を得るためのスポーツ活動に関連した研究がなされている．より速く走るためのフォームの研究や，怪我の予防や競技復帰のための効率的リハビリテーションなどがこれにあたる．これらの両方に，「睡眠」は大きく関わっている．本稿では，スポーツと睡眠の係わり合いにおいて，健康スポーツと競技スポーツの二つの側面から概説したい．

(2) 健康スポーツと睡眠

　一般の人々の間でスポーツをした後に良く眠れると考えられていることは，容易に想像される．Youngstedt（2005）の総説によれば，1988年にフィンランドで行われた一般を対象に行われた調査研究で，「良く眠るためにはいちばん何がよいですか？」という質問に対して「運動」はもっとも上位にランクされていた．しかし，これまでの研究は，必ずしも運動をすれば良く眠れるという公式を支持する結果ばかりではない．これまでの研究を，一過性の運動と長期の運動習慣がそれぞれ夜間睡眠に与える影響に分けて概説する．

　一過性の運動が睡眠に及ぼす影響：これまでの研究では，一過性の運動が睡眠に与える影響について，おおむねその影響は大きいものではない．日中運動をさせた後の睡眠の変化としては，睡眠潜時・入眠後の覚醒時間は変化なく，総睡眠時間・徐波睡眠時間・レム潜時は増加し，レム睡眠時間は減少するという変化を示す．これらの変化は有意ではあるがわずかなものである（Youngstedtら 1997）．このような変化，特に睡眠潜時と入眠後の覚醒時間は，運動をするタイミングによって変化する．Kubitzら（1996）はこれまでに行われた運動のタイミングと睡眠に関する研究についてのメタアナリシスを行い，午後早い時刻の睡眠は睡眠に良好な影響をあたえ，睡眠直前の睡眠は睡眠に悪影響を与えると報告した．しかしながらYoungstedtら（1999）は，夜間睡眠直前に激しい運動をさせその後の睡眠について調べたところ，これが睡眠を必ずしも悪化させないという結果を報告した．一方，Yoshidaら（1998）も就寝前2時間半前の50〜60％ $VO_2 max$ を1時間程度の軽度の運動が睡眠に対してよい影響を与えたと報告している．

　また，運動の質や量によっても睡眠への影響は異なるという報告もある．運動の質に関しては，より強度の高い運動と低い運動を比較した場合には，運動強度が比較的低い方が入眠後の覚醒時間が低下する．また，高強度の運動の場合には，中途覚醒が多くなり安定した睡眠が阻害されるという結果となっている．一方，運動の長さに関しては，1時間以内の運動では総睡眠時間への影響は非常に少ない（約2分）が，1時間以上の運動では約11分，2時間以上では約15分の総睡眠時間の延長が見られた（Youngstedtら 1997）．

　このように研究は徐々に蓄積されているものの，一過性の運動が睡眠にあたえる影響は現在のところ十分に確立した見解が得られているとはいい難い．原因のひとつは，これまで行われてきた実験の被検者がほとんど健康で睡眠に問題のない

人たちであり，睡眠が改善する余地が少ないという点が上げられている．今後，不眠など何らかの睡眠障害のある群について，運動が及ぼす影響について調べてゆくことにより，その効果がより明らかな形で示される可能性がある．

長期の運動習慣が運動に及ぼす影響：長期（4週間以上）の運動習慣についても一過性の運動と同様に，現在までの研究で対象とされた群の多くは睡眠障害のない健常者群である．このような群を対象とした研究では，慢性の運動も一過性の運動と同様に睡眠に対する変化は必ずしも大きくはないという結果となっている．一方，睡眠障害のある人たちを対象とした研究も行われている．その中で，Kingら（1997）による中程度の睡眠障害をもった中高齢者（50〜76歳）に対する研究は比較的明確な結果を出している．彼らは，43名のうつ病や認知症のない高齢不眠症患者に対して，16週間の最大運動量の60〜75％程度週3〜4回エアロビクスなどの運動をさせ，何もしない群と比較した．その結果，8週目では有意な変化は認められなかったが，16週目では自覚的睡眠感の有意な改善と睡眠潜時および総睡眠時間の改善が見られた．この研究は，運動を長期に持続することによって睡眠に変化が見られたものとして興味深い．しかしながら長期の運動週間についての研究についても研究の蓄積は十分とは言えず，対象として睡眠の改善する余地のある睡眠障害を持った群を対象にすることにより，運動が睡眠に及ぼす効果をより明らかにできる可能性がある．

運動が生体リズムに及ぼす影響：Edwardsら（2002）は，70％ $VO_2\,max$ にて30分間の運動をさまざまな時間帯にさせ，各被験者の直腸温リズムの最低時刻と運動時刻との関係が，直腸温のリズムにどのような影響を与えるのかを調べた．その結果，直腸温最低時刻をはさんで最低時刻の4時間前から1時間後の間の運動は1時間程度の直腸温リズムの遅延を，また直腸温最低時刻後3時間から8時間の間の運動は1時間程度の直腸温リズムの前進をさせると報告している．

隔離実験室を用いた研究でも，身体運動がリズムに及ぼす影響について調べている．Miyazakiら（2001）は，1日の長さを23時間40分にした明暗サイクルを用いて健常被験者を10日間生活させ，これと同時にメラトニンのリズムを測定した．被験者は，23時間40分のリズムで睡眠覚醒をとることができたが，メラトニンリズムはこの周期に同調しなかった．一方，この23時間40分スケジュール中に隔離実験室内で被験者に自転車エルゴメータを2時間こぐ身体運動を覚醒時期に行わせてみると，メラトニンリズムもほぼ睡眠覚醒リズムに同調した．この研究から，身体運動が体内時計の同調因子となっている可能性が強く示唆された．

(3) 競技スポーツと睡眠

a) 競技スポーツと睡眠時間

長時間睡眠によるスポーツ競技力の向上：競技スポーツを行ううえで，トレーニングとともに休息は非常に重要な要素である．休息の中で，睡眠のしめる重要性は非常に高い．その中で，注目すべき知見として，アスリートに6〜7週間にわたって毎日強制的に10時間の睡眠をとらせたところ，単純反応時間が短縮し，競技成績が伸びた（Mahら2008）．この研究は，まだ5名の水泳選手を調べた予備的なものではあるが，スポーツのコンディショニングにおける睡眠の重要性を示唆するものである．

b) アスリートの睡眠障害

睡眠時無呼吸症候群：アスリートにおいて睡眠時無呼吸症候群は重要な疾患である．特にスポーツの特性から体重が重いほうが有利であるスポーツや，頚部を鍛える必要から首が太くなる傾向のあるスポーツでは，この疾患が多いことが予想される．事実これまでに米国のプロアメリカンフットボール選手に，同年代の対象群よりも高率である14％に睡眠時無呼吸症候群が見られることが報告されている（Georgeら2003）．わが国でのスポーツ関連の報告では，鈴木ら（2003 日本呼吸器学会）が力士を対象に夜間睡眠中の酸素飽和度（SaO_2）を測定し，23人中11人に何らかの異常が認められたことを報告している．また，力士の具体例では，春日野部屋の栃栄関がCPAPを用いて

勝率を伸ばしたことが報道されている。これらの報告を見ると，アメリカンフットボールや相撲だけでなく，他の格闘技やラグビー選手などにも診断的な検査を行い，問題があれば適切な治療を行うことで競技力が向上する可能性が考えられる。

高地あるいは低酸素トレーニングでの睡眠：高地でのトレーニングを行うことにより，心肺機能や血液の酸素運搬能が改善し，結果として競技能力が上昇する。このため，最近では高地での合宿や，低酸素室，低酸素テントなどを用いて睡眠をとることも多くなっている。さらに，トレーニング自体は低地で行いそのほかの時間は高地あるいは低酸素下で過ごすという"live high, train low"が効果的であるとされている。手軽に睡眠時の低酸素環境をつくるため，近年では低酸素テントが用いられ，この中で睡眠をとる方法もなされるようになっている。この低酸素テントでの睡眠についても研究がされている。Pedlarら（2005）は常圧低酸素テントにおける睡眠について，急性期の影響を調べている。その結果，低酸素テントによる2500m程度の高地に相当する常圧酸素濃度での一晩の睡眠で，有意に中枢性無呼吸が増加することを示している。この場合の無呼吸は，低酸素による過換気に起因する呼吸性アルカローシスによる中枢性の無呼吸である場合が殆どである。この研究では低酸素と常酸素の間に睡眠段階の有意な変化は見られなかった。わが国でもHoshikawaら（2007）が競技者用の低酸素ユニットにおける睡眠状態を報告している。これによれば，高度2000m相当の常圧低酸素室内での睡眠で，徐波睡眠量とデルタパワーが減少した。

低酸素トレーニングと睡眠に関する研究も必ずしも十分に行われているとは言えないが，ケースによって低酸素への反応が異なることが示唆されている。競技スポーツ選手に対する低酸素トレーニングを行う場合，起床時の頭重感などの兆候が見られた場合には，低酸素によって睡眠が障害されている可能性があり，注意したほうが良いだろう。

おわりに

スポーツと睡眠の関係について述べたが，スポーツが睡眠に及ぼす影響は今後さらに様々な側面からの注意深い研究が必要である。対象として健常群だけでなく睡眠障害のある人たちを対象とすること，また運動のタイミングや強度，さらに有酸素運動か無酸素運動などの運動の質，さらに一過性の運動と長期間の運動の違いなどさまざまな運動の要素について，さらに詳細な研究が行われることが期待される。また，アスリートに特有の睡眠障害もあり，これらについても臨床的に知識が普及することが望まれる。

参考文献

1) Edwards B, Waterhouse J, Atkinson G, Reilly T : Exercise does not necessarily influence the phase of the circadian rhythm in temperature in healthy humans. J Sports Sci 20 : 725, 2002.
2) George CFP, Kab V, Levy AM : Increased prevalence of sleep-disordered breathing among professional football players. New Eng J Med 348 : 367, 2003.
3) Hoshikawa M, Uchida S, Sugo T, Kumai Y, Hanai Y, Kawahara T : Changes in sleep quality of athletes under normobaric hypoxia equivalent to 2,000-m altitude : a polysomnographic study. J Appl Physiol. 103 (6) : 2005-2011, 2007.
4) King AC, Oman RF, Brassington GS, Bliwise DL, Haskell WL : Moderate-intensity exercise and self-rated quality of sleep in older adults. JAMA 227 : 32, 1997.
5) Kubitz KA, Landers DM, Petruzello SJ, Han M : The effect of acute and chronic exercise on sleep : a meta-analytic review. Sport Med 21 : 277, 1996.
6) Mah CD, Mah KE, Dement, WC : Extended sleep and the effects on mood and athletic performance in collegiate swimmers : Sleep Abstract Supplement A128, 2008.
7) Miyazaki T, Hashimoto S, Misubuchi S, Honma S, Honma K : Phase-advance shifts of human circadi-

an pacemaker are accelerated by daytime physical exercise. Am J Physiol 281 : R197, 2001.
8) Pedlar C, Whyte G, Emegbo S, Stanley N, Hindmarch I, Godfrey R : Acute sleep response in a normobaric hypoxic tent. Med Sci Sports Exerc. 37 : 1075, 2005.
9) Yoshida H, Ishikawa T, Shiraishi F, Kobayashi T : Effects of the timing of exercise on the night sleep. Psychiatry Clin Neurosci 52 : 139, 1998.
10) Youngstedt SD, Kripke DF, Elliott JA : Is sleep disturbed by vigorous late-night exercise? Med Sci Sports Exerc 31 : 864, 1999.
11) Youngstedt SD, O'Connor PJ, Dishman RK : The effects of acute exercise on sleep : a quantitative synthesis. Sleep 20 : 203, 1997.
12) Youngstedt SD : Effects of exercise on sleep. Clin Sports Med 24 : 355, 2005.

〈内田　直〉

9. 睡眠障害と時計遺伝子

はじめに

　睡眠覚醒リズムは非常に複雑な生理現象であるが、Two Process Model[4]で示されているように、恒常性維持機構と概日リズムという2つの要素による相互作用でコントロールされるモデルが考えられている。恒常性維持機構により、起きている時間が長いと眠気が蓄積され、眠ると眠気が解消される。また、概日リズムにより、昼の間は覚醒信号が送られ、眠気が弱まり、夕方以後は覚醒信号が弱まり、眠気が強くなる。このことは、徹夜明けの翌朝に、眠っていないのに目が覚めた感じがする時間があることなどで体験することができる。このように、睡眠覚醒のリズムは概日リズムと深く関係していると考えられている。この概日リズムは、明暗サイクルなどの環境の変化による受動的な反応ではなく、体内時計により精密に制御されている能動的な変動である。体内時計は、10数個の時計遺伝子が相互作用をすることで構築されていると考えられている。時計遺伝子は、その多型が概日リズムに異常を生じさせる遺伝子として発見されてきたものが多く、時計遺伝子の多型と概日リズムの表現型との関係が詳細に調べられている。時計遺伝子の多型や発現プロファイルを調べていくことにより、睡眠覚醒リズムの制御機構において体内時計が関与しているメカニズムが明らかにされていくことが期待される。本稿では、体内時計が概日リズムを刻むために必要な時計遺伝子発現リズム生成の分子機構を概観し、概日リズム睡眠障害と時計遺伝子の多型との関係、そして、ヒトの時計遺伝子発現の概日リズムを測定する取組みについての現状を概説する。

(1) 時計遺伝子発現リズム生成の分子機構

　体内時計は、生物が地球の自転に伴う24時間周期の環境変化を予測して対応するために獲得された機能であり、単細胞生物から多細胞生物まで殆どの生物に存在し、睡眠覚醒リズムや各種ホルモンなどの概日のリズムを構築している。哺乳類の概日リズムの中枢は脳内視床下部の視交叉上核（suprachiasmatic nuclei : SCN）に存在し、同様の分子機構が末梢臓器の細胞にも存在することが明らかとなっている[13,20]。体内時計のリズム発振が遺伝子レベルで構築されていることは、どの生物種でも同様であり、それは時計遺伝子の転写・翻訳により産生された時計蛋白が、自分自身の転写を制御するという、ネガティブフィードバックループによる発振機構である[12]。図1で示すように哺乳類では、時計遺伝子である*Per*遺伝子（*Per1*, *Per2*）が発振の中心となっている。*Per*遺伝子の転写は、CLOK蛋白とBMAL1蛋白の異種2量体が、*Per*遺伝子のプロモーター領域内の特定のDNA配列であるE-boxと呼ばれる配列に結合して促進される。そして、*Per*遺伝子の転写によって産生された*Per* mRNAからPER蛋白（PER1とPER2）ができる。このPER蛋白は、Casein kinase I（CK I ε, δ）によりリン酸化され、ユビキチン・プロテアソームにより分解されるため転写の始めの段階では、*Per*遺伝子のmRNAが転写されてきても、PER蛋白は蓄積されない。しかし、やがて蓄積され、細胞質から核へ移行し、CRY蛋白（CRY1, CRY2）と結合して、自身の転写を抑える。これで一連のコアフィードバックループが完成する（図1点線枠内）。そして、*Per*遺伝子の転写減少によってPER蛋白が減少することで、その抑制効果が減少し、*Per*遺伝子の転写が開始される。このように、約24時間の周期は、時計遺伝子のコア・フィードバックループによる転写制御により生み出される。また、BMAL1蛋白と結合するDEC（DEC1, DEC2）蛋白もCLOCK蛋白とBMAL1蛋白の複合体の転写活性作用を阻害することで、*Per*遺伝子の転写を抑制することがわかっている。さらに、興味深いことに、遺伝子の転写反応はクロマチンの構造的な変換を

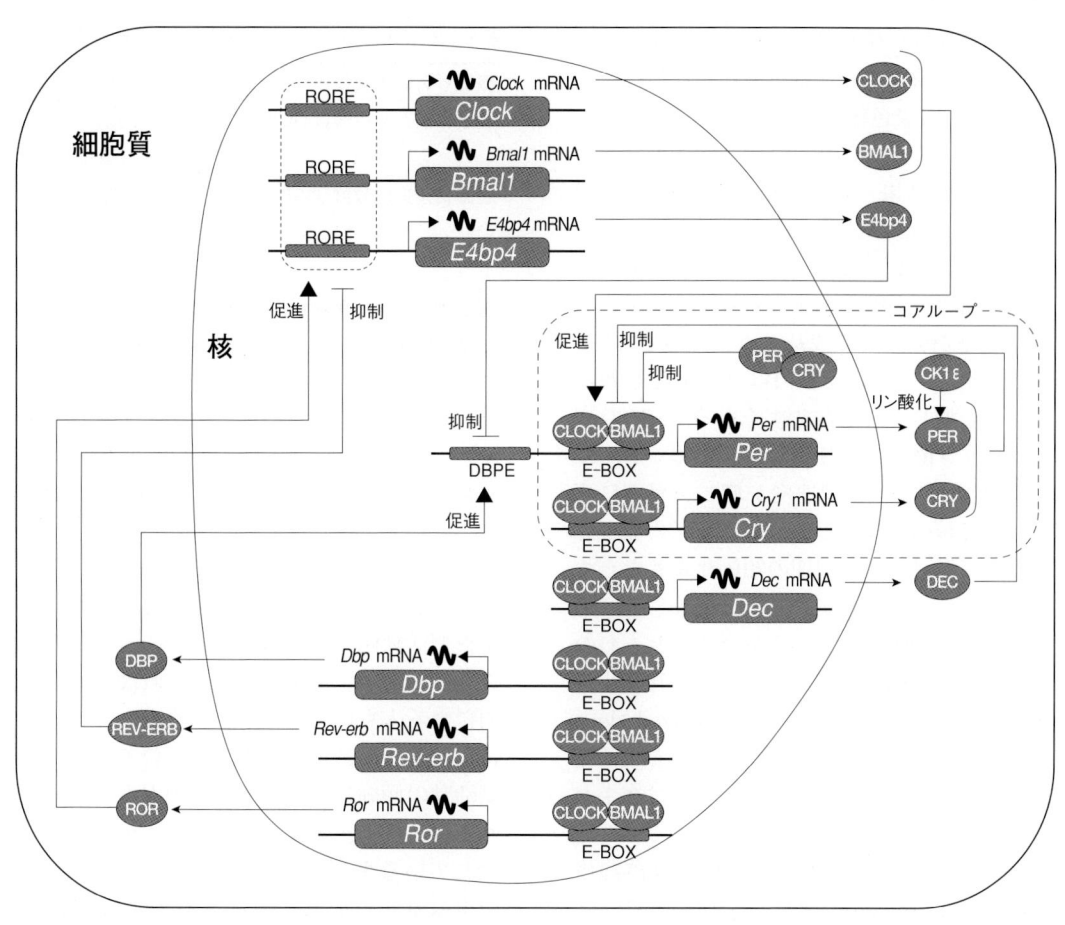

図1 哺乳類における時計遺伝子発現リズム生成のフィードバックループ

通じて制御されているが，その制御系において，CLOCK蛋白とBMAL1蛋白の複合体はヒストンアセチル化活性を持って転写を進め[8]，PER蛋白とCRY蛋白の複合体はヒストン脱アセチル化活性を伴って転写を抑制するということがわかってきており，ヒストンのアセチル化または脱アセチル化を介した転写制御にかかわる因子としての役割も明らかになってきている．上述のコア・フィードバックループにより生みだされる時計遺伝子による時間情報は，さまざまな細胞内のプロセスに伝えられる．この時間情報により転写レベルで制御されている遺伝子をclock controlled genes（ccg）と呼ばれている．ccgに対して時計遺伝子が働く転写制御部位は，遺伝子のプロモータ領域上のDNA配列であるE-box，DBPE，ROREの3つの配列が知られており[20]，それぞれ朝発現する遺伝子の活性化，昼発現する遺伝子の活性化，夜発現する遺伝子の活性化に重要であることがわかっている[17]．これらの転写制御の配列を通じて，時計遺伝子がccgを制御し，睡眠覚醒，代謝，細胞周期などの機能に対して重要な働きをしている．

（2）概日リズム睡眠障害と時計遺伝子多型

上記で述べてきた体内時計を構築している時計遺伝子の多型が概日リズム睡眠障害の原因である可能性が示唆されてきている．ここでは，現在までに報告されている概日リズム睡眠障害と時計遺伝子の多型について概説する（表1）．睡眠相前進症候群（advanced sleep phase syndrome：ASPS）は，睡眠時間が望ましい時間帯に対して前進して

おり，早朝に覚醒し夕方早い時間に眠気をきたすために早くに活動を止めざるをえなくなる疾患である。ASPSが常染色体性優性遺伝形式で発症する家系が米国から報告され，原因遺伝子の探索が行われた。その結果，時計遺伝子である*Per2*遺伝子で，PER2蛋白の*CKIε*結合部位をコードする部位での変異としてセリン残基がグリシン残基に置換するS662G多型[16]および*CKIδ*遺伝子のトレオニン残基がアラニン残基に置換するT44A多型が報告された[19]。PER2蛋白はリン酸化されると不安定さが増し分解されやすくなる。S662G変異による低リン酸化により分解されにくくなったPER2は細胞質内での蓄積速度が増し，早期に高濃度に達して核内に流入し，標的遺伝子の発現を引き起こして概日リズム周期の短縮化をもたらすのではないかと考えられている。ただし，S662G変異がない家系でもASPS患者がいることもわかっており，原因遺伝子の異なる疾患群も存在すると考えられる。睡眠相後退症候群（delayed sleep-phase syndrome：DSPS）は睡眠時間帯が生活環境の明暗周期に比べ遅れる疾患で，患者は夜半から明け方まで入眠することができず昼過ぎまで覚醒することができない。非24時間睡眠覚醒症候群（non-24-hour sleep-wake syndrome）は，DSPSと同様に睡眠時間帯が望ましい時間帯に比べて遅れる疾患であり，DSPSでは24時間周期で睡眠・覚醒を繰り返し睡眠時間帯はほぼ一定であるのに対し，毎日1，2時間ずつ睡眠時間帯が遅れていく。これらの発症に相関する遺伝子多型として*Per3*遺伝子および*CKIε*遺伝子が見出されている。DSPSには*Per3*遺伝子の647番目のバリン残基がグリシン残基に置換されるV647G多型[9]及びVNTR（variable number tandem repeat）多型[2]が相関し，*CKIε*遺伝子の408番目のセリン残基がアスパラギン残基に置換されるS408N多型は逆相関，すなわちDSPS発症に抑制的に働くようであり，この多型は非24時間睡眠覚醒症候群（Non-24）にも逆相関する[14]とされている。なお，VNTRは18アミノ酸残基をコードする54残基の核酸配列が4回または5回リピートする多型であり，DSPS患者には4回リピートが相関するとい

表1 ヒトの概日リズム表現型を変化させる時計遺伝子の多型

概日リズム表現型	時計遺伝子多型
睡眠相前進症候群（ASPS）	*Per2*遺伝子S662G
	*CKIδ*遺伝子T44A
睡眠相後退症候群（DSPS）	*Per3*遺伝子V647G
	*Per3*遺伝子VNTR
	*CKIε*遺伝子S408N
非24時間睡眠覚醒症候群（Non-24）	*CKIε*遺伝子S408N
朝型夜型傾向（diurnal preference）	*Per1*遺伝子T2434C
	*Per2*遺伝子C111G
	*Per3*遺伝子V647G
	*Clock*遺伝子T3111C
季節性感情障害	*Npas2*遺伝子S471L

う報告もあるが，それを否定する報告もある。朝型夜型活動傾向（diurnal preference）は疾患ではなく，午前中に活動的な人もいれば，午後に活動的になる人もいるように，正常な人の概日リズムにも個人差があることを示している。この朝型夜型活動の傾向にも遺伝的な要因があることが知られている[18]。朝型夜型活動傾向に相関すると報告されている多型は多く，*Per1*遺伝子の2434番目のT塩基がC塩基に置換されるT2434C多型[7]，*Per2*遺伝子5'側非翻訳領域の111番目のC塩基がG塩基に置換されるC111G置換[6]，*Per3*遺伝子のV647G多型[10]，*Clock*遺伝子3'側非翻訳領域の3111番目のT塩基がC塩基に置換されるT3111C多型[11]がある。ただし，*Clock*遺伝子T3111C多型との相関を否定する報告もあり，さらなる解析が必要である。上記のような時計遺伝子の多型が概日リズム睡眠障害のみならず，季節性感情障害や双極性障害（躁うつ病）と相関するという報告もある。*Clock*遺伝子とその類似構造を持つ*Npas2*遺伝子のコードする471番目のセリン残基がロイシン残基に置換されるS471L多型が相関していたという報告がある[10]。Glycogen synthase kinase 3-beta（GSK3β）は，時計蛋白のリン酸化に関わる酵素で，双極性障害治療薬であるリチウムにより阻害されることから相関が調べられているが，明確な結果は得られていない。

以上，時計遺伝子多型と疾患との関連は遺伝子レベルで明らかにされつつあり，疾患と相関があるとする時計遺伝子の多型をまとめた。今後さらに実験的裏づけが加わっていくことで，より確かな関連性が示されていくと思われる。

(3) ヒト時計遺伝子発現の概日リズム計測

上記で示してきた，概日リズム睡眠障害の遺伝子多型解析と並行して，ヒトの時計遺伝子発現の概日リズムを解析する試みもなされている。ヒトの皮膚から採取した線維芽細胞を培養することにより，時計遺伝子発現の概日リズムが数日間にわたり測定されている。その結果，ヒトの概日リズム周期には個体差が存在することが報告されている[5]。この個体差にはすでに述べた時計遺伝子多型を含む複数の遺伝子多型が関わっていると考えられている。また，血液を時系列に採取し，その白血球からヒト時計遺伝子発現の概日リズムをモニタリングする取組みがされている。これは，概日リズム睡眠障害の患者への一般的な処置である光療法や運動療法，ビタミンB$_{12}$，メラトニンの治療効果検証マーカーとしての利用や，体温などの概日リズムと睡眠覚醒リズムがずれてしまう内的脱同調[3]を検出することへの利用可能性が報告されている[15]。さらに低侵襲な方法としては，口腔粘膜上皮細胞[5]や，頭髪などの毛包細胞[1]を時系列に採取して時計遺伝子発現の概日リズム測定が可能であることが報告されている。

以上で紹介した比較的低侵襲に採取可能な末梢組織を利用した測定が試みられている理由は，ヒトにおいては概日リズムの中枢である脳内SCNの時計遺伝子発現を測定することが困難なためである。実際の臨床などへの応用にあたっては，末梢組織の時計と中枢時計との関係や各末梢組織での時計機構の役割など解明すべき点が多く，今後の研究が期待される。

おわりに

時計遺伝子多型と睡眠障害との関連を明らかにしていく研究により，ヒトの概日リズムの個体差には遺伝子が深く関与しており，睡眠・覚醒制御を含め非常に重要な役割を果たしているということがわかってきた。このような研究は，体内時計の基礎研究と臨床研究を融合させていく上で，今後も重要になってくると思われる。また，ヒトにおいて時計遺伝子を始め概日リズム形成に関与する分子を，より低侵襲かつ簡便に計測する手法は，時計機構の異常による睡眠障害の指標を構築することや，時間治療学，時間薬理学等に基礎的，分子的な基盤を与えるための有効なツールとして更に充実させていく必要があると思われる。

参考文献

1) 明石　真，山本拓郎，相馬温彦，他：新しいヒト時計遺伝子発現リズム測定手法．時間生物学 Vol.14, No.2：p64, 2008.
2) Archer SN, Robilliard DL, Skene DJ, et al.：A length polymorphism in the circadian clock gene Per3 is linked to delayed sleep phase syndrome and extreme diurnal preference. Sleep 26：413-415, 2003.
3) Aschoff J：Circadian rhythms in man. Science 148：1427-1432, 1965.
4) Borbély AA：A two process model of sleep regulation. Hum Neurobiol 1（3）：195-204, 1982.
5) Brown, S.A. et al.：The period length of fibroblast circadian gene expression varies widely among human individuals. PLoS Biol 3, e338, 2005.
6) Carpen JD, Archer SN, Skene DJ, et al.：A single-nucleotide polymorphism in the 5'-untranslated region of the hPER2 gene is associated with diurnal preference. J Sleep Res 14：293-297, 2005.
7) Carpen JD, von Schantz M, Smits M, et al.：A silent polymorphism in the PER1 gene associates with extreme diurnal preference in humans. J Hum Genet 51（12）：1122-1125, 2006.
8) Doi M, Hirayama J, Sassone-Corsi P：Circadian regulator CLOCK is a hisone acetyltransferase. Cell 125：497-508, 2006.
9) Ebisawa T, Uchiyama M, Kajimura N, et al.：Association of structural polymorphisms in the human period3 gene with delayed sleep phase syndrome.

EMBO Rep 2 : 342-346, 2001.
10) Johansson C, Willeit M, Smedh C, et al. : Circadian Clock-Related Polymorphisms in Seasonal Affective Disorder and their Relevance to Diurnal Preference. Neuropsychopharmacology vol. 28 : 734-739, 2003.
11) Mishima K, Tozawa T, Satoh K, et al. : The 3111T/C polymorphism of hClock is associated with evening preference and delayed sleep timing in a Japanese population sample. Am J Med Genet B Neuropsychiatr Genet 133 : 101-104, 2005.
12) Reppert SM, WeaverDR : Molecular analysis of mammalian circadian rhythms. Annu Rev Physiol 63 : 647-676, 2001.
13) Reppert SM, WeaverDR : Coordination of circadian timing in mammals. Nature 418 : 935-941, 2002.
14) Takano A, Uchiyama M,Kajimuran N, et al. : A Missense Variation in Human Casein Kinase I Epsilon Gene that Induces Functional Alteration and Shows an Inverse Association with Circadian Rhythm Sleep Disorders. Neuropsychopharmacology 29 : 1901-1909, 2004.
15) Takimoto M, Hamada A, Tomoda A, et al. : Daily expression of clock genes in whole blood cells in healthy subjects and a patient with circadian rhythm sleep disorder. Am J Physiol Regulatory Integrative Comp Physiol 289 : 1273-1279, 2005.
16) Toh KL, Jones CR, He Y, et al. : An hPer2 phosphorylation site mutation in familial advanced sleep phase syndrome. Science; 291 (5506) : 1040-1043, 2001.
17) Ueda HR, Hayashi S, Chen W, et al. : System-level identification of transcriptional circuits underlying mammalian circadian clocks. Nat Genet 37 (2) : 187-192, 2005.
18) Vink JM, Groot AS, Kerkhof GA, et al. : Genetic analysis of morningness and eveningness. Chronobiology International 18 (5) : 809-822, 2001.
19) Xu Y, Padiath QS, Shapiro RE, et al. : Functional consequences of a CKIdelta mutation causing familial advanced sleep phase syndrome. Nature 434 (7033) : 640-644, 2005.
20) Yamamoto T, Nakahata Y, Soma H, et al. : Transcriptional oscillation of canonical clock genes in mouse peripheral tissues. BMC Mol Biol. 5 : 18, 2004.

〔山本拓郎〕

10. 臨床検査技師の役割

はじめに

　医療に従事するためには多くの資格が要求されている。厚生労働省は最低限必要な技能と知識を有していると認定された者に国家資格を与えており、詳細は同省のホームページで知る事が出来る（表1）。医師はすべての医療行為に責任を負うが、その医療行為を補佐する目的で制定された職種が看護師、薬剤師、臨床検査技師、診療放射線技師、臨床工学技士、栄養士等のコ・メディカル[注1]である。すなわち、医療の現場では医師と各コ・メディカルスタッフはその資格に応じた業務を適切に行使し、一人の患者に共同で対処することを目的としている。

　睡眠医療に関わらず、医療技術や医療機器、更に医療情報は日々改良・改善・進化している。より良い医療を患者に提供するためにも常に新しい情報を得る努力を惜しんではならない。多くの専門機関で研究会、勉強会を開いているが、忙しい日常業務を工夫し、より先進的な情報収集を行うと共に、各自の知識・技術レベルの研鑽に努めるべきである。

（1）国家資格とその範囲

　医師の医療行為を補佐するコ・メディカルには、医療行為の内容によって業務範囲・内容が法律で定められている。各職種に共通しているのは「医師の指示の下に診療の補助」を行うことであり、何らかの事由で医療事故が発生した場合、刑事、民事、行政の法的責任を負う事になる。少なくとも各職種の概要を互に理解し、協力して医療の現場で対処する必要がある。睡眠検査に携わる代表的な国家資格についてその業務の法的概要を簡単にまとめた。

a）臨床検査技師

　臨床検査技師は昭和33年4月、医師または歯科医師の指導監督の下で行う検査資格として衛生検査技師の名称が定められた。昭和46年厚生省（現在は厚生労働省）は患者に対し直接接して行う検査を生理学的検査として政令で定め、これを行い得る検査職種として臨床検査技師の名称が定められた。以後数度の改定を重ね平成19年6月、現在の「臨床検査技師等に関わる法律」に至った。この法律の第2条で臨床検査技師の業務が定められており、「医師又は歯科医師の指示の下に、微生物学的検査、血清学的検査、血液学的検査、病理学的検査、寄生虫学的検査、生化学的検査及び厚生労働省令で定める生理学的検査（表2）を行うことを業とする」と記され、「指導・監督」から「指示」に改定されている。すなわち医師は

表1　厚労省認定免許（抜粋）

医師	歯科医師	薬剤師	臨床検査技師	診療放射線技師
保健師	助産師	看護師	臨床工学技士	救急救命士
理学療法士	作業療法士		義肢装具士	
視能訓練士	歯科技工士		歯科衛生士	

（厚生労働省ホームページより）

注1：コ・メディカルとは、医師と協同して医療を行う検査技師、放射線技師、薬剤師、理学療法士、栄養士などの病院職員（大辞泉より）。コ（co-）は共同の意（大辞林より）。
補足：パラメディカル【paramedical】：医師を補助する医療従事者。→コ・メディカル

表2　省令で定める生理学的検査

1. 心電図検査（体表誘導によるものに限る。）
2. 心音図検査
3. 脳波検査（頭皮誘導によるものに限る。）
4. 筋電図検査（針電極による場合の穿刺を除く。）
5. 基礎代謝検査
6. 呼吸機能検査（マウスピース及びノーズクリップ以外の装着器具によるものを除く。）
7. 脈波検査
8. 熱画像検査
9. 眼振電図検査（冷水若しくは温水，電気又は圧迫による刺激を加えて行うものを除く。）
10. 重心動揺計検査
11. 超音波検査
12. 磁気共鳴画像検査
13. 眼底写真検査（散瞳薬を投与して行うものを除く。）
14. 毛細血管抵抗検査
15. 経皮的血液ガス分圧検査
16. 聴力検査（機器を用いるもので厚生労働省令で定めるものに限る。）

（厚生労働省ホームページより）

「検査指示は出すが，検査の詳細（精度・安全など）についての責任までは負わない」ことを指している。また第20条の2では「臨床検査技師は保健師助産師看護師法の規定にかかわらず，診療の補助として採血（医師又は歯科医師の具体的な指示に限る）及び第2条の厚生労働省令で定める生理学的検査を行うことを業とする」として一部採血も可能にした。臨床検査技師の検査業務は少しずつ拡大されつつあるが，独占業務とまでは規定されていない。

睡眠ポリグラフ（Polysomnography：PSG）は睡眠医療の中でも代表的な検査業務である。睡眠中の情報を得るために必要な脳波，筋電図，心電図，呼吸等々は患者に直接電極やセンサ類を装着し記録するが，この装着行為が「臨床検査技師等に関する法律」の「厚生労働省令で定める生理学的検査」に相当する。しかし，記録されたポリグラフはデータであり，個人情報としての扱いを守れば特に資格は規定されていない。すなわち解析は誰が行っても違法とは言えない。

b）看護師

看護師は昭和23年7月30日，法律203号として保健師助産師看護師法（保助看法）により国家資格が定められた。看護師の業務は保助看法第5条で「厚生労働大臣の免許を受けて，傷病者若しくはじょく婦に対する療養上の世話又は診療の補助を行うことを業とする者をいう」と規定されている。また「看護倫理に基づいて実践されること」，「医師の指示の実施に際しては医療行為の理論的根拠と倫理性，患者にとっての適切な手順，医療行為による患者の反応の観察について看護独自の判断が必要である」と明言されている。「療養上の世話」とは，看護師の本来的な業務（患者の症状の観察や環境整備，生活指導等）であり，「診療の補助」とは，医師の指示に基づき医療行為の一部（採血，静脈注射，点滴，医療機器の操作，処置等）について補助するものである。

また保助看法第37条では「主治の医師又は歯科医師の指示があった場合を除くほか，診療機械を使用し，医薬品を授与し，医薬品について指示をし，その他医師又は歯科医師が行うのでなければ衛生上危害を生ずるおそれのある行為をしてはならない。ただし，臨時応急の手当の場合は，この限りでない」と規定している。これは主治医の

指示があれば，全ての医療行為を行うことができるのではなく，たとえ主治医の指示があっても「診療の補助」を超える医療行為については行ってはならない（医師法第17条に違反）ことを意味する．しかし「診療の補助を超える医療行為」について規定された法律は無く問題となっている．

PSGと看護師の係わりは前述の第37条に示されるように，医師の指示のもとであれば患者の観察，電極・センサ類の装着，PSG機器・人工呼吸器（CPAP）の操作，採血等の医療行為は可能と考えられている（衛生上危害を生ずるおそれのある行為をしてはならない）．しかし，実施に当たっては医療行為に対する患者の反応の観察について看護独自の判断が必要である．

c) 臨床工学技士

臨床工学技士は昭和62年6月2日，法律第60号として臨床工学技士法が制定された．この法律の第2条で臨床工学技士の業務を「医師の指示の下に，生命維持管理装置の操作及び保守点検を行うことを業とする者をいう」．また「生命維持管理装置とは，人の呼吸，循環又は代謝の機能の一部を代替し，又は補助することが目的とされている装置をいう」と定義している．一方，第38条では「臨床工学技士は，医師の具体的な指示を受けなければ，厚生労働省令で定める生命維持管理装置の操作（表3）を行ってはならない」とも明記されている．

人工呼吸器，透析関連機器，除細動装置，ペースメーカー，監視モニタをはじめとした生命維持に直接関わる電気的機器等が適正に稼動できるよう維持管理する職種と言える．睡眠時無呼吸症候群患者の治療器として使用される経鼻的持続陽圧呼吸（nasal continuous positive airway pressure :

n-CPAP）装置は人工呼吸器に分類されており，法律の趣旨に従うとその管理は臨床工学技士の役目である．PSGの電極装着は検査業務であり臨床工学技士の業務外であるが，マスクフィッティングやCPAPタイトレーション時の適正圧設定は「PSGの一環」でもあるが「人工呼吸器の適正な調整業務」であるとも言える．この業務については臨床検査技師か臨床工学技士なのかの詳細な決まりは無い．

d) 診療放射線技師

放射線を扱うことが出来るのは医師，歯科医師の他には診療放射線技師のみが行ない得る独占業務である．ここで言う「放射線」とは①アルファ線及びベータ線，②ガンマ線，③100万電子ボルト以上のエネルギーを有する電子線，④エックス線，⑤その他政令で定める電磁波又は粒子線の5項目に分類される．

睡眠障害を診断するための補助的検査の一つにセファログラムがある．この検査はOSAS患者の顎顔面の骨格形態や咽頭部の軟組織形態を簡単に掌握し，閉塞部位の推測や治療方針選択に重要な資料となる[1]．セファログラムは放射線を用いて撮影されることから，医師または診療放射線技師以外が行うことは出来ない．

e) 歯科技工士

摂取物のそしゃく行為やその他口腔内の正常な形態維持のため，義歯を初めとした口腔内歯科装置（Oral Appliance : OA）の製作・維持・管理が必要となる．このOAの製作には歯科技工士が大きな役割をなす．軽度の睡眠時無呼吸患者には歯科医師から処方されるOA（主にマウスピース）の使用により無呼吸が軽減され，快適な睡眠が確保される事も多く，治療器としても重要な役目を果たす．

（2）専門分野での資格

検査の内容によっては専門学会と非常に強い関わりを持ち，より詳細な知識と高度な技術が要求される．検査の特殊性を生かし，医学的な質の向上を目指し，各々の学会が資格認定制度（表4）を採用しており，専門技術者の養成，知識や技術

表3 厚生労働省令で定める生命維持管理装置の操作

1. 身体への血液，気体又は薬剤の注入
2. 身体からの血液又は気体の抜き取り（採血を含む）
3. 身体への電気的刺激の負荷

（厚生労働省ホームページより）

表4　臨床検査技師に関わる認定技師制度

臨床（衛生）検査技師を対象とする資格認定制度
　　認定輸血検査技師　　認定臨床微生物検査技師　　認定血液検査技師
　　細胞検査士　　緊急臨床検査士　　二級臨床検査士　　一級臨床検査士

臨床検査技師が資格要件となる認定制度
　　超音波検査士　　日本糖尿病療養指導士　　心臓リハビリテーション指導士
　　健康運動指導士　　認定サイトメトリー技術者　　第一種・二種消化器内視鏡技師

臨床検査技師の知識技術が生かされる認定制度
　　臨床細胞遺伝学認定士　　一級動物実験技術師　　診療情報管理士
　　染色体分析技術認定士　　磁気共鳴（MR）専門技術者　　医療情報技師
　　電子顕微鏡一般技術認定　　不妊カウンセラー・体外受精コーディネーター
　　認定臨床エンブリオロジスト　　第1種ME技術実力検定試験
　　第2種ME技術実力検定試験

多くの認定資格がその目的に応じて技術や知識のレベルアップを求めている。

（日本臨床衛生検査技師会ホームページより引用）

のレベルアップに努めている。日本睡眠学会が認定する睡眠医療認定検査技師，米国AASMが認定するPSGTは睡眠検査に力を入れた資格である。睡眠以外にも日本超音波学会が認定する超音波検査士や日本輸血学会が認定する認定輸血検査技師をはじめ認定血液検査技師，細胞検査士等々が存在する（日本臨床衛生検査技師会ホームページ参照）。

a）睡眠医療認定検査技師

　日本睡眠学会では睡眠医療の発展と質の向上を目指し，事業の一環として睡眠医療・認定委員会を立ち上げ，平成14年より認定医師，認定歯科医師，認定検査技師，認定施設の各認定制度が確立された。認定のための試験は毎年1回施行され，睡眠学会の評議員会で最終承認される。

　認定医，認定歯科医，認定検査技師の認定を受けるための共通事項として①5例の症例報告，②睡眠医療に関する筆記試験，口頭試問（面接），③PSG検査経験や睡眠学会入会歴1年以上，④日本睡眠学会学術集会に1回以上参加，⑤指定講習会の受講が義務付けられている。認定施設にはA型とB型があり，施設全体で睡眠障害を扱う条件が整っているA型施設と睡眠時無呼吸およびその関連疾患を扱うB型施設に大別される。また，施設認定には学会の認定医，認定歯科医，認定検査技師の在籍が求められている。詳細は睡眠学会ホームページ（http://jssr.jp）に明記されている。

b）RPSGT資格

　RPSGT（Registered Polysomnographic Technologists）は当初アメリカ国内向けの認定ポリグラフ技師として確立されたが，比較的高レベルの知識・技能が求められており，現在では全世界的な資格として広まりつつある。資格認定には全世界共通の英語で試験が行なわれ，2時間で200問が問われる。試験範囲は臨床面から技術面，関係薬剤，救急対応など幅広い分野が出題される。日本人の中にもこの資格に挑戦する人も増えており，平成20年現在で100名以上の有資格者が誕生している。

c）臨床心理士

　臨床心理士は国家資格ではなく，日本臨床心理士資格認定協会が認定する認定資格である。臨床心理士の分野としては臨床心理アセスメント，臨床心理面接，臨床心理的地域援助，臨床心理学的研究などが代表といえる（日本心理士会ホームページより）。

　睡眠障害に合併する疾患で最も多いのはうつ病など精神疾患である。うつ病の15〜20％で日中

の過眠を訴えるとの報告もあり，その治療は症状に応じてその対処法は異なるが，薬物療法やカウンセリング療法（認知行動療法など）が重要な治療法となる。睡眠障害とうつ病との間には深い関係がある事も知られている[2]。すなわち，臨床心理士は睡眠障害の改善のため，患者に対し精神面からアプローチし，治療を有効に進めるための補佐役として重要な役割を担っている。

d) その他

受付，会計，医療請求などを担当する医療事務や看護補助なども医療の現場では重要な役割を担うが，これらの業務は国家資格ではない。しかし，医療を担当する以上，医療に対する知識，守秘義務を含めた業務上の教育が必要で，医療事務資格や介護士などの有資格者が望ましい。

（3）睡眠に関する情報の収集

睡眠医療に携わる者としては関係する各種機関の情報収集も必要で，可能な限り参加し，医療の情報や技術の取得に努力する必要がある。関係すると思われる団体を2～3紹介する。

a) 日本PSG研究会

日本ポリソムノグラファー研究会が正式名称である。平成11年8月に結成されPSGの記録法，解析方法，睡眠に関する先端情報の入手を中心として，技術と知識のレベルアップを目指して活動している。この会の構成は約6割が臨床検査技師，約2割が臨床工学士，残りの約2割が医師や看護師，企業関係者で睡眠医療に携わる関係者であれば誰でも入会できる。全国レベルの研究会，地方での研究会など年間10回前後の研究会が開催されている。睡眠検査に特化した代表的な研究会と言える。研究会の活動内容やテーマ等についてはHPを参照されたい。（HPアドレス：http://www.japt.net）

b) 日本臨床衛生検査技師会

日本臨床衛生検査技師会は臨床検査技師の学術団体として活躍している。中でも省令で定める生理学的検査は検査の目的によって心肺系（心電図，呼吸機能関係），神経系（脳波，誘発電位，PSG関係），超音波系（腹部，心臓，頚動脈，その他血管系）などに分野が分かれているが，全体を掌握するための勉強会や個々の検査項目を取り上げた勉強会・研究会が県単位，全国単位，外郭団体等様々な形で開催されている。講師はその道の専門医に依頼する場合もあるが，技師による技術・知識の情報交換の場としても活用されている。（ホームページアドレス：http://www.jamt.or.jp）

c) 臨床工学士会

臨床工学士会は発足後地道な活動を行なってきたが，社団法人化されたことでその重要性が社会に認められることとなった。この会では社会的使命を果たすため事業の一環として，学術技能の研鑽や資質の向上を目的に，講習会やセミナーの開催を進めているが，企画される講習会やセミナーへの参加者は看護師，臨床検査技師，放射線技師等々臨床工学技士以外の医療職種からの希望者が多い。臨床の現場で扱う人工呼吸器をはじめとした生命維持に直接関わる機器の扱いが複雑で，使用上の注意など詳細な情報が得られる場として大きな貢献を果している。

平成20年より厚生労働省は医療安全確保の目的もあり，専門臨床工学技士認定制度を立ち上げた。当面血液浄化専門臨床工学技士とペースメーカ関連専門臨床工学技士が誕生するが，この会が全面的にバックアップしている（ホームページ：http://www.jacet.or.jp/index.htmlより一部抜粋）。

（4）検査環境からの役割

a) 医療安全

PSGなど睡眠に関わる検査は夜間に行われることが多い。この時間帯は職員も少なく，検査中の患者に異変が起こった場合，対応できるスタッフは限られる。このような場合を想定しスタッフの確保，救急蘇生法の習熟，感染対策等に注意を払わねばならない。

①スタッフの確保

PSGは夜間で長時間に及ぶ検査であり，必ずスタッフの常時監視が求められる。検査中に発生した患者情報はその都度メモに残し解析・診断の参考にする。また状況によっては何らかの患者対応を求められることがある。AASMからは人員確保

のための指針が示されている[3]。これによると夜間検査中は常時最低1名以上で監視すること，救急スタッフとの連絡体制が整っている事，患者と技師は2対1が望ましいなどとなっている。

②救急蘇生法の習熟

睡眠医療に関わらず，医療に従事する職員であれば最低限の救急対応が出来るよう訓練しておかねばならない。救急蘇生法とは生死に関わる重篤な患者を救命するために行なわれる手当て，処置，治療であり，心配蘇生法（CPR）と止血法が含まれる。前述のRPSGTにはこの教育を受けている事が受験資格条件の1つになっている[4]。

救命処置の資格には一次救命処置（basic life support：BSL）と二次救命処置（advanced cardiovascular life support：ACLS）がある。最近自動対外式除細動器（automated external defibrillator：AED）を使ったBLS講習会が一般社会人にも行なわれるようになった。PSGに関わる医療スタッフであればACLS資格を有するべきであるが，最低でもBSL資格は習得すべきである。

③感染対策

感染の問題は睡眠医療に特化しない。病院全体として医療安全マニュアルを作成し，職員全員が守らねばならない。詳細は別項に譲るが，睡眠検査を担当する場合も個々の症例に応じて対応が必要となる。

(A) 職員の衛生管理：常に感染の可能性を念頭におき，手洗いの励行，マスク・手袋の着用など自身の健康管理に充分留意する。

(B) 感染情報の事前チェック：PSGを受ける患者には事前に感染状報を含めたスクリーニング検査を実施しておく。

(C) ディスポーザブルの使用：患者の体液，血液など感染が想定される場合，滅菌を施し破棄する事が望ましい。従って測定時の部品は可能な限りディスポーザブルが望ましいが，高価で再生可能な部品に対しては充分な消毒（または滅菌）を施し，想定菌を死滅させる，または感染力を失効させる処理を施す必要がある。

b) 検査室環境

検査室条件としては夜間の心地よい睡眠が確保され，的確な患者情報が取得でき，救急時には素早い対応が可能な広さである事が必要である。

(A) 立地条件：夜間のみならず日中での検査も視野にいれ，院内でも人通りが比較的少なく，また車の騒音など外部雑音が無い事が重要である。

(B) 空調設備：検査室内の温度環境は重要である。暑くても寒くてもその影響が大きい。また換気，排水などに伴う騒音にも対策が必要である。

(C) モニターの設置：検査中の患者状態を把握するためにも必須設備である。しかし，個人情報であり，使用制限を含め事前に患者の了承を得る必要がある。

(D) 救急カートの常備：いつどのような事態が発生するかわからない。最低限の救急処置が可能な対策として救急カート，AEDなどの常備・点検を怠ってはならない。

おわりに

生活の変化や社会情勢の変化が影響し，睡眠障害に悩む患者は増える一方である。患者に頼られた医療機関の一員として，その患者の現状を的確に把握し，症状に合った最善の改善策を早く見つけ，医師を中心にコ・メディカルスタッフが一丸となって対処するべきである。睡眠検査はこれら治療の前後，経過観察などで重要な役割を担う。

参考文献

1) 江崎和久：臨床睡眠検査マニュアル 3. 睡眠障害のための補助検査 7，セファログラム（日本睡眠学会編）：181-187，ライフサイエンス，東京，2006.

2) 粥川裕平，北島剛司，岡田　保：抑うつ症状・ストレスに伴う睡眠障害の特徴と問題点を見る．睡眠障害治療の新たなストラテジー―生活習慣病から見た不眠治療の最前線―（清水徹男編）：121-127，先端医学者社，2006.

3) AASM Standards Technologist Staffing. Accreditation Committee. American Academy of Sleep Medicine.
4) 篠邊龍二郎,伊藤朝雄,塩見利明:臨床睡眠検査マニュアル 5.PSG 施工中の救急対応(日本睡眠学会編):206-212,ライフサイエンス,東京,2006

〔伊藤朝雄,佐藤雅子,山本勝徳〕

Ⅱ. 睡眠検査学の実際

A. 睡眠ポリグラフ検査（PSG）

1. 睡眠検査に必要なMEの基礎

近年の電子技術，コンピュータ技術の進歩に伴い，医用機器のデジタル化が進み，さらに小型化，高速化がなされ，ソフト技術の開発とあいまってデジタル方式の計測器が主流となっている。睡眠検査においても使用する機種は多様となり，デジタル脳波計では電極接続箱に既に呼吸測定など各種のセンサが接続できる機種がある一方，PSG専用器においてもフル電極の脳波検査ができる設置型の機種や可搬できる携帯型の機種がでて，病棟検査や在宅検査など検査室以外の睡眠検査をも可能にしている。これらの機器を適正に安全に使用するためには，機器の構造や各構成部分の役割を理解し，機器全体の特性を把握しておくことが大切である。

（1）アナログ装置とデジタル装置

デジタル脳波計やPSG専用器はこれまでの汎用アナログ脳波計と測定原理や仕様の面で共通することが多く，デジタル脳波計にしても，PSG専用器にしても，生体電気現象やセンサからの情報を得る入力部分はアナログ回路である。またデジタル脳波計とPSG専用器も仕様の面で若干異なるものの基本構成は同じといってよい。これらの機器の基本構造を示す（図1a）。

生体電気信号は電極により電極接続箱に導かれ直ちに増幅器で信号は増幅される。増幅された信号はAD変換され，数値データとして内部記憶装置に蓄えられる。その数値データをもとにモンタージュ処理，フィルタ処理，振幅調整などを行なってモニター画面への表示，あるいはデータ解析がなされる。データの保存には，外部記憶装置が用いられる。測定方式にはシステムリファレンス方式（図1b）が用いられ，電極ごとのデータが記憶装置に格納されるようになっており，同一データをフィルタ条件やモンタージュを変えて再表示することや解析が可能になっている。

（2）差動増幅器

脳波，心電図，筋電図などの生体電気現象は数μV～数mVの微弱な信号であり，記録するには1000倍～100万倍もの増幅が必要である。その際，生体の周囲から静電誘導，電磁誘導，漏れ電流が交流障害として生体信号に混入してくる。この交流障害の影響を低減するために生体電気現象の計測では差動増幅器が使われる。

差動増幅器は図2aで示すように性能の同じ2つの増幅器で構成され，2つの信号入力端子（G_1，G_2）とボディアース（E）とのそれぞれの電位（G_1-EとG_2-E）の差を出力するものであり，同相信号成分を抑制する働きを持っている。生体に装着した複数の電極には，交流障害は同じ位相（同相信号）でほぼ同じ電位で混入する。一方，生体の電気信号は電極装着部位によって振幅や位相が異なるため，差動信号として扱うことができる。したがって交流障害はキャンセルされ，生体信号のみを明瞭に取り出すことができる。しかし，電極の接触抵抗が高い場合やその大きさが電極間で不均一な場合では，2つの入力端子に振幅の異な

a. デジタル脳波計およびPSG検査機器の基本構造

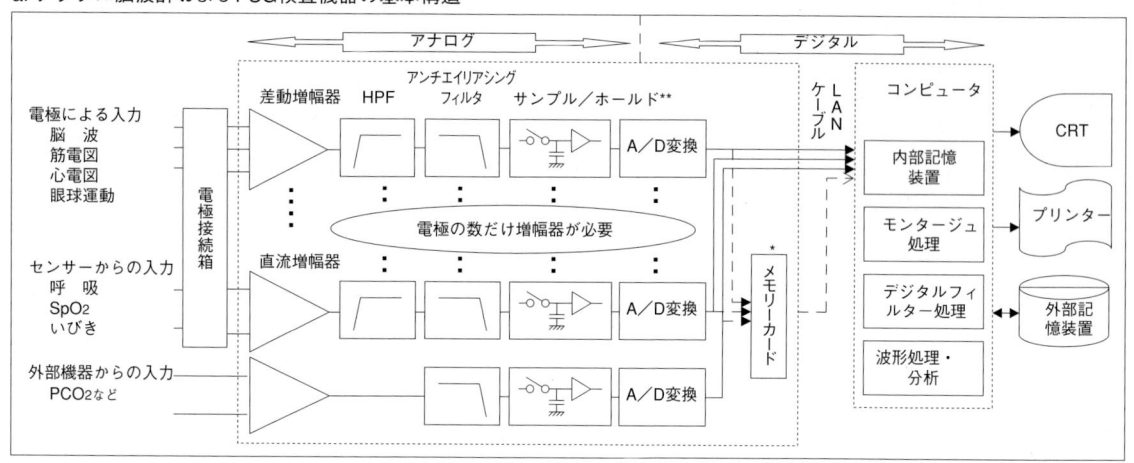

b. システムリファレンス

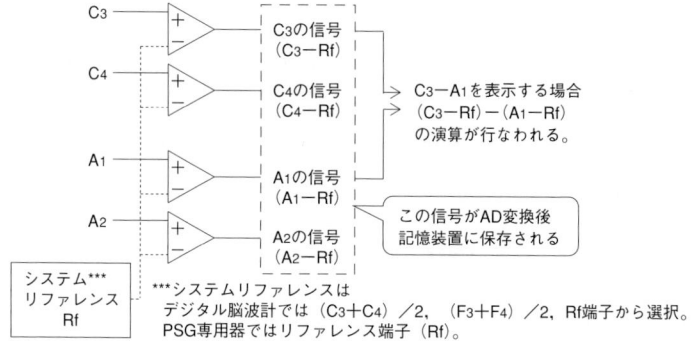

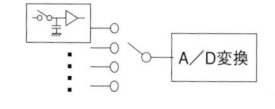

図1 デジタル脳波計とPSG機器の構造とシステムリファレンスの理解

る交流障害が混入することとなり，その差分が交流障害として記録に現れる（図2b）。そのため電極接触抵抗はできるだけ低く（10kΩ以下）し，平準化することが望ましい．

差動増幅器の性能は同相成分除去比（弁別比，CMRR：common mode rejection ratio）で示される．これは差動信号に対して同相信号を抑制する割合を

　　CMRR＝（差動信号の増幅度）／（同相信号の増幅度）

で表す．2つの入力信号のどちらにも共通に含まれる同相成分をどれだけ除去できるかを示すもので，CMRRが大きいほどよい増幅器といえる（図2・付1参照）．

（3）フィルタ

フィルタとは入力信号の中からある目的の周波数帯成分だけを取り出す（通過させる：通過域）機能をもつ装置（回路）である．フィルタには（1）抵抗，容量（コンデンサ），インダクタンス（コイル）の受動素子で構成される受動フィルタ，（2）受動素子と演算増幅器を組み合わせた能動フィルタ，（3）デジタル化された信号を数値演算するデジタルフィルタがある．また周波数の通過域の範囲によって，（1）遮断周波数より低い周波数の信号を通過させる低域フィルタ，（2）遮断周波数より高い周波数成分の信号を通過させる高域フィルタ，（3）低域遮断周波数から高域遮断周波数までの周波数帯の信号を通過させる帯域フィル

a. 差動増幅器の原理

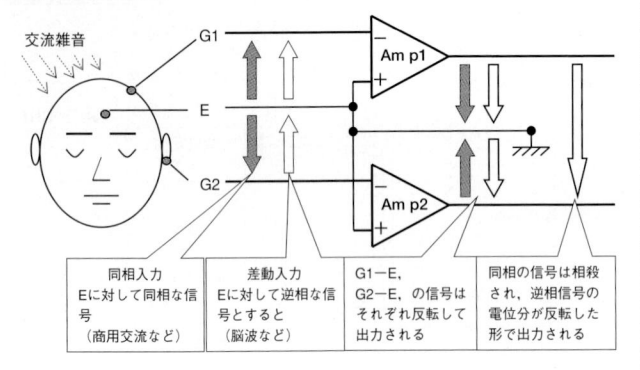

付1）同相除去率
　　　（弁別比：Common mode rejection ratio（CMRR））

$$CMMR = \frac{差動信号に対する増幅度}{同相信号に対する増幅度}$$

例：増幅度80dBの増幅器の場合

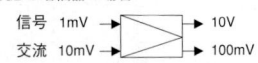

信号　1mV　→　10V
交流　10mV　→　100mV

増幅器に振幅1mVの信号を入力したとき10Vで出力され（10,000倍の増幅度）、商用交流10mVを入力したとき100mVが出力に現れた（10倍の増幅度）。
この差動増幅器のCMRRは？
CMRR＝10,000倍÷10倍＝1,000
　　　　　　　　CMRR＝1,000（即ち60dB）

b. 電極インピーダンスにばらつきがあると出力に交流障害が混入する理由

右図で e_i は交流障害の電位、R_1、R_3 は電極インピーダンス、R_2、R_4 は増幅器の入力抵抗で $R_2 = R_4$ とすると

$$e_0 = e_i \times \left(\frac{R_2}{R_1+R_2} - \frac{R_4}{R_3+R_4}\right)$$

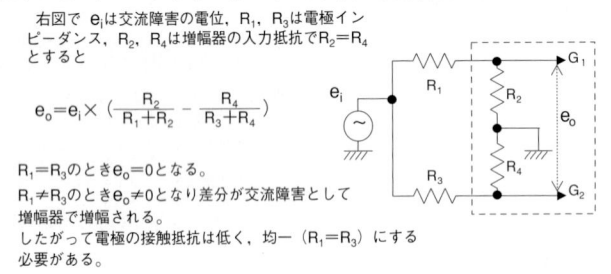

$R_1 = R_3$ のとき $e_0 = 0$ となる。
$R_1 \neq R_3$ のとき $e_0 \neq 0$ となり差分が交流障害として増幅器で増幅される。
したがって電極の接触抵抗は低く、均一（$R_1 = R_3$）にする必要がある。

付2）増幅度とデシベル（dB）について

増幅度は、「何倍」と表す方法と「デシベル（dB）」で表す方法がある。デシベルは対数を使い、下記のように計算される。
電圧・電流増幅の場合、
　電圧利得＝20log₁₀（出力電圧）／（入力電圧）〔dB〕
　電流利得＝20log₁₀（出力電流）／（入力電流）〔dB〕
電力の場合
　電力利得＝10log₁₀（出力電力）／（出力電力）〔dB〕

図2　差動増幅器の理解

表1　倍率とデシベルの換算（電圧増幅でよく使われるもの）

1倍	0dB	√2倍	3dB
10倍	20dB	2倍	6dB
100倍	40dB	4倍	12dB
1,000倍	60dB	5倍	14dB
0.1倍	－20dB	0.7倍	－3dB
0.01倍	－40dB	0.5倍	－6dB

計算例：20倍＝2×10＝6dB＋20dB＝26dB
　　　　0.2倍＝2÷10＝6dB－20dB＝14dB

タ、(4) 帯域フィルタと逆に高域、低域遮断周波数の間の周波数成分の信号を通過させない帯域除去フィルタの4つに分類され、動作目的よって種々な呼称で呼ばれている。医用検査機器のアナログ装置では抵抗とコンデンサで構成されたフィルタ（CR回路）を使うことが多い（**図3**）。

周波数による特性：CR回路に一定振幅のサイン波を入力し、その周波数を変えながら出力される振幅を計測すると**図3b**が得られる。このとき、ある周波数から次第に振幅が減衰していくが、－3dB（≒70.7％）に減衰したときの周波数を遮断周波数といい、減衰する割合をdB/オクターブ（octave）で表す。例えば1組（1次）の抵抗・コンデンサで構成されるフィルタの傾斜は6dB/octである。これはオクターブ当り（周波数2倍の変化当り）6dB（2倍）減衰する傾斜（減衰傾度）を示し、この数値が大きいほど傾斜が大きい。また周波数が10倍（decade）になる毎に利得が－20dBずつに減衰する傾斜を－20dB/decで表すこともあり、6dB/oct＝20dB/decである[2]。脳波計では高域フィルタの減衰傾度は－12dB/octである。

時定数（time constant：TC）：低域フィルタ回路に直流ステップ電圧を入力すると時間の経過とともに指数関数的に減衰する（**図3c**）。この振幅が37％に減衰するまでの時間を時定数といい、また、この時定数は抵抗（オーム：Ω）とコンデンサ容量（ファラッド：F）の積で求められ、単

a. フィルタの基本回路と呼称*

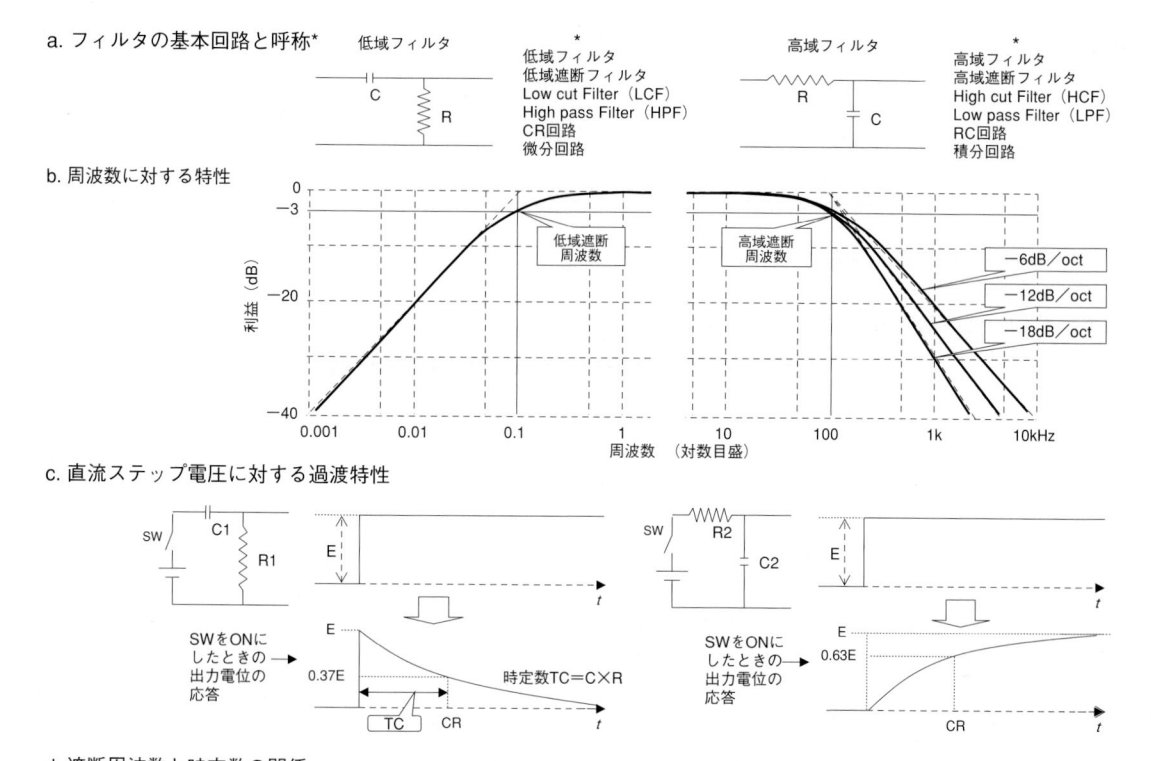

低域フィルタ
* 低域フィルタ
低域遮断フィルタ
Low cut Filter (LCF)
High pass Filter (HPF)
CR回路
微分回路

高域フィルタ
* 高域フィルタ
高域遮断フィルタ
High cut Filter (HCF)
Low pass Filter (LPF)
RC回路
積分回路

b. 周波数に対する特性

c. 直流ステップ電圧に対する過渡特性

SWをONにしたときの出力電位の応答 0.37E 時定数TC＝C×R

SWをONにしたときの出力電位の応答 0.63E

d. 遮断周波数と時定数の関係

遮断周波数（Hz）＝1／（2πC×R）

例：時定数0.3秒のときの遮断周波数は，次のように計算される。
1÷（1×3.14×0.3）＝0.53（Hz）

図3　CR回路の特性
*機能，用途によっていろいろな呼称がされている

位は秒で表す。

（抵抗）×（コンデンサ容量）＝時定数（秒）

　例えば抵抗1メガΩとコンデンサ容量1μFの時定数は，$1×10^6$（Ω）×$1×10^{-6}$（F）＝1（秒）となる。高域フィルタ回路では入力電圧に達するまで指数関数的に振幅が増加し63％に達する時間が時定数である。低域フィルタ，高域フィルタに直流ステップ電圧を印加してその過渡現象を観察することは，脳波計，PSG機器では校正電圧として使われている（図4a，b）。

　遮断周波数と時定数の関係は
　fc＝1／（2πCR）
　（fcは遮断周波数，CRは時定数）
である（図3d）。

　脳波計やPSG機器の低域フィルタを時定数表示から遮断周波数（Hz）表示することが多くなっ

ているが，このときの減衰傾度は－6dB/octである。

　睡眠検査のようにいろいろな生体現象を同時記録するポリグラフでは，フィルタの役割をよく理解し，生体現象が持つ固有の周波数帯域にみあったフィルタ設定をすることが重要である（図4a，b，表2）。

（4）AD変換

　AD変換とは電圧値や電流値などの連続的な信号であるアナログを離散した信号であるデジタルに変換することである。AD変換の基本的な動作はアンチエイリアシング・フィルタ（後述）を通ったあとのアナログ信号を標本化，量子化，符号化してデジタル出力信号に変換する一連のステップを指す（図5a，b，c，d）[6]。

a. 高域フィルタ（LPF）＝120Hzで時定数（TC）を変えたとき

TC＝1.0sec
TC＝0.3sec
TC＝0.1sec
TC＝0.03sec

時定数の値が小さいほど基線の揺れがなくなる。

b. 時定数（TC）＝0.3secで高域フィルタの遮断周波数を変えたとき

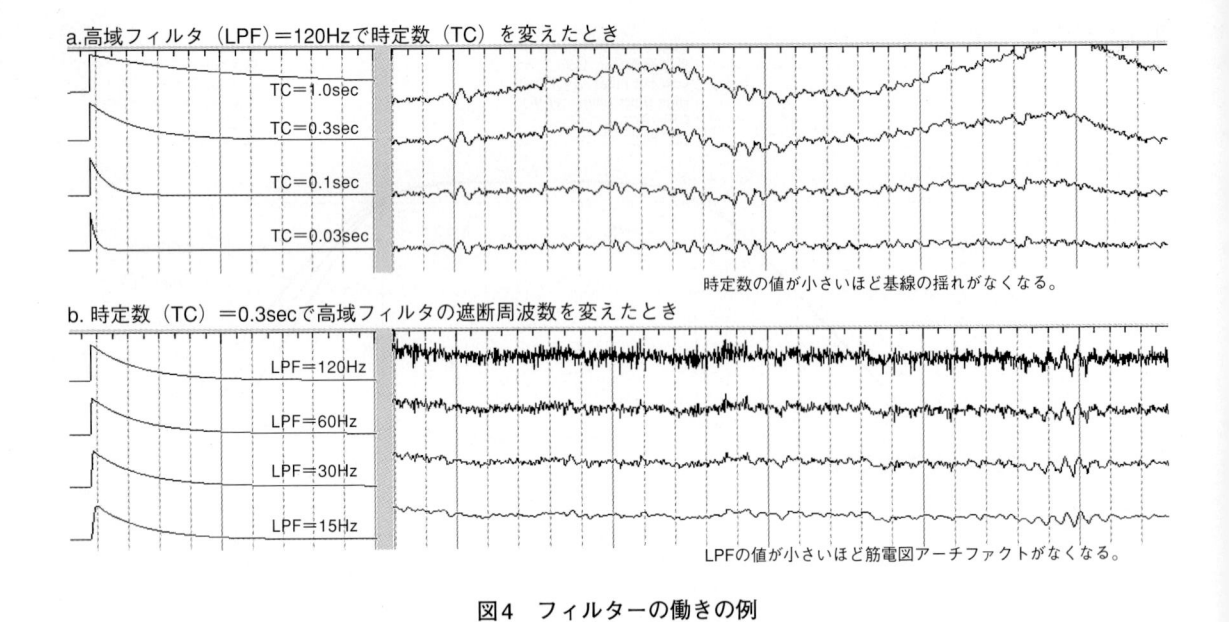

LPF＝120Hz
LPF＝60Hz
LPF＝30Hz
LPF＝15Hz

LPFの値が小さいほど筋電図アーチファクトがなくなる。

図4　フィルターの働きの例

表2　PSG記録のフィルタ設定の例

	低域フィルタ	高域フィルタ
EEG	0.3Hz	35Hz
EOG	0.3Hz	35Hz
EMG	10Hz	100Hz
Respiration	0.1Hz	15Hz
Snoring	10Hz	100Hz

Digital Specifications for Routine PSG Recordings [Recommended]
Routinely Recorded Filter Settings（AASM2007）[8]

標本化とは連続的なアナログ信号を一定時間間隔毎にアナログ振幅の瞬時値インパルスを取り出していくことであり，これを標本化（サンプリング）という（図5b）。また，サンプリングの時間間隔をサンプリング周期（Ts）といい，その逆数（1／Ts）をサンプリング周波数（fs）という。サンプリング周期が短い（サンプリング周波数が高い）ほどアナログ波形に近い標本化信号の軌跡（パルス列）が得られる。サンプリング周期がアナログ信号の周期よりも長いと折り返し現象（エイリアシングaliasing）が起こり（図6a②，図6b），信号再現時の雑音となるため，サンプリング周期はアナログ信号の周期よりも短くなければならない（図6a③）。

「サンプリングは信号の最高周波数の2倍以上の周波数で行なう」がサンプリング定理である。

（サンプリング周波数 fs）≧（信号の最高周波数 fmax）×2

このとき，サンプリング周波数の1／2の周波数をナイキスト（Nyquist）周波数という。

しかし，実際には入力信号の最高周波数は不明なことが多く，また有効信号より高い周波数が雑音として混入することも充分考えられる。そのため，有効信号以上の周波数が入らないように急峻な減衰傾度をもつローパスフィルタ（アンチエイリアシング・フィルタという）をサンプリングする前に入れる（図1a参照）。しかし，高域フィルタは周波数に対する減衰特性を持っているので，有効信号の最高周波数を遮断周波数に設定しても十分に高周波成分を取り除くことができない。臨床脳波では最低でも60Hzまで再現する必要があるので，アンチエイリアシング・フィルタの遮断周波数を60Hzとした場合，サンプリング周波数はその3倍の180Hz以上必要とされている[3]。PSG専用器におけるサンプリング周波数は，機種によ

a. アナログ信号

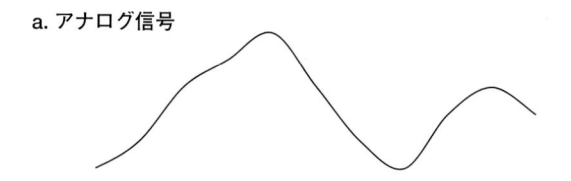

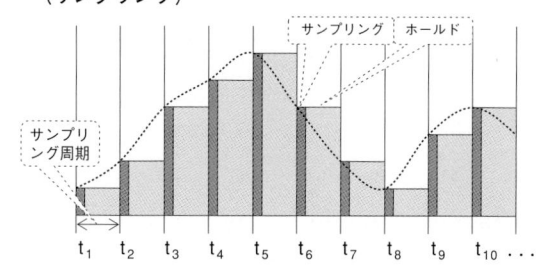

b. 標本化*
（サンプリング）

* サンプリング周期が短いほど元の波形に近いパルス列の軌跡が得られるが，データ量は増える

c. 量子化**

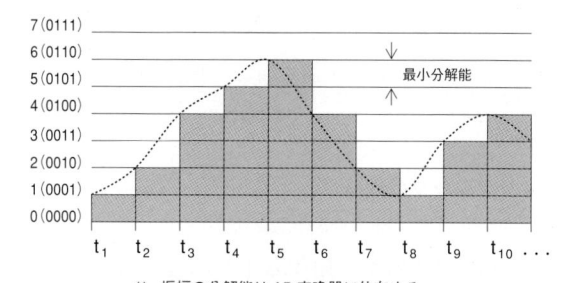

** 振幅の分解能はAD変換器に依存する．
8ビットAD変換器：$2^8=256$
10ビットAD変換器：$2^{10}=1024$
12ビットAD変換器：$2^{12}=4096$
16ビットAD変換器：$2^{16}=65536$
例）FSR 1（V）を8ビットでAD変換するとLSBは
$1÷2^8=1÷256≒0.004V=4mV$
12ビットでは
$1÷2^{12}=1÷4096≒0.0002V=0.2mV$

d. 符号化
2進数に数値化

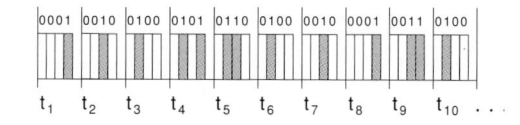

図5 AD変換の基本的な動作

って異なるが，脳波は200Hz，呼吸は25Hzなどと記録対象ごとにある程度固定されたサンプリング周波数になっている（表3）．

量子化とは，連続量であるアナログ信号の振幅値を飛び飛びの値に当てはめることである（図5c）．つまり測定範囲の最大値（フルスケールレンジ：FSR）を決め，それをAD変換器のビット数に分割して一定幅（最小分解能：LSB）の物差し（例えば1V～1.9V，2V～2.9V・・・）を作り，標本化信号の振幅値を，その物差しの一番近い値に当てはめる作業である．例えば1VをFSRとしたとき8ビット（$2^8=256$）のAD変換器のLSBは，1（V）÷256＝0.004V＝4mVとなる．AD変換器には0V，4mV，8mV・・・と4mV単位で255段階の電圧値物差しが作られ，標本化信号が5mVは4mVに，7mVは8mVに変換されることとなる．また，標本化信号の振幅が量子化の範囲を超えるとデジタル出力は変化しなくなる．デジタル脳波計ではLSB 0.5μV以下が要求されており，±1mVp-pまでのダイナミックレンジを期待すると12ビット以上のAD変換器が必要となる[4]．

符号化とは，量子化された数値を"0"と"1"の2値からなる2値符号化（2進コード化）で表すことにより，デジタル信号を出力することである（図5d）．この数値データが記憶装置に格納され，これをもとに種々の処理がなされる．

数値データの保存には電極単位で保存する方式（電極モード）とモンタージュ単位で保存する方式（モンタージュ・モード）とがある．前者はリモンタージュが可能であるが後者は記録したときのモンタージュでしか再現できない．保存容量（データ量）はサンプリング周波数に依存し，サンプリング周波数が高いとデータ量も多くなる．保存に必要なデータ量は，1データを16ビット（2バイト）とすると，電極モードは，次の式で求められる．

　データ量（バイト）＝電極数×サンプリング周波数×2バイト×記録時間（秒）
　モンタージュ・モードでは
　データ量（バイト）＝チャンネル数×サンプリング周波数×2バイト×記録時間（秒）

である．これに患者情報，記録条件，イベントコメントや検査報告書などのデータ量が追加される．これらのデータは書き換えや漏洩が起こらぬよう適切な管理が求められている．

a. サンプリング周期と再現時の波形

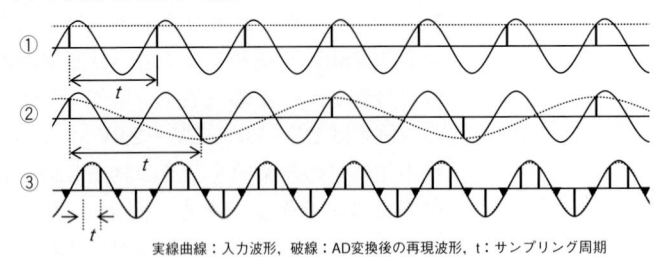

信号周期と同じ周期でサンプリングした場合
→再現時直流電位として現れる。

信号周期より遅い周期でサンプリングした場合
→再現時に遅い周期の信号として現れる。
いわゆるエイリアシング現象である。

信号周期より速い周期でサンプリングした場合
→入力信号と殆んど同じに再現される。

実線曲線：入力波形，破線：AD変換後の再現波形，t：サンプリング周期

b. サンプリング周波数100HzでAD変換したときの再現時波形（末永[7]より改変）

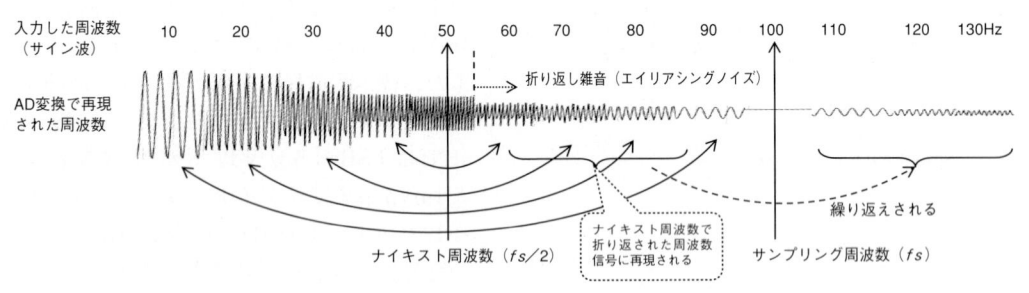

ナイキスト周波数より周波数の高い信号は再生時にナイキスト周波数で折り返された周波数の信号となる。この現象はナイキスト周波数の整数倍ごとに繰り返される。これが折り返し雑音（エイリアシングノイズ）であり，AD変換以後では除去できない。そのためAD変換する前にナイキスト周波数を超えた信号が入らないようにアンチエイリアシング・フィルタで高周波数成分をあらかじめ除去しなければならない。

図6　サンプリング周波数とエイリアシングの理解

表3　サンプリング周波数

	Sampling Rates（Minimal）
EEG	200Hz
EOG	200Hz
EMG	200Hz
ECG	200Hz
呼吸	25Hz
いびき	200Hz
SpO2	10Hz
体位	1Hz

Digital Specifications for Routine PSG Recordings
[Recommended]
Routinely Recorded Filter Settings（AASM2007）[8]

(5) 安全対策

安全対策を講じることは，医療機関や医療に係わる人の重要な責務である。PSGに限らず患者に対して医用機器を使用する上での安全対策には，電気的安全，機械的安全，感染防止，患者の転倒・落下防止などさまざまな対策などが挙げられる[1]。ことに医用電気（電子）機器を扱う上での共通する問題は電源部からの漏れ電流によるマクロショック，ミクロショックと呼ばれるショック（電撃）事故である。マクロショックとは体表面を電流が流れて起こる電撃で1mAでもビリビリと感じ，100mA以上になると心室細動がおこるといわれている。ミクロショックとは，心臓が直接電撃を受けることをいい，約100μAの電流が流れると心室細動が誘発される。医用機器の多くはCF型機器であり，その機器自体からの漏れ電流を出さず，外部からも流入しない設計になっている（アイソレーション，フローティング）。しかし万一その絶縁が壊れても安全なように保護接地（保護アース）という追加保護対策が必要である。生体に直接接触する検査機器，治療機器の電源プ

ラグは接地付2極プラグ（医用3Pプラグ）でなければならない．したがって医用機器を使用する室内のコンセントは医用3Pプラグを使用できる設備でなければならない．また複数の電気（電子）機器を同時に使用する場合には，患者に触れる機器は全て一点アースとなるようにすることが必要である．

医療機器の安全管理が強く求められている昨今，医用機器に関する事故を防止するためには，(1)安全な機器を導入する，(2)安全に使える設備環境を整える，(3)使用上の安全確保のため適切な教育と保守を行なうことが大切である[1]．

参考文献

1) 日本エム・イー学会ME技術教育委員会：MEの基礎知識と安全管理（改訂第2版）．南江堂，1993．
2) 堀川宗之：医・生物学系のための電気・電子回路．コロナ社，1997．
3) 日本光電研修センター編：電気生理検査技術者のための脳波計取扱の実際．日本光電株式会社，2008．
4) 日本臨床神経生理学会：ペーパレス脳波計の性能と使用基準2000．臨床神経生理学28巻3号 270-276，2000．
5) 日本睡眠学会編：臨床睡眠検査マニュアル．ライフ・サイエンス，2006．
6) 相良岩男：A／D・D／A変換回路入門（第2版）．日刊工業新聞社，2006．
7) 末永和栄：第4回睡眠医療・技術セミナーテキスト．日本睡眠学会，2007．
8) AASM編：The Manual for the Scoring of Sleep and Associated Events. Rules, Terminology and Technical Specifications. AASM, 2007.

（伊賀富栄）

2. 各種トランスジューサの原理

はじめに

PSG計（Polysomnograph）の増幅器は電圧増幅器なので，対象とする生体現象はすべて電圧（電位差）入力である。生体電位は電極を用いて導出する脳波（EEG），筋電図（EMG），眼電図（眼球運動：EOG），心電図（ECG），皮膚電気反射（GSR直接法）等がある。生体の物理・化学的変化は電圧に変換する必要があり，その変換器をトランスジューサ（transducer）といい，それを用いて運動や温度変化等を電圧として出力する装置を感知器（センサ：sensor）という。ここではPSG（Polysomnography）で用いられるトランスジューサの種類と原理について解説する[1,2,3,5]。

（1）呼吸曲線

呼吸曲線の記録には吸気・呼気の気流温や気流圧を測定するエアーフローセンサや呼吸運動による胸囲や腹囲の変化を測定するバンド法や通電法がある。そのほか呼吸運動による胸腹部の動きを検知する呼吸パッドがある。

a）エアーフローセンサ

①サーミスタ法

サーミスタとはニッケル，マンガン，コバルト，鉄などの酸化物を混合して焼結したもので，温度が上がると抵抗値が低下するNTCと温度が上がると抵抗値が上昇するPTCがあり，エアーフローセンサには温度と抵抗値の変化が比例的なNTCが用いられている。ちなみにPTCは電流制限素子として用いられている。

PSGでは呼気温と室温の温度差を感知することになるが，換気量の強弱による温度変化が少ないために低呼吸の検出が難しい。呼吸センサとしては3点直列型と3点並列型が用いられているが，直列型の方が感度が良く筆者はカニューレに組み込んだ2点直列型を用いている（図1）。

②熱電対（サーモカップル）法

異種金属線の先端を接続し，その接続部に温度を加えると熱起電流が生じる。これをゼーベック効果といい，起電力が大きいことから電源を必要としない。これもサーミスタ同様，呼気温と室温の温度差を感知することになるが，換気量の強弱による温度変化が少ないために低呼吸の検出が難しい。ちなみに鉄線とコンスタンタン（銅55％，ニッケル45％）線の最大起電力は約70mVである（図2）。

③圧電フィルム法

PVDFフィルム（polyvinylidene fluoride film）は強誘電率樹脂で圧電効果と焦電効果を兼ね備えたフィルムで，このフィルムに息を吹きかけると数10mVの起電力を生ずる。この現象を焦電効果（パイロ電子効果）といい，さらにこのフィルムに圧を加えると起電力が生ずるこの現象を圧電効果（ピエゾ効果）という。よってこのフィルムを

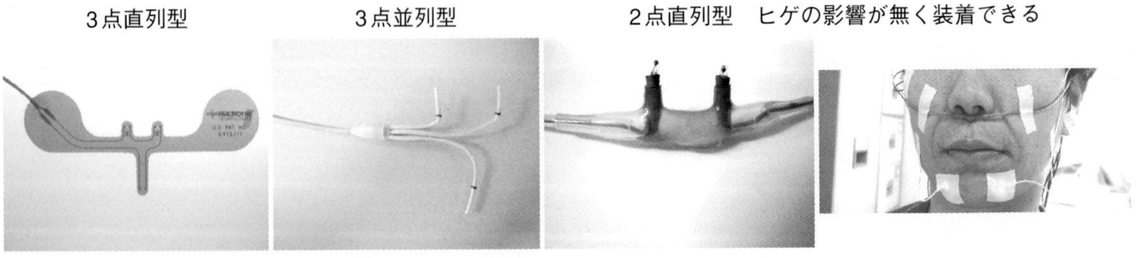

3点直列型　　3点並列型　　2点直列型　ヒゲの影響が無く装着できる

図1

鼻孔前に装着することで焦電効果と圧電効果で呼吸が検出され，イビキなどのフィルムの振動は圧電効果で混在して検出される．それらの信号を積分回路で呼吸曲線を微分回路でイビキ音を分離して記録することが可能であり，低呼吸の検出にも適している（図2）．
　④エアープレシャー法
　カニューレにより呼気圧を検出するもので，空気圧センサにより呼吸成分とイビキ等の空気振動を同時に検知することができ，回路で分離することで呼吸とイビキが記録できる．本センサは空気圧を測定するので低呼吸の検出に優れているが，口呼吸になると無呼吸や低呼吸のパターンを呈するので要注意である（図2）．
b）胸部・腹部の呼吸運動
　①呼吸バンド（可変抵抗法）
　以前はゴムチューブの両端に筒状の亜鉛電極を栓にして，塩化亜鉛を主成分とする電解液が充満していたが，長時間使用すると気泡が発生したり，結晶が析出して安定した記録ができなかった．その後はシリコンチューブに炭素粉を詰めたものが使用されるようになった．原理としては胸郭や腹部に巻きつけた呼吸バンドに電流を通して伸縮による抵抗変化を検出するものである．
　②呼吸バンド（圧電法）
　圧電素子に圧力を加える・引っ張る・曲げる等の負荷をかけると起電力を生ずる素子で，呼吸バンドに組み込んだ素子に呼吸による張力を加えることで発電するため電源が不要である．
　③インダクタンス法（レスピトレース）
　弾性布にサイン波状に縫い付けたコイルに発信機を取り付けて，呼吸によるコイル幅の伸縮でインダクタンス（コイルによるインピーダンス）が変化し，呼吸が検出できる．平均肺活量を測定することができる（図3）．
c）電極法
　①インピーダンス法
　胸郭の両端に装着した電極間に数10KHzの電流

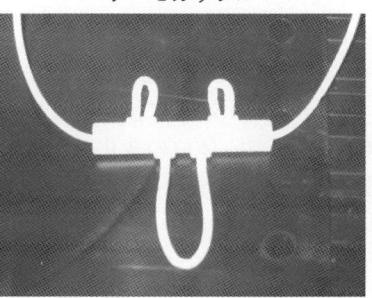

サーモカップル　　　　　PVDFフィルム　　　　　エアープレシャー

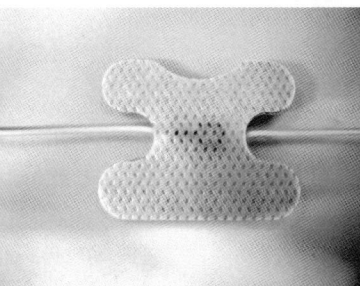

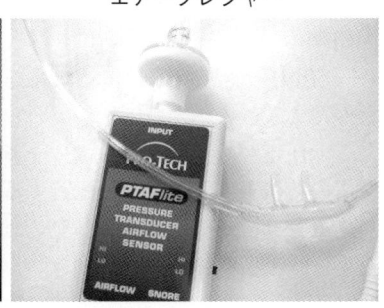

図2
呼吸トランスジューサの反応速度が呼吸曲線におよぼす影響をみると呼吸曲線が非常に遅い現象なので，それぞれの反応速度の違いは許容範囲に含まれるため問題はない．

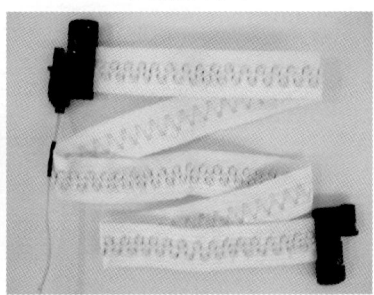

炭素バンド　　　　　　圧電バンド　　　　　　レスピバンド

図3

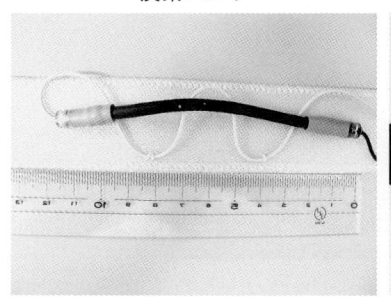

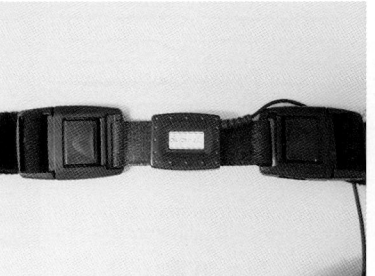

を通し，呼吸によるインピーダンスの変化を検出する．本法は同じ電極で心電図の同時記録ができるが，体動に弱くバランスが崩れてスケールアウトしてしまう．よって，体動が少ない新生児の呼吸・心拍のモニタに使用される．

②高周波法

胸骨上に高周波受信用コイルを装着し，背部に送信用コイルを装着して，胸郭の容積の変化を検出する．

d）呼吸パッド

①空気パッド

空気パッドに横になると体表の動きを空気圧センサが検知して，呼吸と脈拍が記録できる．新生児や乳児の呼吸と心拍のモニタに使用される．

②抵抗パッド

空気パッドが抵抗パッドに変わったもので，使用法は同じである．

③圧電パッド

筆者が作成したものは圧電ブザ（セラミック圧電素子）を3個並列に接続して，積分回路と微分回路の組み合わせで積分回路から呼吸信号を微分回路からイビキ信号を導出するもので，両者の（＋）出力の誘導で呼吸にイビキを重畳させることができる．

この圧電パッドをベッドマットか布団の下で被験者の背の下になるように配置する．

本センサは不随意運動や体動の検出にも優れているが，体位が側臥位になると感度が落ちる（図4）．

（2）いびきセンサ

いびきの記録には専用のセンサを装着する場合と，PVDFフィルムやエアープレシャセンサを用いて同時記録する場合があるが，専用センサについて述べる．

①マイクロフォーン

コンデンサマイクを直接ノドに貼り付けて記録する．

②圧電素子

圧電素子をノドに貼り付けると脈波を拾ってしまうので，当検査室では額に貼り付けていびきによる頭蓋の振動を記録している（図5）．

（3）体位センサ（Body Position）

以前は水銀スイッチを3方向に配して，それぞれのスイッチで3種類の周波数のパルスをon,offさせて体位を観察していたが，廃水銀の処分が難しいので好ましくない．

①金ボールスイッチ法

ケース（筐体）の中に金ボールと4本の端子があり，upのときはボールが端子に接触していないので出力は0mVである．体位の変化でボールがいづれかの端子とケースに触れるとその間に通電されて，出力に電位が発生する．ちなみに

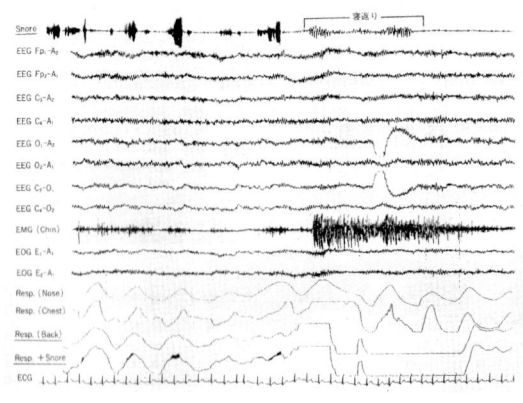

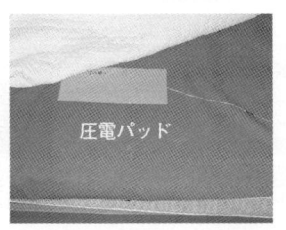

図4 圧電パッド

Snore・Resp.（Back）・Resp.＋Snoreを1つの圧電パッドで検出することができる[4,6]．

マイクロフォーン　　　　　　圧電素子

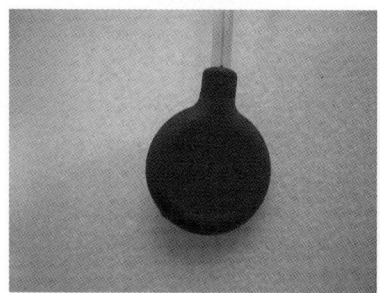

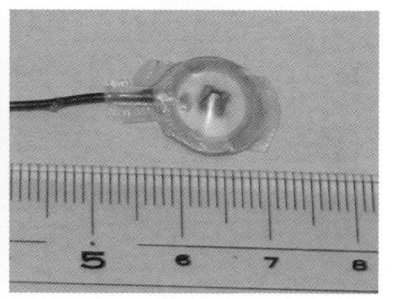

図5

体位センサ　　　ケースの内部　　センサをupの状態で保存

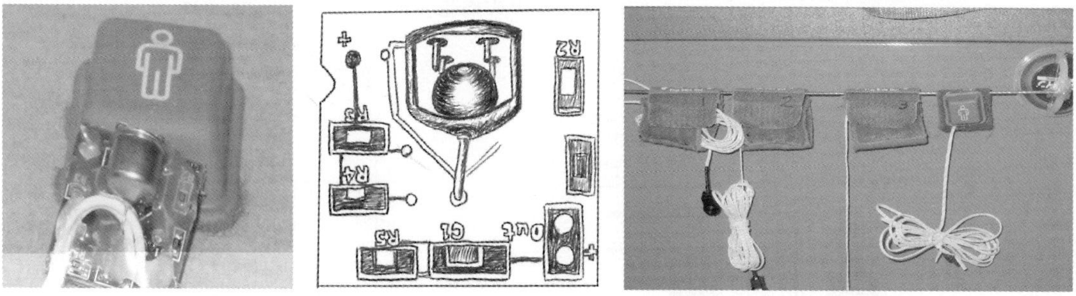

図6

up：0mV，right：800mV，supine：400mV，prone：650mV，left：180mVである．本センサには電源スイッチがないので，保存する場合にupにしておかないと電池が消耗する（図6）．
　②加速度センサ法
　x・y・zの3軸加速度センサ（圧電素子）を用いて体位を検出する．

（4）経皮的動脈血酸素飽和度（SpO₂）センサ

　血液中の還元ヘモグロビン（Hb）は赤色光（660nm）に吸光度が高く，酸化ヘモグロビン（HbO₂）は近赤外光（880〜940nm）に吸光度が高いために，両者を交互に指尖に照射してその透過してくる光を検出する．そのほとんどが組織や静脈に吸収されるが全吸光度の2％弱が拍動している．その成分からHbO₂の割合を算出することでSpO₂の値が得られる．

$$SpO_2 (\%) = \frac{HbO_2}{Hb + HbO_2} \times 100$$

　SpO₂と動脈血酸素分圧（PaO₂）との関係はHb：15g/dl，体温：37℃，PCO₂：40Torr，pH7.40の条件下でSpO₂：90％→PaO₂：60mmHg，SpO₂：85％→PaO₂：50mmHg，SpO₂：60％→PaO2：30mmHg，となる．
　SpO₂にはpercutaneous（経皮的）oxygen saturationとOxygen saturation by pulse oxymetryの2説があるが，パルスオキシメータを発明した日本光電工業株式会社の見解は後者である（図7）．

（5）経皮PCO₂センサ

　センサ内に組み込まれたヒータで加温することによって，血液の流れが良くなると体表近くの毛細血管（静脈）中の血液のガス濃度が動脈血に近くなる．これを動脈化といい，コンビセンサを耳朶に貼り付けて測定する．センサ内には加温のためのヒータと温度測定用のサーミスタ，および3

折り曲げるフィルム型　　セパレート型

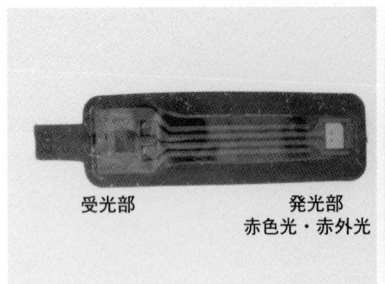

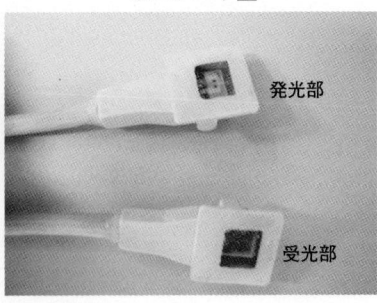

図7　SpO₂センサ

コンビセンサの構造

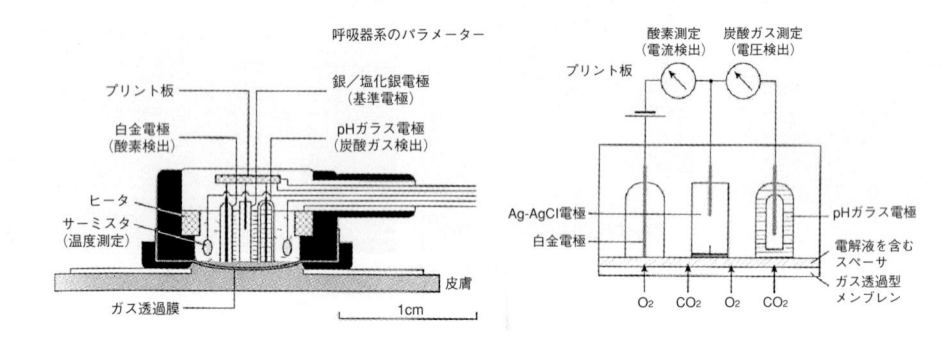

経皮血中ガスモニタ本体
（スイス・ラジオメーター社製）

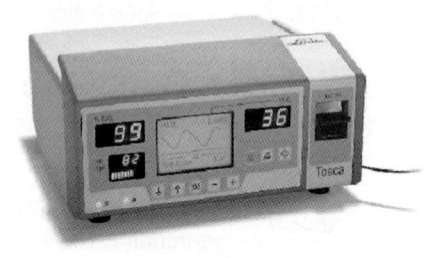

図8

個の測定用電極からなる。酸素を測定する電極は白金電極で銀・塩化銀電極（参照電極：リファレンス電極）との電流を検出する。この電流は酸素分圧に比例する。炭酸ガスはpHガラス電極と銀・塩化銀電極との間の電位差を検出する。この電位差は炭酸ガス分圧の対数に比例する。以上のようにコンビセンサで酸素分圧と炭酸ガス分圧が同時に測定することができる[7,8]（図8）。

（6）ファログラム（ペノグラム）用バンド

睡眠関連陰茎勃起障害や睡眠関連疼痛性陰茎勃起等のPSGで陰茎にバンドを巻きつけて、陰茎勃起を記録するもので、製品としては1mm径のシリコンチューブに水銀を充満させた水銀バンドがある。これは直流増幅器でモニタするもので、膨張率が求められる。

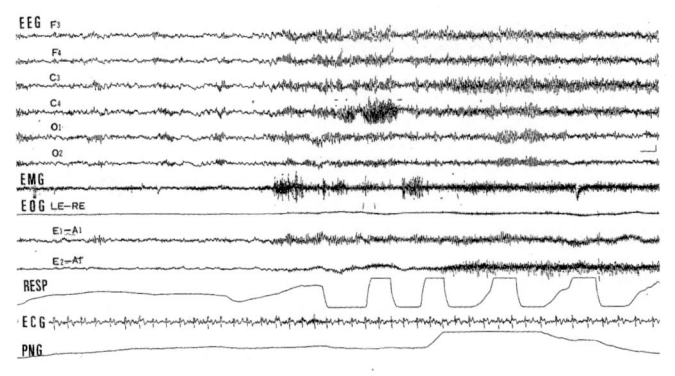

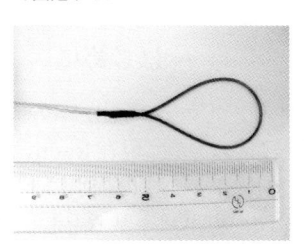

図9 71歳男性　睡眠関連疼痛性陰茎勃起（PNG：勃起曲線）
無呼吸の再開時に勃起が始まり，疼痛で覚醒した．

　筆者は1mm径のシリコンチューブに炭素粉を充満させて，PSGの呼吸チャンネルで記録ができるようにした．しかし，時定数を大きくしても膨張した時点はわかるが徐々に基線に戻ってしまい膨張期間の記録ができなかった（図9）．

おわりに

　PSGでトランスジューサを使用する場合にはその性能と特性を把握して，対象とする疾患の特徴を正確に記録できるものを選択する必要がある．また，装着部位にしても一工夫が必要である．

参考文献

1) 桑原啓郎，内村直尚：トランスジューサの原理．臨床睡眠検査マニュアル（日本睡眠学会編），ライフ・サイエンス，東京，pp2-7, 2006.
2) 末永和栄：睡眠ポリグラフの実験手技．検査技術，Vol.19, 16-22, 1971.
3) 末永和栄：睡眠ポリグラフィのトランスジューサ．第22回日本脳波・筋電図技術講習会テキスト159-161, 1985.
4) 末永和栄，土田誠一，奥平進之：圧電素子を用いた呼吸検出器の試作．臨床検査 31（4）：444-446, 1987.
5) 末永和栄，奥平進之：循環，呼吸系の検査法（ポリソムノグラフィ）．臨床医 Vol.14増刊号 1395：313-314：1396, 1988.
6) 末永和栄：圧電素子を用いた呼吸いびきセンサーの試作．臨床検査 vol.34 no.5：598-599, 1990.
7) 久保田博南：バイタルサインモニタ入門．秀潤社，東京，2005.
8) 松浦圭文，沼倉忠久，高崎雄司：経皮PCO2モニターの睡眠障害への応用．睡眠医療3：72-78, 2009

〈末永和栄〉

3. PSG検査の実際

はじめに

ポリソムノグラフィ（以下PSGと略す）の標準的な手技については現在RechtscaffenとKales（以下R＆Kと略す）[2]の提唱による脳波，眼電図，頤筋筋電図の導出法を基本とし，更に心電図，呼吸，動脈血酸素飽和度（SpO_2），イビキ，前脛骨筋筋電図，体位などの生体現象を同時記録する方法が一般的である[1,4]。

2007年にはAASMの「睡眠検査の新しいルール」[5]が提唱され，施設によってはこのルールの導入，または導入を検討している所もある。本稿では従来のR＆Kの提唱に基づく方法を紹介し，補足として2007年のAASM新ルールにも触れることにする。

(1) 説明と同意

PSGは医師が疾患の鑑別，重症度の判定，治療効果の判定等で必要とみなした場合に施行される。その場合事前に患者に対して検査についての十分な説明を行うこと，更に理解を得た上での同意の取得が必要となる。

説明での留意点は，第一にPSGの目的を患者に明確に知らせることであり，治療を進めていく上でのPSGの必要性を出来るだけ具体的に説明するべきである。第二に多くの電極，センサ類が装着されること，測定現象の意義についても説明しておく必要がある。検査当日の不安を和らげるためにも事前に写真やビデオ等で患者に施行風景を情報として知らせておくのも有益である。第三に検査室の環境を知っておいて貰うことも重要である。出来れば，検査日までに検査室に案内し室内の設備を説明しておくことが望ましい。PSG当日の来院から検査終了までの流れ，費用の説明などが必要なのはもちろんである。以上の説明で患者の理解を十分得た上でPSGの同意を取得するべきである。

(2) 準 備

PSGにおいては，出来れば通常に近い睡眠がとれるよう，環境を整えておく必要がある。入眠潜時，REM潜時の延長，中途覚醒の増加，深睡眠，REM睡眠の減少など最初のPSG夜における第一夜効果（first night effect）はよく知られているが，これを出来るだけ減らす対処法としても，検査室の温度，採光，防音，寝具など検査環境を整えることには細心の注意を要する。ただし発汗によるアーチファクトや睡眠時の異常行動観察の妨げになる寝具の使用など，データ取得上問題となるものに関しては，考慮する必要がある。

また患者の身体情報は必ず事前に把握しておく必要がある。心電図チェック，検査当日のバイタルチェックは必須であり，疾患の既往歴も確認しておくべきである。

(3) 装 着

脳波，眼電図，筋電図の装着に関しては以下の点に留意しなければならない。1）正確な部位への装着，2）アーチファクトの除去，3）長時間記録に耐えうる固定法，特に2）3）に関しては様々な工夫が試みられているが，まず基本手技を正確にマスターすることが最も重要である。

装着は通常次のような手順で行われる。
① 電極装着位置をガーゼにつけた研磨剤でこする。頭皮上に装着位置がある場合は頭髪を分け頭皮を十分に露出させる。
② 電極糊（ペースト）を電極の面積より少し多めに地肌につけ，電極を上から被せるように押し当てる。
③ 粘着力が強くかぶれにくいテープを引き伸ばすようにして，粘着性を高めてから電極上に貼り付ける。頭髪部分の固定にはガーゼやカット綿の使用など，より強度な固定法を工夫したい。
④ 伸縮性のある包帯かネットを巻くことで，頭部

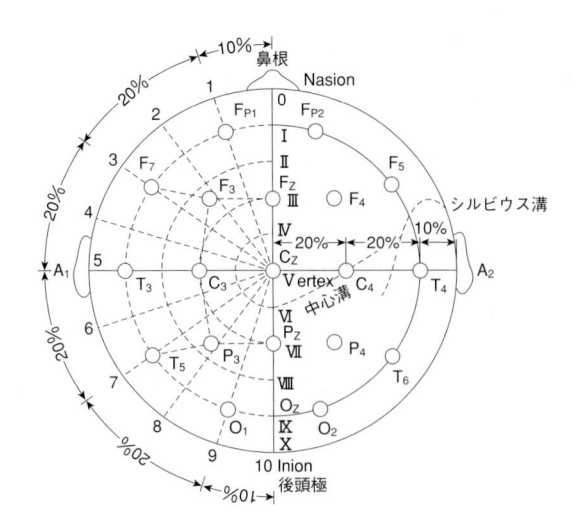

図1 国際脳波学会連合標準電極配置法（10-20法）[3]

および顔面の電極を保護する。
⑤電極のリード線をすべて後ろに束ねる形にする。眼球運動と頤筋筋電図のリード線は耳介にかけるようにして後ろに流すとよく、束ねた後身体にテープなどで固定する。

a）脳波

脳波電極の配置は、国際脳波学会連合標準電極配置法（10-20法）に準拠し（図1）、装着位置の決定は以下の手順で行う。
①鼻根部と後頭極を結ぶ正中線を計測し、前方から10％の位置をFpz、そこから20％の位置をFz、同様に20％の位置をCz、20％の位置をPz、20％の位置をOzとする。
②Czを通り左右の耳介前点を結ぶ横断線を計測し、左から10％の位置をT_3、そこから20％の位置をC_3、同様に20％の位置をCz、20％の位置をC_4、20％の位置をT_4とする。
③FpzからT_3を通りC_3を結ぶ周線を計測し、前方から10％の位置をFp_1、そこから20％の位置をF_7、同様に20％の位置をT_3、20％の位置をT_5、20％の位置をO_1とする。
④FpzからT_4を通りOzを結ぶ周線を計測し、前方から10％の位置をFp_2、そこから20％の位置をF_8、同様に20％の位置をT_4、20％の位置をT_6、20％の位置をO_2とする。
⑤Fz-F_7の中央をF_3、Pz-T_5の中央をP_3、Pz-T_6の

中央をP_4とする。

睡眠段階の判定においてはR&Kの「睡眠段階の判定基準に用いる脳波は、つねにC_4-A_1、またはC_3-A_2からの記録に基づくべきである」の記述に従ってC_3、C_4の探査電極とその反対側の耳朶または乳様突起に装着した基準電極とによって記録する。さらにα波の出現がより優位なO_1、O_2を加えることにより覚醒の判定を確実なものにする。

なお、2007年のAASM新ルールでは、F_4-M_1、C_4-M_1、O_2-M_1の誘導を推奨しており、バックアップとしてF_3-M_2、C_3-M_2、O_1-M_2を使用するとしている。

b）眼電図

①右目眼窩外側縁の外側に1cm、下方に1cmの位置に装着した電極と左耳朶電極を基準電極として導出する。
②左目眼窩外側縁の外側に1cm、上方に1cmの位置に装着した電極と①と同様左耳朶電極を基準電極として導出する。

この導出法により、探査電極の不良によるアーチファクトは片方のみの振れとなり、基準電極の不良によるアーチファクトは両チャンネル同位相の振れとなる。またREM睡眠、覚醒時の急速眼球運動（rapid eye movement）は左右同期しているため、二つのチャンネル上で逆位相の振れとして記録される。装着に問題のあるアーチファクトは、一般に同位相または1チャンネルだけの振れとして記録される。また高振幅の脳波混入によるアーチファクトも左右同位相の振れとして記録される。

2007年AASMの新ルールでは、E_1（左外眼角から1cm下方）-M_1、E_2（右外眼角から1cm上方）-M_2の誘導が推奨されている。

c）頤筋筋電図

①R&Kによる標準手技は、頤筋と頤下筋の記録を勧告している。
②チャンネルがひとつの場合は、頤筋か頤下筋いずれかを双極導出するのが一般的である。
③頤筋では、中心から外側2cmずつの位置に装着する。

④頤筋電図の装着部位は，比較的接触インピーダンスが高いので，研磨剤でよくこすりしっかり固定する工夫が必要である。

2007年AASM新ルールでは3つの電極をa）正中で下顎の下縁から1cm上方，b）下顎の下縁から2cm下方で正中から2cm右側，c）下顎の下縁から2cm下方で正中から2cm左側に装着し，a）とb），c）いずれかの電極を双極誘導するとし，残りの電極をバックアップとして使用することを推奨している。

d）前脛骨筋筋電図
①前脛骨筋の筋腹上に2個の電極を装着し双極導出する。
②かかとを床につけた状態で，足の指を背屈してもらい，最も筋肉の動く箇所に装着する。
③2個の電極を心臓の電気軸に垂直平面上に2〜4cmの間隔で装着する。
④電極をテープで固定後，膝の横でリード線をループを描くようにして充分余裕を持たせてからテープでとめる。

前脛骨筋は他の電極装着位置から最も遠い箇所にあるため長いリード線を用意し，寝衣のウエスト部分から下に通す形で装着するとはずれにくい。

e）心電図
①マイナスを胸骨上端，プラスを標準12誘導のV_5で導出するCM_5誘導が一般的である。
②肥満の人では心電図が脳波に混入しやすい。著しい場合はA_1とA_2をジャンパーでつなぐと解消できるが，脳波や眼球運動の振幅が低下するので解析の際注意する。

f）呼吸
鼻孔と口からのエアフロー，胸郭および腹壁呼吸運動の3つの呼吸曲線を記録するのが一般的である。
①エアフローセンサは気流の温度変化を検出するサーミスタ法，気流を圧センサに導入し，その差圧から気流変化を検出するエアプレッシャー法などがある。サーミスタは低呼吸の検出感度が低く，エアプレッシャーは過大評価する傾向があることから併用するのが望ましい。

②胸腹部運動センサは，呼吸運動によるベルトの伸縮を内部抵抗の変化として記録するストレインゲイジ法，圧電素子により呼吸運動による圧変化を感知し呼吸曲線として描かせる圧電（ピエゾ）法，サイン波状に縫い付けたベルトでインダクタンスの変化を記録する呼吸インダクタンスプレチスモグラフィ（RIP）などがあるが，無呼吸の型の検出にはRIPが最も感度が高いとされている。
③胸腹部運動センサはきつくしめすぎると患者に苦痛を与え，睡眠の妨げとなる場合があり，緩すぎると体位変換で振れが小さくなる場合があるので注意を要する。

2007年AASM新ルールでは，無呼吸検出のためのセンサとしては口鼻サーミスタを，低呼吸検出のためのセンサとしては鼻圧センサを，呼吸努力検出センサとしては食道内圧あるいはRIPを推奨している。

g）動脈血酸素飽和度（SpO_2）
①パルスオキシメータを指尖部に装着するのが一般的である。その原理は，酸化ヘモグロビンと還元ヘモグロビンの近赤外光に対する吸光度の差を測定するものである。
②センサの発光部を爪側にして，テープで固定し，ケーブルは指の下を這わせる形にするとはずれにくい。さらにセンサ部分をポジーラップなどで保護し，ケーブルを手の甲にテープ固定すると安定性が増す。

h）イビキ
①イビキセンサは，一般的に振動センサ（圧電素子）を使用する。
②患者に「アー」と声を出してもらい，指で触れてみて最も振動する箇所に固定する。テープは長めのものを十文字に貼り付けるか，大きめのものでしっかり固定するとよい。

i）体位
①前胸部の中央に胸部運動センサに巻きつけるタイプのものが多い。
②電池内蔵型のものは，電池残量計測が出来ないため，早めに新しいものと交換しておく必要がある。

表1　生体情報の較正

確認したい波形	確認したい項目	臥位の状態で患者に行ってもらう動作
安静開眼時の脳波	α波の消失，開眼中の覚醒パターン，急速眼球運動	閉眼状態で30秒1点を見ていてもらう
安静閉眼時の脳波	α波の出現，緩徐眼球運動	リラックスした状態で30秒目を閉じてもらう
眼球の左右の動きと脳波への影響	眼球運動の振幅，極性，急速眼球運動のパターン	頭を動かさず左右を見てもらう
眼球の上下の動きと脳波への影響	眼球運動の振幅，極性，急速眼球運動のパターン	頭を動かさず上下を見てもらう
頤筋筋電図の触れ幅	調節したゲインでリラックスした覚醒中に活動を認める	奥歯をグッと噛み締めてもらう つばをごっくんと飲み込んでもらう
深呼吸状態でのセンサの感度	気流チャンネルの作動具合，気流・胸郭・腹部の動きが同極性であるか，適当な振幅であるか	ゆっくり深呼吸を3回してもらう
無呼吸状態でのセンサの感度	気流・胸郭・腹部の動きが全てフラットになるか	10秒間息を止めてもらう
イビキセンサの感度	声を出したもらった時適当な振幅であるか	「アー」と声を出してもらう
前脛骨筋筋電図の触れ幅	足首を動かしてもらった時適当な振幅であるか	母指を背屈してもらう，足首を曲げたり伸ばしたりしてもらう

j）その他
① 無呼吸の型の鑑別や上気道抵抗症候群の診断には食道内圧を用いる。
② 歯ぎしりが主訴の患者には，咬筋筋電図を追加する場合もある。
③ レストレスレッグ症候群で上肢のPLMを訴える患者には上肢筋電図を追加する場合もある。
④ てんかんが疑われる患者には18チャンネル以上の脳波記録が必要である。

（4）較　　正

測定を開始する前には必ず測定機器の較正と生体情報の較正（表1）波形を記録する。測定機器の較正は基線，チャンネルの配列，感度，フィルター設定などが適切であるかを確認するのに重要である。生体情報の較正は電極やセンサの不良がないこと，正確な装着がなされていることを確認するのに重要となる。

（5）モニター

PSGを終夜にわたって正しく記録するためには常に波形を観察している必要がある。また検査中の患者の身体状態の管理を怠ってはならない。

どんな睡眠障害が疑われるかで，注意すべき睡眠段階，時間帯などが異なってくるので各疾患についての知識も必要となる。パラソムニア，REM睡眠行動障害の患者対応では，ビデオモニターでのチェックが必須であり，けがの危険性を考慮し，ベッド周辺から危険物を取り除く，マットを敷いておくなど検査室の環境を整えておく必要がある。また異常行動が生じた場合どのタイミングで検査室に介入するかなど事前の対応マニュアルを作成しておくことも重要である。

CPAPタイトレーションでは，患者の呼吸状態を常にチェックする必要があり，CPAP圧を変更した場合，その時刻，睡眠段階，CPAP圧などを記入できる用紙を作成しておくとよい。

参考文献

1) Carskadon MA, Rechtschaffen A : Monitoring and staging human sleep. In : Principles and Practice of Sleep Medicine（Kryger MH, Roth T, Dement WC eds.）pp1359-1377, W.B. Saunders, Philadelphia, 2000.

2) Rechtschaffen A, Kales A : A manual of Standardized Terminology, Techniques and Scoring System for Sleep Stage of Human Subjects, Public Health Service, US Government Printing Office, Washington D.C. 1968.

3) 新美良純, 堀　忠雄：生理学的研究法―睡眠ポリグラフ検査. 睡眠学ハンドブック（日本睡眠学会編), pp442-456, 朝倉書店, 東京, 1994.

4) 野田明子：PSG の準備・手順・較正. 臨床睡眠検査マニュアル（日本睡眠学会編), pp16-21, ライフサイエンス, 東京, 2006.

5) The AASM Manual for the Scoring of Sleep and Asspciated Event, American Academy of Sleep Medicine, 2007.

〔難波一義〕

4. PSG報告書作成の実際

はじめに

PSGを判定して報告書を作成する際に重要なことは、できるだけ鑑別診断ならびに疾患重症度把握に貢献することである。PSG検査で得られる睡眠変数は、睡眠中の要素を定量的に評価する重要な指標であり、睡眠段階と生体現象の同時記録による睡眠経過図は、症例の睡眠の全体像を把握する上では欠くことができない。本稿ではPSGの評価と報告書について解説する。

（1）睡眠変数（sleep variables）について

睡眠変数の定義は施設によって異なることもあるが、以下に睡眠の粗大構造（macrostructure）（図1）と一般的な睡眠変数の定義を示す。

a）睡眠に関する指標[1〜5]

就寝時刻（bedtime）、消灯時刻（Light out clock time）：入眠のため消灯した時刻。

起床時刻（arise time, wake time after final awakening）、離床時刻（bed out time）、点灯時刻（light on clock time）：最終的にベッドから離れる時刻。または起床のため点灯した時刻。

総記録時間（Total recording time：TRT）：記録開始から終了までの時間。

総就床時間（Time in bed：TIB）：就床または消灯から起床までの時間。

睡眠時間（Sleep period time：SPT）：入眠から最終覚醒までの時間。

総睡眠時間（Total sleep time：TST）：睡眠時間（SPT）－中途覚醒時間（WASO）

睡眠潜時，入眠潜時（Sleep latency：SL）：就寝または消灯してから、入眠するまでの時間。就寝後はじめていずれかの睡眠段階と判断されるエポックまでの時間。

各睡眠段階潜時（Stage N1, N2, N3, R latency）：入眠から各睡眠段階が最初に出現するまでの時間。

睡眠効率（Sleep efficiency：SE）：総就床時間（TIB）における総睡眠時間の割合（TST/TIB×100％）。睡眠時間（SPT）における総睡眠時間の割合（TST/SPT×100％）で表記されることもある。

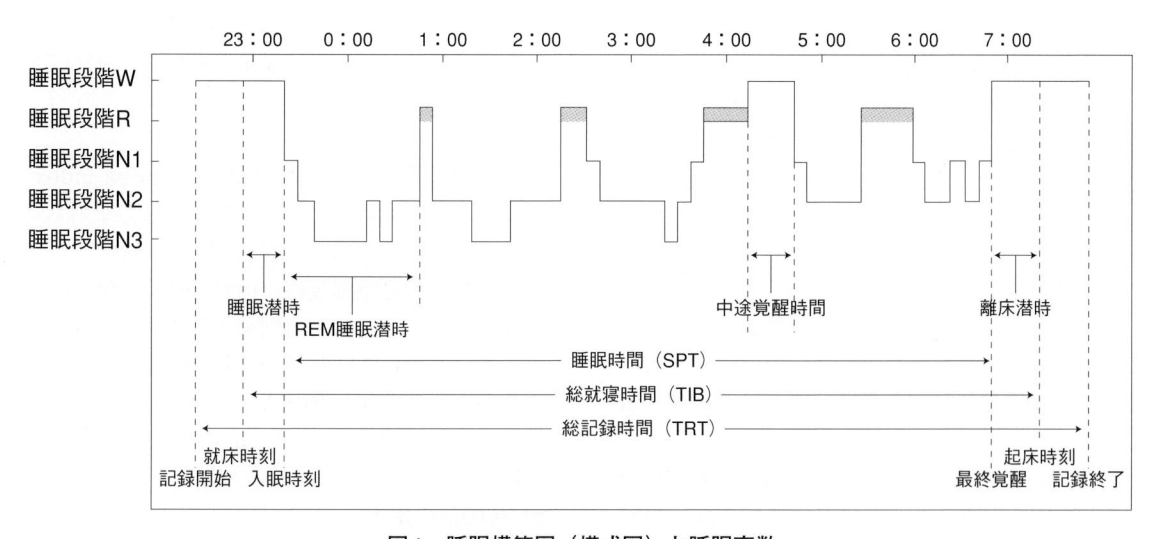

図1　睡眠構築図（模式図）と睡眠変数

離床潜時（bed out latency : BOL）：最終覚醒から離床するまでの時間。

睡眠時間（SPT）に対する各睡眠段階の出現時間と出現率（％Stage W，％Stage N1，％Stage N2，％Stage N3，％Stage REM）：各睡眠段階のSPTに対する出現率。中途覚醒を含む。

総睡眠時間（TST）に対する各睡眠段階の出現時間と出現率（％Stage N1，％Stage N2，％Stage N3，％Stage REM）：各睡眠段階のTSTに対する出現率。中途覚醒を含まない。

レム睡眠出現回数（number of REM sleep episodes）：睡眠時間内でのレム睡眠の回数。

レム密度（Rem density）[6]：レム睡眠中のREMsの出現頻度を現す指標で，計算方法はいくつかある。

①レム睡眠を2秒のミニエポックに分け，レム睡眠中のREMsを有するミニエポックの割合を算出する。（REMsを有するミニエポック数/レム期の総ミニエポック数×100％）

②1エポック内におけるREMsの活動時間によって得点化し，1エポックあたりのREMs活動時間によって0から4ポイントに点数化する。0：0％，1：25％未満，2：25～50％，3：50～75％，4：75％以上（レム睡眠全エポックのポイント総数/レム睡眠時間）

③REM睡眠1分間におけるREMsの総数を算出する。（REMs総数/レム睡眠時間）

b) 覚醒に関する指標[7]

中途覚醒時間（Wake after sleep onset : WASO）：睡眠時間（SPT）における覚醒時間の総和。

覚醒回数（number of awakenings）：入眠以降に覚醒段階と判断された回数。次の覚醒反応回数とは定義が異なる。

覚醒指数（awakening index）：睡眠1時間あたりの覚醒回数（覚醒回数/TST×60）。SPTにおける覚醒の割合（覚醒回数/SPT×100）で表記されることもある。

覚醒反応回数（number of arousals）：入眠以降の脳波覚醒（EEG arousal）と呼ばれる反応の回数。定義の詳細は，American Sleep Disorders Association（ASDA）の定義[7]を一読されたい。

覚醒反応指数（arousal index）：睡眠1時間あたりの覚醒反応回数（覚醒反応回数/TST×60）

c) 前脛骨筋筋電図に関する指標[5,8]

周期性四肢運動障害（Periodic limb movement disorder : PLMD）などの睡眠障害の評価に用いられる。Leg Movement（LM）を形成する筋活動は，安静時より8μV以上振幅が増加し，0.5～10秒持続するものと定義される。睡眠中に5～90秒の間隔で4個以上連続して出現したLMをPLMSとする。

PLM総数：PLMSに含まれるLMの総数

覚醒反応を伴うPLM総数：PLMSに含まれる覚醒反応を伴うLMの総数

PLMS index：睡眠1時間あたりのPLM回数（PLM総数/TST×60）

PLMS Arousal index：睡眠1時間あたりの覚醒を伴うPLM回数（PLM Arousal総数/TST×60）

単独の下肢運動総数（isolated LM）：周期性を伴わない（PLMSに含まれない）LMの総数

d) 睡眠呼吸障害に関する指標[4,5]

睡眠呼吸障害に関する詳細は各論を参照にされたい。閉塞性睡眠時無呼吸症候群の重症度判定は，AHIのみではなく，自覚症状である日中の過度の眠気などとともに評価することが重要である。

無呼吸指数（Apnea index : AI）：睡眠1時間あたりの無呼吸の回数（Apnea総数/TST×60）

低呼吸指数（Hypopnea index : HI）：睡眠1時間あたりの低呼吸の回数（Hypopnea総数/TST×60）

無呼吸低呼吸指数（Apnea Hypopnea index : AHI）：睡眠1時間あたりの無呼吸および低呼吸の回数（Apnea・Hypopnea総数/TST×60）

呼吸努力関連覚醒反応（respiratory effort related arousal : RERA）：無呼吸や低呼吸の基準を満たさない10秒以上続く呼吸努力の後に覚醒反応を伴ったイベント。RERAの判定には食道内圧が望ましいが，プレッシャーセンサやRIPセンサも使用することができる[5]。

e) その他の指標

PSGの睡眠変数で得られる情報には限りがあ

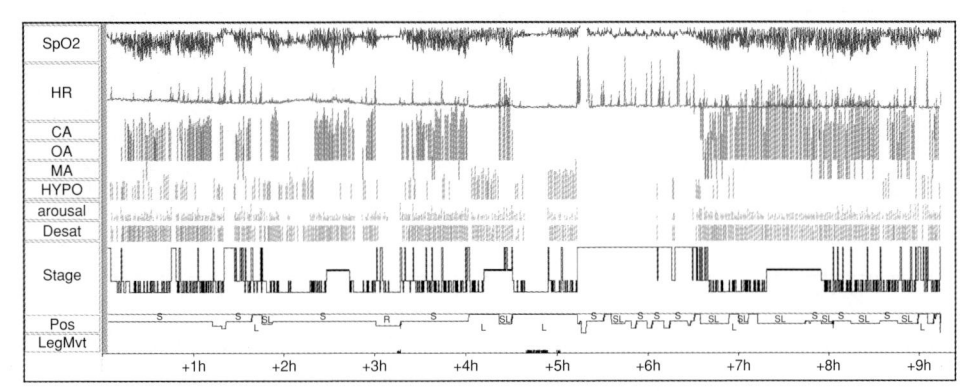

図2 ヒプノグラム（睡眠呼吸障害患者）

る。睡眠呼吸障害患者に見られる睡眠中の不整脈，睡眠時随伴症として代表的なレム睡眠行動異常症（Rem sleep behavior disorders：RBD）の夜間異常行動，てんかんの睡眠発作波など，上記に示した睡眠変数のみでは十分表現できないものがある。また，睡眠状態誤認（Paradoxical Insomnia）など，PSGで得られた総睡眠時間，入眠時間，入眠後覚醒時間などの客観的なデータは健常人と同水準であるにもかかわらず，主観的な入眠潜時や入眠後覚醒時間の値はPSGで得られる客観的な値より著しく長く，自己申告による総睡眠時間はPSGデータより極端に短くなることがある[9]。

睡眠を評価する際には，睡眠変数のみならず，検査夜に得られた各波形，ビデオ映像や被検者の行動記録，患者本人から得られた検査夜の情報を報告書のコメント欄へ記載し，PSG上の指標との関係を調べることも重要である。これらのコメントの中に，診断に必要な情報が含まれていることが少なくない。

(2) 睡眠経過図（hypnogram, sleep histogram）[1,2]

PSGで判定した睡眠段階をもとに，睡眠段階の変化や持続時間を図示化することによって，一夜の睡眠経過をより明確にとらえることができる。普通は一夜に3～5回の睡眠周期があり，徐波睡眠は一夜の前半に多くみられ，後半になるにつれて少なくなる。一方，レム睡眠は前半の睡眠周期では持続時間が短いが，後半になるにつれて長く

なる。レム睡眠は通常入眠から90～120分後にはじめて出現するが，ナルコレプシーでは入眠潜時が10分以内に短縮，レム睡眠潜時が20分以内に短縮し（入眠時レム期（Sleep onset REM period：SOREMP）），夜間中途覚醒や睡眠分断傾向などもみられる事が多い[9]。

また，睡眠経過図と無呼吸や下肢の不随意運動などの病的な生体現象を並べて表示すると，これらの現象と睡眠構造との関係を検討しやすくなる（図2）。

(3) 睡眠変数に影響を及ぼす因子

睡眠変数は病的な要因により変化することは明らかだが，病的要因以外にも睡眠変数に影響を及ぼす因子がある。これらの因子を考慮することにより，検査結果をより正確に判断することが可能となる。

a) 薬剤，嗜好物などによる影響

PSGの結果を判定する際，抗うつ薬や睡眠薬などを服用している場合は，これらの影響を考慮する必要がある。抗うつ薬服用下での睡眠構築においては，レム睡眠と深睡眠の抑制，レム潜時延長，段階2の増加が見られる。三環系抗うつ薬や選択的セロトニン再取り込み阻害剤（SSRI）は，睡眠を浅化・分断することがあるので，注意すべきである。ベンゾジアゼピン系睡眠薬服用では，段階2が増加し，段階1・3ならびに，段階レムが抑制される[10]。

アルコール摂取は，夜間前半の段階レムを抑制

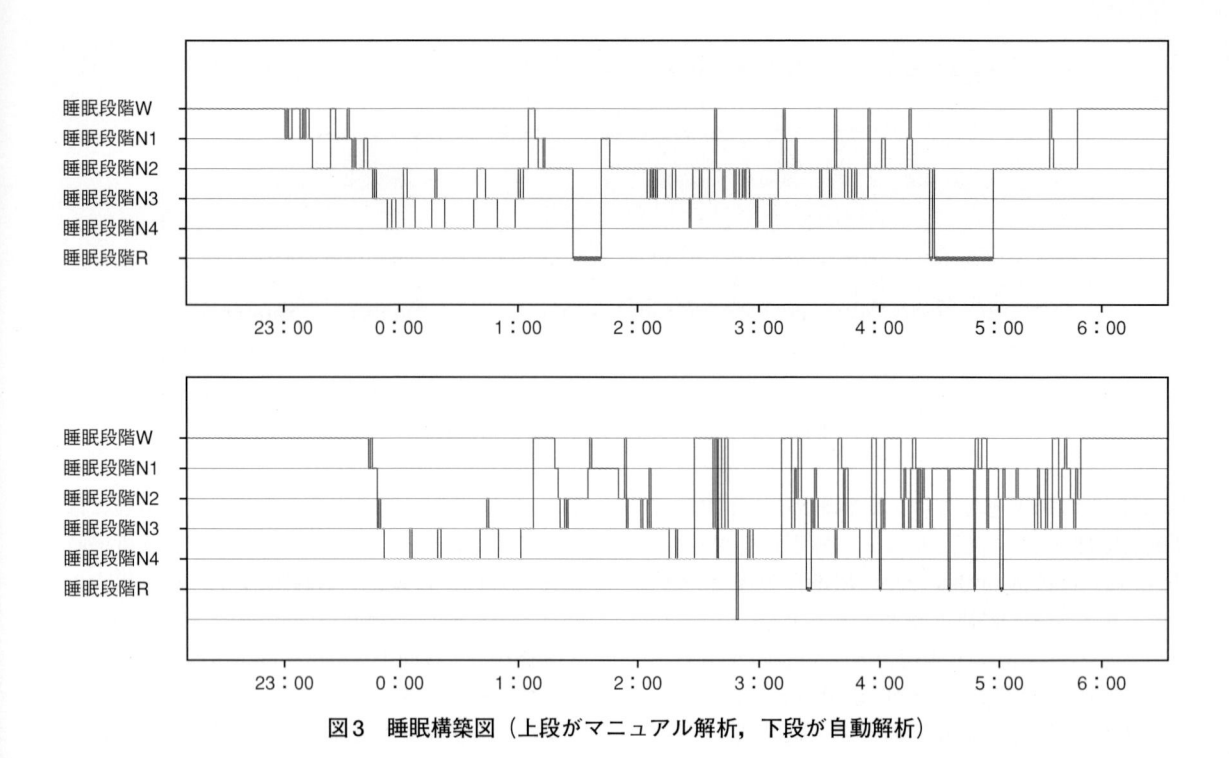

図3 睡眠構築図（上段がマニュアル解析，下段が自動解析）

させ，夜間後半の中途覚醒や段階1を増加させるなど[11]，終夜の睡眠の質を悪化させる．カフェイン摂取や喫煙も覚醒作用があり，中途覚醒時間が増加する．

b）第一夜効果（First night effect）

被検者にとって検査がはじめての場合には，通常の睡眠が得られにくくなる．レム睡眠潜時の延長，覚醒・睡眠段階1・睡眠段階2の増加，徐波睡眠・レム睡眠の減少，睡眠効率の低下，中途覚醒回数が増加しがちなので[12]，解釈に注意すべきである．

（4）自動解析とマニュアル解析

PSG機器は従来の脳波形による紙記録から，近年はデジタル機器が主流になり，波形と同期した被験者の映像や音声記録による診断の向上，解析後の報告作成の時間短縮，ペーパーレスによるランニングコスト削減，データの保存場所の省スペース化など多くの利点をもたらした．

PSG機器に搭載されている自動解析の項目は睡眠段階，覚醒反応イベント，PLMイベント，呼吸イベント，いびき，体位，動脈血酸素飽和度（SpO_2），CPAP圧などがあげられるが，自動解析の定義は機種ごとで異なり，機能はまだ十分とは言えず，視察による判定が必須となる（図3）．PSGの解析をすべてコンピュータに任せるには無理があるが，症例によっては自動解析後に視察にて結果を確認し，必要に応じて修正を加えることにより，データ解析の効率化を図る有用な手段となりうると思われる．

おわりに

PSGにはたくさんの情報が含まれており，一晩の膨大な情報を要約したものが報告書である．上述した睡眠変数や睡眠に影響を与える因子を理解したうえで，これらの情報を考察し，診療目的に応じた報告書を作成することが望ましい．

参考文献

1) 睡眠学ハンドブック（日本睡眠学会編）：朝倉書店，東京，1994
2) 臨床睡眠検査マニュアル（日本睡眠学会編）：ラ

イフサイエンス, 東京, 2006.
3) 睡眠学（日本睡眠学会編）：朝倉書店, 東京, 2009.
4) Principles and Practice of Sleep Medicine, 4th ed : Kryger MH, Roth T, Dement WC eds : WB Saunders, Philadelphia, 2005.
5) Conrad Ibier, Sonia Ancoli-Israel, Andrew L. Chesson Jr., et.al. : The AASM Manual for the Scoring of Sleep and Associated Events. Rules, Terminology and Technical Specifications. : AASM, 2007.
6) Wichniak A, Antczak J, Wierzbicka A, et al. : Alterations in pattern of rapid eye movement activity during REM sleep in depression. Acta Neurobiol. Exp 62 : 243-250, 2002.
7) EEG arousal : scoring rules and examples : a preliminary report from the Sleep Disorders Atlas Task Force of the American Sleep Disorders Association. Sleep 15 : 173-184, 1992.
8) Recording and scoring leg movements. The Atlas Task Force. Sleep 16 : 748-759, 1993.
9) The International Classification of Sleep Disorders, Second Edition, Diagnostic & Coding Manual, AASM, 2005.
10) 菅野　道：睡眠薬．臨床精神医学 29（増刊号）: 145-155, 2000.
11) Roehrs T, Yoon J, Roth T. : Nocturnal and next-day effects of ethanol and basal level of sleepiness. Human Psychopharm Clin & Exper 6 : 307-312. 1991.
12) Agnew HW Jr, Webb WB, Williams RL. : The first night effect : an EEG study of sleep. Psychophysiology Jan 2（3）: 263-266, 1966.

〔小林美奈, 井上雄一〕

5. PSG記録のアーチファクト—アーチファクトの種類と対策

臨床脳波に比べるとPSGは，多種類の電極・センサ類を装着し長時間記録を行うため，アーチファクトの混入も高頻度に起こりうるものである。さらにPSG解析時には被験者を同時に観察できるわけではないので，アーチファクトの原因が判別できないことも多い。アーチファクトの軽減が正確な判定に結び付くことは言うまでもなく，PSG記録モニター時には，しっかりと患者の様子や環境を観察し，解析者にその情報を残さなければならない。そしてアーチファクトの原因を判別して早急に対処することが大切である。

アーチファクトの原因として大きく分けて2種類のものがある。1つは被験者に起因し，脳波に混入する心電図や筋電図などの，記録目的以外の生体電気現象の混入である。もう1つは外来雑音ともいうべき測定装置や電極・センサ類の不良による機械的な記録の歪みである。後者には，交流障害などの外部環境による雑音混入も含まれる。そこでアーチファクトの原因として以下の4つに分類して，その対処法を述べる。
(1) 被験者に起因するアーチファクト
(2) 測定装置に起因するアーチファクト
(3) 電極や導線，センサ類に起因するアーチファクト
(4) 外部環境に起因するアーチファクト

(1) 被験者に起因するアーチファクト

被験者に起因するアーチファクトは不可避な場合もあり，対処に苦慮することが多い。しかしながらちょっとした工夫や被験者への言葉かけで対処できることもあるので，放置しないことが大切である。

a) 被験者自身の生体電気現象
①筋電図

筋電図は骨格筋の収縮によって生じる活動電位で歯を嚙む，飲み込むといった動作や，緊張して無意識に表情筋に力が入っている場合にも脳波に混入する。通常は入眠により消失するので，筋電図が入っていれば覚醒状態の指標となる。

ある高齢者で経験したことであるが，PSG記録開始後周期的に高周波のノイズが混入し始め，はじめは外部雑音かと検査室内のノイズ源を探していたのだが，結局患者の不随意運動で，口をあけたら消失したということがあった。口を閉じると無意識に口をモグモグさせており，口の動きは一見しただけではほとんどわからない程度のものであった（図1）。

②心電図

心電図は心臓を収縮させるために刺激伝導系に発生する振幅mV単位の大きな生体電位で，体表での電位分布は全身に及ぶ。したがって頭皮からも記録され，μV単位で増幅感度を高く必要とする脳波には，心電図のR波ときにT波までも混入することがある。肥満体である，首が太く短い，左軸偏位で心肥大があるなどの被験者では，左右の耳も含めて頭皮上に波及する心電図電位が大きく異なるため，耳を基準とした単極導出に著明に混入する[1]。通常は脳波チャンネル全てに混入するが，脳波以外でも局在性に混入する場合は，その電極の接触抵抗が高いか断線していることが考えられる。

対処法として，脳波に広汎に混入する心電図の場合は，両耳を短絡すると効果的である（図2）。これは左右の耳に波及する心電図に電位差があり，短絡させることによりその電位差を軽減させ，頭皮上の心電図電位と耳に波及する心電図電位の差を少なくすることができるからである。ただし両耳を短絡させると，本来片耳を基準として記録される眼球運動電位が低振幅になり，REMの開始を見逃す原因にもなりうるので注意が必要である。また脳波の振幅も片耳基準より両耳基準（短絡）では，波形によっては振幅が20％程度低下する場合がある。深睡眠の判定に用いるデルタ波の振幅基準にも関与するので考慮が必要である。

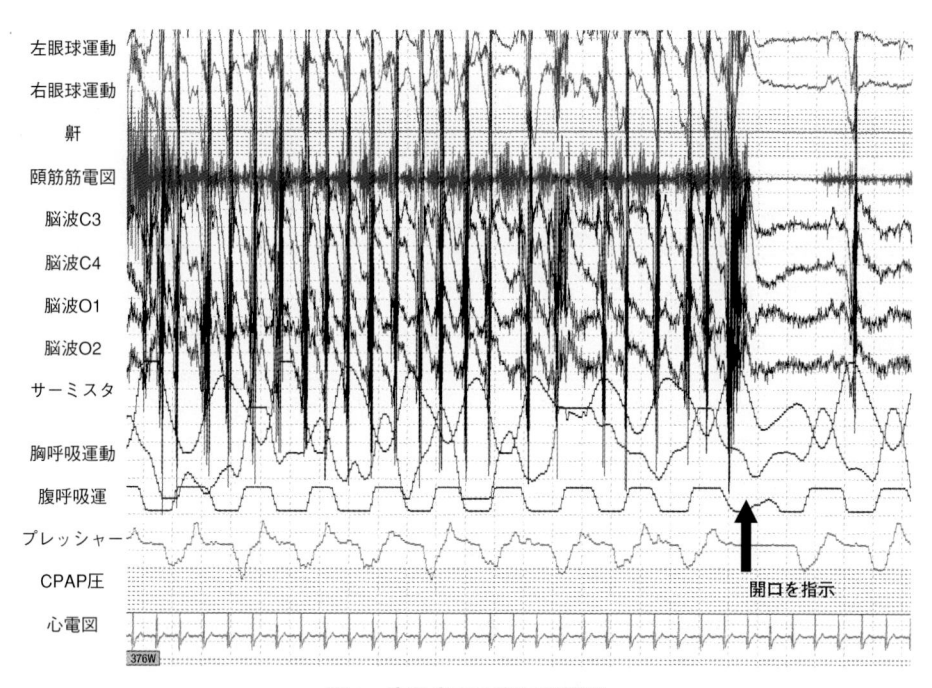

図1 高齢者の下顎不随運動

記録開始時に見られたアーチファクトで，始めは原因がわからなかった．軽い咀嚼に近い口の動きで，外見的にはほとんどわからない程度のものであった．開口を指示すると消失した．

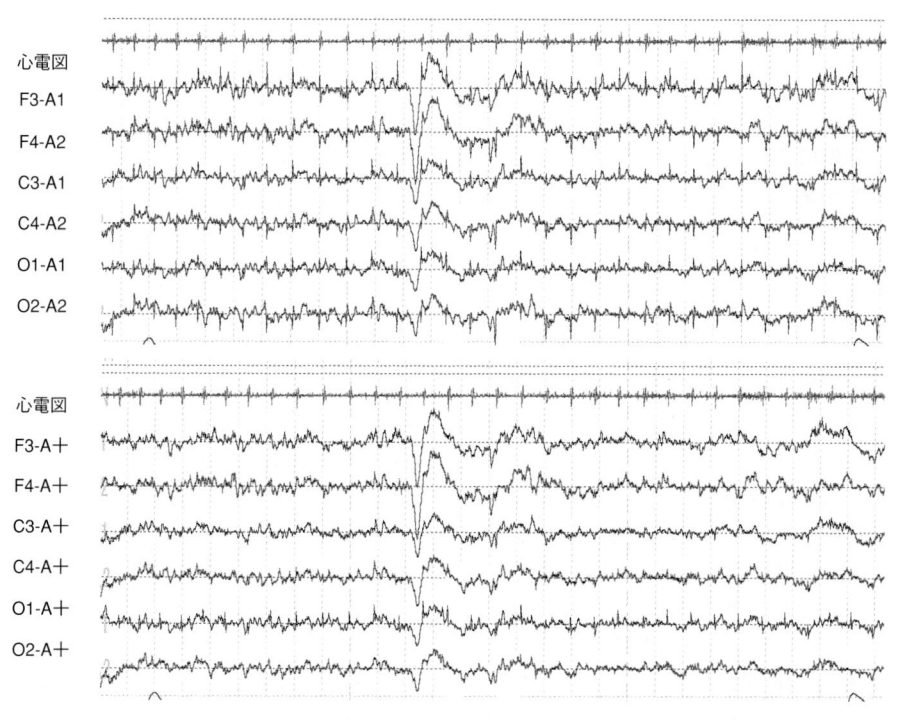

図2 心電図混入と除去

上段は同側の耳朶を基準にした脳波波形，下段は両側の耳朶を連結して基準にした脳波波形である．下段では脳波への心電図混入をかなり抑制できている．しかし，心電図電位が著しく高い場合や混入の仕方によっては，この手技だけでは除去できない場合もある．

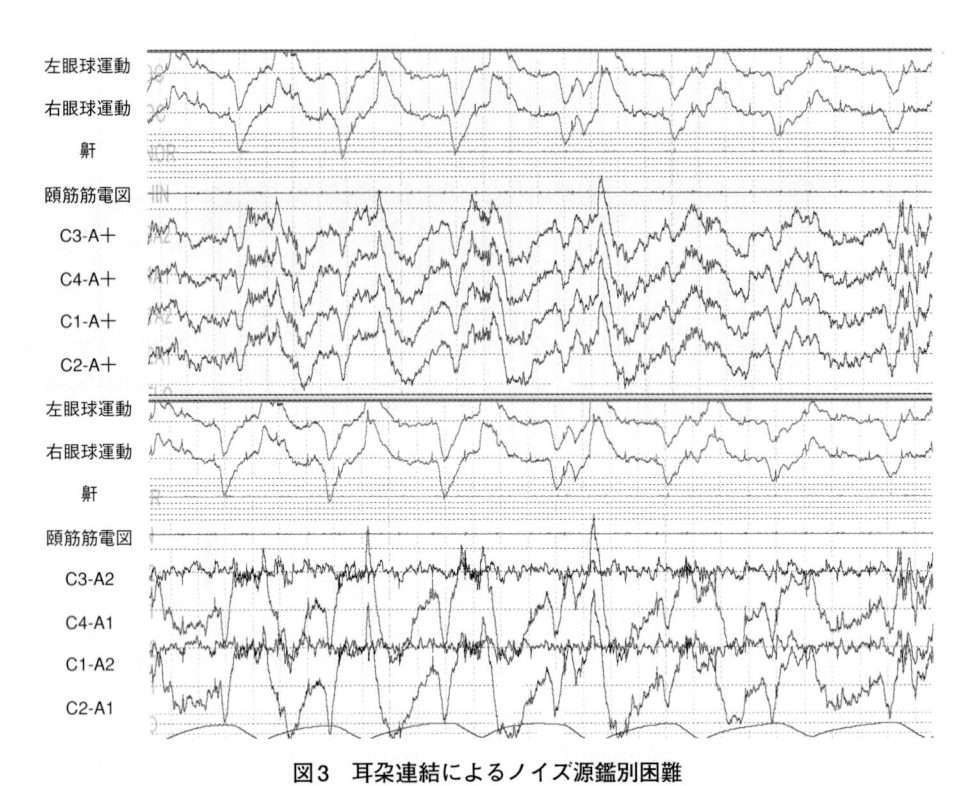

図3 耳朶連結によるノイズ源鑑別困難

上段は眼球運動と脳波全誘導に同期した大きなノイズがのっている。このように多チャンネルに同期して混入するアーチファクトは、システムリファレンスの装着不良を考える。しかし頤筋筋電図にはこのノイズがのっていないことから、システムリファレンスが原因であるということは否定される。次に関与しているのが耳である。上段はたまたま心電図除去のために両耳朶を結合させていたため、原因がわかりづらくなっている。片耳誘導に戻すと下段のごとく、左耳のアーチファクトである事がわかる。

また、両耳朶を短絡させることで、片耳のアーチファクトが多チャンネルに波及して、ノイズ源の鑑別を困難にさせることもある（図3）[2]。工学的には、混入する心電図の波形を加算平均してテンプレート化し、混入している脳波から減算する方法なども考案されている[3]。局在性に混入する場合はその電極の接触抵抗を確かめ、装着しなおすか、電極を交換する。

③発汗

発汗に伴う汗腺の活動電位が、0.5Hz以下のゆっくりとした基線の動揺として脳波その他の記録に混入する。室温が高い場合や、乳幼児によく見られる入眠時の発汗は温熱性発汗といって体温調節を目的としている。緊張が強い場合、物音に反応しておこる発汗を精神性発汗（SSR：sympathetic skin reflex 交感神経皮膚反射）といい、交感神経の興奮によるものである。

対処法としては、温熱性発汗の場合は室温を下げるか、アイスノンなどの利用も簡便である。精神性発汗の場合は、刺激を排除して被験者を落ち着かせる。また後頭部や乳様突起は発汗の影響を受けやすいため、後頭部は装着部位を若干高めに、基準電極は乳様突起よりも耳朶に装着したほうが発汗の影響を受けにくい。それでも混入して本来の記録が判定不能な場合には、低周波フィルタ（low frequency filter：LFF）を使用する。しかしLFF1Hzで1Hz以下の波形が約30％低振幅になることに留意し、入眠後これらのアーチファクトが消失したら、速やかにLFFをもとに戻すようにする。また不用意なフィルタの使用により、基線の動揺がかえってδ波のようにみえることもあるので注意が必要である（図4）。

④脈波

動脈に接して電極を装着した場合、特に脳波電

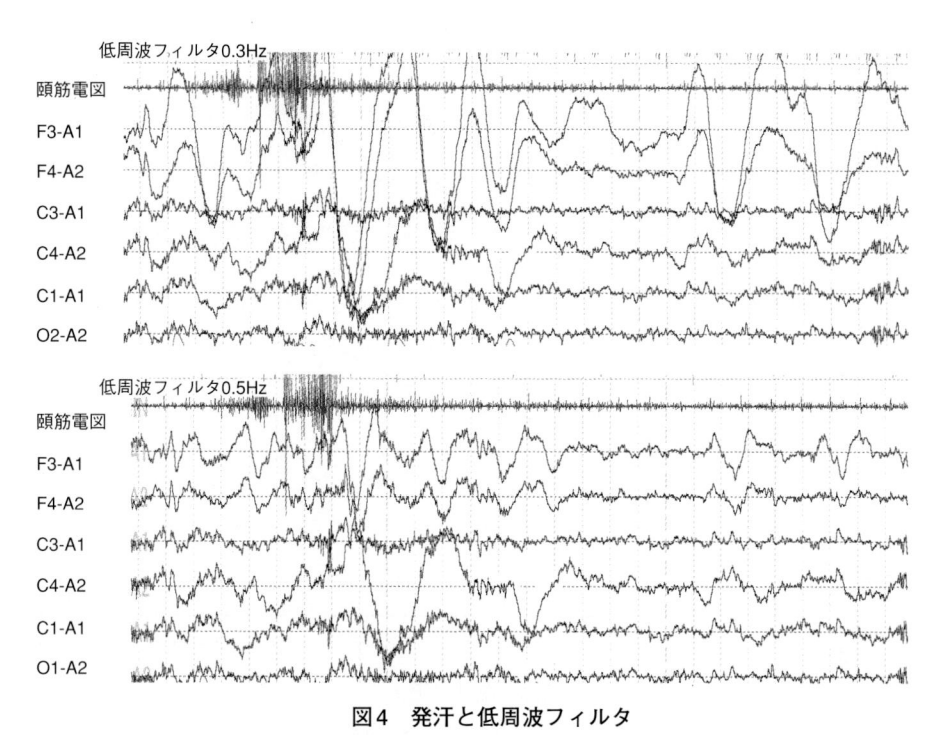

図4　発汗と低周波フィルタ
前額部の著明な発汗により，F3, F4, C4の脳波が大きく動揺している。上段はフィルタ0.3Hz基本の状態，下段はF3, F4のみ0.5Hzの低周波フィルタをかけた状態である。基線の動揺は抑えられるが，あたかも前頭部に徐波が出現しているようにみえてしまう。

極が後頭部で枕と接してその圧迫を受けると脈波が混入する。心電図のリズムと同期してデルタ波様の基線の規則的な動揺が生じる。いびきセンサを頸動脈付近に装着した場合も，脈波の混入をみることがある。胸や腹の呼吸運動センサに脈波様の基線の動揺が混入する事もあるが，これはcardiogenic oscillationといって心拍出に伴う胸腔内圧変化が振動として記録されるものである（図5）。

脈波混入の対処法は，多くの場合電極やセンサ類を少しずらすだけで避ける事ができる。

b）被験者の動き

①体動

寝返りや無呼吸からの呼吸再開時の激しい体動により，主に後頭部の電極が枕と接して圧迫され，筋電図の混入とともに基線が大きく動揺する（図6）。装着不良の電極にも混入しやすい。発生原因は電極とペーストのあいだに作られた電気的二重層の平衡状態が，外部からの圧力で崩れて生じる分極電圧の変動電位である。睡眠段階の判定が困難な場合も少なくない。

対処法は，できるだけ体動の影響を受けにくい部位に電極を装着し双極導出するとアーチファクトを軽減できる。デジタル記録でリモンタージュが可能なら，体動の少ない誘導を選んでモンタージュを組みなおすのも有効である。

②呼吸運動

基線が呼吸と同期して動揺するので，鑑別は容易である。多くは枕に接した電極が呼吸による頭の動きを拾うことが原因であるが，装着不良があると胸腹部に乗った脳波のリード線が呼吸の動きを拾う場合もある（図7）。最も簡便な対処方法としては，体動の入らない電極でリモンタージュ（他の電極で代用するためにモンタージュを組みなおすこと。システムリファレンスを用いたデジタル記録のみ可能である。）するとよい。

体動も呼吸運動も，電極の装着不良とオーバーラップして生じることが多い。電極がしっかり固定されていれば，判読に差し支えるほどのアーチファクトにはならないはずである。不眠や睡眠の

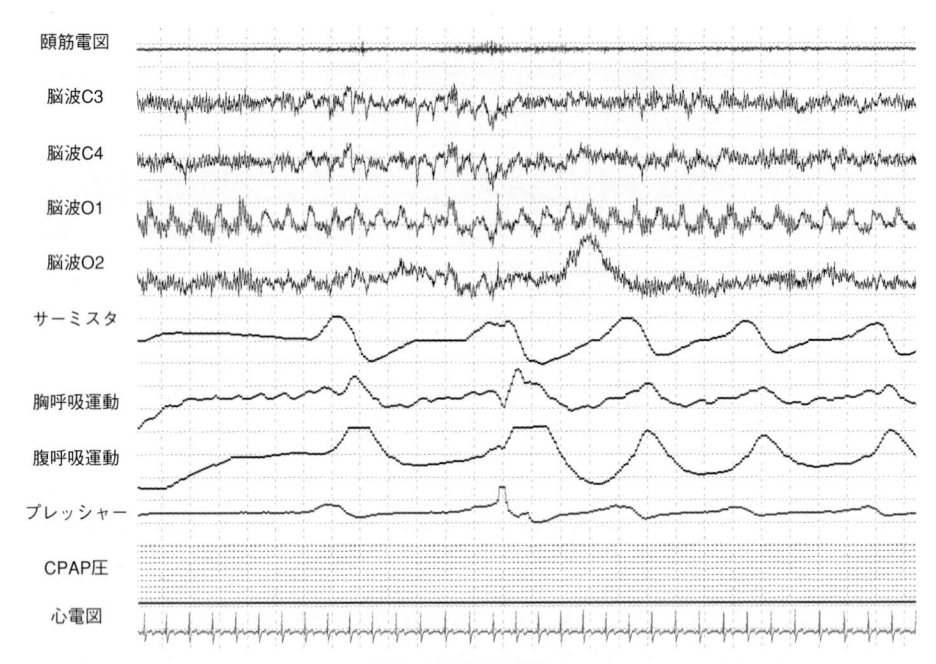

図5 脈波の混入

脳波のO1誘導にさざなみのように混入しているのは，脈波である．心電図と周期が一致していることで鑑別できる．枕と接する後頭部に混入しやすい．胸呼吸運動に同じ周期の波が重畳しているが，これはcardiogenic oscillationといって心臓の拍動による胸腔内圧変化が，振動として記録されるものである．中枢型無呼吸のときの呼吸運動センサに，よく観察されるものである．

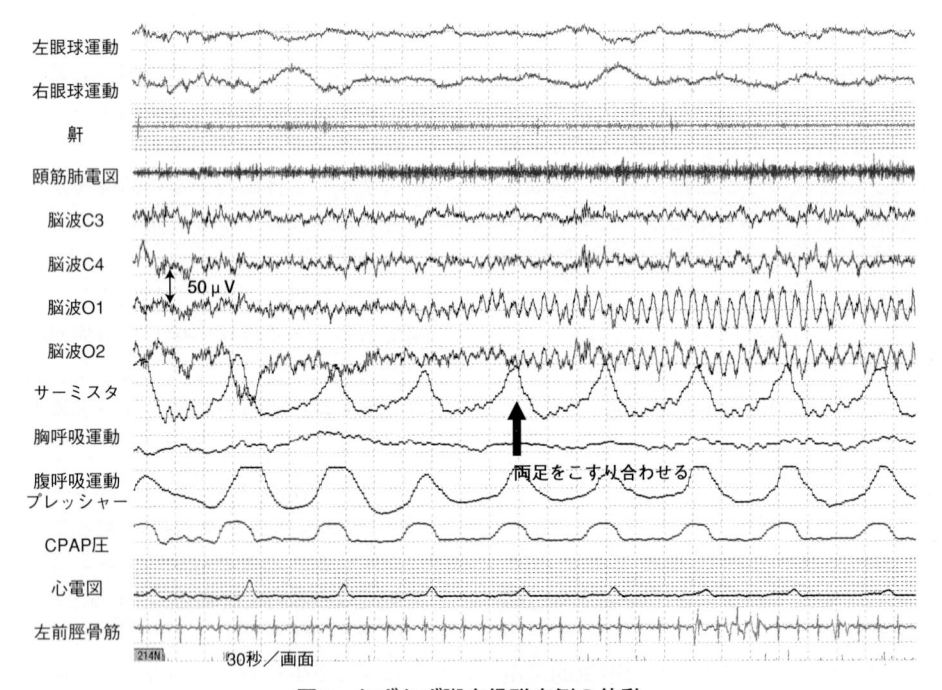

図6 むずむず脚症候群症例の体動

むずむず脚症候群は，寝入りばなに足の不快感からじっとしている事ができず，入眠困難となる症例である．この例も両足をこすり合わせるような動作が観察され，その体動により枕と接した脳波電極にノイズが混入している．

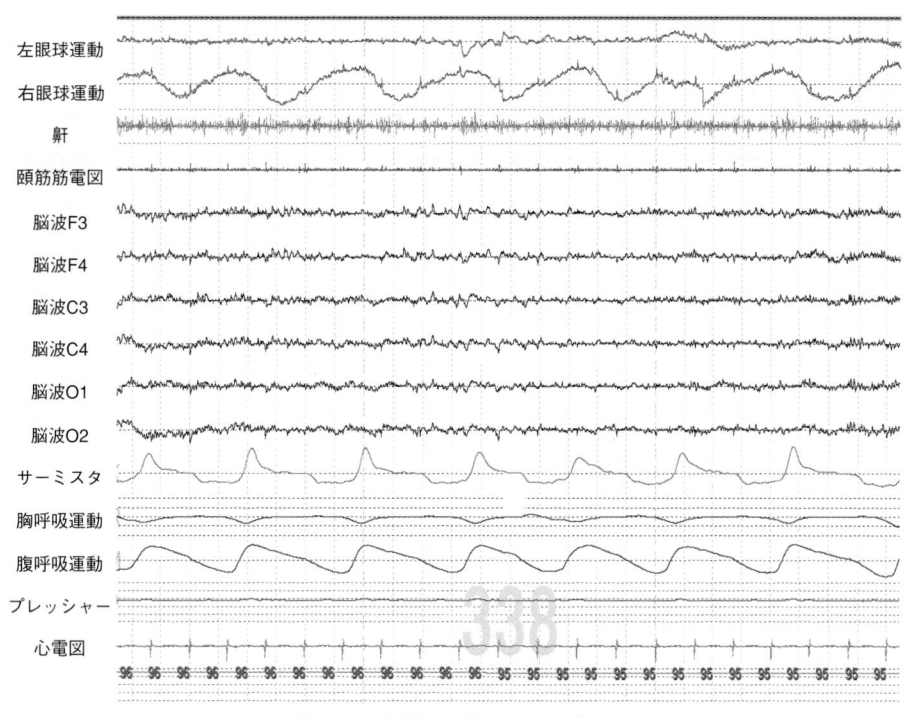

図7 眼球運動に載った呼吸運動

右目に呼吸運動とやや周期はずれているものの,呼吸と同じ回数の基線の動揺がみられる。おそらく右目の電極の装着不良があったと思われ,REM睡眠期の脳波であるが,微細な眼球運動の判定がかなりしづらくなっている。

分断化の激しい被験者ほど体動が多く,電極装着が不良になりやすいのはやむを得ないとしても,少しでも外れにくい電極装着の工夫が重要である。

③眼球運動と瞬目

もともと眼球そのものが角膜(＋)網膜(－)とする約1mVの静止電位を持っており,眼球の動きに伴う電界電位の変化が眼球運動電位として記録される。覚醒時は急峻な矩形波状で入眠するとゆっくりとしたサイン波様となる。記録開始時に,生体校正として被験者に意識的に目を動かしてもらい,混入する波形を確認しておく。

とくに覚醒時やREM睡眠では,眼球運動そのものが脳波に混入し,デルタ波のようにみえることがある。

瞬きもよく観察されるアーチファクトである。脳波には陽性向きのシャープな波として重畳するが,これが鑑別できれば覚醒脳波の指標となる(図8)。

④いびき

いびきの大きな被験者では,いびきによる頭蓋の振動が25から30Hzの速波様に脳波に混入することがある。また閉塞性睡眠時無呼吸症の場合は狭められた気道に対し,呼吸努力によって陰圧亢進した胸腔内圧が振動をおこしていびきとなり,その振動が胸に巻いたピエゾクリスタル(圧電素子)センサで記録されることがある。

⑤歯軋り

歯軋りは入眠期(軽睡眠期)にみられるアーチファクトで,噛み合わせた時に咬筋や頤筋に発生する筋電図である(図9)。

⑥周期性四肢運動

下肢の周期性運動に同期して体動が生じ,呼吸運動センサにアーチファクトとして重畳する。それが呼吸振幅の増高のようにみえて,その間欠期があたかも低呼吸のようにみえることがある(図10)。

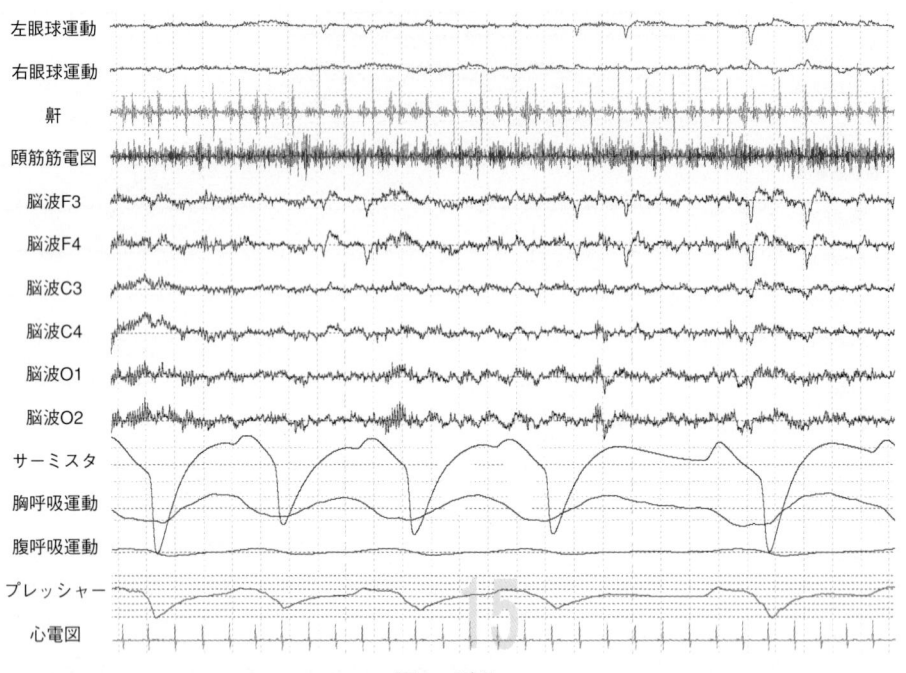

図8 瞬目

初心者はこのPSGを睡眠脳波と勘違いするかもしれない。F3とF4の脳波に眼球運動と同期した陽性のややシャープな波が出現している。アルファー波の持続も悪いので，一見睡眠脳波のようにみえるが，これは瞬きであり，覚醒時の脳波である。

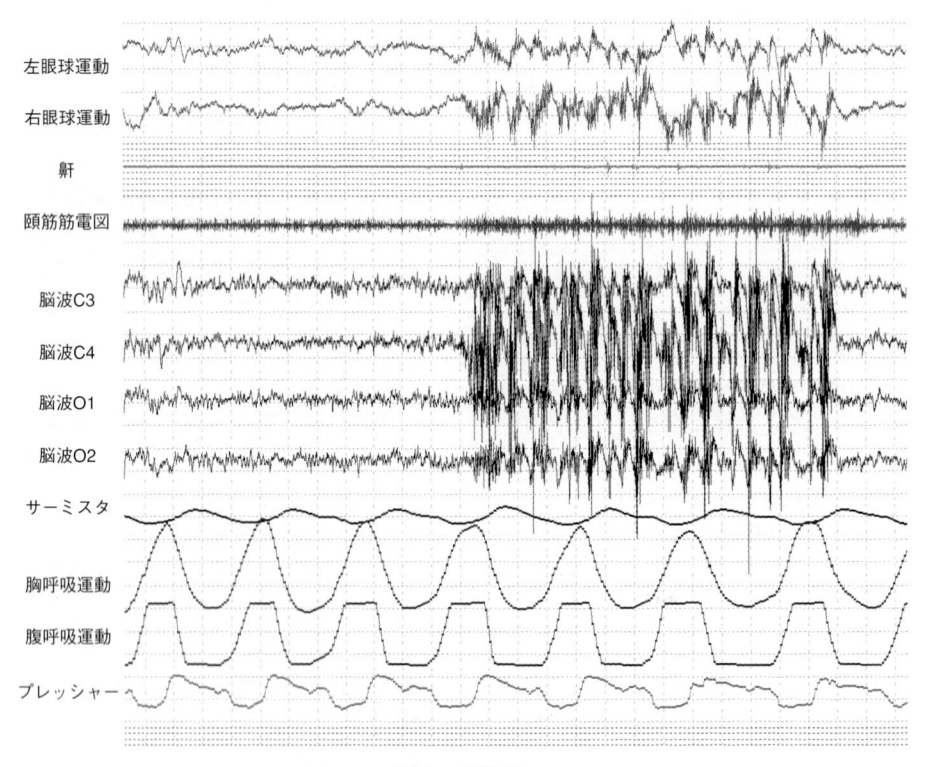

図9 歯軋り

睡眠段階1や2で出現する事が多いが，睡眠中突然筋電位が上昇するので，覚醒したのかと勘違いしやすい。微小覚醒と誤判定しないよう注意する。

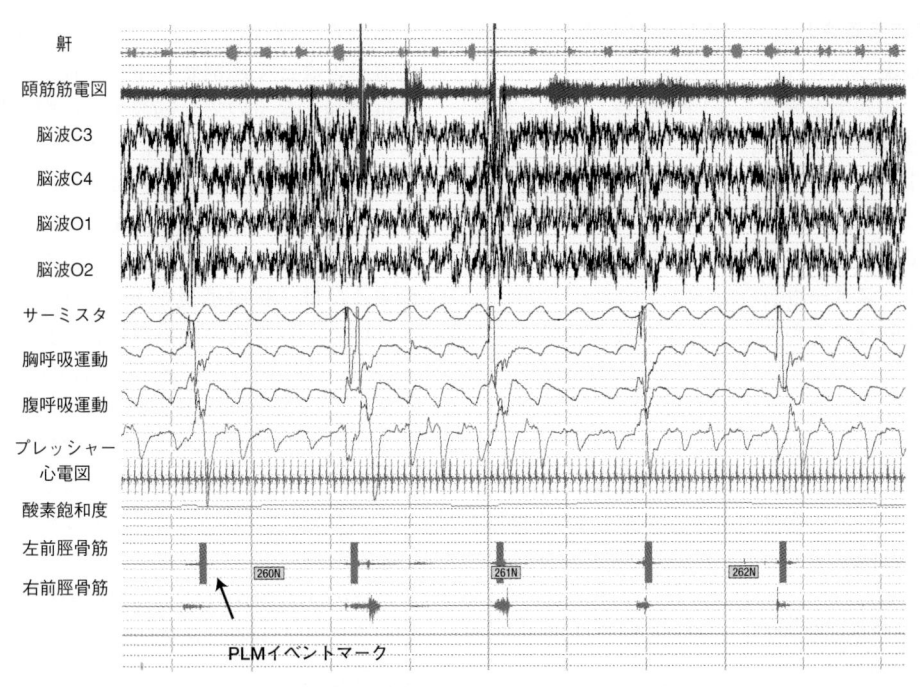

図10 周期性四肢運動の体動が呼吸センサに混入

PLMによる体動のアーチファクトが，呼吸センサの振幅増大のようにもみえて，低呼吸イベントをとりたくなるPSGである。

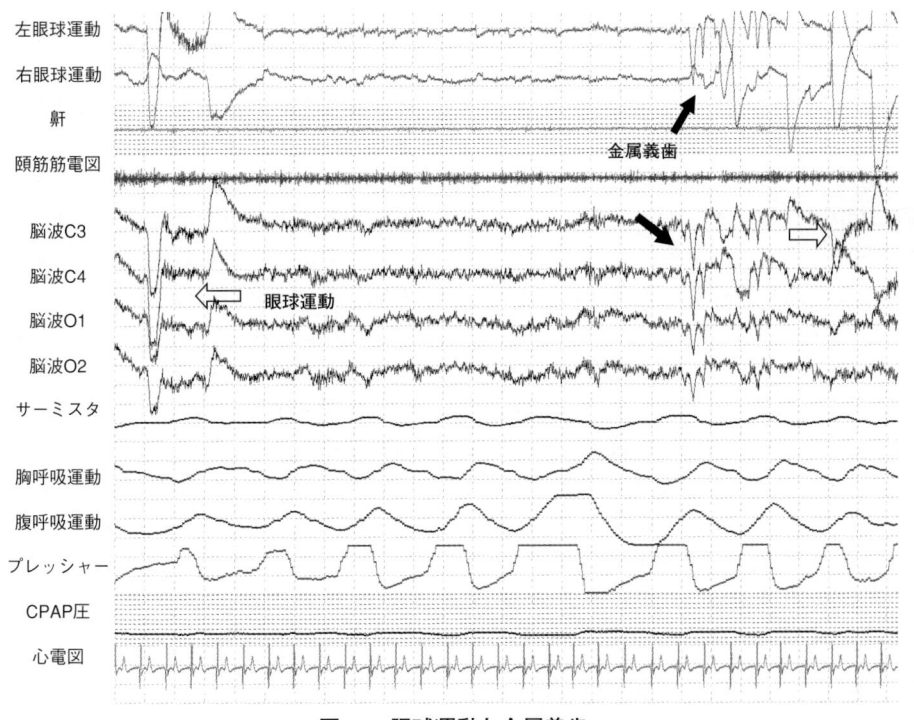

図11 眼球運動と金属義歯

矢印黒で示した部分は脳波に混入した金属義歯のアーチファクトである。眼球運動は主に中心部脳波に混入する（ブロック矢印右端）がときには後頭部電極にも混入する（ブロック矢印左端）。おそらく耳朶に眼球運動電位が波及するためと思われる。

c）被験者に装着されたアーチファクト源
①金属義歯
上下に金属義歯を装着している場合，それらを噛み合わせた時に生じる接触電位がアーチファクトとして混入する（図11）。被験者に噛み合わせの動作をしてもらい確認しておく。可能なら義歯ははずしてもらったほうが良い。

②心臓ペースメーカ
心臓が拍動異常をおこし十分な血液を駆出できなくなったとき，刺激伝導系に電気刺激を与えて心拍動を正常化するための機器が心臓ペースメーカである。この電気刺激がアーチファクトとして脳波に混入する。通常の心電図除去同様両耳を短絡させることである程度抑制できるが，完全に除去することは困難である。

（2）測定装置に起因するアーチファクト

a）増幅器内部雑音
b）ドリフト
c）スイッチ切り替え雑音
d）ペン振り切れ，不動
e）ゼロ復帰不良
f）オーバーシュート
g）アンダーシュート
h）インク切れ

測定装置に起因するアーチファクトとしては以上の8項目が考えられるが，8項目の内容からもわかるように この測定装置はアナログ式脳波計の場合であり，現在主流となっている睡眠ポリグラフ専用機のようなデジタル記録の場合は，特に1-3.以降はほとんど問題外と考えてよい。生データのペーパー記録を行わないため，従来の脳波計で最もトラブルの多かった記録部（ガルバノメータ，ペン，インクなど）に起因するアーチファクトは回避される。むしろデジタル記録で測定装置に起因する問題が発生すれば，それはメーカーに対応を依頼しなければならない。

（3）電極や導線，センサ類に起因するアーチファクト

a）電極の動揺（装着不良・断線）

これらの現象は，波形の動揺，心電図の混入，交流障害などで鑑別される。電極装着不良は接触抵抗が高くなるので，脳波や筋電図，眼球運動などの表面電極はせめて10kΩ以下，できれば5kΩ以下に抵抗値を下げるようにする。皮膚前処理剤などを用いると抵抗値は簡単に下げられる。PSGのような長時間記録でノイズの少ないデータを記録するには，接触抵抗を下げる事が1番のポイントといえる。電極の動揺は装着不良によることが多いが，筋電図などの誘導は高い低周波フィルタが入っているため，基線の動揺がマスクされて，ノイズに気付かない事が多い。図12は誤って心電図チャンネルの低周波フィルタが3Hzに設定されていたため，ノイズに気づかず期外収縮と勘違いした症例である。

電極の切れ掛かりで電極自体の抵抗が高くなっていることもある。電極を装着しなおしても改善されない場合は，すでに装着して使用可能な電極と入力を入れ替えてみる。それで現象が移動すれば電極の不良が原因である。現象が変わらなければ，電極ボックスから記録器側に原因がある。単純にコネクタの接続不良であることもよく経験する。電極差込の接続不良の場合は他の入力チャンネルに変えて，モンタージュを変更する。

あるチャンネルにノイズが混入した場合の原因究明の基本は，患者に最も近いほうから調べていくことである。装着状態→電極→入力箱→増幅器の順にチェックして行くと，最も効率よく原因を確かめることができる。

電極が断線した場合は，そのチャンネルに交流障害が混入する。ボディーアースが断線した場合は，通常全チャンネルに交流障害が混入するが，ノッチフィルタを使用していたりシールドルーム等で環境条件が良ければ，ほとんど影響を受けないこともある（図13）。

システムリファレンスが断線すると多くのチャンネルに影響を及ぼし，リモンタージュも不可能になるので注意が必要である。ポリグラフ記録装置のヘッドアンプ構成によって異なるが，通常眼球運動と脳波チャンネルのみシステムリファレンスが関与する場合と筋電図チャンネルも関与して

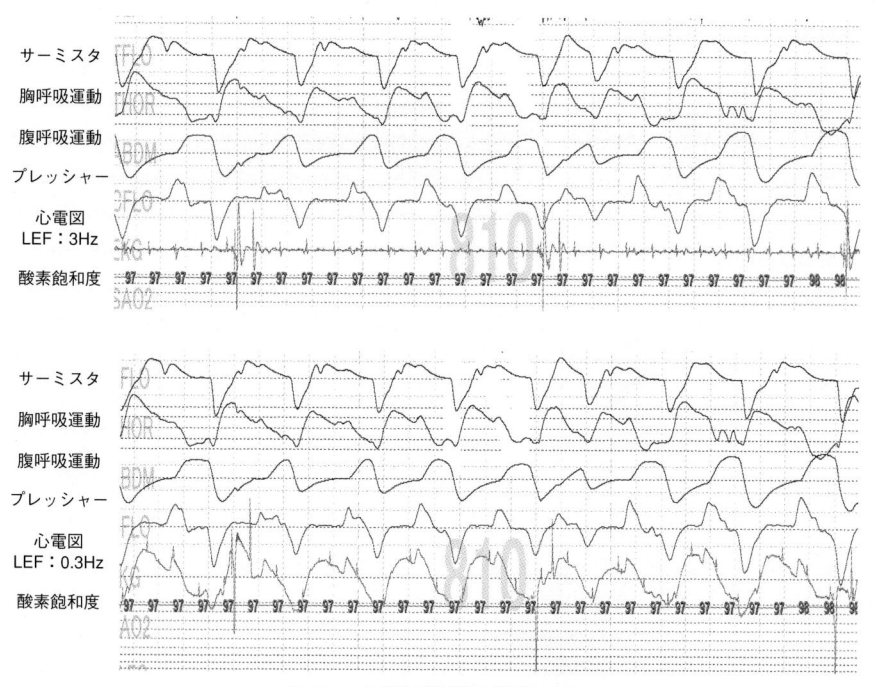

図12 心電図電極の装着不良

　上段は心電図記録に低周波フィルタ3Hzがはいっていたため，心室性期外収縮と勘違いし，心電図電極がはずれかかっていたにもかかわらず，それに気付かなかった例である．リフィルタリングで0.3Hzにしてみると，大きなノイズがでていたことがわかる．

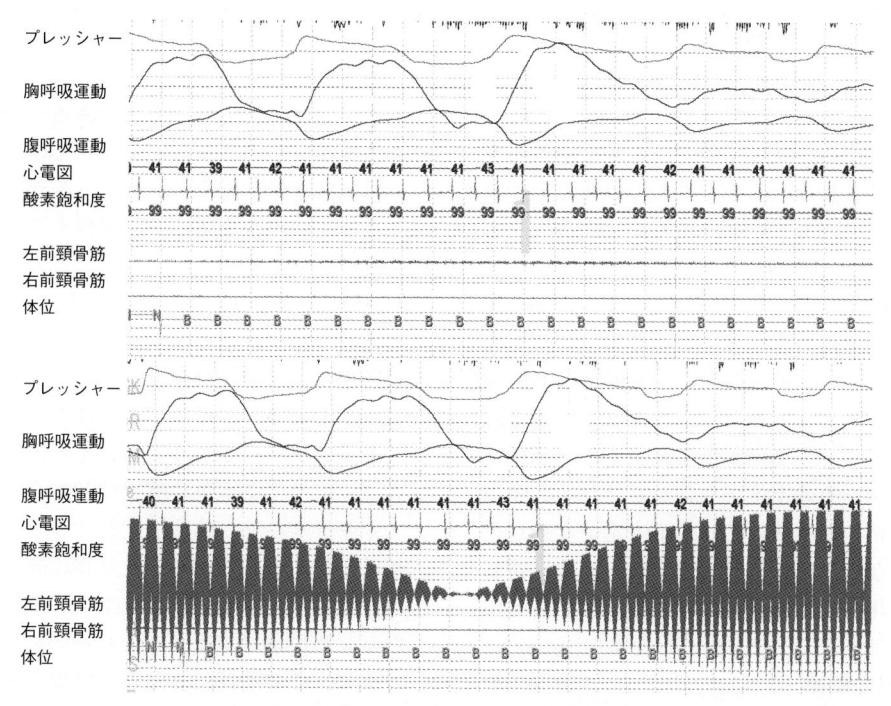

図13 ノッチフィルタの使用

　上段は左前脛骨筋電極が断線していたにもかかわらず，ノッチフィルタを入れていたために気付かなかった例である．リフィルタリングでノッチフィルタをはずしてみると，下段のように非常に大きなノイズが混入していた事がわかった．

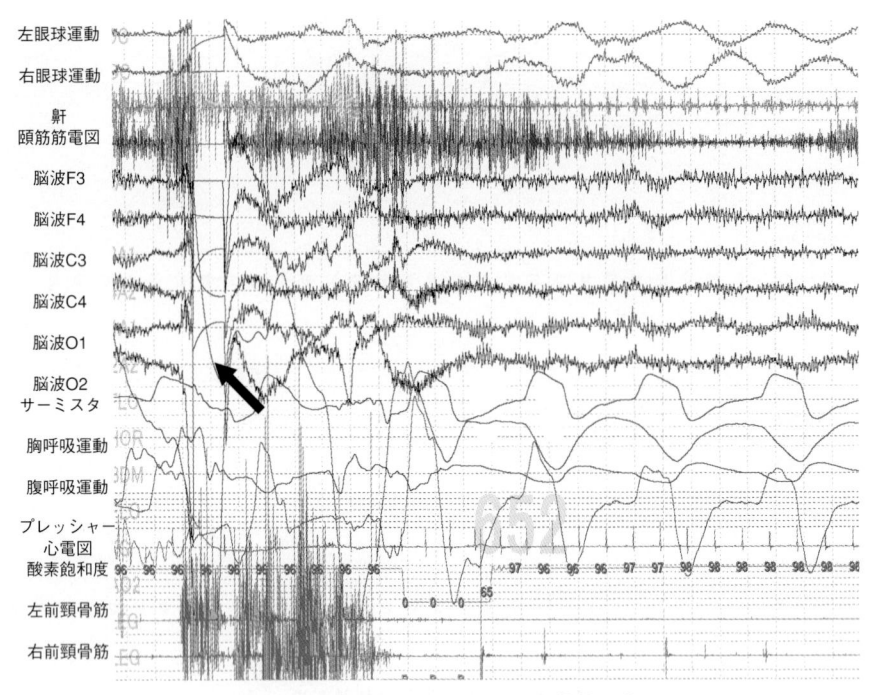

図14 システムリファレンスの装着不良

このPSG波形は、体動とともに眼球運動・頤筋・脳波の各チャンネルにダイナミックレンジ（増幅器が表示できる範囲：ペンの振れ幅のようなもの）をはずれる過大入力があったため、インストをいれたような部分（矢印）が出現している。この誘導に共通しているのはシステムリファレンスである。システムリファレンスはこのように多チャンネルに関与し、これがはずれるとリモンタージュもできなくなるので、早急に対処が必要である。

いる場合があるので、機種によって影響されるチャンネルは異なる。呼吸運動チャンネルや外部入力信号は影響されないので、それら以外の全チャンネルに交流が入るときはシステムリファレンスの断線を考える（図14）。

b）分極電圧

新しい電極を使ったときに生じやすく、基線の動揺（ドリフト）や不規則なシータ波様の波形が出現する。もともと電極とペースト（金属と電解質）を合わせると多少の電位を発生する（分極電圧という）が、その電位に変動がなければ問題にならない。新しい電極はそれが不安定で変動しやすく問題となるのである。対処法としては、新しい電極を使用するとき前もって1昼夜ペーストにつけておく（エイジングという）とよい。

c）リード線の動揺

リード線の動揺は、扇風機の使用時にその風がリード線を揺らして生じたり、呼吸の体動がリード線を動かして生じることもある。いずれにしても装着不良とのオーバーラップで生じることが多く、電極を付け直す、テンションがかからないようにリード線を束ねる、扇風機を遠ざけるなどの対処が必要である。

d）その他のセンサ類に起因するアーチファクト

表面電極以外のセンサ類としては、呼吸曲線を記録するエアーフローセンサ（サーミスタ、ネーザルプレッシャー）、ピエゾクリスタルセンサ、ストレンゲージセンサ、いびきを記録するマイクロフォンや圧電素子、酸素飽和度を記録するパルスオキシメータ、体位を記録するポジションセンサなどがある。これらセンサ類の断線や長期の使用による劣化がアーチファクトの原因となる。またセンサによってはバッテリを内蔵しているものもあり、その消耗にも注意が必要である。センサ類は常に予備を用意しておく事が望ましい。

睡眠時無呼吸の治療器であるCPAPのマスクリ

ークが，ネーザルプレッシャーの波形にのることもあると報告されている[2]。

(4) 外部環境に起因するアーチファクト
a）商用交流による雑音
①静電誘導

電灯線や医療機器電源部と人体という2つの導体の間に空気という誘電体を介してコンデンサ（浮遊容量）が形成され，それを通して被験者の体や装着した電極リード線などに交流が誘起されることを静電誘導という。弁別比の高い脳波計なら，電極抵抗が等しければ交流障害が入ることはないが，全ての電極抵抗値を等しく装着することは困難であり，できるだけ差を少なくするためにも，接触抵抗は低くすべきである。そして使用していない装置の電源はコンセントから抜くこと，電源を切ってもコンセントがつながっているだけで，静電誘導の原因となることがある[4]。

患者と接地間の抵抗が大きいほど対地静電容量が小さくなり，雑音混入は大きくなる。この対地静電容量を大きくするためにシールドマットを使用したり，シールド線のついた電極リード線を使うことも有効である。この静電誘導はシールドルーム内であれば影響を受けない。

②電磁誘導

導体に電流が流れるとその周囲に磁力線を生じ磁界が形成される。導体に流れるのが交流の場合磁界が常に変化しているので，そのなかにおかれたほかの導体に電流が生じる。これを電磁誘導という。電灯線から生じた磁力線が電極リード線と交差すると電磁誘導により交流が誘起される（鎖交磁束）。

病室（検査室）内の電動ベッドや冷蔵庫などのモーターは交流障害の原因となりやすく，特に冷蔵庫はサーモスタットによる電源のオンオフで一過性に入るため気づかないことも多い。また単独ではノイズにならなくとも，複数の雑音源の相乗効果で入ることもよく経験する。

電磁誘導は電極抵抗を下げてもシールドルーム内で記録しても除去できず，最も効果的なのは雑音源から距離を離すことである。この雑音の大きさは距離の2乗に反比例することがわかっている[2]。これが不可能な場合はリード線を束ねて鎖交面積をできるだけ小さくし，鎖交磁束の発生を少しでも抑制する。ベッドや電極ボックスの位置を変えて，最も交流障害の少ない状態を探すのも一法である。

③漏れ電流

検査室の壁や床などには電源からわずかな漏れ電流がながれており，通常は建物を伝わり地中に入る閉鎖回路が作られている。しかし脳波計のように十分接地されたものがあると，抵抗の少ない流れやすいルートを通って地中に入るようになる。つまりベッドの足から人体を通って脳波計に入り記録に表れてくる。湿度の高い環境でこの影響が大きくなりやすい。

壁からベッドを離しベッドをアースする，シールドマットを敷いてそれをアースする，ベッドを絶縁体の上にのせ，絶縁体の下に金属をおいてそれをアースする，検査室自体を絶縁体で浮かせその下をアースするなどの対処法がある。電位差を作らないためいずれのアースも脳波計と同じアースにつなぐことが大切である（1点アース）。

④高周波変調雑音

電気メスなどの高周波の電波を使用する治療器から発する高周波は，搬送波となって商用交流を振幅変調させる。これが電波となって電極リード線を介して増幅器に入力されると高周波変調雑音となる。50または60Hzの倍の100または120Hz成分のみが記録に混入する。この種の雑音の除去には高周波除去フィルタ（ラインフィルタなど）を使用する。

b）商用交流以外の雑音
①伝導雑音

多くの医療機器を同じ電源ラインに接続して使用する場合に伝導雑音が問題となる。PSG記録でもコンピュータ制御の場合には，電源ラインにのったパルス雑音が記録器であるパソコンをフリーズさせたり，誤動作させることがある。これを防ぐには電源ラインを別々にする必要があるが，現実には不可能であり，電源安定化装置やラインフィルタで対処している。もしこのような誤動作が

生じた場合は，電源を切って再度立ち上げなおすことで回復できることが多い．

②放射雑音

通常のPSG記録は外部入力端子を利用して酸素飽和度や呼気終末二酸化炭素をモニターしたり，睡眠時無呼吸症の治療としてCPAPを装着して，その圧をPSG記録に取り込むことも可能である．これらの機器にはコンピュータ内蔵のものが多く，そこから放射される広帯域の周波数成分をもったパルス雑音やモーター類から発する雑音が放射性雑音に当たる．PSG記録時にはあまり遭遇しないが，電話のベルや点滴，輸液ポンプ等から雑音が入ることも報告されている．対処法としては，電源ラインや各種ケーブルにラインシールド，ラインフィルタなどを用いる．

③静電気

人体や化学物質に帯電した静電気が記録に影響することも経験する．帯電電位の変化や瞬時放電電流のパルス雑音が記録に混入する．あるいはパルス雑音がコンピュータに誤動作を起こさせることもある．対策としては，対地抵抗を下げる，スタッフは静電気を帯びやすい衣服を避ける，室内を乾燥させないなどの方法が有効である．

おわりに

アーチファクトに対するトラブルシューティングの原則は，まずアーチファクトに気づくこと，アーチファクトの原因をつかむこと，できるだけ速やかに対処することである．ただ，記録開始時で被験者がまだ入眠前なら，原因の探索や対処も自由に念入りに行う事が可能であるが，入眠後ではその睡眠を妨げないように慎重に行わなければならない．したがって，被験者のそばに行かずとも対処できるようなシステムにしておくことも大切である．

バックアップ電極をつけておいてリモンタージュしたり，ノイズ源となりそうな電源ははじめから抜いておく，接触抵抗はしっかり確認して10kΩ以下にしておく，患者較正で波形を確認するなどの対策が重要である．また適切な電極やセンサ類を選ぶこともアーチファクト対策の大きなポイントである．装着法の工夫としてネットや伸縮包帯を利用したり，ペースト，テープなどは発汗に強く，外れにくいものを選ぶことなどがあげられる．

参考文献

1) 石山陽事：脳波信号と雑音，モノグラフ 臨床脳波を基礎から学ぶ人のために．日本臨床神経生理学会認定委員会編，東京，pp.21-31, 2008.
2) Beine B：Troubleshooting and elimination of artifact in polysomnography, Respir Care Clin N Am 11 (4)：617-634, 2005.
3) Lanquart J.P, Dumont M, Linkowski P：QRS artifact elimination on fjll night sleep EEG, Medical Engineering & Physics 28：156-165, 2006.
4) 末永和栄：アーチファクトとその対策，最新脳波標準テキスト．メディカルシステム研究所，東京，pp170-188, 2004.

〔川名ふさ江〕

6. PSGの危機管理

はじめに

　医療施設内において，事故・患者の急変等を予測し，未然に防止すること，さらに緊急事態に的確に対処することは重要な課題である．緊急事態の発生をできるだけ予防するとともに，そうした事態に対処するために，常日頃から必要な救急薬品，物品および器材など医療環境整備に心がけ，発生した場合でも，被害や悪影響を最小限にとどめるのが危機管理の主要な役割である．高度に発展し複雑化した現代社会においては，緊急時に発生する事態は極めて多様化し，様々な事象に同時に対処しなければならない．危機管理・リスクマネジメントの立場からは緊急事態発生の予知と予防ならびに危機対策マニュアル作成が必要である．

　睡眠ポリグラフ検査（Polysomnography：PSG）施行中の緊急時対応は，PSG施行していない場合の非常事態の発生時と同様であるが，非常事態に気づかない監視中の眠っている患者に適切に対応しなくてはならない．PSG施行中は，脳波・筋電図・呼吸・心電図および酸素飽和度などを記録しているので患者の異常に気付きやすい環境にある[10, 15]．これらとともに，顔貌・意識状態・皮膚・四肢および周辺状況の観察も要求される．異常事態の発生時には，PSGの継続および中止の判断，医師および看護師など救命医療スタッフおよび主治医への連絡が必要となる．危険性の的確な判断，状況に応じた冷静沈着かつ迅速な行動，および，他の医療者との協調性，これらの総和が必要とされる．

　本稿では，一般的な緊急事態対処法[1]，PSG記録から得られる患者情報の解釈[10, 15]と異常時対応および感染対策[19]について概説する．

（1）一般的な緊急時対応方法

a）反応の確認

　現場が安全であるかを確認した上で，その患者の反応を確かめる（患者の肩を軽くたたいて大丈夫ですかと尋ねるなど）．

b）気道確保（図1）

　意識がないことを確認したら，人を集め（緊急コール），除細動器を取り寄せるように指示を出し，気道確保を行う．気道確保には，頭部後屈あご先挙上法および下顎挙上法がある．頭部後屈あご先挙上法は一般的である．

c）人工呼吸（図2）

　呼吸停止があり，生命に危険が迫っていると判断される場合は，人工呼吸を行う．検査室にはバッグバルブマスクを常備しておく．

d）胸骨圧迫（図3）

　意識がなく，呼吸が停止し，脈拍も触れなければ，人工呼吸をしながら，ただちに胸骨圧迫を開始する．胸骨圧迫と人工呼吸の回数は30：2の割

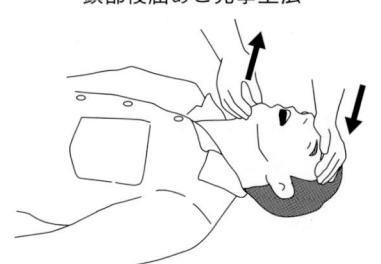

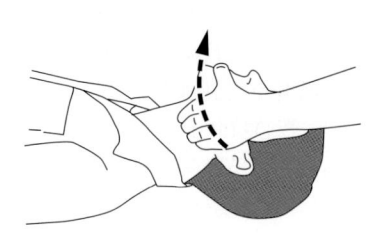

図1　気道確保

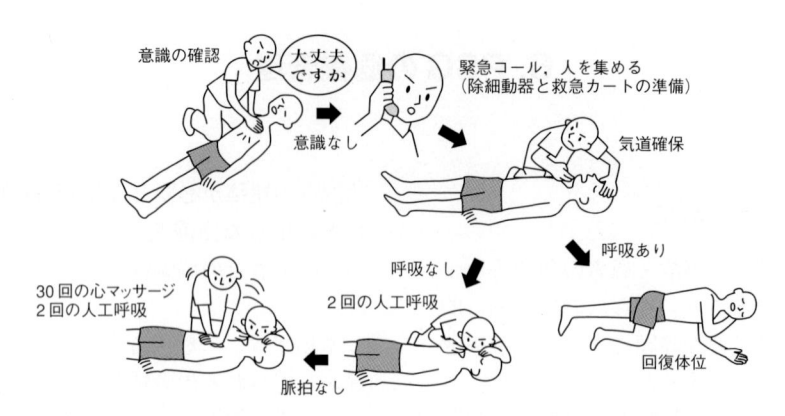

図2　心肺蘇生法（cardiopulmonary resuscitation：CPR）

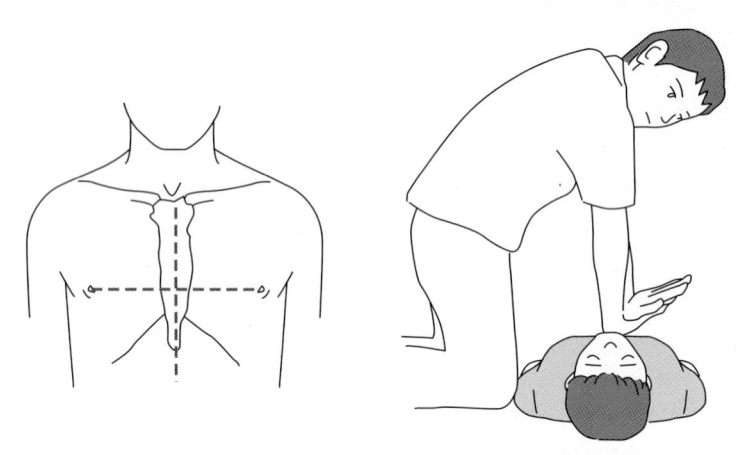

図3　胸骨圧迫

合で行う．

e）救急蘇生法（心肺蘇生法 cardiopulmonary resuscitation：CPR）（図2）

　意識がなく呼吸が停止し，心拍も停止状態にある場合，CPRが行われる．他のすべての処置に優先する救急救命処置である．医療器具を使用せずに行うCPRを一次救命処置 basic life support（BLS）と呼び，資格のない一般市民が実施してもよいことになっている．二次救命処置 advanced life support（ALS）は医師や看護師および十分に訓練を受けた救急隊員，救急救命士（一部の処置）などが実施する．PSG施行する技師もBLSおよびALSの訓練を受けておくことが望ましい．

f）体位の管理（図4）

　仰臥位では舌根沈下への配慮が必要である（気道確保）．側臥位では，気道開通，誤嚥予防などの効果がある．心不全，肺水腫などで呼吸困難を訴える場合，起座位をとらせ，医師に連絡する．

g）自動体外式除細動器（automated external defibrillator：AED）の使用

　意識がなく，心肺停止状態にあると判った時に使用する．電源を入れ，パッドのシールをはがし，肌に直接パットを貼る．音声指示により，除細動スイッチを押す．

（2）PSG記録から得られる緊急対応への重要な情報

　American Academy of Sleep Medicine（AASM）による人員確保の指針では，最低1人の監視者が必要であるとしている[2]．通常，患者と検査者の

回復体位　　　　　　　　　起座位

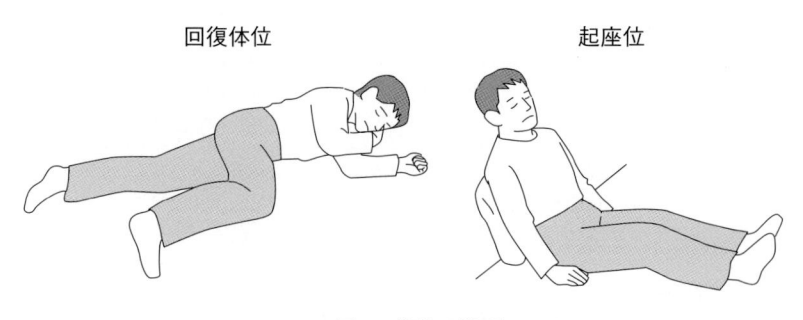

図4　体位の管理

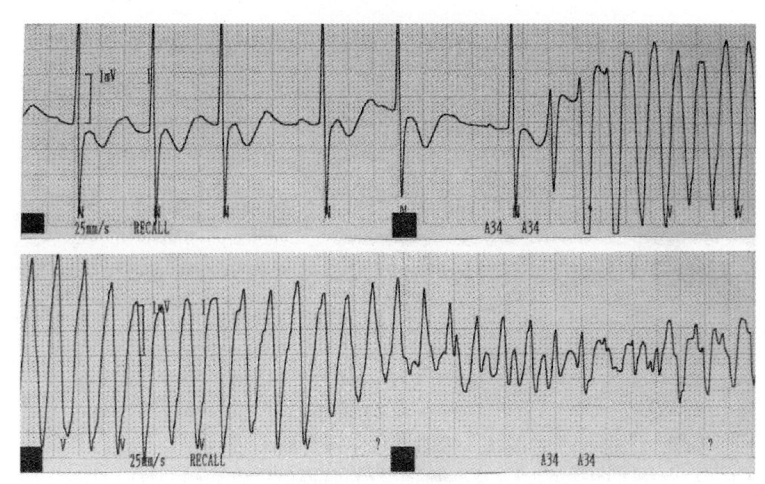

図5　心室頻拍から心室細動への移行

比率は2：1であることが望ましいとされ，神経・精神疾患など通常以上の介助を必要とする患者においてはPSG施行前に監視方法等についての検討が必須となる。循環系，呼吸器系および神経・精神科系の救急対応に関係したPSG記録の注意点について各々以下に述べる。

a）循環器系の緊急対応

検査前には，心疾患の既往，最近の標準12誘導心電図[7,9]および心エコーによる左室収縮および拡張機能[6,20]，心血管リスク[13,14]について把握する。検査中，心電図記録を注意深く観察する必要がある。患者の状態の変化を監視するとともに，PSG記録中の心電図から不整脈の種類，心筋虚血についての情報を得る。

①不整脈

致死性不整脈の鑑別が重要である。致死性不整脈として，心静止（Asystole），無脈性電気活動（Pulseless electrical activity：PEA）および無脈性心室頻拍（pulseless ventricular tacycardia：pulseless VT）・心室細動（Ventricular fibrillation：VF）（図5）がある。pulseless VT・VFは，早期に電気ショックを加えることにより洞調律に戻る可能性が高いので，医師への連絡とともにCPR（図2）をただちに行い除細動器を準備する。急性心筋梗塞，狭心症発作および電解質異常などによる不整脈の判読は重要である。PSG施行中，血圧低下，意識低下を来たす場合は緊急の対応が必要とされるので，監視者はただちに医師に連絡する。単発の上室期外収縮（図6），心室期外収縮，Ⅱ度房室ブロックの出現では，PSGを続行してよい。不整脈は，頻拍型不整脈：洞頻脈，発作性上室頻拍，頻脈性心房細動，心室頻拍（図5，6）などと徐脈型不整脈：洞徐脈，房室ブロック，洞不全症候群などに大別される。以下に代表的な不整脈につ

a. 上室期外収縮

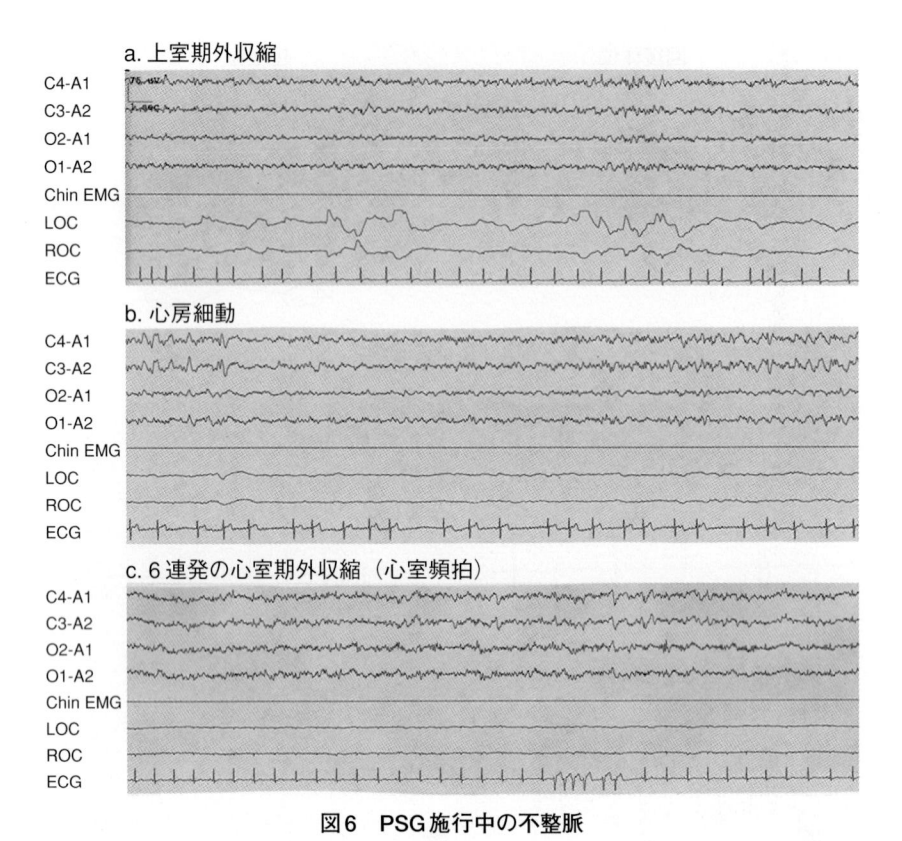

b. 心房細動

c. 6連発の心室期外収縮（心室頻拍）

図6　PSG施行中の不整脈
脳波（C4-A1, C3-A2, O2-A1, O1-A2），オトガイ筋筋電図（Chin EMG），眼球運動（LOC, ROC），心電図（ECG）

いて解説する。

洞頻脈：洞調律であって，心拍数が100拍/分以上のもの示す。2007年のAASMでは心拍数が90拍/分より大である場合，睡眠中の洞頻脈と判定すると記載されている[5]。

発作性上室頻拍：P波が突然速いレート（150〜250拍/分）で規則的に出現する。先行するT波にP波が隠れるためP波は確認できないことも多い。一般にQRS波の幅は狭く（0.1秒以下），規則正しいが，既存の脚ブロック，変行伝導による脚ブロック，Kent束を順行する頻拍などでは幅広いQRS波が観察される。動悸を強く訴える場合は医師に連絡する。

心房細動（図6）：P波がなく，不規則なf波が認められる。R-R間隔は不規則である。弁膜症，冠動脈疾患，心筋症および心不全などで発生頻度が高いが，原心疾患のないものもある（孤立性心房細動：lone af）。検査中，動悸や呼吸困難が出現した場合には医師に連絡する。

心房粗動：F波とQRS波の数は整数比となる。新たに出現した場合は医師に連絡する。慢性で変化のない場合は慎重に経過観察する。

心室頻拍（図5,6）：心室期外収縮が3拍以上続くものであり，発生時にはバイタルサインをチェックする。幅広いQRS波（0.12秒以上）を有する頻拍で，リズムは規則的なことが多い。数秒で終わるものから長時間続くものもある。脈拍を触知するものとしないものがあり，後者は心室細動と同等に対処する。血圧の低下，何らかの症状を訴える場合は医師に連絡する。基礎疾患として心筋梗塞，心筋症などがあると起こりやすいので，検査前には基礎疾患を確認して検査を開始することが適切な緊急対応につながる。特殊な型としてTorsades de pointes（多形性のVTの独特な亜型）

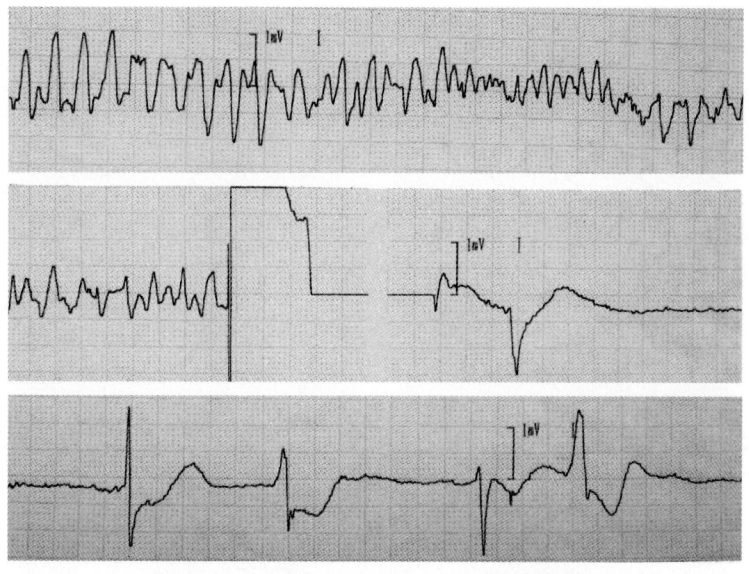

図7 Torsades de pointes とその除細動後

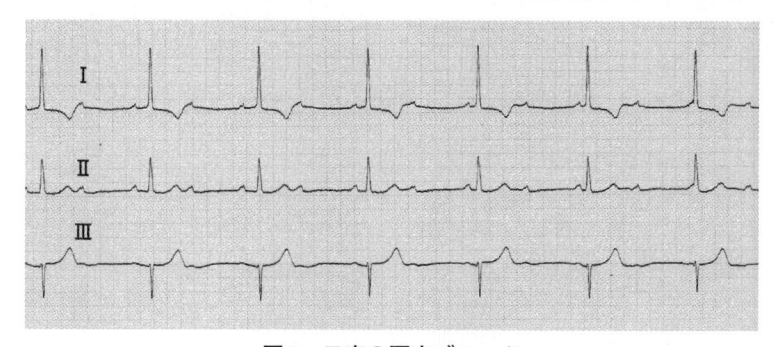

図8 Ⅲ度の房室ブロック
P波とQRS波は独立した周期で出現している。

（図7）がある。

　心室細動（図5）：はっきりしたQRS波，T波が認められず，幅も高さもばらばらの波形が連続する。心筋細胞が不規則に興奮している状態であり，有効な心拍出量はない。患者の意識を確認し，アーチファクトでないことを確認したら，PSGを中止し，ただちに人を集め（緊急コール），除細動の準備を開始する。

　洞徐脈：一般には心拍数が50回/分未満をいうが，2007年のAASMの記載では心拍数が40拍/分より小である場合，睡眠中の洞徐脈と判定すると記載されている[5]。

　房室ブロック（図8）：心房と心室の中継点である房室結節やHis束が障害され，興奮伝導遅延・途絶が生じ，高度の徐脈や心停止をきたす。アダムスストークス（不整脈が原因で心拍出量の低下[8]による失神発作）発作や呼吸困難などの自覚症状がなければPSGは続行される。

　洞不全症候群：洞結節の異常により，高度徐脈または洞停止きたす。症状がある場合はただちに医師に連絡する。洞徐脈，洞停止または洞房ブロック，徐脈頻脈症候群の3群に大別される。徐脈頻脈症候群が最も危険性が高い。

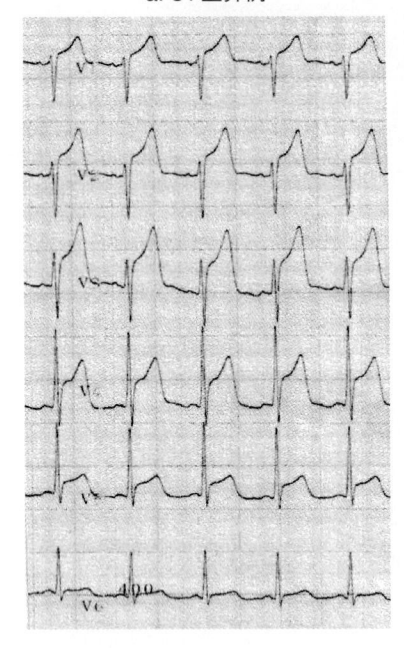

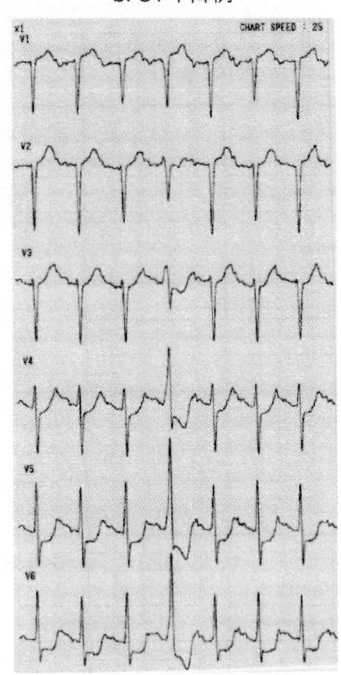

図9 ST上昇例（a），ST下降例（b）の胸部心電図（V_1-V_6）

②ST上昇およびST下降（図9）

急性心筋梗塞，狭心症などで起こる．胸痛，冷汗などがあれば，医師にただちに連絡する．また，冠動脈病変部位により，PSG記録中の心電図にST-T変化が現れないことがあるので，心筋虚血を疑う胸痛などの症状を訴える場合，標準12誘導心電図を記録する必要がある．

b）呼吸器系の緊急対策

検査前には，呼吸器疾患の既往，換気障害など（肺活量，1秒率および動脈血ガス分析など）について調べておく[11]．呼吸状態の変化を認めた場合[12]，呼吸曲線およびパルスオキシメータによる酸素飽和度（SpO_2）の変化との関係を把握する．呼吸困難，起座呼吸を来たし，急性低酸素血症（$SpO_2 < 90\%$）が認められる場合，緊急の対応が必要となるので，医師に連絡する．呼吸困難とチアノーゼでは素早いCPRの開始と高濃度酸素による換気が必要となる．O_2配管およびバッグマスクがすぐ使用できる環境が望ましい．高齢者窒息に対して，呼吸困難，チアノーゼなどの兆候を見逃さないよう注意が必要である．喘息発作による呼吸困難では発作初期の適切な対応が重視されるので，ただちに医師に連絡する．病歴を十分把握し検査に臨むことは急性肺塞栓などの対応にも重要である．

c）精神・神経科系の対策

検査前には，精神・神経疾患の既往について把握する．異常運動，異常行動の観察とともに，脳波および筋電図の変化を観察する．

①意識障害への対応

バイタルサインをチェックする．意識障害の原因は様々であり，呼びかけや刺激に対する反応，呼吸・循環系の異常の有無を確認し，ただちに医師に連絡する．

②てんかんなど痙攣発作の対応

通常のPSGでは脳波記録は中心部と後頭部のみとなるため，事前に睡眠てんかんが疑われる場合，脳波電極を追加して検査を施行する必要がある．てんかん発作はレム睡眠よりノンレム睡眠において発生しやすい．てんかん発作が発生した場合，

意識障害の有無・痙攣の開始・眼球や頭の方向・四肢の硬直および動き・左右差の有無・顔色・唇の色・唾液の排出・発作後の様子および怪我の有無を冷静に観察することが重要である。発作中，窒息や舌を噛むことを予防するため，下顎を押し上げ，気道の確保が必要となる。口にものをくわえさせると，口の中を傷つけたり，窒息する危険がある[16]。痙攣が終わった後，呼吸および意識の回復を注意深く観察する。意識が回復しない間に水や薬を飲ませると，窒息や嘔吐の原因となる。痙攣の有無に関わらず，発作が短い間隔で繰り返す場合や1回の発作が長く続き痙攣が止まらない場合は，ただちに医師に連絡し，処置を受けることが必要となる。

③異常行動に対する対応

夜驚，寝ぼけ，パニック，レム睡眠行動障害などにPSGが必要とされるが，検査中，検査機器の破損や患者自身の転倒，打撲などの外傷に注意が必要であり，画像モニタ監視は有用である。監視者は異常動作や行動時の意識水準や反応性を確認し，睡眠段階の判定，脳波所見と異常動作や行動との関係を明らかにすることが必要となる。レム睡眠行動障害は夜間後半のレム睡眠期に発生頻度が高く，比較的覚醒させやすく，夢の内容を聞くことができる。睡眠関連律動性運動障害は入眠期に発生しやすい。

（3）感染対策および消毒

生理機能検査では呼吸機能検査における院内伝播，脳波針電極によるB型肝炎の伝播，Creutz-feldt Jacob disease（CJD）の伝播例が報告されている[4, 18]。米国疾病管理予防センター（Cebters for Diseases Control and Prevention：CDC）の標準予防対策および2008年の生理機能検査感染マニュアルに記載されている院内感染対策ガイドライン[19]に基づき，PSG感染対策および消毒[17]について述べる。

器具の清拭・洗浄について：スポルディングの分類では，感染の危険性を考慮して，生体に与えるリスクの違いにより3つのカテゴリー（高リスク：クリティカル，中間リスク：セミクリティカル，低リスク：ノンクリティカル）（表1）に分け，適切な消毒法（表2）を決定している。高水準消毒は芽胞が多数存在する場合を除き，すべての微生物を死滅・不活性化することを目的とする。日本ではアルデヒド類が使用されている。中水準消毒は結核菌にも有効な消毒であり，次亜塩素酸ナトリウム，ポピヨンヨード，消毒用エタノール，クレゾール石鹸などがある。低水準消毒は塩化ベンザルコニウム，クロルヘキシンなどによる消毒

表1　医療器材の感染レベルと消毒方法

リスク	種類	処理	器具
高リスク クリティカル	皮膚粘膜を穿刺，穿通，切開して体内に触れるもの，留置されるもの，組織，血液に触れるもの	ディスポーザブル製品を採用し，再利用をさける。滅菌	手術器械，穿刺器材，注射材，体内留置器材，包交材
中間リスク セミクリティカル	粘膜，創のある皮膚と接触するもの	ディスポーザブル製品を採用し，再利用をさける。高水準消毒，中水準	呼吸器回路，マウスピース，内視鏡，気管内挿管チューブ，ネブライザー，体温計
低リスク ノンクリティカル	創のない正常な皮膚に接触	低水準消毒または洗浄	酸素マスク，呼吸器本体，検査機器類，聴診器，吸引器，血圧計，便器，尿器
最小リスク ノンクリティカル	患者および患者に直接関わりのないもの	洗浄	床，壁，天井

表2 消毒薬一覧と適応 (文献17より改変)

区分	消毒剤 (一般名)	微生物別										消毒対象別					
		一般細菌	緑膿菌	結核菌 MRSA	芽胞	酵母	糸状菌	HBV	HIV	小型*	中間**	環境	金属	非金属	手指・皮膚	粘膜	排泄物
高度	グルタールアルデヒド	○	○	○	○	○	○	○	○	○	○	○	○	○	×	×	○
中等度	ホルムアルデヒド	○	○	○	△	○	○	○	○	○	○	○	△	△	×	△	△
	消毒用エタノール	○	○	○	×	○	○	×	○	△	○	△	△	△	○	×	×
	ポビドンヨード	○	○	△	△	○	○	×	○	○	○	×	△	△	○	△	×
	次亜塩素酸ナトリウム	○	○	△	△	○	○	○	○	○	○	△	×	○	△	△	○
	フェノール	○	○	○	×	○	△	×	×	×	△	△	△	○	△	×	○
	クレゾール石鹸	○	○	○	×	○	△	×	×	×	△	○	○	○	△	×	○
低度	グルコン酸クロルヘキシジン	○	○	×	×	○	△	×	×	×	△	△	○	○	○	×	×
	塩化ベンゾルコニウム	○	△	×	×	○	△	×	×	×	△	○	○	○	○	△	×
	両性界面活性剤	○	△	△	×	○	△	×	×	×	△	○	○	○	○	△	×

○:効果あり, △:効果が得られないことがある, ×:効果なし
*小型:脂質を含まないウイルス (アデノ, コクサッキー, ロタなど)
**中間:脂質を含むウイルス (ヘルペス, インフルエンザなど)

であり, 健常皮膚に行う通常の手洗いである.

a) PSGにおける各電極・センサの感染対策および消毒の推奨方法

心電図電極:患者毎にディスポーザブル電極を使用する. ハイリスク患者においては, 誘導ケーブルも必要に応じ消毒・滅菌を行う.

脳波表面電極:ノンクリティカルな器具であり, 洗浄・清拭のみで十分である. 分泌物や血液が付着した場合は洗浄後, 次亜塩素酸に浸漬する. 汚染が疑われる場合はオートクレーブにより滅菌すべきであると報告されている.

呼吸センサ:口腔および鼻孔に接するセンサは洗浄し, グルタールアルデヒド, 過酢酸, フタラールなど高度消毒を行う. 洗浄はタンパク成分などの汚れを除去し, その後の消毒・滅菌を有効にするために必要である. 消毒剤の多くは酸化作用であり, 洗浄せずに消毒を行うと, 表面の蛋白凝固により, 内部に消毒剤が浸透しない. また, 一度凝固させた汚れの洗浄は困難である. 体位センサおよび胸腹ベルトなど血液で汚染された場合は滅菌消毒, 高水準消毒を行う.

電極ボックス, リード線, 機器本体:患者に直接触れることが少ない器具であるため, 感染伝播の可能性は少ないと考えられる.

b) 検査者の感染対策および消毒の推奨方法

検査者は検査後, 流水による手洗い, またはアルコール系消毒剤により手指を消毒する[3].

おわりに

睡眠医療の安全管理のため, PSG施行時の人員の確保および感染対策など危機管理のための指針作成と検査者の緊急時対応に関する技術訓練 (BLS・ALSなどの受講) が望まれる. なお, 日本睡眠学会認定医療機関においては2008年から安全管理マニュアルの作成が義務づけられている.

参考文献

1) American Heart Association:ACLSプロバイダーマニュアル, AHAガイドライン2005.
2) AASM Standards "Technologist staffing" Accreditation Committee, American Academy of Sleep Medicine.
3) Bernad PG:Guidelines; Relevance of infections Diseases for electroencephalogram and other Neurophysiology Laboratoies, Clin Electroencepalogr 20:8-10, 1989.
4) Hepatitis B Outbreak Investigation team:An outbreak of hepatitis B associated with reusable sub-

dermal electroencephalogram electrodes. CMAJ 162 : 1127-1131, 2000.
5) Iber C, Ancoli-Israel A, Chesson AL, et al. : The AASM Manual for the Scoring of Sleep and Associated Events, American Academy of Sleep Medicine, Westchester, IL pp.23-43, 2007.
6) Kato T, Noda A, Izawa H, et al. : Discrimination of nonobstructive hypertrophic cardiomyopathy from hypertensive left ventricular on basis of strain rate imaging by tissue Doppler ultrasonography. Circulation 110 : 3808-3814, 2004.
7) Mirvis DM, Goldberger AL : Chapter 5 Electrocardiography. Heart Disease 6th Braunwald E WB Sanders, Philadelphia pp.82-128, 2001.
8) 野田明子，岩瀬正嗣，林 博史，他：超音波パルスドプラ法による不整脈時の血行動態評価．超音波医学 16 : 20-30, 1990.
9) 野田明子：第4章 循環器疾患，I. 循環器領域の生体機能検査，基礎からの臨床医学．島本佳寿広編，名古屋大学出版，名古屋，pp.81-88, 2005.
10) 野田明子：Polysomnography（PSG）の基礎知識，PSGの準備・手順・較正．臨床睡眠検査マニュアル 日本睡眠学会編 ライフ・サイエンス，東京，pp.16-25, 2006.
11) 野田明子，平山正昭，古池保雄：臨床神経生理学的検査マニュアル 10．自律神経機能検査，A．自律神経検査の基礎知識，b．呼吸・睡眠系の自律神経検査．神経内科 特別増刊号 65 : 412-423, 2006.
12) 野田明子，杉浦建生：2 呼吸パターンの観察．呼吸器ケア 5 : 446-452, 2007.
13) Noda A, Izawa H, Asano H, et al. : Beneficial effect of bilvel positive airway pressure on left ventricular function in ambulatory patients with idiopathic dilated cardiomyopathy and central sleep apnea-hypopnea : a preliminary study. Chest 131 : 1694-1701, 2007.
14) Noda A, Nakata S, Koike Y, et al. : Continuous positive airway pressure improves daytime baroreflex sensitivity and nitric oxide production in patients with moderate to severe obstructive sleep apnea syndrome. Hypertens Res 30 : 669-676, 2007.
15) 野田明子：睡眠ポリグラフ検査（PSG），睡眠学，日本睡眠学会編集，朝倉書店，東京，pp.690-699, 2009.
16) 日本てんかん協会 http://www.jea-net.jp/tenkan/hossa.html
17) 岡田 淳，設楽政次，伊藤 武，他：臨床検査学講座 微生物学／臨床微生物学 II．総論 7，滅菌および消毒，医歯薬出版株式会社，東京，pp.49-56, 2007.
18) Rutala WA, Weber DJ : Creutzfeldt-Jakob disease; Recommendations for disinfection and sterilization. Clin Infect Dis 32 : 1348-1356, 2001.
19) 司茂幸秀，鈴木政子，並木 薫，他：生理機能検査感染管理マニュアル．医学検査 57 : 1009-1026, 2008.
20) 横田充弘，野田明子：心臓超音波検査法，技術と診断．ライフメディコム出版，名古屋，pp.1-283, 1999.

（野田明子，野田省二）

7-1. 睡眠脳波判定法（新生児・乳児・幼児・小児の睡眠脳波）

はじめに

幼小児の覚醒時の脳波像は成人の脳波像と違い発達によって大きな変化があるが，睡眠時の脳波像も成人とではかなり異なった特徴を示す。また，新生児の脳波像も幼小児とは異なる。ここでは，新生児，乳児児，小児の睡眠脳波の特徴を解説する。

（1）新生児の睡眠脳波

新生児とは満期産（40週以上）とそれよりも早期の出産児をふくんでいる。新生児の中枢神経系の発達は，生後の日数よりも受胎後の期間によって定まってくるので，受胎後期間を考慮する必要がある。例えば，生後2ヵ月の場合，受胎期間が40週であれば新生児の睡眠判定で行い，受胎期間が48週であれば小児の睡眠判定で行う。また，受胎週数によってかなりの変化をもたらす。満期産の脳波像について解説する。

a）新生児の睡眠段階

新生児の睡眠段階は大きく分けて7つに分類される（表1）[1]。新生児の睡眠は成人と異なりREM睡眠から出現する。

①動・REM睡眠（active-REM sleep）

成人のREM睡眠に相当し，閉眼して安静にしているが大きな体動，笑い顔，しかめ顔，吸啜運動，ゆっくりと体をねじる運動などが挿間性に出現する。急速眼球運動，発声，心拍・呼吸の不規則などがみられ，脳波は低振幅不規則パターン（LVI），混合パターン（M），まれに高振幅徐波が出現し，筋電図は低振幅である。

LVIパターン：10〜30μVの不規則な徐波に，20〜50μV，4〜7Hzの半律動的なθ波や10〜20μV，8〜13Hzのα波を含み，全領域で同様の活動を示す（図1）。

Mパターン：低振幅な不規則波に30〜50μVの中〜高振幅徐波の混入がみられ，前頭部に優位であるが，周期性はない（図2）。

②静睡眠（quiet sleep）

成人のNREM睡眠に相当し，閉眼して静かに眠っている。体動はないが，筋電図は比較的高振幅で，呼吸は規則的である。脳波は高振幅徐波パターン（HVS），交代性脳波（trace alternant：TA），あるいはMが出現するが，TAパターンが特徴である。

HVSパターン：100〜150μV，0.5〜3Hzの高振幅な多形徐波と50〜80μV，3〜5Hzの不規な波が持続的に出現する（図3）。

TAパターン：100〜150μV，1〜3Hzの高振幅な多形徐波に4〜7Hzのθ波を主体とした持続時間3〜8秒の高振幅部分と，10〜30μVの不規則な波に，20〜50μV，3〜6Hzのθ波と20〜50μV，8〜13Hzのα波を含む持続時間4〜8秒の低振幅部分が交代して繰り返す（図4）。

表1 睡眠・覚醒状態の定義

	開閉眼	体動	眼球運動	呼吸	頤筋筋電図	脳波
動睡眠	閉眼	＋	＋	不規則	−	L, M, C
静睡眠	閉眼	−	−	規則的	＋	A, H, D
不定睡眠	閉眼	動・静両睡眠の定義に当てはまらない睡眠				
覚醒	開眼					
入眠	開閉眼／半開眼					
啼泣						

L：低振幅不規則パターン，M：混合パターン，C：連続脳波，A：交代性脳波，H：高振幅徐派パターン，D：非連続脳波

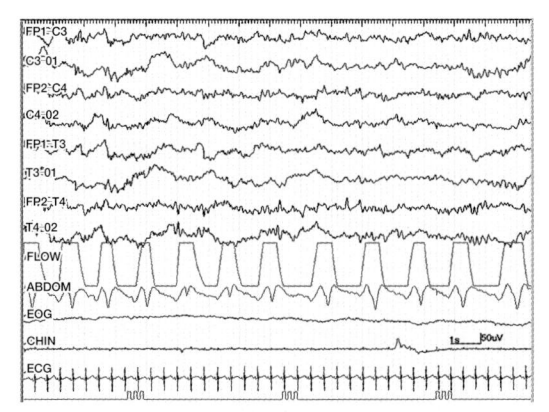

図1　LVI（40週2日）

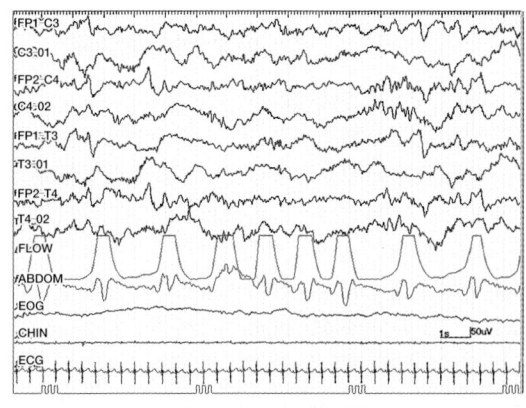

図2　M（40週2日）

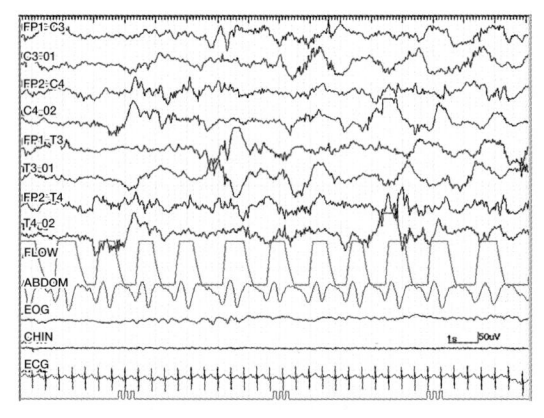

図3　HVS（40週2日）

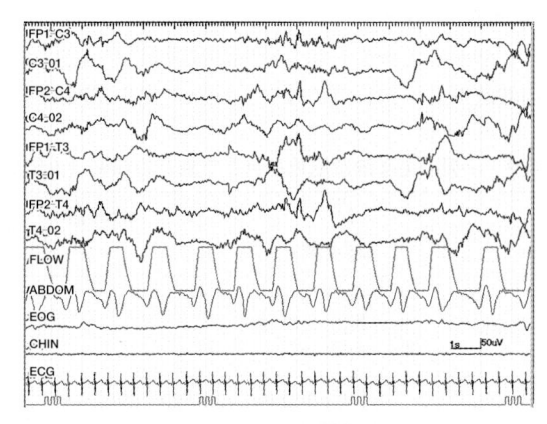

図4　TA（40週2日）

③中間睡眠（intermediate sleep）

動睡眠，静睡眠のどちらにも判定できない状態で，不定睡眠（indeterminate sleep）あるいは移行睡眠とも呼ばれる。

④啼泣
⑤動覚醒（active awake）
⑥静覚醒（quiet awake）
⑦入眠（drowsiness）

新生児では各パラメータが不揃いで覚醒，睡眠などの状態を決定しにくいことが少なくないが，Parmeleeら[2]は眼球運動，呼吸，体動の3パラメータがそろって条件を満たすものを各睡眠状態とし，その他を不定睡眠としている。正常産児の睡眠サイクルと脳波パターンを図5に示す[3]。

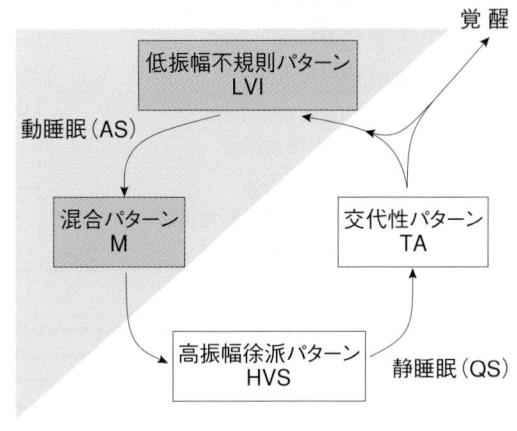

図5　正常産児の睡眠サイクルと脳波パターン

（2）乳児・幼児・小児の睡眠脳波[4]

a）年齢ごとの正常脳波

　乳児期以降の脳波パターンは成人とほぼ同じだが，後頭部律動波や瘤波などいずれも背景活動は低年齢ほど振幅が高く，周波数が遅い（持続時間が長い）傾向がある．幼児期から10歳頃までは振幅が最も高く成人の数倍もある．小児期はどの波も頭皮上の分布は広範囲に広がりやすい．また，乳児期は軽睡眠期に持続的に速波が目立つ場合がある．小児の主な睡眠脳波所見と年齢との相関を示す（表2）[5]．

b）睡眠stage1

　覚醒から入眠期には，後頭部律動波（α波）の周波数がわずかに遅くなり，徐々に出現が断続的になり，ついにはまったくみられなくなる．入眠期から睡眠stage1に特徴的な波は以下の3つである．

　①入眠期過同期（hypnagogic hypersynchrony）
　乳児期から小児期全般にみられ，生後4～5ヵ月から明瞭に出現し，1～3歳がピークである．周波数は乳児期（6ヵ月頃）で2～4Hz，それ以降は4～6Hzである．出現は広汎性であるが，頭頂部（P）・後頭部（O）優位が多い．持続時間は十数秒から数秒程度出現し，入眠期から睡眠stage1に頻繁に出現する（図6-1，-2）．

　②陽性後頭鋭波（positive occipital sharp transients：POSTS）
　小児期からみられるが，乳幼児期にも出現し，約半数に出現する．基準導出法では50μV程度の

表2　小児の主な睡眠脳波所見と年齢との相関（大田原，1980）

睡眠段階		脳波像	0月	1	2	3	4	5	6	7	8	9	10	11月	1	2	3	4	5	6	7	8歳
Stage 1	傾眠期	徐波化	＋	＋	＋	＋	＋	＋	＋	＋	＋	＋	＋	＋	＋	＋	＋	＋	＋	＋	＋	＋
		間欠性徐波	－	－	－	－	±	±	＋	＋	＋	＋	＋	＋	＋	＋	＋	＋	＋	＋	＋	＋
		抑制波	－	－	－	－	－	－	－	－	－	－	－	－	－	－	－	－	＋	＋	＋	＋
Stage 1	入眠期	hypnagogic hypersynchrocious phase	－	－	－	－	±	＋	＋	＋	＋	＋	＋	＋	＋	＋	＋	＋	＋	＋	＋	＋
		速波	－	－	－	－	＋	＋	＋	＋	＋	＋	＋	＋	＋	＋	＋	＋	＋	＋	＋	＋
		bicentral sharp wave	－	－	－	－	＋	＋	＋	＋	＋	＋	＋	＋	＋	＋	＋	＋	＋	＋	＋	＋
Stage 2	中等度睡眠期	14Hz spindles	－	±	＋	＋	＋	＋	＋	＋	＋	＋	＋	＋	＋	＋	＋	＋	＋	＋	＋	＋
		12Hz spindles	－	－	－	－	－	－	－	－	－	－	－	－	－	－	－	－	＋	＋	＋	＋
Stage 3 & 4	深睡眠期	trace alternant	＋	－	－	－	－	－	－	－	－	－	－	－	－	－	－	－	－	－	－	－
		多形性大徐波	－	－	±	±	＋	＋	＋	＋	＋	＋	＋	＋	＋	＋	＋	＋	＋	＋	＋	＋
	覚醒反応	低振幅徐波	－	－	＋	＋	－	－	－	－	－	－	－	－	－	－	－	－	－	－	－	－
		高振幅単律動性徐波	－	－	－	－	－	＋	＋	＋	＋	＋	＋	＋	＋	＋	＋	＋	＋	＋	＋	＋
		間欠性徐波形性	－	－	－	－	－	－	－	－	－	－	－	－	－	－	－	－	＋	＋	＋	＋

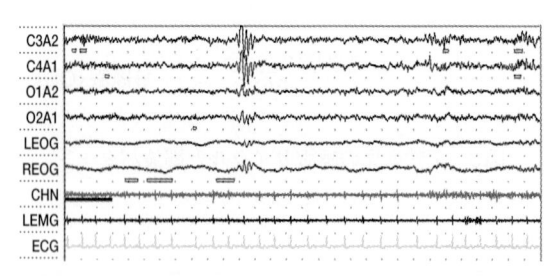

図6-1　hypnagogic hypersynchrony（age 3 years）

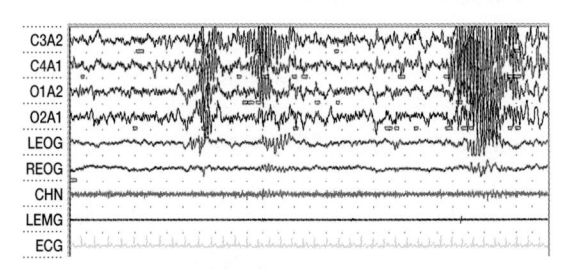

図6-2　hypnagogic hypersynchrony（age 10 years）

小さな陽性波（下向き）であり，双極誘導法のP-O誘導では陰性（上向き）に見える。基礎律動の振幅が下がる小児期後半から若年者では，双極誘導法でPOSTSが目立つ場合に棘波と間違うことがある（図7）。

③頭蓋頂鋭波（vertex sharp transient，瘤波：hump）

中心正中部（Cz）・頭頂正中部（Pz）にピークをもち両側中心部（C3, 4），頭頂部（P3, 4）に広がる二～三相性の高振幅（100～200μV）徐波である。生後5～6ヵ月頃から出現し，前頭部（F3, 4）を含め広汎性に広がることが多い。振幅は2～4歳が最も高く，鋭波のように鋭いことや，左右差を認めること，数個連発することが多い（図8-1～8-4）。また，6歳頃までは低振幅の速波がvertex sharp transientの間に見られることがある。この速波は18～22Hz，10～20μV前後で中心・前頭部ときに前誘導で出現し，5～18ヵ月の間で著明で3ヵ月頃には目立たなくなる。

c）睡眠stage2

特徴的な波は紡錘波とK複合波である。2Hz以下の高振幅徐波は20％未満である。POSTSは出現することがあるが，減少する。

①紡錘波（sleep spindle）

14Hz前後の規則的な速波が0.5～数秒持続して，前頭部（F）・中心部（C）・頭頂部（P）優位に出現する。振幅は高振幅である。乳児期には左右交代性に出現することが多いが，1歳以降は左右同期して出現する（図9-1～9-3）。

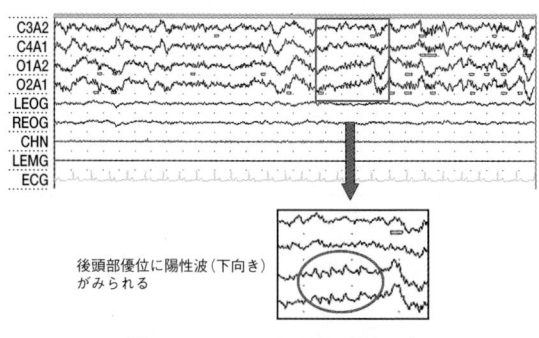

図7　POSTS（age 14 years）
後頭部優位に陽性波（下向き）がみられる

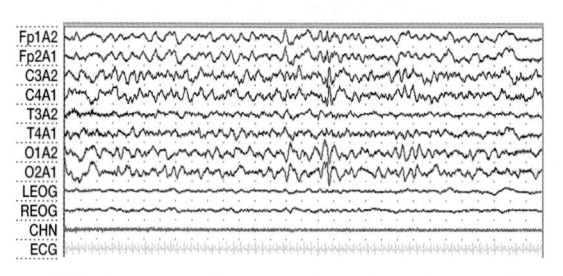

図8-1　vertex sharp transient（age 2 month）
発達によっては，2ヵ月でも出現するが，背景脳波が高振幅のため目立ちにくい

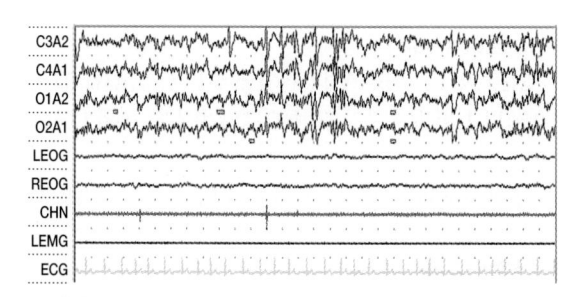

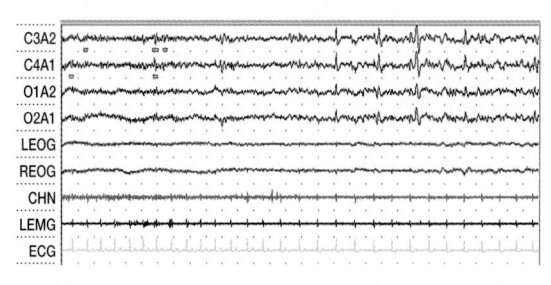

図8-2　vertex sharp transient（age 3 years）
鋭く，広汎性に出現する

図8-3　vertex sharp transient（age 6 years）
左右差を認める場合と鋭く，連発して出現する場合は鋭波と間違えやすい

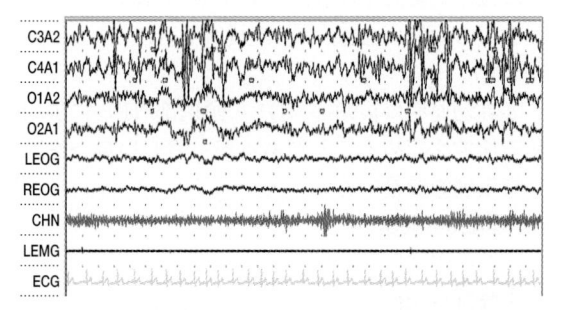

図8-4　vertex sharp transient（age 10 years）
高振幅で鋭く，連発して出現している場合は鋭波と間違えやすい

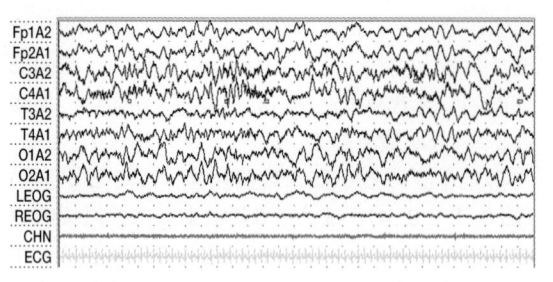

図9-1　sleep spindle（age 2 month）
左右差を認める

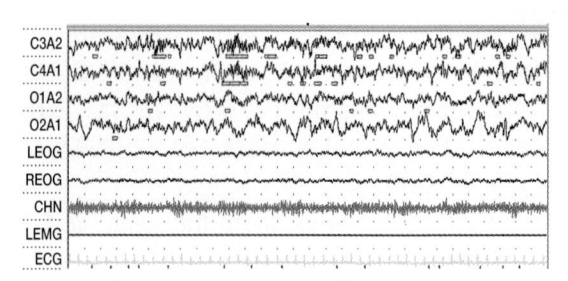

図9-2　sleep spindle（age 3 years）

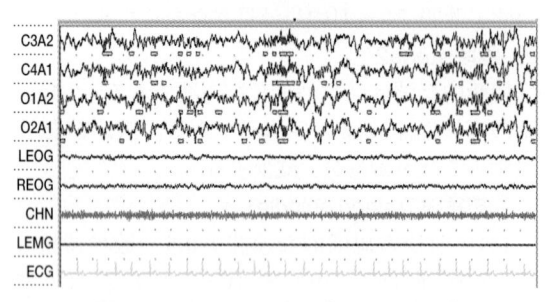

図9-3　sleep spindle（age 6 years）

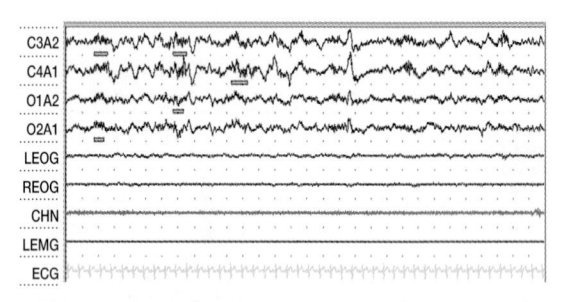

図10　sleep spindle & K complex（age 6 years）

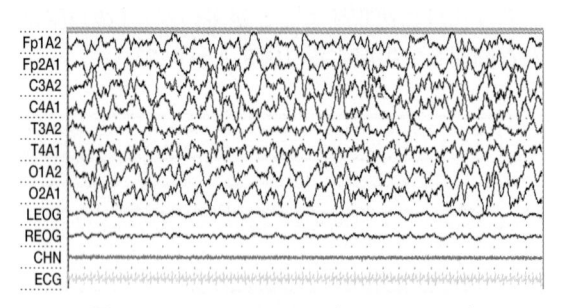

図11-1　sleep stage 4（age 2 month）

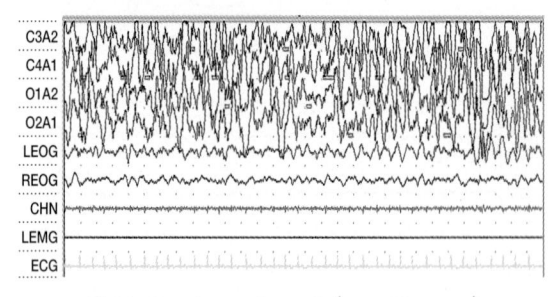

図11-2　sleep stage 4（age 10 years）

②K複合波（K complex）
瘤波に類似するが，高振幅で持続が長く，しばしば後に紡錘波を伴う．中心正中部（Cz）にピークをもち両側中心部（C）・頭頂部（P）に広がる（図10）．

③乳幼児期に後頭部（O）・頭頂部（P）に限局する徐波を認めることがあるが，著しい場合を除いて生理的現象である．

d）睡眠stage3, 4
徐波の周波数は年少者ほど遅い．
①睡眠stage3
2Hz以下，75μV以上の不規則高振幅徐波が20％以上50％未満の出現である．10Hz前後の周波数の遅い紡錘波がみられる．小児期では睡眠stage2〜3で律動性θ波が広汎性に持続することがある．

②睡眠stage4
2Hz以下，75μV以上の不規則高振幅徐波が50％以上出現する．紡錘波は減少する（図11-1, -2）．

睡眠stage3, 4では突発波は減少するか出現しなくなる．

e）REM睡眠
一般に幼少児では，成人と比較してREM睡眠の出現回数が多く，出現様式は規則的で，全睡眠の中で占める時間は長く，新生児では約50％，

生後3ヵ月では40％，3～5歳頃には20％となりほぼ成人の値に近づく．

①高振幅律動性θ波

成人のREM睡眠とは異なり，幼少児のREM睡眠にはかなり振幅の大きい律動性θ波が出現する．律動性θ波は，3～5Hz，30～150μVで広汎性ではなく中心部に比較的限局して出現する．睡眠後半のREM睡眠の時期が著明であり，特にREM睡眠の終わりごろで急速眼球運動が見られなくなった時期に最も定型的に出現する（図12-1，-2）．

②眼球運動の出現様式は成人とあまり変わりなく，差異はない（図13-1～13-4）．

f）その他

①覚醒後過同期（postarousal hypersynchrony）

睡眠から覚醒する時期にも成人とは異なった反応を示す．2ヵ月以降は半数以上が完全な覚醒時脳波に移行する前に持続性のある広汎性高振幅徐波を示す．2～5歳がピークで10歳頃まで出現するが，年齢とともに徐波の周波数が速くなり低振幅となる．5歳頃までは2～4Hz，それ以降は4～8Hzである．これは，幼少児では脳幹網様系，その他の覚醒系の機能が十分に発達していないために，覚醒刺激に対してただちに覚醒波形を示さず，中間的な状態を経過するものと思われる．

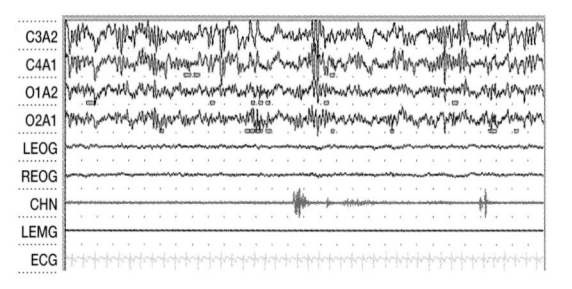

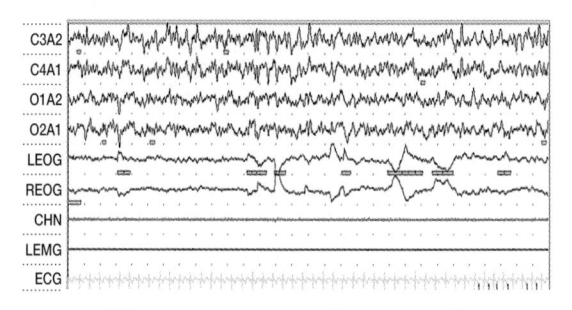

図12-1　REM sleep（age 6 years）

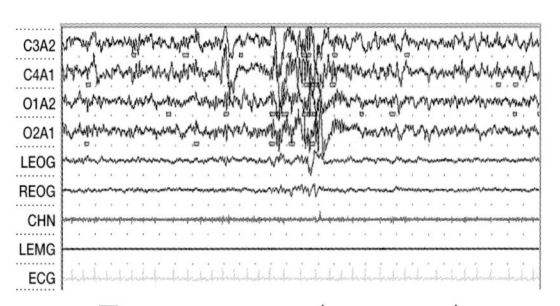

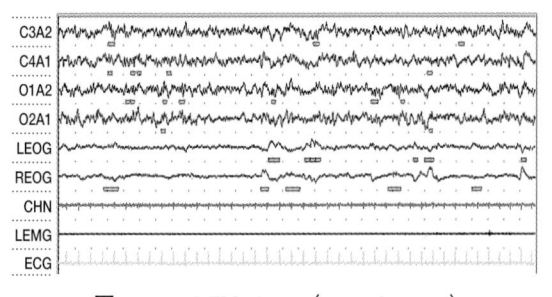

図12-2　REM sleep（age 10 years）

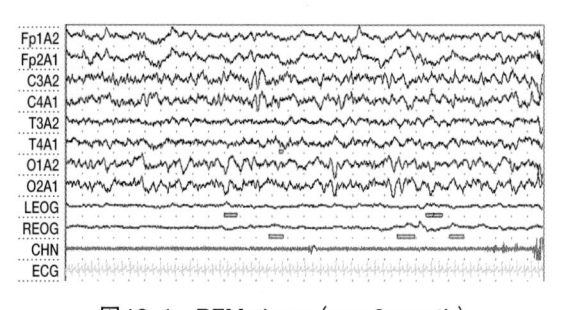

図13-1　REM sleep（age 2 month）

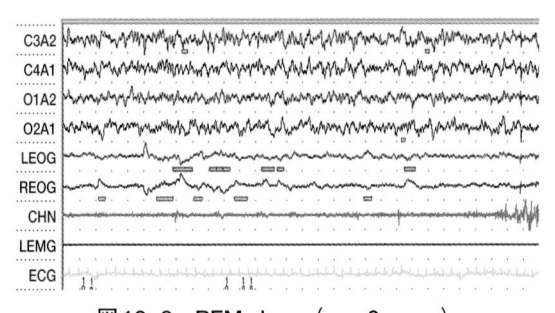

図13-2　REM sleep（age 3 years）

図13-3　REM sleep（age 6 years）

図13-4　REM sleep（age 10 years）

参考文献

1) 渡辺一功:新生児脳波入門.新興医学出版社, pp.3-33.
2) Parmelee A.H. Jr, Wenner W.H, Akiyama, et al. : Sleep states in premature infants. Develop. Med. Child Neurol, 9 : pp.70-77, 1967.
3) 早川文雄,奥村　彰久,加藤　徹,他:誰でも読める新生児脳波—新生児脳波の読みかた&考えかた—.診断と治療社,pp.8-16.
6) 前垣義弘:実践小児脳波入門—日常診療に役立つ脳波アトラス—.永井書店,pp.11-48.
5) 大熊輝雄:正常睡眠脳波:医学書院,pp.119-134.

〔石郷景子〕

7-2. 睡眠脳波判定法（成人正常睡眠波形）

　Loomis ら（1937）[1]によって睡眠の段階によって脳波が変化することをはじめて報告し，また，Aserinsky and Kleitman（1953）[2]によってレム睡眠（rapid eye movement：REM）が発見されたことを契機に睡眠研究が発展し，その後，脳波，眼球運動，筋電図を同時に記録する睡眠ポリグラフ（polysomnography）が睡眠障害の診断・治療に睡眠障害の診断に日常的に行われるようになった。睡眠段階の判定は1968年にRechtschaffen & Kales[3]（以下R＆K）が発表した基準が国際基準となっている。R＆Kが提唱する判定基準に最低限必要とされる生体信号は脳波，眼球運動，頤筋筋電図であるが，必要に応じて心電図，酸素飽和度，呼吸なども指標として用いられる。脳波は対側耳朶または乳様突起を基準電極とし（A1, A2），国際10-20電極配置法によるC3またはC4から対側耳朶を用いた基準導出（C3-A2またはC4-A1）を行うことが必要であり，さらにC3, C4以外に睡眠段階の判定を容易にするためにO1またはO2を同時導出することが望ましい。眼球運動は眼窩外側縁の1cm上方と対側の眼窩外側縁の1cm下方の2箇所から脳波記録と同一の耳朶または乳様突起の基準電極との導出が望ましい。睡眠段階判定用の筋電図は頤筋および下頤筋から双極導出する。

　睡眠段階の判定は脳波，眼球運動，筋電位からなるポリグラフを20～30秒を1区間（epoch：エポック）とし，その区間ごとに以下に示す一定の基準で判定していく。表1にR＆K判定基準をシェーマにして示す。

　R＆Kによる国際基準ではノンレム（non-REM：NREM）睡眠を第1段階から第4段階まで（stage1, 2, 3, 4）の4つに分類し，REM睡眠（stage REM）とあわせて睡眠を5つの段階に分けている。ノンレム睡眠のうち，第3, 4段階をあわせたものを徐波睡眠（slow wave sleep）という。睡眠は通常NREM睡眠の第1段階から始まり，次第に深度を増して第4段階に達し，ついでREM睡眠へと至る。ノンレム睡眠とそれに続くレム睡眠をひとつの睡眠周期（sleep cycle）と呼び，一晩の睡眠ではこの睡眠周期を4～5回繰り返す。深いノンレム睡眠である第3, 4段階は睡眠の前半，とくに入眠直後の第1回目の睡眠周期において集中して出現し，睡眠の後半になるとレム睡眠が増加する。健康成人の安定した睡眠において，覚醒期は1～3％，第1段階は数％以下，第2段階は50％，第3段階と第4段階はあわせて20～30％で，REM睡眠段階が20～25％の出現率である。

表1　R＆K判定基準のシェーマ

	stage W	stage I	stage II	stage III	stage IV	stage REM
脳波	α波，低振幅速波	●α波は50％以下 ●低振幅の種々の周波数の波が混在 ●瘤波	●低振幅不規則 θ・δ波，高振幅徐波（一） ●瘤波，紡錘波，K複合	●2Hz以下75μV以上の徐波 20～50％ ●紡錘波は周波数が遅くなり，より広範囲に出現	●2Hz以下75μV以上の徐波 50％以上 ●紡錘波（±）	●stage1とほぼ同様だが瘤波はない
眼球運動	急速眼球運動，瞬目	ゆっくりとした水平方向の眼球運動	消失	消失	消失	急速眼球運動
筋電図	高振幅持続性	高～低振幅持続性	低振幅持続性	低振幅持続性	低振幅持続性	最低振幅，平坦化
	100μ　α波	瘤波	紡錘波　K複合	高振幅δ波	高振幅δ波	鋸歯状

(1) 睡眠段階

a) 覚醒期　stage W（図1）

脳波はα波（8〜13Hz）が判定区間の50％以上の時間出現し，低振幅（10〜30μV）で種々の周波数の波が混じったパタンを示す．筋電図は他の睡眠段階よりも高く，比較的高振幅の持続性筋電図を示す．眼球運動は早い動きや瞬目などのアーチファクトが混在する．

b) 睡眠段階1　stage I＜入眠期＞（図2）

脳波は安静覚醒閉眼時に出現していた後頭部優勢のα波は低振幅化し，出現が途切れ，連続度が悪くなり断片化する（抑制相 suppression phase, stage 1-alpha）．一般にα波の出現時間が判定区間の50％以下になった時点を入眠とする．次いで，振幅の低い不規則な4〜6Hzのθ波が単独またはいくつか連続して現れ，β波が混じ，脳波全体でさざなみを打ったようなパタンとなり，この時期を漣波相（ripple wave phase）という．つづいて中心部・頭頂部優位に両側性に3〜10Hzで100〜200μVの比較的高振幅で先鋭な2相性あるいは3相性の波（頭頂部鋭波vertex sharp wave あ

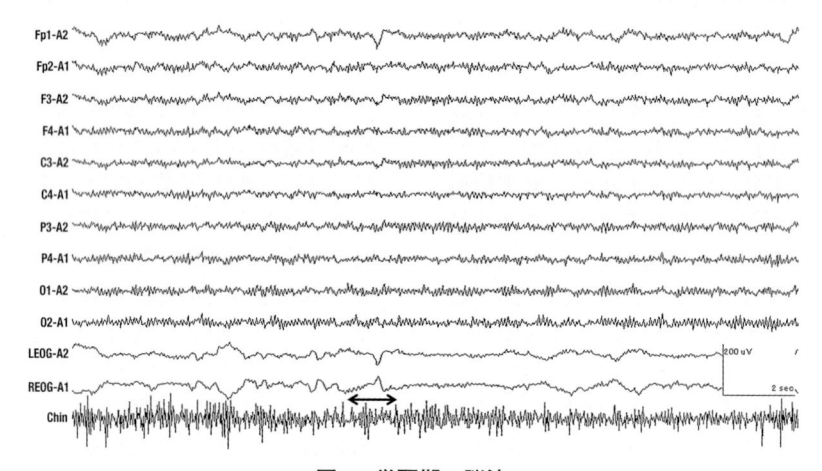

図1　覚醒期　脳波

EOG：眼球運動　Chin：頤筋筋電図
α波が全誘導に区間の50％以上に出現している．筋電図は高振幅持続性で時に急速眼球運動を認める（⇔）．

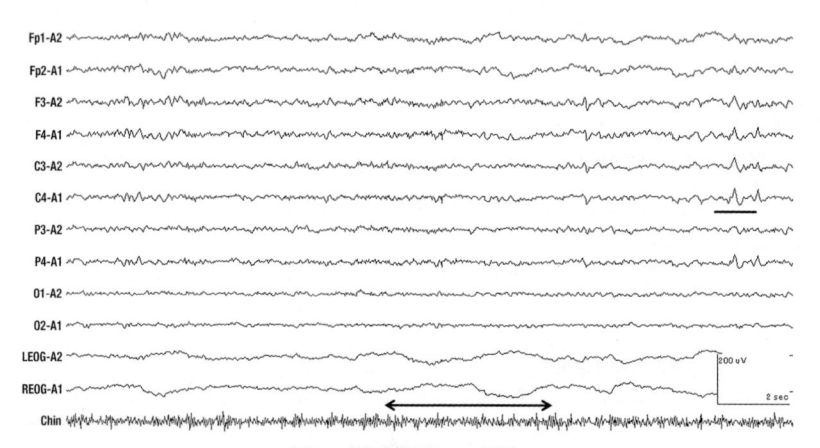

図2　睡眠段階1　脳波

覚醒期に出現していたα律動が消失し，漣波が出現し，その後に頭頂部鋭波（瘤波）が出現（－）．筋電図は覚醒期よりも低く，低振幅持続性で，ゆっくりとした水平方向の眼球運動がみられる（⇔）．

るいは瘤波 hump）が出現するようになる（瘤波相 hump phase）。頭蓋頂鋭波は単発性に出現することが多いが，2～3個連続して出現することもある。眼球運動は水平方向のゆっくりとした緩徐な眼球運動（slow eye movements）が出現し，筋電図のレベルは覚醒期に比べ低下する。睡眠段階1は眠気を覚えてうとうとしている時期に相当し，比較的短く，1～7分で覚醒から他の睡眠段階に移行するときに，あるいは睡眠中に体動に引き続いて出現することが多い。

c）睡眠段階2　stage Ⅱ　軽睡眠期（図3，4）
まず睡眠段階1で出現した頭蓋頂鋭波に引き続いて中心・頭頂部優勢に周波数が12～14Hzで最低0.5秒間持続し，紡錘状に漸増・漸減する睡眠紡錘波（sleep spindle）が両側性に出現する。また中心部優位に陰陽二相性で振幅200～300μVの高振幅徐波に14Hz前後の紡錘波が続くK複合（K complex）と呼ばれる複合波が出現する。紡錘波成分は出現しないこともある。K複合は自発的もしくは外的刺激（聴覚刺激）に誘発されて出現する。さらに睡眠が深くなると，頭蓋頂鋭波が消失して，紡錘波だけが安定して出現するようになる。眠りがさらに深くなると，頭頂部，中心部の紡錘波のほかに，10～12Hzのやや遅い紡錘波が前頭

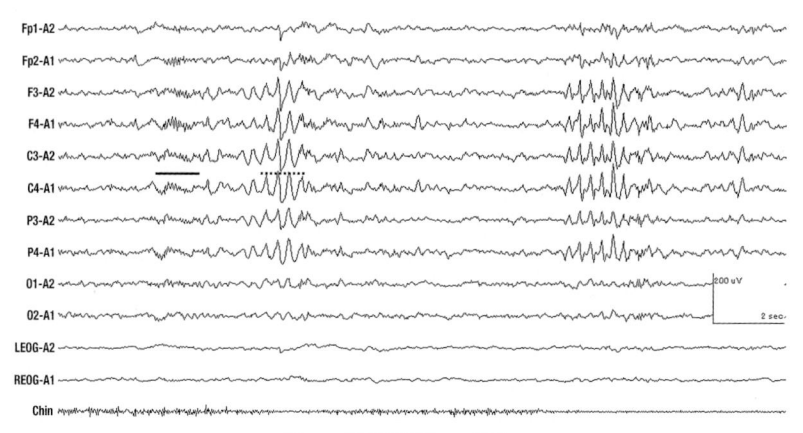

図3　睡眠段階2　脳波
頭頂部・中心部優位に14Hzの紡錘波が出現し（━），前頭頭頂部優位に12Hzの紡錘波が出現する。低振幅持続性。眼球運動は消失。

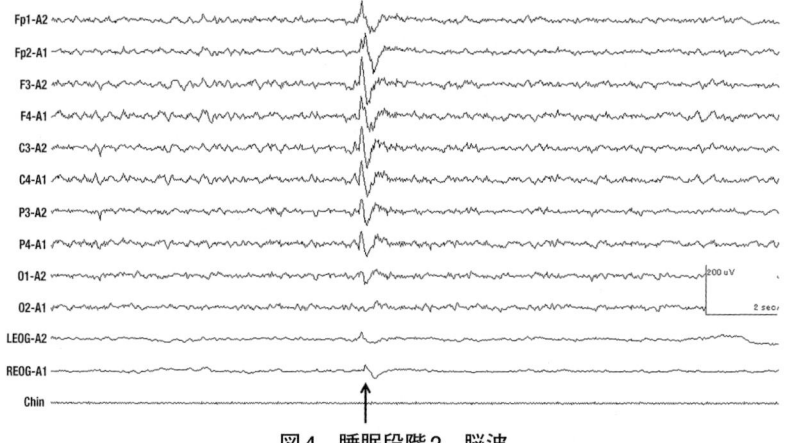

図4　睡眠段階2　脳波

K複合
中心部優位に陰陽二相性の高振幅徐波に14Hz前後の紡錘波からなるK複合（K complex）が出現している（↑）。紡錘波成分は出現しないこともある。K複合が認められれば睡眠段階2と判定する。

部に現れる。この段階では紡錘波やK複合が目立つが，背景脳波としては低振幅のδ波，θ波，β波などさまざまな周波数の波を含む不規則な脳波が見られる。したがって睡眠第2段階は睡眠紡錘波とK複合が出現すること，第3，4段階を特徴づけるような高振幅徐波が存在しないことによって判定される。K複合や紡錘波の出現間隔が3分以内であれば睡眠段階2と判定し，この間隔が3分以上であれば段階1とする。眼球運動はほとんど静止し，筋電図のレベルは第1段階より低いことが多い。

d) 睡眠段階3　stage Ⅲ　＜中等度睡眠期＞（図5）

周波数が2Hz以下で頂点間振幅が75μV以上のδ波（丘波 hill wave）が判定区間の20％以上，50％以下をしめる。紡錘波が混じることもあり，このときの紡錘波は周波数の遅いものが多くなり，主に10Hz前後の紡錘波が，比較的脳の広い範囲にわたって左右同期的に出現することが多い。眼球運動は消失しているが，高振幅のδ波がアーチファクトとして眼球運動の導出に混在する。筋電図のレベルは低振幅となっている。

この段階の睡眠はかなり深く，感覚刺激を与えても，覚醒しにくい時期で，よほど強い刺激でな

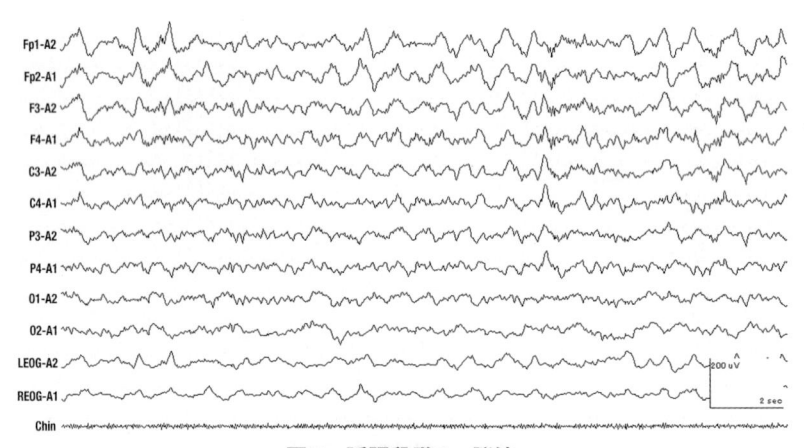

図5　睡眠段階3　脳波

2Hz以下で75μV以上のδ波が1区画中に20％以下をしめる。筋電図は低振幅持続性で眼球運動は消失している（脳波がアーチファクトとして混入）。

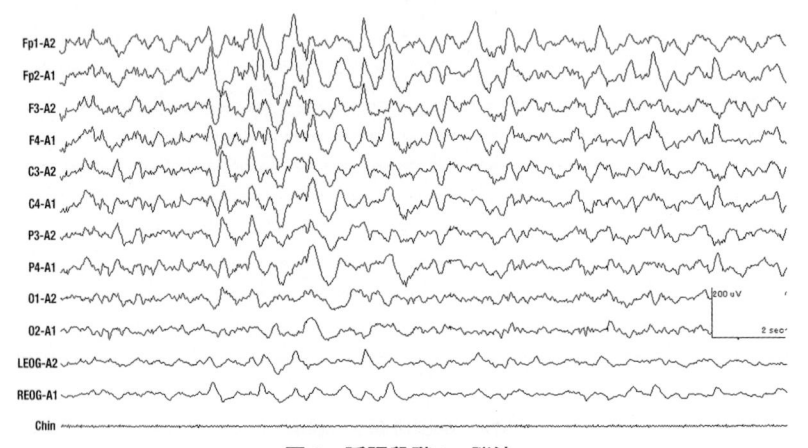

図6　睡眠段階4　脳波

2Hz以下で75μV以上のδ波が1区画中に50％以上をしめる。筋電図は低振幅持続性で眼球運動は消失している（脳波がアーチファクトとして混入）。

図7 REM睡眠期 脳波

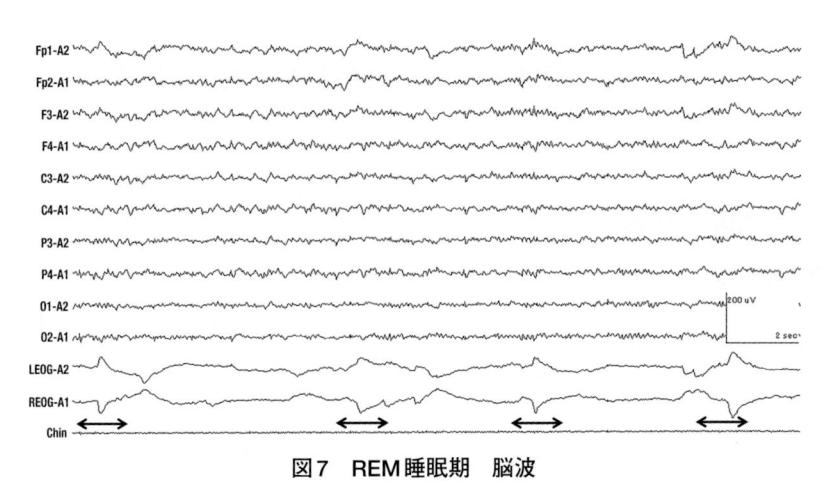

低振幅の様々な周波数成分の波からなり，睡眠段階1の脳波パタンと類似するが，瘤波は認めない．筋電図は平坦化し，急速眼球運動が出現（↔）．

いとこれを知覚することはできない．

e）**睡眠段階4　stage Ⅳ　＜深睡眠期＞（図6）**

2Hz以下で75μV以上の徐波が判定区間の50%以上をしめる．紡錘波は出現することもあるが，睡眠深度が深まると消失して丘波のみになる．眼球運動は消失しているが，高振幅のδ波がアーチファクトとして眼球運動の導出に混在する．筋電図のレベルは低振幅となっている．

第3段階と第4段階を合わせて徐波睡眠（slow wave sleep：SWS）と呼ぶ．

f）**レム睡眠期　stage REM（図7）**

脳波は比較的低振幅の各周波数が混合し，睡眠第1段階に似たパタンを示す．レム睡眠期の前頭・頭頂部周波数が1.5～5Hzで陽性の切れ込みをもつ角形の特徴的な鋸歯状波（saw-tooth wave）が数秒間（ときに数10秒間）がみられることもある．また覚醒期よりも1～2Hz遅いα波の群発がみられる．脳波像だけからでは第1段階とREM睡眠段階とを区別するのは困難であるが，急速眼球運動（rapid eye movements：REMs）の出現，身体の姿勢を保つ抗重力筋の緊張が著しく低下し，頤筋の筋電図はほとんど平坦で筋放電があっても他の睡眠段階に比べて最低レベルになることによって判定される．その他，レム睡眠期には心拍や呼吸数の増加や変動があり，陰茎，陰核の勃起が起こるなど各種の自律神経の変動がみられ，またこの時期に眠っているひとを呼び起こすと夢をみているという報告が多い．

参考文献

1) AL Loomis, EN Harvey, GA Hobart : Cerebral States During Sleep, as Studied by Human Brain Potentials. J. Exp. Psychol 21 : 127-144, 1937.
2) E Aserinsky, N Kleitman : Regularly Occuring Periods of Eye Motility, and Concomitant Phenomena, During Sleep. Science 118 : 273-274, 1953.
3) A Rechtschaffen, A Kales, and（Eds.）: A Manual of Standardized Terminology, Techniques and Scoring System for Sleep Stages of Human Subject. US Government Printing Office, National Institute of Health Publication, Washington DC, 1968.

〈山﨑まどか〉

7-3. 睡眠脳波判定法（高齢者の睡眠脳波）

（1）加齢と睡眠

a）高齢者の睡眠パターン

睡眠の量や質は，睡眠前の覚醒時間や活動による疲労によって変化する。高齢期において睡眠パターンが変化することがよく知られているが，これは，加齢による身体的変化のみではなく，社会的活動量の減少が強く影響していると考えられる。すなわち，徐波睡眠期には，代謝率の低下によるエネルギー消費節約や蛋白同化作用がみられ，疲労回復を促進するが[4]，日中の活動量が低下している高齢者では，夜間睡眠前半の徐波睡眠の出現量が減少する。これに伴って，レム睡眠が早く出現するようになる（レム睡眠の前方シフト）[10]。

また，高齢者では，若年成人に比べて概日リズムの位相が前進する。このうち，深部体温リズムは睡眠に強い影響を及ぼすことが知られている。ヒトは夜間急速に深部体温が低下する時期に一致して入眠しやすくなり，深部体温の最下点に続く体温上昇相でレム睡眠が最も生じやすいことが明らかになっている[9]。高齢者ではこのリズム位相が前進しており，若年者に比べて入眠からより早い時間に深部体温が最低値となることが，レム睡眠圧の睡眠前半での亢進につながり，これもレム潜時の短縮と睡眠後半のレム睡眠の持続性低下に貢献すると考えられている（レム睡眠の分散均衡化）。また，深部体温リズムの振幅も低下し，これが夜間中途覚醒の増加や熟眠困難などを生じる要因と考えられる。

b）高齢者の睡眠構築

図1は，各種睡眠パラメーターの加齢変化を示している[12]。高齢者では，総睡眠時間の減少，中途覚醒時間の増加，徐波睡眠時間の減少が特徴的である。次に，若年成人と高齢者の睡眠経過を比べてみる（図2）と，若年成人では検査開始後すぐに入眠し，すぐに深い睡眠に入る。一方，高齢者では，しばらく覚醒が続き，入眠後もステージ1，2から深い睡眠に入ることが少なく，中途覚醒に伴い睡眠段階の移行回数も多くなる。レム睡眠は潜時が短縮する。以上より高齢者の睡眠の特徴をまとめると，下記の通りである。

①全体

総睡眠時間の減少，睡眠効率の低下，中途覚醒時間の増加，睡眠段階移行回数の増加

②ノンレム睡眠

睡眠潜時の延長，段階1，2の増加，段階3，4の

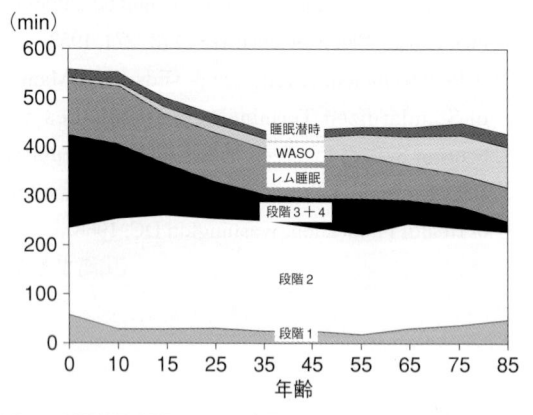

図1　総睡眠時間，レム睡眠，ノンレム睡眠の年齢による推移

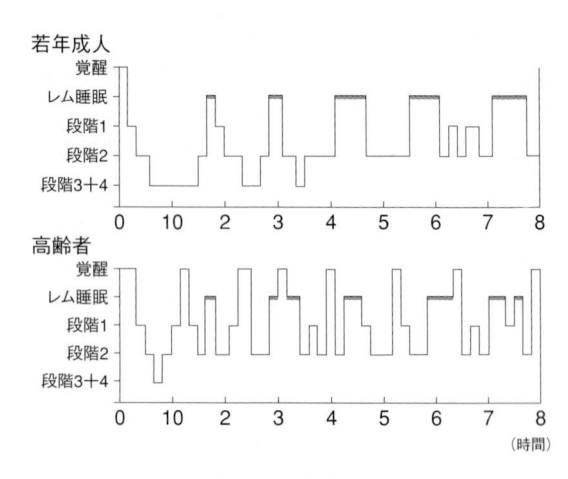

図2　若年成人と高齢者の睡眠経過の比較のモデル

減少
③レム睡眠
　レム潜時の短縮，レム睡眠の減少，分布の分散均衡化
c）高齢者に多くみられる睡眠中の異常現象
　睡眠時無呼吸症候群は高齢期に増加するが，これは，加齢に伴う呼吸筋の筋力低下や肺の伸縮性の低下，胸壁や気道の弾力低下などが影響している。Sleep Heart Health Studyによると，AHIが5以上の割合は39～49歳の29％であるが，60歳以上では53％であった[14]。若年成人では閉塞型が多く，中枢型はほとんどみられないが，男性中年者では1.7％，高齢者では12.1％に中枢型がみられるようになるという[7]。
　周期性四肢運動（Periodic Limb Movements during Sleep；PLMS）は加齢に伴い増加する。PLMSは成人の5～6％で認められるが，高齢者ではその出現割合が45％と高くなる[6]。しかし，自覚的な睡眠感に影響しない無症候性の場合が多く，PLMSと主観的な睡眠の質には関連がみられないという報告もある[15]。

（2）高齢者の睡眠脳波波形

a）睡眠判定基準となる波形の加齢変化
　脳波波形にも加齢変化が認められる。安静閉眼時にみられるα波（8～13Hz）の出現量は，小児から成人にかけて増加するが，高齢者では減少し，連続性が低下する。また，その周波数も加齢と共に遅くなることがわかっている[5]。
　入眠期所見に関しては，頭頂鋭波の振幅が低下し，出現頻度も減少し，出現しなくなる例もみられる[11]。睡眠紡錘波は入眠後すぐに出現するようになるが，出現頻度は減少し，振幅も低下，周波数が高くなる[8]。K複合も高齢者では出現頻度が減少する[8]。
　深睡眠期でのδ波は振幅が低下する。このために，高齢者では深睡眠が少なく見積もられるのではないかという指摘もある[13]。

b）睡眠段階判定を誤る要因となりやすい高齢者特有の波形
　①κ律動（図3：青木病院の末永和栄氏提供）
　κ律動は高齢者にみられる正常波形で，両側の中側頭部優位に出現するθ～α帯域（6～12Hz）

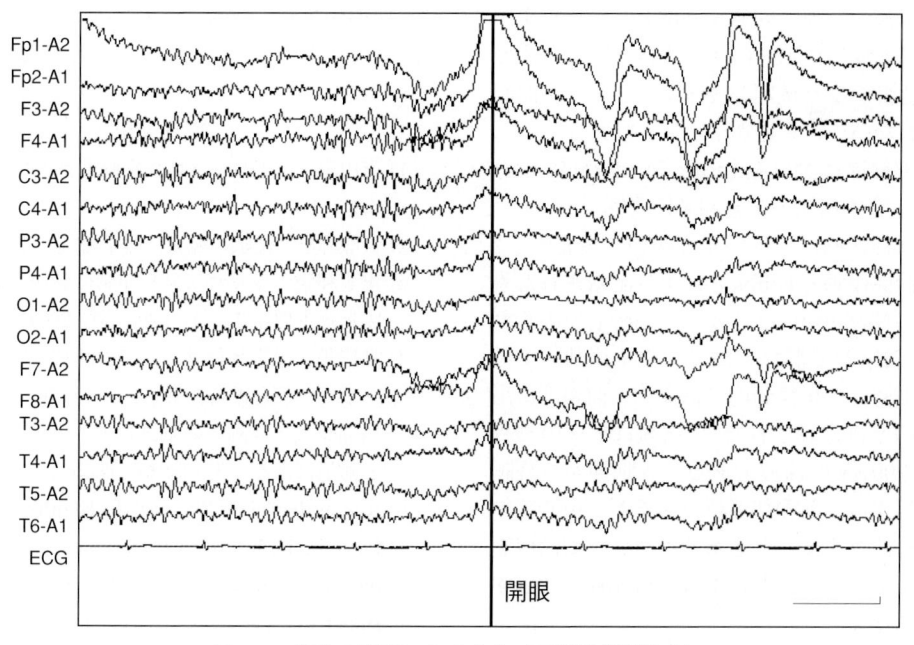

図3　κ律動の開眼による変化（反対側基準導出）

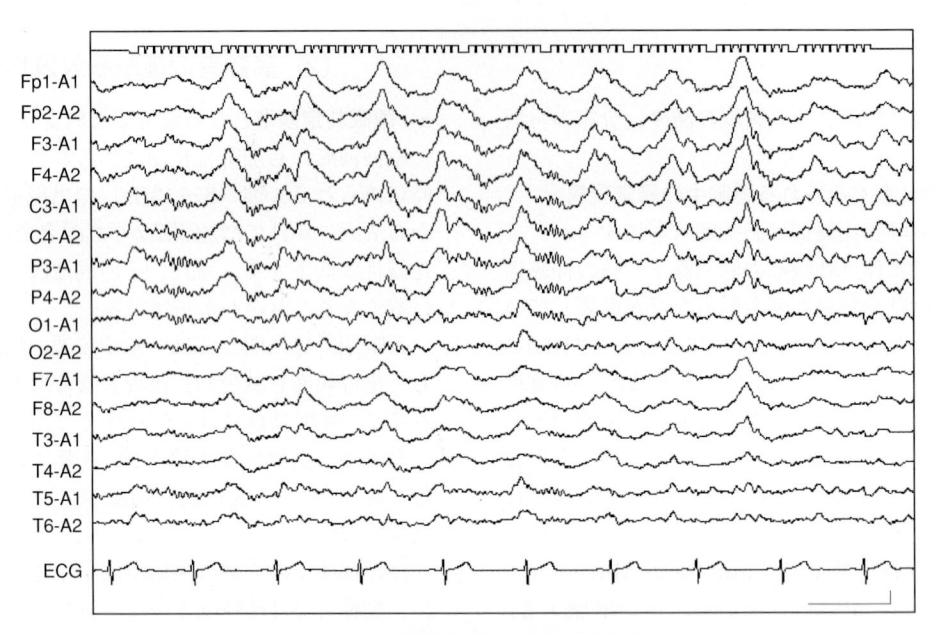

図4 前方部緩徐律動（睡眠段階2）

の律動波である．覚醒時だけでなく，入眠期にも出現する．左右で極性が逆となり，耳朶に波及するため，対側耳朶を基準とした場合，α波と誤って判断し，覚醒と判定してしまわないよう注意が必要である．同側耳朶を基準とすると導出されないため，脳波の誘導に同側を基準とした導出を用いるか，基準導出にT3-T4もしくはA1-A2（感度2倍）を追加すると鑑別しやすい[3]．また，開眼で抑制されないことも鑑別ポイントである．

②前方部緩徐律動（Anterior Bradyrhythmia）
（図4：青木病院の末永和栄氏提供）

前方部緩徐律動は，前頭から頭頂に突発する2〜5Hzの徐波律動とGibbsらにより記載されたもので，後にNiedermeyerにより，高齢者でみられる1.5〜2.5Hzの多形なδ波で，やや律動的ではあるが，厳密には単律動的ではない，前頭部に出現するものと再定義された[1]．持続は2〜10秒程度，50〜200μVの徐波である．入眠期から軽睡眠期に出現する．前頭部優位であるが，中心部や前側頭部に波及することもあるため，睡眠深度を判定する上で，この波形の混入の可能性を考慮する必要がある．

おわりに

高齢者は社会的環境や加齢による身体的変化などの要因から，若年成人とは睡眠構造や睡眠覚醒パターンが異なる．加齢に伴い睡眠に関する訴えが増加するが，診断・治療に際しては，高齢者の睡眠特性を踏まえて判断することが大切である．

参考文献

1) 市川忠彦：誤りやすい異常脳波第3版．医学書院，東京，2005．
2) 大熊輝雄：睡眠の臨床．医学書院，東京，1977．
3) 末永和栄：カッパ（κ）律動の脳波学的研究．臨床神経生理学 32（4）：295-303, 2004．
4) 鳥居鎮夫：生物行動としての睡眠　睡眠学ハンドブック．朝倉書店，東京，pp.11-16, 1994．
5) 松浦雅人：高齢者の脳波の読み方（1）基礎活動と賦活による変化．臨床脳波 45（7）：2003．
6) Ancoli-Israel S, Kripke DF, Klauber MR, et al.：Periodic limb movements in sleep in community-dwelling elderly. Sleep 14：496-500, 1991.
7) Bixler EO, Vgontzas AN, Ten Have T, et al.：Effects of age on sleep apnea in men：Ⅰ．Prevalence and

severity. Am J Respir Crit Care Med 157 : 144-148, 1998.
8) Crowley K, Trinder J, Kim Y, et al. : The effects of normal aging on sleep spindle and K-complex production. Clin Neurophysiol 113 : 1615-1622, 2002.
9) Czeisler CA, Zimmerman JC, Ronda JM, et al. : Timing of REM sleep is coupled to the circadian rhythm of body temperature in man. Sleep 2 : 329-346, 1980.
10) Hayashi Y, Endo S : All-night sleep polygraphic recordings of healthy aged persons ; REM and slow-wave sleep. Sleep 5 : 277-283, 1982.
11) Klass DW, Brenner RP : Electroencephalography of the elderly. J Clin Neurophysiol 12 : 116-131, 1995.
12) Ohayon MM, Carskadon MA, GuilleminaultC, et al. : Meta-analysis of quantitative sleep parameters from childhood to old age in healthy individuals : developing normative sleep values across the human lifespan. Sleep 27 : 1255-1273, 2004, 447-453, 2003.
13) Webb WB, Dreblow LM : A modified method for scoring slow weve sleep of older subjects. Sleep 5 : 195-199, 1982.
14) Young T, Shahar E, Nieto FJ, et al. : Predictors of sleep-disordered breathing in community-dwelling adults : the Sleep Heart Health Study. Arch Intern Med 162 : 893-900, 2002.
15) Youngstdt SD, Kripke DF, Klauber MR, et al. : Periodic leg movements during sleep and sleep disturbances in elders. J Gerontol A Biol Sci Med Sci 53 : M391-M394, 1998.

〔室田亜希子，井上雄一〕

8. CAP（cyclic alternating pattern）判定法

（1）CAP法とR＆K法（ミクロ構造分析とマクロ構造分析）

睡眠評価法として睡眠段階判定法（R&K法）[1]は，1968年に米国において標準化されて以降，睡眠研究および睡眠医療の分野において汎用されている。脳の活動水準が高いほど速波が多くなりまた活動が低下すると徐波が多くなる現象を睡眠深度として評価する。記録データを一定区間単位に睡眠段階を割り付け一晩の睡眠段階を経時的にプロットすることで睡眠段階構造を視覚的に観察する。また総睡眠時間，睡眠効率，各睡眠段階の割合等の睡眠変数値を算出する。R&K法は睡眠深度に基づいた睡眠のマクロ構造分析法である。

一方パルマ大学Terzano教授が提唱したcyclic alternating pattern（CAP）法[2]は欧州を中心に研究で用いられ，近年世界的にも認識されつつある新しい睡眠評価法である。わが国でも2001年より導入が始まり，日本人を対象とした知見が出始めている[3〜5]。NREM睡眠中に背景脳波と，それとは区別できる一過性の脳波活動が交代性に出現する。脳波活動とは周波数の変化と振幅の変化であり，同期性脳波活動（高振幅徐）と非同期性脳波活動（低振幅速波波）のいずれも含まれる。この一過性脳波活動を皮質下も含む脳内の覚醒反応として，また一過性脳波活動と背景波とが交代性に出現する脳波配列を睡眠の不安定性としてCAP法では評価する。CAP法は交代性脳波配列の量的評価や発現のタイミングを測ることによる睡眠のミクロ構造分析法とされている。

CAP法が新しい睡眠評価法として注目される理由は，第一として被験者の主観的睡眠感を鋭敏に反映しうる可能性があることである。不眠患者の主観的睡眠評価（睡眠の満足感）が，R&K法の各睡眠変数（前夜の中途覚醒時間，総睡眠時間，深睡眠量，入眠潜時など）よりCAPとの間で相関性が高く[6]，CAP量が多いほど睡眠の満足感が低いことから，CAP法は従来法では評価しにくい主観的睡眠評価を客観的データとして示せる可能性がある。第二の理由として，従来のマクロ構造分析法（R&K法）では評価できなかった疾患や状態に対して，より微小な反応をとらえるミクロ構造分析法（CAP法）が，病態と睡眠生理の関係について新たに理解できると期待されている点である。

（2）CAPと覚醒反応

睡眠の分断化現象は，1992年ASDA（American Sleep Disorders Association）が発表した「脳波覚醒反応（EEG arousal）」の定義[7]に準じ評価されている。この定義の指す脳波覚醒反応（EEG arousal）とは大脳皮質上に波及した覚醒反応（cortical arousal）であり，α波，β波，16Hz以上の速波など非同期性脳波変化である。一般的に皮質上覚醒反応が発生すると，発生以前の睡眠段階より浅い睡眠段階や覚醒段階へと移行するため睡眠の分断化をもたらす。また体動，筋電位増高，呼吸数増加，心拍数増加などの交感神経活性を伴う生体現象が観察される。ところが覚醒反応を疑う生体現象が観察されても非同期性脳波ではなく，K-complexesやDelta burstなどの同期性脳波を認める場合もあり，このような反応は皮質下覚醒反応（subcortical arousal）と考えられている。皮質下覚醒反応では必ずしも睡眠段階はシフトせず分断睡眠には至らない。CAP法では，非同期性脳波と同期性脳波の両者を判定することから，ASDAの定義では判定されない皮質下覚醒反応も含めた脳内におこるより多くの覚醒反応をとらえることとなる。従ってCAP法はこれまでの覚醒反応評価法に比べ鋭敏な覚醒反応評価法とも言える。

（3）正常睡眠でのCAP

パルマ大学のParrinoらの研究[8]では，健常者

の睡眠にある程度のCAPが観察され，また年齢によってCAPの出現が異なっていることが示された。CAPの出現は，NREM睡眠時間に対する全CAP持続時間の割合であるCAP率を用いた（図1）。CAP率の年齢別平均値は10～19歳では43.4±6.5％，20～39歳では31.9±7％，40～59歳では37.5±5.3％，60歳以上では55.3±8.2％であった。10代で高いものの20～30代で最低値となり，その後加齢に従い増加している。10歳未満の幼少期では報告により異なっているものの，発達とともにCAP率が上昇する傾向にある。日本人を対象（平均年齢46.3±12.3歳）とした健常者の検討では，CAP率は38.0±7.8％と，Parrinoらの報告と同程度であり，また年齢群別の値も同程度であった。CAP出現率は欧州と日本との間に差を認めないと考えられた。またCAPの出現様式は睡眠の進行と関連している。出現しやすいのは睡眠段階の移行時やREM睡眠の直前である。睡眠段階に変化がなく持続しているところやREM睡眠が終了した直後はCAPが出現しにくい[9,10]。時間帯別では睡眠前半が出現しやすく，特に第1周期から第2周期にかけて終夜で最も多く出現しその後周期毎に減少する。このような睡眠の進行過程とCAPの出現様式には，睡眠の規則性を司る（規則性が形成する）ウルトラディンリズムまたは恒常性（ホメオスタシス）と関連があるとされている[9]。このような概念はCAPの存在が覚醒現象のみならず睡眠維持と継続性の意味合いを持つことによる。

（4）CAP法

a）CAPの定義

CAPを構成する一過性脳波活動をphase Aと定義している。特徴は急激な周波数の変化（速波化／徐波化）または振幅の変動（低振幅化／高振幅化）である。Phase Aとそれに介在する背景部分をphase Bとし，phaseA, phaseBとも間隔は2～60秒である。phase Aとphase Bが基本単位のサイクルであり，CAPサイクルの集合をCAP配列と表現する。CAP配列は，2つ以上のCAPサイクルにより成立する（図2）。また次のCAPサイクルまでの間隔が60秒以上離れた場合にCAP配列は終了する（図2）。

b）CAP記録法

CAPは，広汎な皮質領域におよぶ全般的な脳波活動であるため，すべての誘導部位にてphase Aの発現が認識される。脳波記録の導出はFp1-F3・F3-C3・C3-P3・P3-O1またはFp2-F4・F4-C4・C4-P4・P4-O2の双極誘導法で好適に検出できる。時定数0.1秒，高周波フィルタ30Hz，校正は50μV/7mmが推奨される。さらにC3-A2またはC4-A1およびO1-A2またはO2-A1の単極誘導法の導出，左右眼球運動および頤筋筋電図の記録も睡眠段階判定のために不可欠である。

c）CAP判定法

CAPの判定とは，phase Aを認識し，印付けすることである。ひとつのPhase Aの開始点と終了点を決定すれば，その持続時間（間隔）が判明する。周期的に発現しているphase Aを判定すれば，2つのphase A間に介在するphase Bの開始点と終了点は決定される。

①phase Aのサブタイプ分類

Phase Aは，周波数と振幅の特徴により3つのサブタイプに分類される（図3）。phase Bに比して周波数はより遅くより高振幅の律動（同期性）

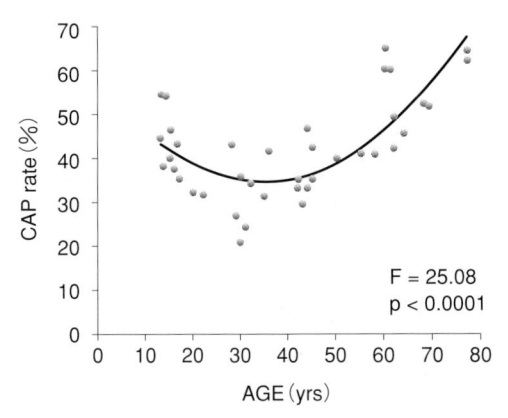

Regression analysis reveals that the distribution of the single CAP rate values across the different ages best fits a quadratic curve.

図1．CAP率の加齢変化

出典：L Parrino, et al.：EEG and clinical Neurophysiology 107 439-450, 1998.

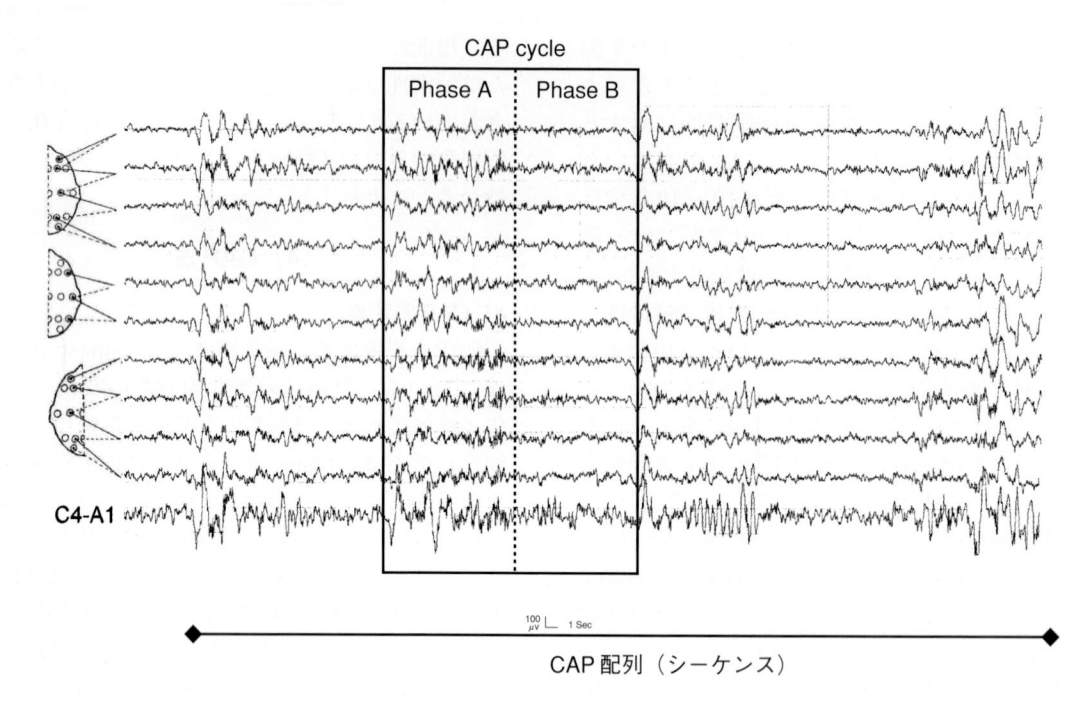

図2. CAPの定義：CAPサイクルと配列（シーケンス）

か，より速くより低振幅の律動（非同期性）か，またはその両者（同期性と非同期性）を含むかにより認識される。同期性脳波と非同期性脳波の混合の程度により分類される。

　Phase A1：判定される区間の20％未満が非同期性脳波成分でその他が同期性脳波成分で構成されている場合

　Phase A2：判定される区間の20％以上50％未満が非同期性脳波成分の場合

　Phase A3：判定される区間の50％以上が非同期性脳波成分の場合

②phase Aを構成する脳波イベントの特徴

phase Aは，主に以下のような脳波イベントにより構成されている。

- Delta bursts（δ波の群発）
- Vertex sharp transients（頭蓋頂鋭波トランジェント）
- K-complex sequences with or without spindles（紡錘波を伴うか伴わないK複合波の連続）
- Polyphasic bursts（多相性波の群発）
- K-alpha（K複合波−α波の複合）
- Intermittent alpha（間入性α波）
- EEG arousal（脳波覚醒反応）

d）CAP関連指標

　主な指標を表1に示した。CAP率が代表的指標であり，正常値以上に増加した状態を，過覚醒または睡眠の不安定性を示す。各種睡眠障害や精神神経疾患における検討，またそれらの治療効果や睡眠薬の評価において主要な指標として用いられている。全体的に睡眠障害では健常者に比較してCAP率が高値であることが多く，精神生理性不眠症[6]，閉塞性睡眠時無呼吸症候群[11]，周期性四肢運動障害[12]，睡眠時遊行症[13]，夜驚症[14]が該当する。一方，ナルコレプシー[15]や注意欠陥多動性障害[16]，片頭痛[17]などでは，CAP率は健常者と比較して低値を示し，元疾患における睡眠調節機構の機能低下が示唆されている。またphase Aのサブタイプ分類を割合（％phase A1，％phase A2，％phase A3），NREM睡眠1時間当たりの指数（A1 index，A2 index，A3 index）として現す。Phase Aサブタイプの構成は健常人の場合年齢群別にその特徴がある（図4）。出現の割合はPhase A1 ＞

図3. phase A のサブタイプ

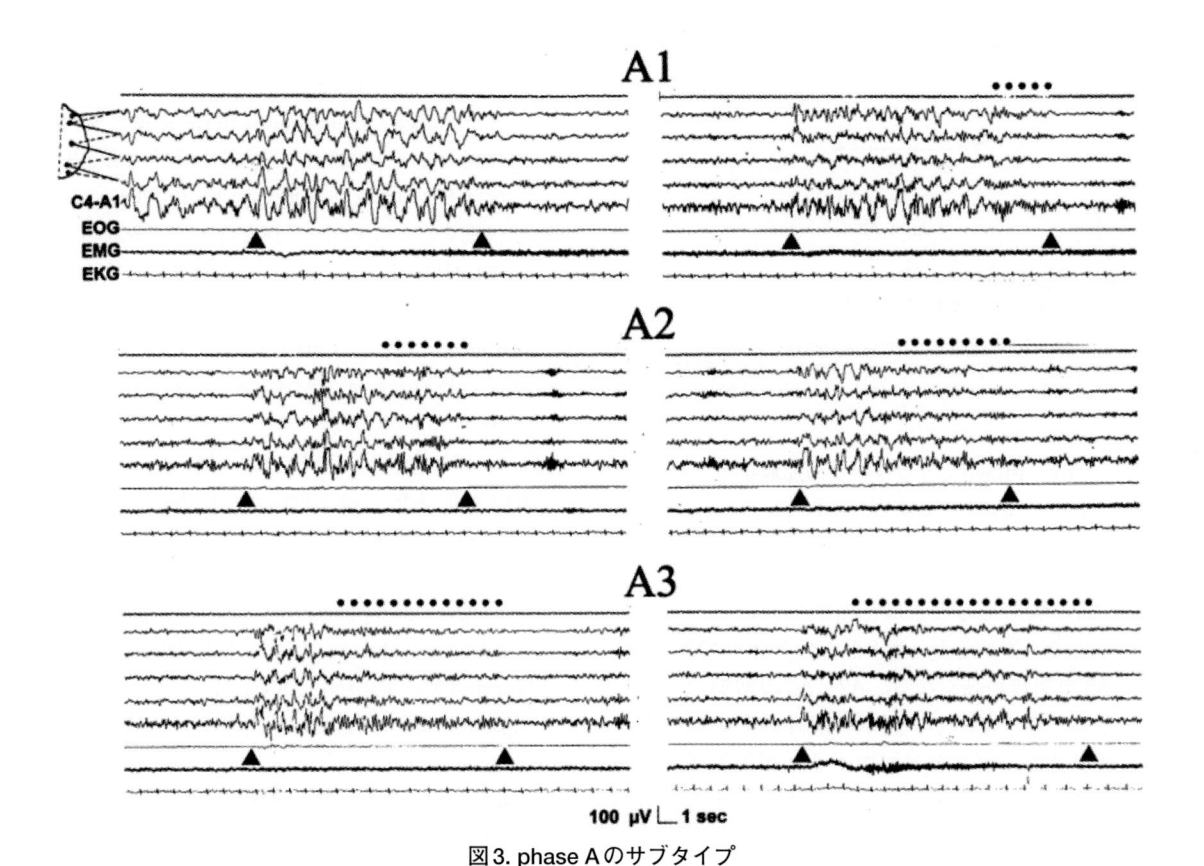

出典：Parrino L, Boselli M, Spaggiari MC, et al. : Cyclic alternating pattern（CAP）in normal sleep : polysomnographic parameters in different age group. Electroenceph clin Neurophysiol. 107 : 439-450, 1998.

表1　CAPパラメータの定義

パラメータ	定　義
CAP 時間	入眠から最終覚醒までのノンレム睡眠中の総 CAP 時間
CAP 率	ノンレム睡眠時間に対する CAP 時間の割合
CAP 配列回数	2つ以上の連続する CAP サイクルを1つの CAP 配列とした場合の CAP 配列の平均回数
CAP 配列時間	2つ以上の連続する CAP サイクルを1つの CAP 配列とし，入眠から最終覚醒までの全 CAP 配列の時間
CAP サイクル回数	フェーズ A とそれに続くフェーズ B からなる一連の波形を1つのサイクルとし，入眠から最終覚醒までの全 CAP サイクル数
CAP サイクル時間	フェーズ A とそれに続くフェーズ B からなる一連の波形を1つのサイクルとし，入眠から最終覚醒までの CAP サイクルの平均時間
サブタイプ A1, A2, A3 回数	入眠から最終覚醒までのフェーズ A のサブタイプ A1, A2, A3 の各回数
サブタイプ A1, A2, A3 割合	入眠から最終覚醒までのフェーズ A の総数に占めるサブタイプ A1, A2, A3 の各割合
サブタイプ A1, A2, A3 指数	ノンレム睡眠1時間当たりに対するサブタイプ A1, A2, A3 の回数

(%) PERCENTAGES OF PHASE A SUBTYPES IN NREM SLEEP

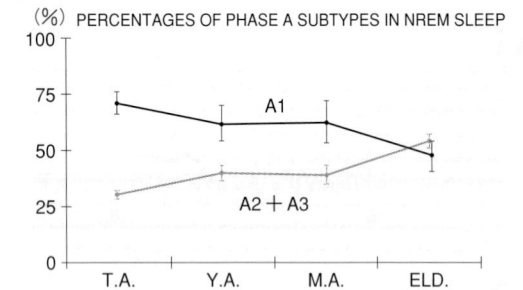

Age-related distribution of phase A subtypes. T.A., teenagers; Y.A., young adults; M.A., middle-aged; ELD., elderly. The percentages expressed by A2 and A3 subtypes are aggregated. The vertical lines refer to standard deviations.

図4. Phase A サブタイプの加齢変化

出典：L.parrino, M. Boselli, et al. EEG and Clinical Neurophysiology;107, 439-450, 1998

A2＞A3の順であることはどの年齢群においても共通することであるが，老年群では若年群に比べ，A2，A3の割合が高くなる。A2，A3の増加は，皮質覚醒の増加を意味し，睡眠時無呼吸症候群や周期性四肢運動障害などで増加する。精神生理性不眠症では，CAP率は高くなるもののphaseAサブタイプ分画には変化を認めなかった。睡眠時遊行症や夜驚症ではA1の割合が増加する。

まとめ

睡眠の評価がR&K法のみに留まらないためにも新しい手法のひとつとしてCAP法は期待されている。CAP法の理解や解析技術の導入において困難な点はあるものの，欧米に追随して，わが国でも今後普及が進むことが望まれる。

参考文献

1) Rechtschaffen A, Kales A, eds. : Manual of Standardized Terminology, Techniques and Scoring System for Sleep Stages of Human Subjects. Los Angeles : Brain Information Service/Brain Research Instutute, University of California at Los Angeles 1968.
2) Terzano MG, Parrino L, Smerieri A, et al. : Atlas, rules and recording techniques for the scoring of cyclic alternating pattern （CAP） in human sleep. Sleep Med; 2 : 537-553, 2001.
3) 八木朝子，小曽根基裕，千葉伸太郎，他：睡眠パラメータcyclic alternating pattern（CAP）を用いた睡眠の安定性の検討―日本における不眠症患者と健常人との比較―不眠研究：13-19，2006.
4) 小曽根基裕，八木朝子，伊藤洋，他：睡眠パラメータCAPを用いたゾルピデムの精神生理性不眠患者における睡眠の質（安定性）に対する検討―プラセボを対照とした無作為クロスオーバー比較試験での検討―新薬と臨床．第55巻5号：29-45，2006.
5) Ozone M, Yagi T, Itoh H, et al. : Effects of zolpidem on Cyclic Alternating Pattern, an objective marker of sleep instability, in Japanese patients with psychophysiological insomnia― A randomized crossover comparative study with placebo―. Pharmacopsychiatry; 41 : 106-114, 2008.
6) Terzano MG, Parrino L, Spaggiari MC, et al. : CAP variables and arousals as sleep electroencephalogram makers for primary insomnia. Clin. Neurophysiol; 114 : 1715-1723, 2003.
7) ASDA（American Sleep Disorders Association）: EEG arousals : scoring rules and examples. A preliminary report from the Sleep Disorders Atlas Task Force of the American Sleep Disorders Association. Sleep;15 : 174-184, 1992.
8) Parrino L, Boselli M, Spaggiari MC, et al. : Cyclic alternating pattern （CAP） in normal sleep : polysomnographic parameters in different age group.Electroenceph clin Neurophysiol; 107 : 439-450, 1998.
9) Terzano MG, Parrino L : Origin and significance of the cyclic alternating pattern （CAP）．Sleep Med. Rev; 4 : 101-123, 2000.
10) Terzano MG, Parrino L, Smerieri A, et al. : CAP and arousals are involved in the homeostatic and ultradian sleep processes. J Sleep Res; 14 : 359-368, 2005.
11) Terzano MG, Parrino L, Boselli M, et al. : Polysomnographic analysis of arousal responses in obstructive sleep apnea syndrome by means of the cyclic

alternating pattern. J of Clin Neurophysiol; 13 : 145-155, 1996.

12) Parrino L, Boselli M, Buccino GP, et al. : The cyclic alternating pattern plays a gate-control on periodic limb movements during non-rapid eye movement sleep. J of Clin. Neurophysiol; 13 : 314-323, 1996.

13) Guilleminault C, Kirisoglu C, Rosa AC, et al. : Sleep-walking , a disorder of NREM sleep instability. Sleep Medicine; 7 : 163-170, 2006.

14) Bruni O, Ferri R, Novelli L, et al. : NREM sleep instability in children with sleep terrors : The role of slow wave activity interruptions. Clin Neurophysiol; 119 : 985-992, 2008.

15) Terzano MG, Smerieri A, Del Felice A, et al. : Cycling alternating pattern (CAP) alterations in narcolepsy. Sleep Med; 7 : 619-626, 2006.

16) Miano S, Donfrancesco R, Bruni O, et al. : NREM sleep instability is reduced in children with attention-defict/hyperactivity disorder. Sleep; 29 : 745-756, 2006.

17) Della Marca G, Vollono C, Rubino M, et al. : Dysfunction of arousal systems in sleep-related migraine without aura. Cephalagia; 26 : 857-864, 2006.

〔八木朝子〕

9. 簡易PSG（パルスオキシメーター，ホーム・モニタリングの適応と限界）

はじめに

睡眠時無呼吸症候群（sleep apnea syndrome：SAS）の診断のためには，終夜睡眠ポリグラフィ（polysomnography：PSG）がゴールドスタンダードとなっている。しかし，PSGには大掛かりな装置と多種類のセンサの装着や手技を要し，解析技術の取得にも時間を要するため，熟練した技師が必要となる。また，終夜の監視が不可欠であるため，ルーチンとしてPSGを実施するには，マンパワーの確保と検査システムの構築が必須とされる。

これらを考慮すると，SASを疑う症例全てにPSGを行うことは困難であり，入院や多種類のセンサ装着による患者の束縛感などの負担を軽減し，限られた人材や設備を有効に活用するためには，簡易モニター（portable monitoring device：PMD）の適切な併用が望ましい。

（1）簡易モニター

米国睡眠学会（American Academy of Sleep Medicine：AASM）では，睡眠検査装置を4群に分けている（表1）[1]）。

タイプ1はPSGであり，専用の検査室にて専門の検査技師が終夜監視を行う。タイプ2は専用の検査室ではない場所で使用することを目的とし，睡眠脳波，眼球運動，呼吸気流，呼吸運動，酸素飽和度を含む最少7チャンネルを装着するが，タイプ1との違いは検査技師の監視がないことである。タイプ3は，呼吸運動または呼吸気流を含む4チャンネルの記録が可能である。しかし，睡眠脳波を装着しないため，睡眠段階の判定ができない。タイプ4は，呼吸気流あるいは酸素飽和度のみをモニターする。一般に簡易モニターと言う場合は，タイプ3とタイプ4の機器を示す。

a）タイプ4

タイプ4で一般的に普及しているのが，パルスオキシメータである。酸素飽和度のみの測定であるが，簡素な方法として広く用いられている。患者に取り付け説明を行い，在宅でのスクリーニング検査を目的として使用される。

酸素飽和度がベースラインより低下した単位時間あたりの平均回数を酸素飽和度低下指数（ODI：oxygen desaturation index）として計算して評価する。酸素飽和度が3％以上の低下をODI3，4％以上の低下をODI4と表す。しかし，PSGのAHIとODIの相関は十分なものではなく，酸素飽和度のみでの評価は推奨されていない[1]）。ATS（American Thoracic Society），ACCP（American College of Chest Physicians），AASMの米国3学会で発表された簡易モニターに関するガイドラインによると，パルスオキシメータ単独の診断感度は，67〜97％，特異度は62〜92％とされている[1,2]）。AHI 5〜15/hの軽症例に対しては，酸素飽和度の

表1　PMDの分類

タイプ1：Standard Full PSG
タイプ2：Comprehensive portable PSG
　　　　 睡眠脳波，眼球運動，呼吸気流，呼吸運動，酸素飽和度を含む最少7チャンネル
タイプ3：Modified portable sleep apnea testing
　　　　 最少2チャンネルの呼吸気流かまたは呼吸運動を含む最少4チャンネル
タイプ4：Continuous single or dual bioparameters
　　　　 酸素飽和度かまたは呼吸気流の1から2チャンネル

（文献1より引用）

表2 代表的 タイプ4比較表

	アプノモニターミニ	SAS-2100	LS-100	PMP-300E	LS-120
呼吸気流（温度センサ）	○				
呼吸気流（圧センサ）		○	○	○	○
酸素飽和度	○	○	○	○	○
心拍数		○	○	○	○
いびき		○	○	○	○
体位	○				△
CPAP圧					○
アクチグラフ				○	△
寸法（mm）	88×58×18.7	84×30×56	87×56×25	91×32×54	42×46×19
重量（g）	90	100	100	80	70
その他					胸骨上窩センサ

○：あり、△：どちらか一方

みで判定を行う場合，診断感度が特に低下するといわれている。一般的にパルスオキシメータは診断感度が低くて軽症例を取りこぼすリスクが大きく，スクリーニングとして使用する場合は注意するべきである。AASMのガイドラインでは，パルスオキシメータは推奨できないとしている[2]。

最近，酸素飽和度と呼吸気流を共に測定できる機器が出ており，鼻圧センサにて呼吸気流を捕らえることが可能となる機種がある。しかし，鼻圧センサによる呼吸気流の単独では疑陽性イベントが多く特異度が低くなるといわれているため，パルスオキシメータと鼻圧センサを組み合わせることによって，それぞれのセンサの欠点を補った評価が推奨される[2]。この機種とPSGのデータを比較すると，AHI 5〜40/hの範囲内で診断感度は93〜100％，診断特異度は89〜100％であり極めて有用と考える[3,4]。また，診断能をPSGと比較したところ，カットオフがAHI 5以上で感度1.00，特異度0.89，AHI 15以上で感度0.93，特異度1.00，AHI 40以上で感度0.93，特異度1.00といった極めて高い有用性を報告しているものもある[3]。

呼吸気流による呼吸イベント測定では，無呼吸低呼吸として呼吸イベントを付けることのみで，無呼吸のtypeを判定することはできない。また自動解析を行う上でも偽陽性イベントが多くなるため，必ずマニュアル解析が必須である[3]。代表的なタイプ4機器の比較表を表2に示す。

b) タイプ3

一般的に簡易モニターとして国内に多く普及しているのは，タイプ3である。代表的な機器の比較表を表3に示す。AASMでは監視下での使用に限り診断に対して有用としている[2]。得られる情報として呼吸気流（温度センサ，圧センサ），呼吸運動，酸素飽和度，いびき，体位，心拍数などがある。呼吸気流と呼吸運動から閉塞型，中枢型，混合型に分けることが可能であり，呼吸イベントに関しては，PSGとほぼ同等の診断能力を持つと判断できる。また，ホルターECGの記録が可能な機種や，アクチグラフを取り入れることが可能な機種もある。各社様々な機種を提供しており，その特徴をよく理解して使用するのが望ましい。

タイプ3の呼吸イベントは，監視下においてはPSGとほぼ同等の診断能力があると判断されるが，睡眠脳波の装着がないため睡眠段階が正確に把握できない。そのため覚醒状態が多く睡眠効率が低い場合には，記録時間と総睡眠時間の差が大きくなるため，呼吸イベント指数を換算する際に過小評価となることがある。これはタイプ3およびタイプ4機器の限界である。

(2) タイプ3簡易モニター活用方法

図1に典型的な閉塞型無呼吸の波形を示す。口鼻呼吸は90％以上低下しているが，呼吸運動は残存しており，そして酸素飽和度は典型的な下降

表3 代表的 タイプ3比較表

	アプノモニター V	スターダスト II	サンドマン ポケット	LS-300	モルフェウス R
呼吸気流（温度センサ）	△	○	○		△
呼吸気流（圧センサ）	△	○	○	○	△
呼吸運動	○	○	○	○	○
酸素飽和度	○	○	○	○	○
心拍数	○	○	○	○	○
いびき	○	○	○	○	○
体位	○	○	○	○	○
心電図				○	
CPAP圧	○	○	○	○	○
自動解析	○	○	○	○	○
生波形の再生	○	○	○	○	○
マニュアル解析	○	○	○	○	○
重量（g）	250（電池含む）	102（バッテリー含まず）	60（ヘッドボックス）120（レコーダー:電池含まず）	140（電池含む）	105（記録ユニット）90（PIB）
寸法（mm）	86×30×140	58×115×20	70×45×22（ヘッドボックス）127×80×30（レコーダー）	72×265×975	118×67×31（記録ユニット）80×45×24（PIB）
その他			PTT	ホルターECGアクチグラフ	

○：あり，△：どちらか一方
PTT：Pulse Transit Time（大動脈弁が開いて動脈血が左心室から送り出され，その脈波が指先に到達するまでの時間）

時はなだらかで上昇時が急峻の波形を示す。また，呼吸再開時にいびきが出現している。体位は仰臥位を示している。

図2では口鼻呼吸と呼吸努力が漸増漸減（crescendo-decrescendo）パターンを呈しており，チェーンストークス呼吸の典型的波形である（12分間波形）。酸素飽和度の低下は，下降時は閉塞型と同じように緩やかであるが，上昇部は閉塞型と異なりなだらかであるのが特徴である。また，いびきの出現を認めず，体位は右側臥位である。

図3は，PSGと簡易モニターの同時記録を行い，PSGで睡眠効率（％TIB）が43.4％と約半分は覚醒状態であった症例である。簡易モニターのみでは睡眠状態が不明であるが，アクチグラフのデータを取り入れることで，ある程度睡眠と覚醒の区別が可能となる。アクチグラフは腕時計型の小型運動量センサであり，解析アルゴリズムにより睡眠と覚醒を判別することが可能といわれているものであり，アクチグラフの活動箇所が覚醒となる。この症例ではPSGでのAHIは33.4であったのに対して，簡易モニターのみの判定ではAHIは14.4であった。しかし，アクチグラフの活動箇所を覚醒とみなして削除を行うと（グレー部分），AHIは29.7となりPSGのAHIにより近くなる。

簡易モニターでの評価が過小評価となるもう1つの理由として睡眠脳波を測定していないため，中途覚醒（arousal）のみを伴う低呼吸をカウントできないこともある。低呼吸による酸素飽和度の低下とそれに伴うarousalとの関係を検討した結果，酸素飽和度の2％の低下でarousalが出現していたとの報告[5]と，2％の酸素飽和度の低下によるODIとPSG上のAHIに強い相関がみられるといった報告[6]もあるため，酸素飽和度の2〜3％の低下で呼吸イベントを判定すると低呼吸の取り残しが減るのではないかと考える。

さらに，呼吸努力関連覚醒反応（RERA：respiratory effort related arousal）を判定するには，一般的に簡易モニターでは睡眠脳波を装着していないので，arousalを見出せないためRERAを判定することはできない。しかし，いびきの出現と消失，

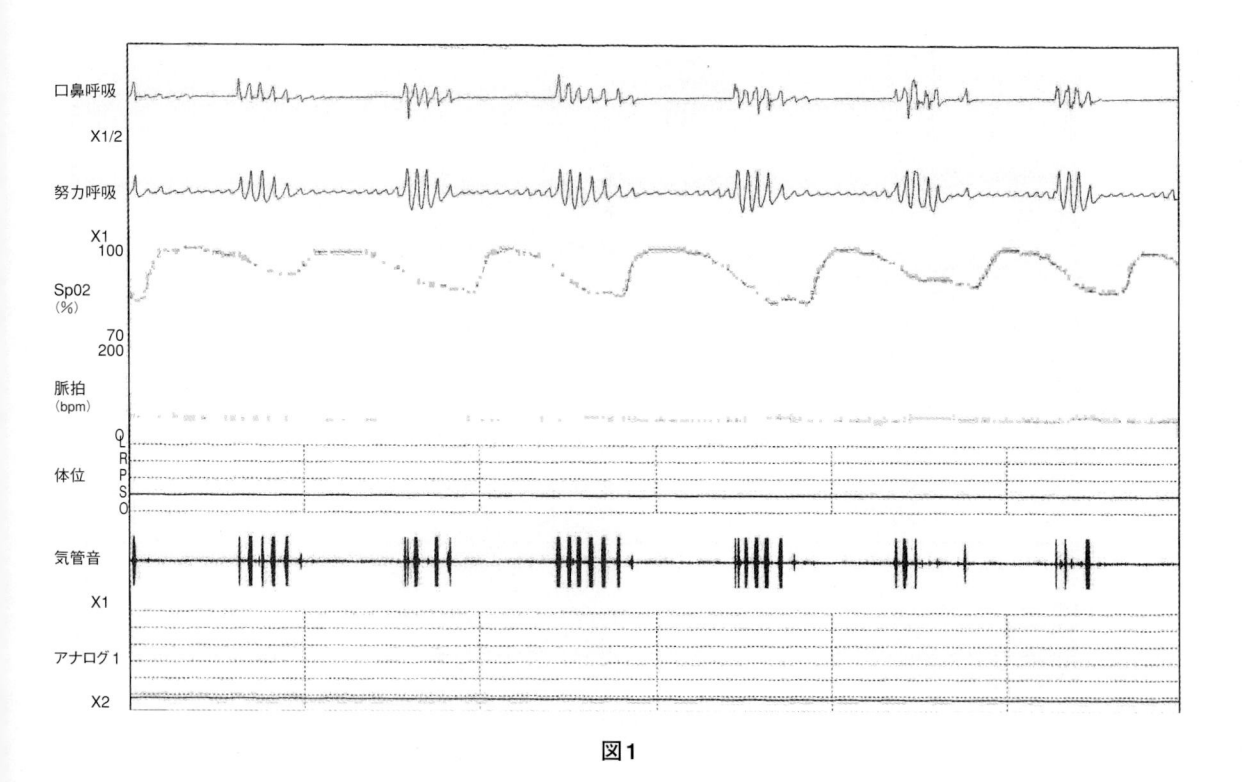

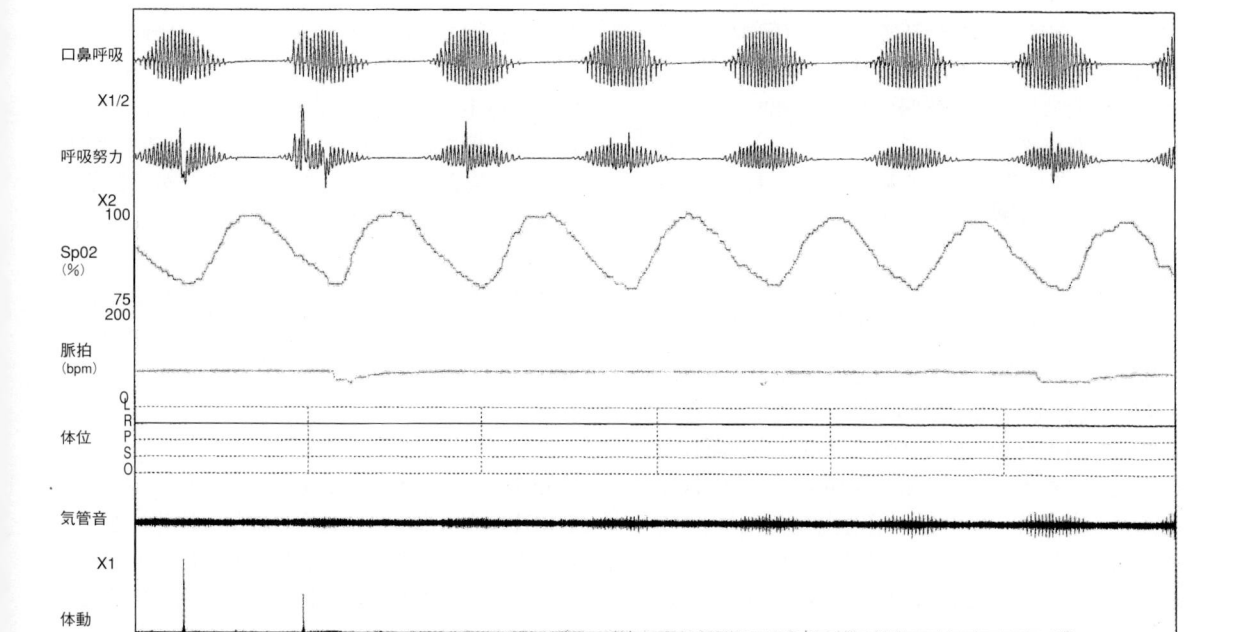

図1

図2

図3

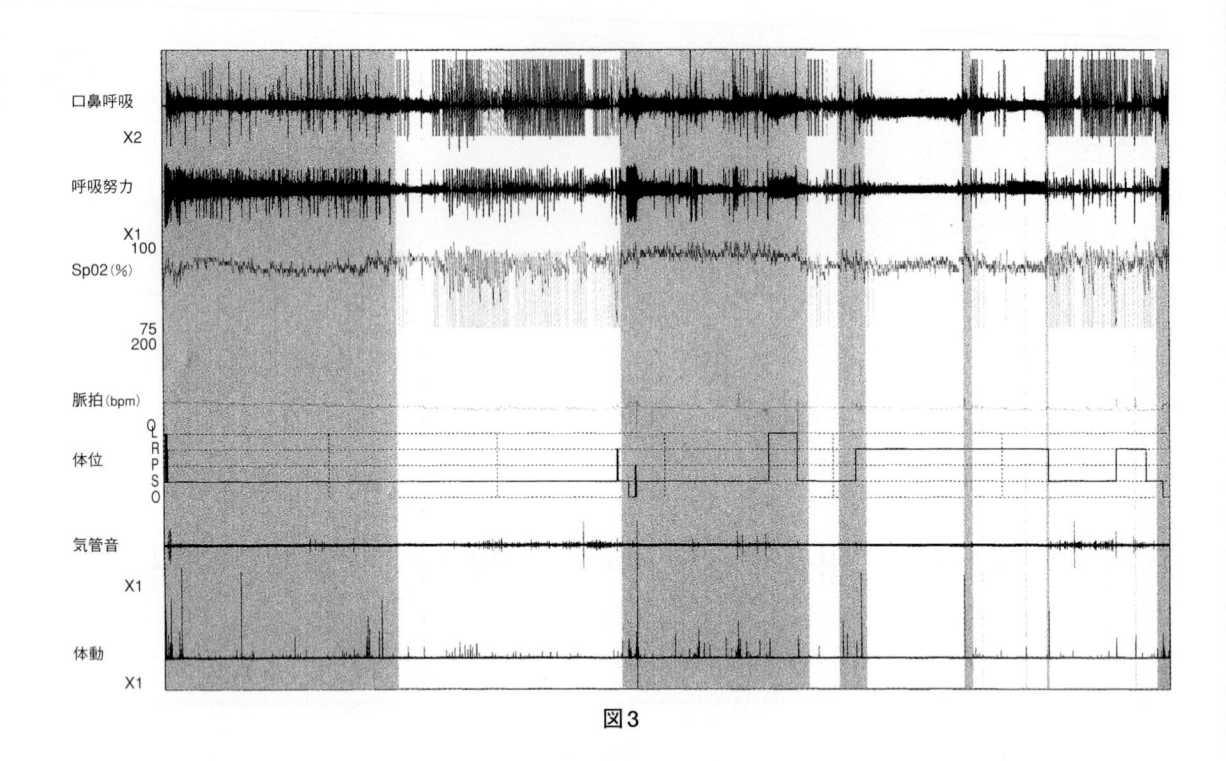

鼻圧センサのフローリミテーション波形から，RERAを推定することが可能である（図4）。下線1でいびきの消失，下線2でいびきの出現と消失，さらにそれに伴う口鼻呼吸曲線の振幅低下と呼吸幅の広がりでフローリミテーションを示している（下線3）。その際の酸素飽和度の低下は認められない。このような波形ではRERAの存在を疑うことが可能である。

(3) 簡易モニターの利点と欠点

AASMは，重症の患者で緊急に検査診断治療が必要な場合や，患者が設備の整った検査室で検査が行えない場合，そしてPSGを一度行い診断後の経過観察のための場合に限り簡易モニターを推奨するとしている。また，入院監視下でのタイプ3の使用は推奨しているが，在宅でのタイプ3およびタイプ4については推奨していないとしている[7]。

簡易モニターは取り扱いや装着が簡便で，特別な技能を必要とせず，機器も安価である。保険点数算定は，720点となる。PSGよりも装着後の束縛感がなく，移動も簡単で抵抗感がないため，患者への負担も軽い。また装着感による睡眠の妨げは軽く，自然な睡眠が得られることも利点である。患者が自宅へ持ち帰って装着する際においても，簡単な説明で患者自身による装着が可能であり，失敗した場合でも繰り返して行うことができる。

しかし，モニター監視を行わない場合，センサが外れることなく検査が終了できるかどうかが不確定である。脳波を装着しないため，睡眠状態やarousal判定の低呼吸，RERAが把握できないといった欠点もある。

まとめ

SASを診断し治療の適応を決める際には，AHIやRDIのみではなく，日中の眠気（EDS）をはじめとするSAS関連症状の有無，高血圧や心血管障害，脳血管障害などの合併症の有無を考慮する必要がある。過眠症状を主訴とする患者に対しては，ナルコレプシーやむずむず脚症候群や周期性四肢運動障害などの鑑別や，合併診断のためにPSGの必要となることが多く，簡易モニターの結果にか

図4

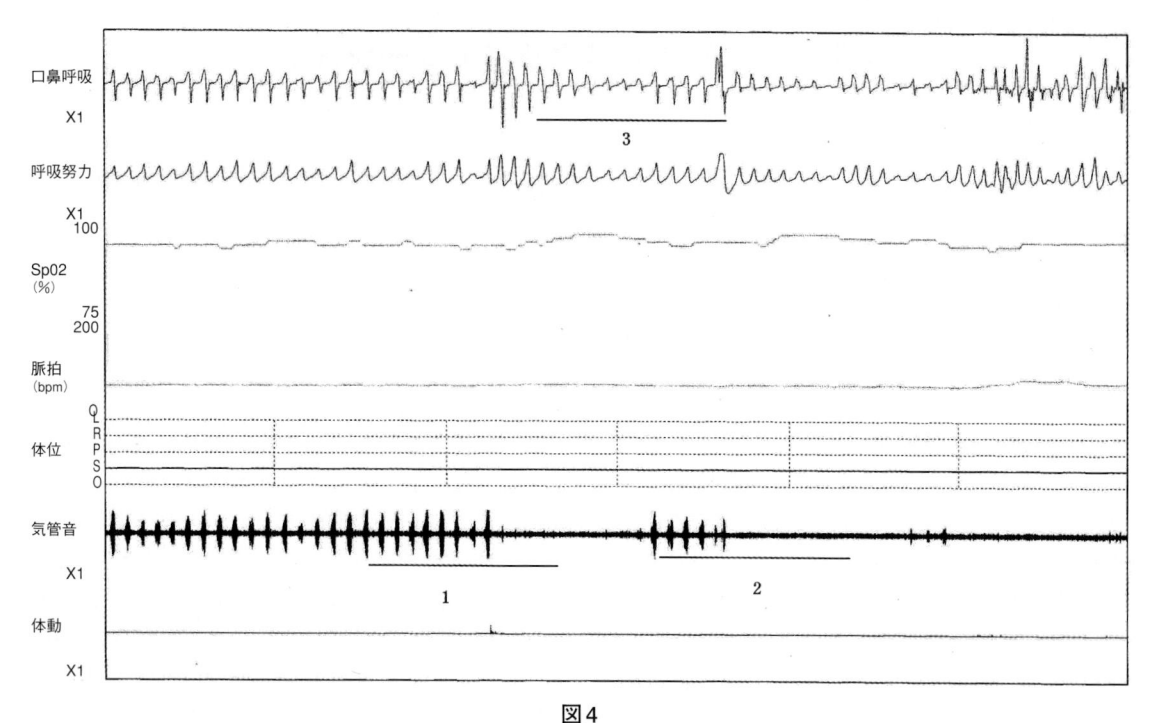

かわらずPSGを施行すべきである。

　自施設でPSGを行うことが不可能な場合，SASのスクリーニングのために簡易モニターを活用することも有用であると考える。ただし，必要な症例にPSGを実施できる医療施設連帯は必須である。パルスオキシメータのみでは診断感度が低く，SAS診断のスクリーニングとしては限界が大きい。

　簡易モニターには自動解析ソフトが付属しているが，自動解析のみに頼ると偽陽性や偽陰性を生む可能性が大きく，必ず目視によるマニュアル解析を行ったうえで最終判定を行うべきである。

参考文献

1) Chesson AL Jr, Berry RB, Pack A : Practice parameters for the use of portable monitoring device in the investigation of suspected obstructive sleep apnea in adults. Sleep 26 (7) : 907-913, 2003.
2) Flemons WW, Littner MR, Rowley JA, et al. : Home diagnosis of sleep apnea : a systematic review of the literature. An evidence review cosponsored by the American Academy of Sleep Medicine, the American Cllege of Chest Physicians, and the American Thoracic Society. Chest 124 : 1543-1579, 2003.
3) 平田正敏，藤田志保，榊原博樹，他：睡眠呼吸障害の診断に関する簡易型検査装置（LS-100）の評価．藤田学園医学会誌．
4) 榊原博樹：その他の簡易機器の活用．Progress in Medicine Vol.26．(11) : 2655-2661, 2006. 11.
5) 中野　博，大西徳信，前川純子，他：睡眠呼吸障害における低呼吸（Hypopnea）の検出条件についての検討―覚醒反応を基準として―．日胸疾会誌 33 : 981-987, 1995.
6) 水嶋　潔，大井通正，藤田昌明，他：在宅パルスオキシメータによる睡眠時無呼吸症候群のスクリーニングの試み．日呼吸会誌 42（増刊）: 165, 2004.
7) Standards of practice committee of the American Sleep Disorders Association. Practice parameters of the use of portable recording in the assessment of obsructive sleep apnea. Sleep 17 : 372-377, 1994.

〈藤田志保〉

10. CPAP, BiPAP タイトレーション

はじめに

経鼻的持続陽圧呼吸療法（nasal continuous positive airway pressure, nCPAP）は，1981年にSullivanら[1]によって閉塞性睡眠時無呼吸症候群（Obstructive sleep apnea syndrome, OSAS）の治療に導入され，現在，その有効性，安全性が確立されており，OSAS治療の第一選択とされている。nCPAPは鼻から陽圧をかけることで睡眠中の上気道の閉塞を予防することができるが，根本的治療ではなく対処療法であるため，治療を継続させることが重要となる。そのためには，適正圧の設定が不可欠である。

(1) nCPAPの適応

日本における保険診療では，AHI（Apnea hypopnea index）≧20/hrで覚醒時の眠気などの自覚症状がある場合に睡眠ポリグラフィ（Polysomnography, PSG）によるCPAP導入，AHI≧40/hr以上で自覚症状があれば簡易検査でも導入が可能である[2]。世界的なコンセンサスでは重症（AHI≧30/hr）では無条件に，軽症から中等症（5≦AHI＜30/hr）では覚醒中の眠気などの自覚症状や合併症を伴う場合に適応としている[3]。

(2) マスクの選択

マスクを大きく分類すると，鼻を覆う鼻マスク，鼻孔に直接入れるピロー，さらに鼻と口を覆うフェイスマスクがある。それぞれに長所短所があるため，患者個々に合わせて適切なマスクを選択する必要がある。鼻マスクはピローに比べ圧迫感が強く，起床時に鼻根部や，鼻周囲にクッションの圧迫痕がつくことがある。ピローは顔への接触面積が少なく圧迫感は少ないものの，鼻マスクと比較すると外れやすく，鼻孔の違和感などを訴える場合がある。フェイスマスクは鼻マスクに比べ圧迫感がかなり増大するが，慢性的に鼻閉があり，開口してしまう患者には使用をすすめる場合もある。

(3) タイトレーション（適正圧の設定）の前に

CPAP圧のタイトレーションは，監視下のPSGで睡眠や呼吸などの各パラメータを確認しながら，検査技師あるいは医師が圧を設定するマニュアルタイトレーションが基本となるが，その施行前に患者へ十分説明することが重要である。PSGおよびタイトレーションの必要性，安全性のほか，いつでも検査者が対応可能であることなどを説明し，検査およびCPAPに対する恐怖感を取り除いておく。また，検査者は患者の既往歴やOSASの重症度，診断時の検査においての体位依存性の有無などの情報を把握しておく必要がある。タイトレーション前に，必ず実際に患者にマスクを装着し，適切なマスクを選択する。まずは，座位の状態で空気を流さずにマスク部分のみ鼻に当て，フィッティング状況や患者自身の装着感を確認する。その後，ヘッドギアで固定し，実際にCPAP圧4cmH$_2$O程度の低圧をかけてマスクリークが無いか確認を行う。鼻周囲からのリークがあれば，ヘッドギアやフレームの角度の調整を行うが，それでもリークがなくならない場合は別のマスクを試す。抵抗感の強い患者には，ヘッドギアの装着はせずに，技師がマスク部分を手で持ちながら鼻に当てて，すぐに外せるような状態で試すと患者も安心することが多い。数種類のマスクを試し患者自身が納得したものを選択する。マスク選択の際，実際に空気を流してリークの確認を行うが，鼻マスクおよびピローの場合，鼻周囲からのリークが無いことを確認した後，わざと口を開けてもらい，口からのリークを体感してもらうと同時に，口からのリークがあると効果は減少してしまうことを説明する。どうしても口が開いてしまう場合は，鼻閉がなければ，チンストラップや口へテー

プを貼るなどの方法を試す。

(4) タイトレーションの方法

2007年に発表された新しい睡眠ステージや睡眠パラメータの解析マニュアル（AASM（American academy of sleep medicene）Manual 2007[4]）において，PSG（non-PAP）ではnasal pressureとthermal sensor両センサーを装着し，低呼吸の判定はnasal pressureでの判定が推奨されている。一方，CPAPタイトレーション時のPSGでは，nasal pressureをCPAP器機と回路の間につなぐことにより検出する[5]。さらに，CPAP機器に内蔵されているフローセンサーによるフロー波形およびリークを睡眠パラメータと同様にPSGの測定画面に表示することが望ましい。CPAP圧を上昇させる際の方法として，AASMによるCPAPマニュアルタイトレーションガイドライン[5]を表1に示す。12歳以上の患者においては，2回以上の閉塞性無呼吸，3回以上の低呼吸，5回以上のRERA，3分間以上続く大きないびきのいずれかを認めた場合，1cm H_2O 上昇させて5分以上観察することが勧められている。上昇途中で患者が覚醒し，圧が高いと訴えがあれば，再入眠可能な圧力まで下げて，入眠後にタイトレーションを再開する。また，タイトレーションの最大圧力は20cmH_2O とされている。呼吸イベントが認められない場合に，一旦CPAP圧を低下させて再度至適圧を評価する"down"タイトレーションは必ずしも必要ないとされている。これらのガイドラインは一般的なタイトレーション法として妥当と思われるが，重症のOSAS患者では，CPAP圧上昇後の観察時間を短くし，短時間で圧を上昇させた方が，睡眠や呼吸が安定することも多い。実際の圧の上昇のタイミングや，上昇の幅などについては，個々の施設による基準や，睡眠検査技師の判断により決定されることが多いと考えられる。当院では，適切なマスクを装着した後，ほとんどの場合4cmH_2O からタイトレーションを開始する。睡眠状態になり，閉塞性無呼吸の出現があれば1〜2cmH_2O，低呼吸であれば0.5〜1cmH_2O 程度圧を上昇する。圧上昇後は数分様子をみて必要であれば，さらに上

表1　CPAPタイトレーションのアルゴリズム（12歳以上）

- CPAP圧は4cmH_2O から開始し，最大20cmH_2O までとする。BMIの高い患者，再タイトレーションの患者ではより高い圧から開始してもよい。
- CPAP圧は，閉塞性呼吸イベントが消失するまで5分間以上の間隔で1cm H_2O ずつ上昇させる。
- 2回以上の閉塞性無呼吸，3回以上の低呼吸，5回以上のRERA（Respiratory effort-related arousal），3分間以上の大きないびきが観察された場合，CPAP圧を上昇させる。
- 低呼吸が消失した後，さらに残存する上気道抵抗を取り除くことを目的とした圧の上昇（Exploration）は，5cm H_2O を超えるべきではない。
- 患者が覚醒して，圧が高すぎると訴えた場合は，患者が再度入眠するのに十分快適な圧まで下げてから再開しなければならない。
- "Down"タイトレーションは必要ではないが，オプションとして考慮してもよい。

（文献6より改変）

昇を繰り返すことにしている。無呼吸・低呼吸以外にも，いびきやRespiratory effort-relatid arousal（RERA），呼吸に関連しているとおもわれるLeg Movementの出現などがあれば0.5〜1cmH_2O 程度圧を上昇させて様子を観察する。nCPAP圧は仰臥位で高くなり，特にREM睡眠期で必要圧が最も高くなる[6]ので，可能な限り仰臥位のREMでの必要圧を確認することにしている。また，タイトレーション中に中枢性無呼吸が出現した場合は，しばらく，そのまま観察する。その理由として，入眠期や体位変化などによる中途覚醒後などに中枢性無呼吸が出現することもあり，睡眠が安定すれば消失することも多いためである。ただし，中枢性無呼吸の出現が続くようであれば，一旦，出現前のCPAP圧まで下げて，しばらく様子を見てから再タイトレーションを行う。

(5) Split-night CPAP titration studies

一晩のPSGの中で，前半で睡眠時の無呼吸・低呼吸の診断を行い，後半でタイトレーションを行う方法がsplit-night CPAP titration studyである。当院においても，簡易検査でAHI≦40/hrの症例ではsplit night studyを行うことが多い。split night studyの妥当性を検討した報告によれば，決定されたCPAP圧や，CPAPのアドヒーランスに関しては，終夜でのタイトレーションと差はないとされている[7,8]。前半で診断のための睡眠時間は2時間以上あり，AHI＞40/hr以上かAHI 20～40/hrで酸素飽和濃度の著しい低下や他の合併症を伴う場合に適応であり，後半でCPAPタイトレーション可能な時間が充分に残されていることが必要である[9]。

(6) Bilevel positive airway pressure (BPAP)

AASMのCPAPマニュアルタイトレーションガイドライン[5]では，タイトレーション中に15cmH₂Oを超えても呼吸イベントが出現するようであれば，BPAPに交換してタイトレーションを続けることを勧めている。米国においてOSAS患者に対してBPAPが導入される理由の一つは，高い呼気圧による違和感を軽減するためとされているが，我々の経験ではauto-CPAPや，pressure-relief CPAP (C-flex™) などで対応可能である場合はほとんどであり，低換気のないOSAS症例にBPAPが処方されることはほとんどない。本邦ではこれらの機器の使用が普及しており，この点に関しては各国ごとの保険制度の違いによるところも大きいと思われる。また，慢性Ⅱ型呼吸不全に対するnon-invasive positive pressure ventilation (NPPV) の慢性期導入に際して，PSGで効果を確認し，圧調整を行うことは有効であるが，OSASに対するBPAP導入とは意味が異なるため詳しくは他書に譲りたい[10]。

(7) Auto-CPAP

米国ではauto CPAPの使用に関しても2007年にAASMからガイドライン[11]が示されており，うっ血性心不全，慢性閉塞性肺疾患，中枢性無呼吸症候群，低換気症候群などの合併症のないOSAS症例に対する治療や，適正圧の決定に用いることは妥当であるとされているが，いまだPSG下のCPAPタイトレーションに取って代わる地位にはないと考えられている。患者がCPAP圧の違和感を訴える場合，マニュアルタイトレーションで決定した適正圧を最高圧としてauto-CPAPに変更することにより，使用中のCPAP圧を下げることができ，アドヒーランスの改善が期待されるが，平均圧は低くなるものの，使用時間，眠気の改善などは固定CPAPと同様である[12]という報告もある。auto-CPAPによる治療の効果が不十分であると考えられる場合は，必要に応じてマニュアルタイトレーションを行う必要がある。

(8) Adaptive servo-ventilation (ASV)

ASVは，うっ血性心不全に伴うCheyne-Stokes breathing (CSB) の治療に特化したNPPVの一種である。患者の換気量を一定に保つように適切なIPAP圧を自動的に供給することにより，CSBを消失させることが特徴である。現在2機種（オートセット CS®, HEART PAP®）が使用されているが，いずれもEPAP，最小IPAP，最大IPAPを設定する必要がある。ASVの圧設定に関しては，一定のコンセンサスはなく，当院でも手探りで行っているのが現状である。オートセット CSの場合，EPAPは初期には5cmH₂Oに設定されているが，閉塞性呼吸イベントを消失させる圧が必要と考えられるため，以前にCPAPを導入されたことのある症例ではこの圧で開始することとしている。最小IPAPはEPAP＋3cmH₂O（HEART PAPでは＋0～3cmH₂Oが推奨），最大IPAPはEPAP＋10cmH₂Oがデフォルトの設定となっており，これまでのASVの有効性を検討した文献などからも，おおむね妥当な設定であると考えられる[13,14]。

(9) CPAPアドヒーランス改善のための注意点

CPAP使用時によく遭遇する問題点と対処法を**表2**に示す。まず，適切にマスクを選択し，フィッティングを行うことが重要である。測定前や測定中に，鼻閉や乾燥の訴えがあれば，加温加湿器の使用を検討し，点鼻薬や加温加湿器の使用で改善されない場合はフェイスマスクへの変更なども考慮する。他にも，マスクのヘッドギアの締めすぎなどによる鼻根部の損傷や，マスクからのリークのために，乾燥性結膜炎を引き起こすことがあ

表2　CPAP使用時によく遭遇する問題点と対処法

	問　題　点	対　処　方　法
マスクによる問題	マスクからのリークによる 　　結膜炎，不快感，リーク音	適切なマスクの選択及びフィッティングを行う 異なったタイプのマスクを試す
	マスク装着による 　　肌のトラブルや圧迫感	ヘッドギアの締め具合の調整 異なったタイプのマスクを交互に使用する ピローマスクを使用する 皮膚保護テープを用いる
	睡眠中無意識に 　　マスクをはずしてしまう	アラーム機能の活用 異なったタイプのマスクを試す PSGによる設定圧の再評価，auto CPAPの使用
鼻のトラブル	鼻閉，鼻漏	点鼻薬（副腎皮質ステロイド）の使用 アレルギー症状による場合は抗アレルギー薬（抗ヒスタミン剤）の使用 加温加湿器の使用 フルフェイスマスクの使用
	乾燥による鼻出血，痛み	加温加湿器の使用
その他のトラブル	口からのリーク，口渇	加温加湿器の使用 チンストラップの使用 フルフェイスマスクの使用 少し圧を下げる/Bilevel positive airway pressure（BPAP）の使用
	圧がかかることへの不快感	ランプ機能（ディレイタイマー）の使用 BPAP, auto CPAPの使用 設定圧を下げる（AHIは高くなってしまうが） 設定圧を下げる＋ベッド角度の調整や側臥位での就寝
	機器の作動音への不快感	長めのエアーチューブを使用し，枕元から機器を遠ざける 運転音の静かな機器への変更
	冬季のマスクや 　　エアーチューブの結露	室内温度の調整，エアーチューブを布団の中に通す， エアーチューブを布で覆う

るので，これらに留意した正しいマスクの装着・調整の指導や，適切なマスクへの変更を行う。タイトレーション中には睡眠状態の急な変化（覚醒反応の出現の増加など）を見逃さず，原因を取り除く。これらは，すべてCPAP導入後の使用継続に影響を及ぼすことになる。

　冬季や加温加湿器の併用では，マスクやエアーチューブに結露がおこり易く，その水滴により覚醒してしまうことがある。エアーチューブに水滴がたまると，吸気時に圧が低下する[15]ため，対策が必要である。結露対策としては，寝室の温度調整の他，エアーチューブを布団の中に通す，またはエアーチューブを布で覆うなどの方法がある。

参考文献

1) Sullivan CE, Issa FG, Barthon-Jones M, et al. : Reversal of obstructive sleep apnea by continuous positive airway pressure applied through the nares. Lanset 1 : 862-865, 1981.
2) 厚生労働省保険局医療課，老人保健福祉局老人保健課編：医科点数表の解釈，社会保険研究所，東京，2004.
3) Loube DI, Gay PC, Strohl KP, et al. : Indications for positive airway pressure treatment of adult obstructive sleep apnea patients. Chest 115 : 863-866, 1999.
4) Iber C, Ancoli-Israel S, Chesson A, et al. : The AASM Manual for the Scoring of Sleep and

Associated Events : rules, terminology and technical specifications. Westchester, IL : Americans Academy of Sleep Medicine, 2007.

5) Kushida CA, Chediak A, Berry RB, et al. : Clinical guidelines for the manual titration of positive airway pressure in patients with obstructive sleep apnea. Positive Airway Pressure Titration Task Force; American Academy of Sleep Medicine. J Clin Sleep Med 4 : 157-171, 2008.

6) Oksenberg A, Silverberg DS, Arong E, et al. : The sleep supine position has a major effect on optimal nasal continuous positive airway pressure : Chest 116 : 1000-1006, 1999.

7) Saunders MH, Costantino JP, Stollo PJ, et al. : The impact of split-night polysomnography for diagnosis and positive pressure therapy titration on treatment acceptance and adherence in sleep apnea/hypopnea. Sleep. Feb 1;23（1）: 17-24, 2000.

8) McArdle N, Grove A, Devereux G, et al. : Split-night versus full-night studies for sleep apnoea/hypopnoea syndrome. Eur Respir J. 15（4）: 670-675, 2000 Apr.

9) Richard BB : Sleep Medicine Pearls 2nd edition, Hanlay & Belfus, pp.124-138, 2003.

10) 日本呼吸器学会NPPVガイドライン作成委員会編：NPPV（非侵襲的陽圧換気療法）ガイドライン，南江堂.

11) Morgenthaler TI, Aurora RN, Brown T, et al. : Standards of Practice Committee of the AASM; American Academy of Sleep Medicine. Practice parameters for the use of autotitrating continuous positive airway pressure devices for titrating pressures and treating adult patients with obstructive sleep apnea syndrome : an update for 2007. An American Academy of Sleep Medicine report. Sleep, 31 : 141-147, 2008.

12) Aatel NT, Patel SR, Malhotra A RL, et al. : Autotitrating versus standard continuous positive airway pressure for the treatment of obstructive sleep apnea : results of a meta-analysis. Sleep 27 : 249-253, 2004.

13) Pepperell JC, Maskell NA, Jones DR, et al. : A randomized controlled trial of adaptive ventilation for Cheyne-Stokes breathing in heart failure. Am J Respir Crit Care Med. 2003 Nov 1;168（9）: 1109-1114, Epub 2003 Aug 19.

14) Teschler H, Dohring J, Wang YM, et al. : Adaptive pressure support servo-ventilation : a novel treatment for Cheyne-Stokes respiration in heart failure. Am J Respir Crit Care Med 164（4）: 614-619, 2001 Aug 15.

15) Bacon JP, Farney RJ, Jensen RL, et al. : Nasal continuous positive airway pressure devices do not maintain the set pressure dynamically when tested under simulated clinical conditions. Chest 118 : 1441-1449, 2000.

〈杉田淑子，岡村城志〉

11. 食道内圧モニタリング

(1) 食道内圧測定の目的と意義

睡眠検査における食道内圧（Esophageal Pressure：Pes）測定の意義は，食道内圧変動が胸腔内圧変動を反映するとされている[1,2,3]ことから，呼吸努力の存在，強さ，長さ，頻度，漸増や漸減などのパターンを明らかにし睡眠中に発生する呼吸異常の分類を行うことである。食道内圧測定は1999年のAASMのtask force[4]においてrespiratory effort related arousal：RERAやCentral Apnea/HypopneaさらにはCheyne-stokes respiration検出のreference standardと位置付けられた。そして，2007年AASMの睡眠と随伴のためのスコアリングマニュアル[5]においては，インダクタンスプレスモグラフィーとともに，呼吸努力検出に推奨され，無呼吸のみならず，低呼吸でも閉塞性，混合性，中枢性の分類に用いるとされている。これまで本邦で一般的であったサーミスターや鼻圧センサーと胸腹のストレンジゲージ，ピエゾを用いた呼吸イベント判定では，努力性呼吸の判定が曖昧で，低呼吸について無呼吸のタイプを分類することはできなかった。こうしたことから食道内圧測定は，臨床上，診断に迷う，上気道抵抗症候群：Upper airway resistance syndrome（UARS）[6,7,8,9]，小児における努力性呼吸，さらには最近話題のComplex Apnea[10]を含め，中枢性無呼吸やCheyne stokes respirationの診断時に有用な情報をもたらす強力なツールとなる。

また，1本のカテーテル上に複数のチャンネルを設定することにより，咽頭内圧測定を含むマルチチャンネルのセンサーで多点圧測定を行うことが可能で，閉塞性の睡眠呼吸障害において責任部位を明らかにすることが可能となる。これは外科治療適応，手術法選択に有用であるほか，特にシャイドレージャーなどをはじめとする神経疾患において，閉塞性無呼吸，中枢性無呼吸の有無と喉

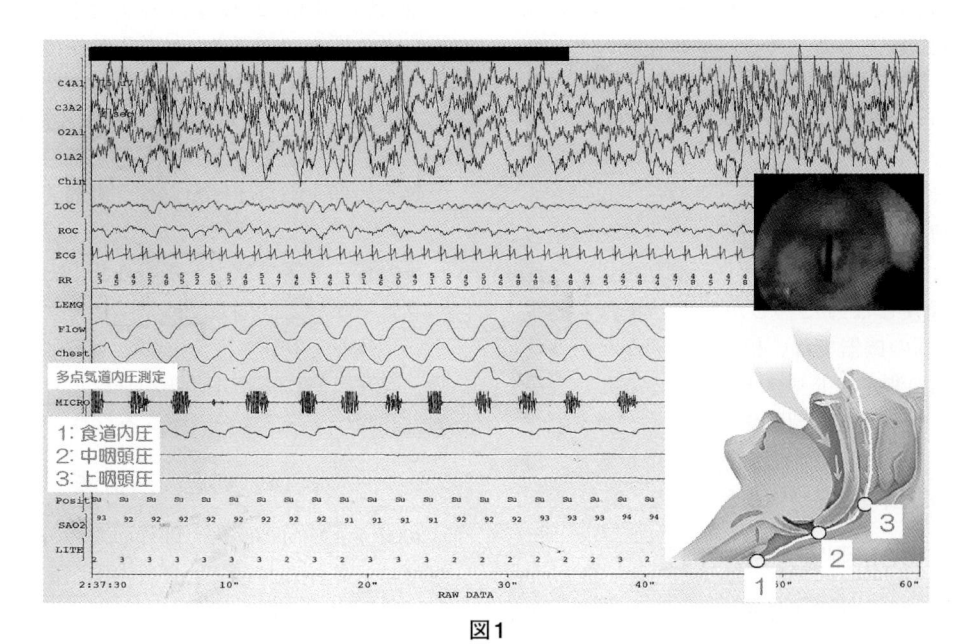

図1

食道内圧（P1）変動を認め，強い努力性呼吸をきたしている。しかし，下咽頭（P2），中咽頭（P3）では変動が認められず，責任部位はP1とP2の間と推定され，内視鏡所見とあわせ声門開大障害による閉塞性睡眠時無呼吸低呼吸症候群と診断された。

頭レベルでの閉塞部位の有無の判別時には一度に多くの情報をもたらす（図1）。

さらに，最近では睡眠呼吸障害と胃食道逆流（Gastroesophageal reflex）との関連が注目され，食道内のPhと同時にPes測定を行い，呼吸努力の評価とともにLES（lower esophageal spincter）圧測定や食道運動の評価を行う試みもある[11]。

（2）測定法の種類，特徴と問題点

食道内圧測定にはBalloon法，Infusion catheter法，Microtransducer法がある。各方法の特徴を述べる。

Balloon法：強い陰圧時には測定精度が下がり信頼度に乏しい。

Infusion catheter法：校正に手間がかかること，カテーテルから延長チューブを介し実際の圧測定は外部の圧トランスデューサーで行われるため，測定波形になまりが生ずること，持続注入用生理食塩水のバッグ，外部圧トランスデューサーなどシステムが大型のため，検査の中断，移動（トイレなど）が必要な時は再校正とセンサー再挿入を要することなどの難点がある。

Microtransducer法はセンサーの耐久性，コスト面での問題があるが，カテーテル先端にセンサーがあり，測定精度は高い。また，最細4Frと細く柔らかいカテーテルのため患者の違和感も軽減されている。

現在では，Microtransducer法のセンサーと検査中の移動も自由な小型携帯型のアンプとの組み合わせによる計測が可能となり，測定は以前と比較すると簡便となった。しかし，いずれも測定上[12,13]，一部の機器では，校正に手間がかかること，長時間の測定でドリフトが生ずること，経鼻でのカテーテル挿入，留置を行うため，鼻，咽喉頭の違和感と睡眠に対する影響は賛否があり，侵襲の少ない方法の開発が望まれている。

（3）測定方法，手技

当院での実際の測定手技を概説する（カテーテル先端型microtransducer＋携帯アンプ使用）。

事前にシステム（圧トランスデューサー，アンプ，ポリグラフへの記録信号）キャリブレーションを行い±200〜300 cmH$_2$O（実際の測定は－150〜＋50 cmH$_2$O程度）の範囲で計測できるようしておく。センサー挿入準備として，滅菌されたカテーテルに，成人で約38cm（身長×0.228）[5]に目盛りをつけ，挿入がスムーズとなるよう先端を多少湾曲させ，キシロカインゼリーを塗布しておく。さらに，コップに少量の水を用意しておく。被検者は座位で，検者が経鼻的にカテーテルを挿入していく，挿入方向は眼耳平面に平行で（挿入方向を間違い，鼻粘膜を傷つけると思わぬ鼻出血をきたすので注意），上咽頭の後壁に当たると中咽頭方向（下方）へ気道に沿って自然に導かれる。カテーテル先端が咽頭に達したら（約15cm挿入後）被検者にコップの水を少量口に含んでもらい，合図とともに嚥下してもらう。被検者の嚥下のタイミングにあわせカテーテルを挿入し，数回の嚥下とともにカテーテルは食道内へと導かれる。カテーテル先端のセンサーが下部食道に位置する，事前につけた目盛りのところでテープを固定する。固定後，挿入位置の確認のため頸，胸部Xpの撮影が望ましいが，携帯アンプでないと移動はできない。咽喉頭内視鏡所見で食道入口部（梨状窩）より挿入が確認され，嚥下動作により一時的な圧上昇（嚥下圧）が認められれば挿入は問題ない。胃内に挿入された場合は圧上昇を認めるため，カテーテルを引き戻す。また挿入時の咳の出現は気管への挿入の可能性があり，再挿入が必要である。

その後，携帯アンプからの外部出力信号を他のパラメーターと同期して観察できるよう外部入力し，生体キャリブレーションとして臥位で安静呼吸，ミュラー法，バルサルバ法により無呼吸や努力性呼吸のシュミレーションを行う。

（4）判定，解析法

2007年AASMの睡眠と随伴のためのスコアリングマニュアルにおいて，食道内圧測定は，小児の低呼吸判定ルールに推奨として用いられ，食道内圧センサー使用時にはa.イベント中の呼吸努力の漸増，b.イベントはいびき，騒音性の呼吸，呼

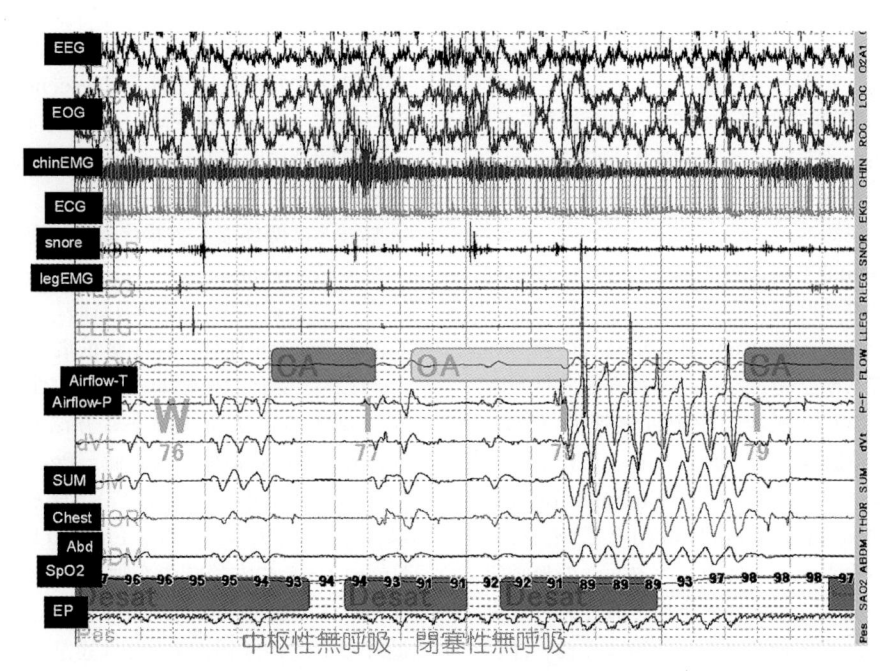

図2 Central Apnea の PSG 所見

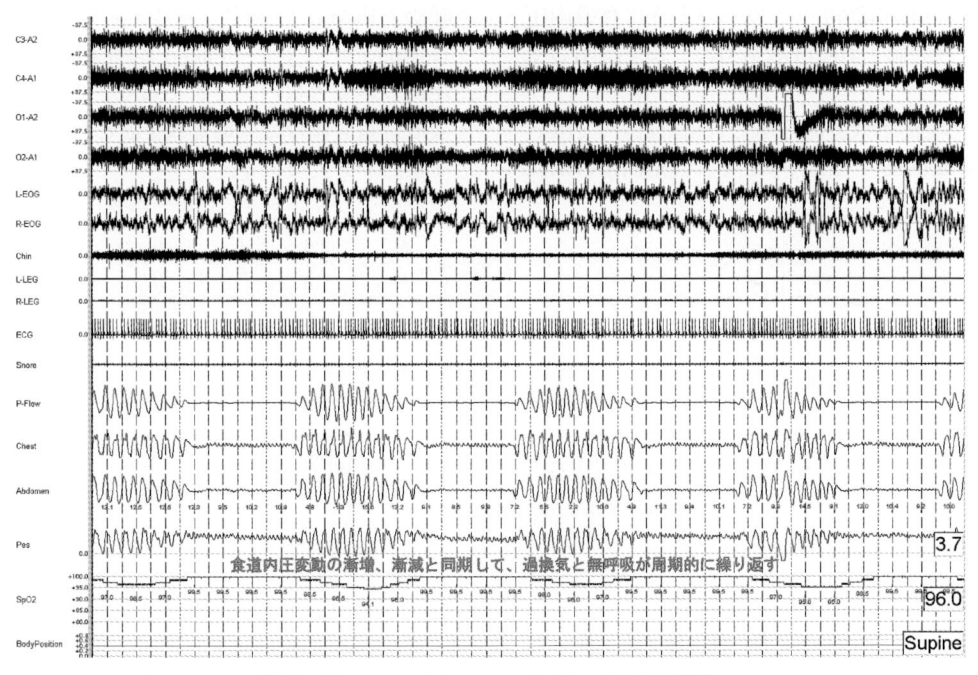

図3 Cheyne-stokes respiration の PSG 所見

気終末PCO2,経皮PCO2の増加,あるいは可視による呼吸仕事量の増加を伴う,c. イベント時間は最低2呼吸,の全てをみたす。とされている。

また,成人ではRERA判定のオプションとして,無呼吸や低呼吸の基準を満たさない,呼吸努力の増加あるいは鼻圧波形の平定化を伴った,最低10

秒持続するいくつかの呼吸が睡眠からの覚醒反応を伴った場合，とされている。

さらに，食道内圧変動のパターンに注目する。Central Apnea/Hypopnea（図2）やCheyne-stokes respiration（図3）では，食道内圧変動の消失や減弱を認める。

無呼吸はGatust[14]により閉塞性無呼吸，中枢性無呼吸，混合性無呼吸に分類されたが，Complex Apnea, Closed Airway Central Apnea等の新しいイベントの提案が話題となり，純粋な閉塞性無呼吸（pure OSA）と純粋な中枢性無呼吸（Pure CSA）の間に位置すると考えられる，あいまいな呼吸パターン（呼び方は様々でComplex breathing pattern, Mixed Breathing Patternなど）も含め，一人の一晩の検査中に，様々なパターンの無呼吸が混在して出現する可能性が指摘されており，食道内圧測定による変動パターン分類は今後，注目される。

また，Guillminault[15]は以下のように食道内圧変動により評価される呼吸努力の分類を提唱している。

①閉塞型の無呼吸，低呼吸，respiratory effort related arousal：RERAなどで，食道内圧の漸減をきたし，突然の食道内圧の正常化と同時に，脳波上の覚醒反応を伴うCrescendo（図4）。

②（特に小児で）nREMのstage3, 4で強い陰圧が長時間持続するContinuous sustained effort（図5）。

③脳波とは関係なく突然食道内圧変動の減少をきたすPes revarsal。

次に，食道内圧は安静吸気時に±8～9cmH$_2$O（小児で±3cmH$_2$O）程度が正常とされていることから[9]，変動の振幅から，努力性呼吸の大きさを評価する方法を評価する方法として，Crescendoにおける最低（大）値：Pes nadir[6]や変動値（最大－最小）：Δpes17[17]（図6）で，あるいは奇脈をきたす－13.5 cmH$_2$O以上を超えるNpes13.5[16]や安静時の変動を50％以上増加するイベントの頻度[11]などが用いられている。無呼吸，低呼吸あるいはRERAなどは通常，覚醒反応をもたらす。しかし，覚醒反応をもたらさない努力性呼吸と眠気に影響すると考えられる脳波の変化（Respiratory Cycle-Related EEG Change）との関連についても報告[18]されており，食道内圧測定による定量評価は臨床的意義を含め，今後，さらなる検討が必要である。

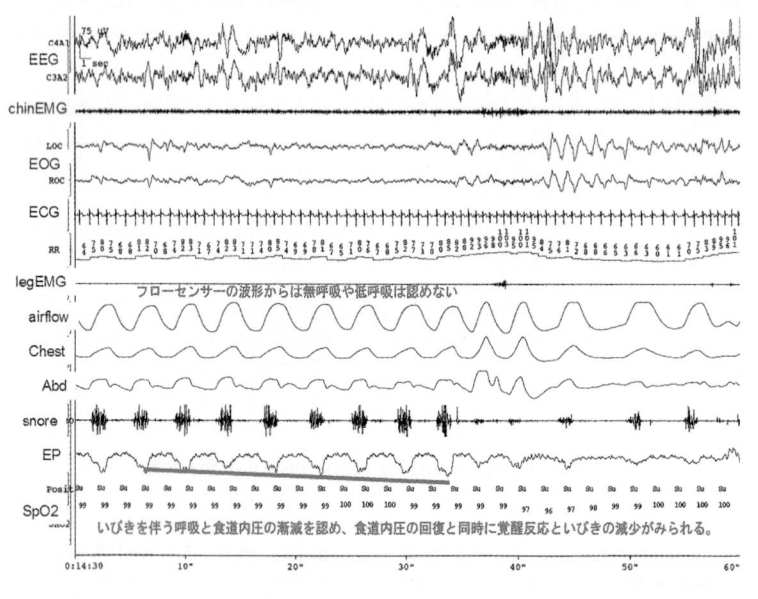

図4　respiratory effort related arousal　RERAのPSG所見

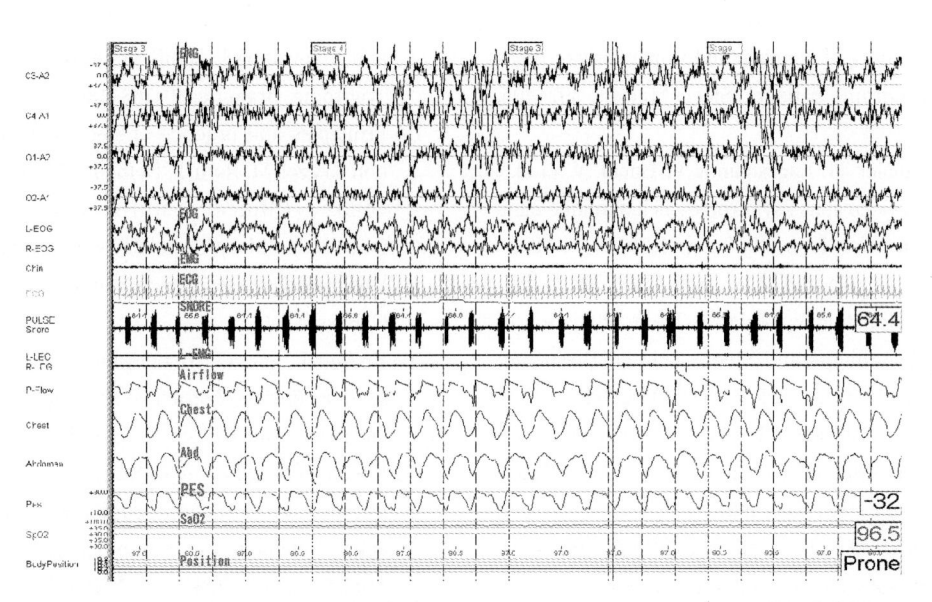

図5　nREM（stage3,4）で強い陰圧が長時間持続するContinuous sustained effortを示す症例のPSG所見

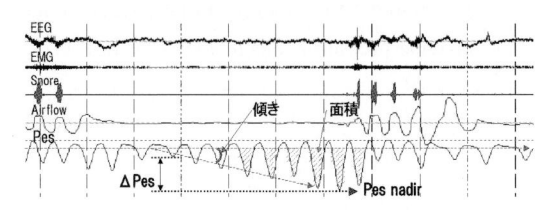

図6　Pes nadirとPesの面積

　現在，食道内圧測定を行っている施設は少ない，しかし，食道内圧測定では，他の検査では得られない重要な情報が数多くもたらされる．今後，施行施設の増加，侵襲の少ない新しい方法の開発が望まれる．

参考文献

1) Fry D.L. et al. : The measurement of intraesophageal pressure and its relationship to intrathracic pressure. J. Lab Clin Med 40 : 664, 1952.
2) Baydur A, Behrakis PK, Zin WA, et al. : A simple method for assecing the validity of the esophageal balloon technique. Am Rev. Respir Dis 126 : 788-791, 1982.
3) Milic-Emili J, Mead J, Turner M, et al. : Improved Technique for estimating Pleural pressure from esophageal balloons. J Appl Physiol. 19 : 207-211, 1964.
4) AASM task force. Sleep-related breathing disorders in adults : Recommendations for syndrome difinition and measurement techniques in clinical research. Sleep 22 : 667-689, 1999.
5) Iber C, Ancoli-Israel, Chesson Jr AL, et al. : The AASM manual for the scoring of sleep and associated events : rules, terminology and technical specifications. Westchester, IL : American Academy of Sleep Medicine, 2007.
6) Stoohs R, Guilleminault C : Snoring during NREM sleep : Respiratory timing, esophageal presuure and EEG arousal. Respiration Physiology 85, 151-167, 1991.
7) Guilleminault C, Stoohs R, Clerk A, et al. : A cause of excessive daytime sleepiness : The upper airway resistance syndrome. Chest 104（3）: 781-787, 1983.
8) Guillminault C, Stoohs R, Clerk A, et al. : From Obstructive Sleep Apnea Syndrome to upper airway resistance syndrome ; Consistency of sleepiness. Sleep 15 : S13-16, 1992.
9) Guillminault C, Poyares D, Palombini L, et al. : Valiability of respiratory effort in relation to sleep

stages in normal controls and upper airway resistance syndrome patients. Sleep Med 2 : 397-405, 2001.
10) Morgenthaler TI, Kagramanov V, Hanak V, et al. : Complex sleep apnea syndrome : is it a unique clinical syndrome?Sleep. 2006 Sep 1;29（9）: 1203-1209.
11) Berg S, Hoffstein V, Gislason T : Acidification of Distal Esophagus and Sleep-Related Breathing Disturbances. Chest 125 : 2101-2106, 2004.
12) Chervin RD, Aldrich MS : Effect of esophageal pressure monitoring on sleep architecture. Am J Respir Crit Med 156 : 881-885, 1997.
13) Skatvedt O, Akre H, Godtlibsen OB : Noctual polysomnography with and without continuous pharyngeal and esophageal pressure measurement. Sleep 19（6）: 485-490, 1996.
14) Gastaut H, Tassinari CA, Duron B : Polygraphic study of episodic diurnal and nocturnal（hypnic and respiratory）manifestations of the Pickwick syndrome. Brain Res 2 : 168-186, 1966.
15) Principles and practice of sleep medicine 4th edition Kryger M, Roth T, Dement W, Chapter 87 1043-1052 : Clinical features and evaluation of Obstructive Sleep Apnea-Hypopnea Syndrome and Upper Airway Resistance Syndrome. Guillminault C, Bassiri A.
16) Kreiger J, Sforza E, Boudewijns A, et al. : Respiratory effort during obstructive sleep apnea; role of age and sleep state. Chest 112（4）: 875-884, 1997.
17) Watanabe T, Mikami A, Kumanogo T, et al. : The Relationship between esophageal presuure and apnea hypopnea index in obstructive sleep apnea syndrome. Sleep Research 3 : 169-172 2000.
18) Chervin RD, Malhotra RK, Burns JW : Respiratory cycle-related EEG changes during sleep reflect esophageal pressures. Sleep. 2008 Dec 1;31（12）: 1713-1720.

〈千葉伸太郎〉

B. その他の睡眠関連検査

1. 質問紙法（睡眠健康，睡眠習慣，睡眠覚醒リズム，眠気）

はじめに

睡眠検査においては通常，ポリグラフなどを用いて生理指標の測定を行い，夜の睡眠状態や日中の覚醒水準を明らかにするが，主観的評価を用いることによって得られるデータも数多くある。生理指標の測定の際にも，合わせて主観的指標をとっておくことは，検査上重要な意味をもつ。それは，ヒトの睡眠は生理的な現象であると同時に，心理的，主観的な体験であり，睡眠や覚醒に対する評価は客観的指標と乖離する場合があるためである。

睡眠検査で使用される質問紙は，睡眠健康や睡眠習慣の評価，睡眠・覚醒リズムの評価，眠気の評価などに分類することができる。検査目的や対象者に合った適切な質問紙を用いることが大切である。本節では，各質問紙の特徴や使用方法等について概説する。

(1) 睡眠健康，睡眠習慣の評価

a) ピッツバーグ睡眠質問紙（Pittsburg sleep quality index, PSQI）

ピッツバーグ睡眠質問紙は，睡眠の質を評価するために開発された自記式質問紙である[3]。日本語版は，土井らが厳密な手続を用いて作成しており[5]，睡眠臨床現場だけでなく，疫学研究や臨床研究においても多用されている。この質問紙の特徴は，①過去1ヵ月間という時間枠を設定していること，②睡眠に関する量的・質的情報を包含していること，③標準化することにより個人間および群間の比較を可能にしていること，④信頼性・妥当性の証明された標準化された尺度であること，⑤使いやすく簡便な方法であることである。質問紙は，リッカート等間隔尺度で評価される18の質問項目から構成されている（資料1）。これら18項目は，睡眠の質，入眠時間，睡眠時間，睡眠効率，睡眠困難，睡眠薬の使用，日中覚醒困難の7つの臨床症状に応じた要素に分類され，得点化される。7要素の合計得点は，ピッツバーグ睡眠質問紙の総合得点として算出され，得点が高いほど睡眠が障害されていると判定する。

アメリカの睡眠臨床現場において，健常人52名，睡眠に問題のあるうつ病患者54名，睡眠障害患者62名を対象として行われた研究によると，総合得点のカットオフ値を5/6点に設定した場合，診断上の感度（sensitivity）は89.6％，特異度（specificity）は86.5％と高い診断力を示した[3]。ドイツでは，健常人45名，原発性不眠症患者80名を対象にPSQI，睡眠日誌，終夜睡眠ポリグラフィを実施し，ピッツバーグ睡眠質問紙の妥当性の検討が行われた。測定ー再測定間の信頼度（test-retest reliability）0.87，5/6点をカットオフ値とした場合の感度は98.7％，特異度は84.4％であった[2]。日本語版ピッツバーグ睡眠質問紙の信頼性・妥当性の評価についても，健常群と患者群（原発性不眠症，うつ病，不安障害，統合失調症）を対象として行われている。ピッツバーグ睡眠質問紙総合得点および睡眠時間を除く6つの構成要素における得点の平均値は，健常群に比し患者群で有意に高い値を示していた。さらにカットオフ値を5/6点に設定した場合に感度および特異度が最適であったと報告されている[6]。

ピッツバーグ睡眠質問紙は，主観的な睡眠の質の悪さを評価するには，非常に適した信頼性・妥当性の高い尺度であるといえる。しかし，睡眠不足や過眠を伴う睡眠障害では，その睡眠時間の評価が本質問紙上で適切に反映されないことがあり，睡眠時間に関する構成要素の得点と総合得点

資料1　ピッツバーグ睡眠質問紙

過去1ヵ月間におけるあなたの通常の睡眠の習慣についておたずねします。
過去1ヵ月間について大部分の日の昼と夜を考えて、以下のすべての質問項目に
できるかぎり正確にお答えください。

問1　過去1ヵ月間において、通常何時頃寝床につきましたか？
　　　就寝時刻（1. 午前　2. 午後）　　時　　分頃

問2　過去1ヵ月間において、寝床についてから眠るまでに
　　　どれくらい時間を要しましたか？
　　　約　　分

問3　過去1ヵ月間において、通常何時頃起床しましたか？
　　　起床時刻（1. 午前　2. 午後）　　時　　分頃

問4　過去1ヵ月間において、実際の睡眠時間は何時間くらい
　　　でしたか？　これは、あなたが寝床の中にいた時間とは
　　　異なる場合があるかもしれません。
　　　睡眠時間　1日平均　約　　時間　　分

過去1ヵ月間において、どれくらいの頻度で、以下の
理由のために睡眠が困難でしたか？　最も当てはまる
ものに1つ○印をつけてください。

問5a. 寝床についてから30分以内に眠ることができなかったから。
　　　0. なし　　　　　　　　1. 1週間に1回未満
　　　2. 1週間に1〜2回　　3. 1週間に3回以上

問5b. 夜間または早朝に目が覚めたから。
　　　0. なし　　　　　　　　1. 1週間に1回未満
　　　2. 1週間に1〜2回　　3. 1週間に3回以上

問5c. トイレに起きたから。
　　　0. なし　　　　　　　　1. 1週間に1回未満
　　　2. 1週間に1〜2回　　3. 1週間に3回以上

問5d. 息苦しかったから。
　　　0. なし　　　　　　　　1. 1週間に1回未満
　　　2. 1週間に1〜2回　　3. 1週間に3回以上

問5e. 咳が出たり、大きないびきをかいたから。
　　　0. なし　　　　　　　　1. 1週間に1回未満
　　　2. 1週間に1〜2回　　3. 1週間に3回以上

問5f. ひどく寒く感じたから。
　　　0. なし　　　　　　　　1. 1週間に1回未満
　　　2. 1週間に1〜2回　　3. 1週間に3回以上

問5g. ひどく暑く感じたから。
　　　0. なし　　　　　　　　1. 1週間に1回未満
　　　2. 1週間に1〜2回　　3. 1週間に3回以上

問5h. 悪い夢を見たから。
　　　0. なし　　　　　　　　1. 1週間に1回未満
　　　2. 1週間に1〜2回　　3. 1週間に3回以上

問5i. 痛みがあったから。
　　　0. なし　　　　　　　　1. 1週間に1回未満
　　　2. 1週間に1〜2回　　3. 1週間に3回以上

問5j. 上記以外の理由があれば、次の空欄に記載してください。
　　　【理由】

　　　そういったことのために、過去1ヵ月間において、
　　　どれくらいの頻度で、睡眠が困難でしたか？
　　　0. なし　　　　　　　　1. 1週間に1回未満
　　　2. 1週間に1〜2回　　3. 1週間に3回以上

問6　過去1ヵ月間において、ご自分の睡眠の質を全体として、
　　　どのように評価しますか？
　　　0. 非常に良い　　　　1. かなり良い
　　　2. かなり悪い　　　　3. 非常に悪い

問7　過去1ヵ月間において、どれくらいの頻度で、眠るために
　　　薬を服用しましたか？（医師から処方された薬あるいは
　　　薬屋で買った薬）
　　　0. なし　　　　　　　　1. 1週間に1回未満
　　　2. 1週間に1〜2回　　3. 1週間に3回以上

問8　過去1ヵ月間において、どれくらいの頻度で、車の運転中
　　　や食事中や社会活動中など眠ってはいけないときに、起き
　　　ていられなくなり困ったことがありましたか？
　　　0. なし　　　　　　　　1. 1週間に1回未満
　　　2. 1週間に1〜2回　　3. 1週間に3回以上

問9　過去1ヵ月間において、物事をやり遂げるのに必要な意欲を
　　　持続するうえで、どれくらい問題がありましたか？
　　　0. 全く問題なし
　　　1. ほんのわずかだけ問題があった
　　　2. いくらか問題があった
　　　3. 非常に大きな問題があった

得点算出方法

C1 睡眠の質	問6. 非常に良い0点、かなり良い1点、かなり悪い2点、非常に悪い3点、	
C2 入眠時間	①問2. 16分未満0点、16分以上31分未満1点、31分以上61分以下2点、61分を超える3点	
	②問5a. なし0点、1週間に1回未満1点、1〜2回2点、3回以上3点	
	①+②を算出、0：0点、1〜2：1点、3〜4：2点、5〜6：3点	
C3 睡眠時間	問4. 7時間を超える0点、6時間超7時間以下1点、5時間以上6時間以下2点、5時間未満3点	
C4 睡眠効率	実睡眠時間（問4）／床上時間（問3－問1）×100	
	85％以上：0点、75％以上85％未満：1点、65％以上75％未満：2点、65％未満3点	
C5 睡眠困難	問5b〜j. なし0点、1週間に1回未満1点、1〜2回2点、3回以上3点　として合計点を算出	
	合計点が0：0点、1〜9：1点、10〜18：2点、19〜27：3点	
C6 眠剤の使用	問7. なし0点、1週間に1回未満1点、1〜2回2点、3回以上3点	
C7 日中覚醒困難	①問8. なし0点、1週間に1回未満1点、1〜2回2点、3回以上3点	
	②問9. 全く問題なし0点、ほんのわずかだけ1点、いくらか2点、非常に3点	
	①+②を算出、0：0点、1〜2：1点、3〜4：2点、5〜6：3点	
PSQI総合得点	C1からC7までの得点を合計する	

の解釈には注意が必要である。また本質問紙は、概日リズム睡眠障害、交替勤務、不規則なライフスタイルのように就床時刻や起床時刻が一定していない場合の評価、5点以下の正常な睡眠状態と考えられる範囲内における睡眠状態の変動判定には適していない。

b）睡眠健康調査票

中高年者の睡眠改善や高齢者の不眠予防を目的として、睡眠健康の評価尺度と睡眠習慣の調査用に睡眠健康調査票が開発され標準化されている[18, 19]。この質問紙は16項目で構成され、6因子（睡眠維持の健康度、睡眠の正常性、睡眠位相の健康度、睡眠中の呼吸系の健康度、目覚めの健康度、寝つきの健康度）の得点が算出される。高齢者では、睡眠位相の健康度因子は使用しない。睡眠健康がやや悪化した中高年や高齢者の睡眠健康の維持や睡眠改善の効果評価に有用な尺度である。睡眠健康調査票と得点変換法は日本睡眠改善協議会のホームページ（http://www.jobs.gr.jp/）からダウンロードすることができる。

c）子どもの睡眠習慣質問票（Children's sleep habits questionnaire：CSHQ）

子どもの睡眠習慣質問票は、幼児・小児の睡眠状態や睡眠習慣について養育者に尋ねる質問紙である[17]。睡眠障害児や発達障害児を対象とした臨床研究、一般児童を対象とした疫学研究などで用いられている。リッカート等間隔尺度で評価される52の質問項目から構成されている。総得点が高くなるほど、睡眠に問題があることを示しており、41点をカットオフ値とした場合の感度は80.0％、特異度は72.0％であったと報告されている。本調査の対象年齢は4～10歳であるが、より低年齢（2～5歳半）での測定も行われている[8]。日本語版が作成され[4]、信頼性、妥当性の検討が進められている。

（2）睡眠・覚醒リズムの評価

a）朝型・夜型質問紙（Morningness-Eveningness Questionnaire：MEQ）

朝型・夜型質問紙は、睡眠・覚醒リズムの個人差、生活スタイルのリズム志向を検討する質問紙である[11]。この質問紙は19項目からなり、各国で翻訳されて使用されている。わが国では、石原らが翻訳し日本語版MEQを作成した（資料2）[12]。総得点70～86点を「明らかな朝型」、59～69点を「ほぼ朝型」、42～58点を「中間型」、31～41点を「ほぼ夜型」、16～30点を「明らかな夜型」と判定する。

b）睡眠日誌

睡眠日誌（次節参考）から、睡眠・覚醒リズムを評価することも可能である。数週間～数ヵ月にわたって、就床時刻や起床時刻を記録していく。アクチグラフを用いることによって、より精度の高い睡眠・覚醒リズムの測定が可能であるが、睡眠日誌は同時に多人数のデータを収集できる点で利点がある。

（3）眠気の評価

a）エプワース眠気尺度（Epworth sleepiness scale, ESS）

エプワース眠気尺度は、日常生活で眠気をもたらすような8つの具体的状況を設定し、各状況における眠気のレベルを4段階の中から選択させる自記式尺度である[14]。リッカート等間隔尺度で得点化（0～3点）され、8項目の得点を単純加算し総合得点（0～24点）を算出する。得点が高いほど日中の眠気が強いと判定する。高い内的信頼性と再現性が示されており、11点以上を過度の眠気ありと評価する場合に、感度と特異度が最も高くなるとされる。しかし、生理的眠気検査のゴールドスタンダードとされる睡眠潜時反復測定法（multiple sleep latency test, MSLT）を用いた本質問紙の妥当性検討においては、必ずしも一致した見解は得られていない。また、連続した部分断眠状態下においては、必ずしも自分の眠気を正しく評価できない可能性のあることが実験的に示されている[20]。

エプワース眠気尺度日本語版（JESS）は、英語版の測定概念を保持しつつ、日本人の生活様式に適した項目に修正して作成されたもので、信頼性・妥当性が検証されている[7]。調査票はWeb上で公開されている（http://www.i-hope.jp/）。

資料2　朝型・夜型質問紙

1. あなたの体調が最高と思われる生活リズムだけを考えて下さい。そのうえで、1日のスケジュールを本当に思い通りに組むことができるとしたら、あなたは何時に起きますか。
〔注〕下のタイムスケールをみて、番号で答えて下さい。
番号→ 1 2 3 4 5 6 7 8 9 10 11 12 13 14 15 16 17 18 19 20 21 22 23 24 25 26 27 28
　　　5時　　　　6　　　　7　　　　8　　　　9　　　　10　　　　11　　　　12時
　　　午前

2. あなたの体調が最高と思われる生活リズムだけを考えて下さい。そのうえで、夜のすごし方を本当に思い通りに計画できるとしたら、あなたは何時に寝ますか。
〔注〕下のタイムスケールをみて、番号で答えて下さい。
番号→ 1 2 3 4 5 6 7 8 9 10 11 12 13 14 15 16 17 18 19 20 21 22 23 24 25 26 27 28
　　　8時　　　9　　　　10　　　　11　　　　12　　　　1　　　　2　　　　3時
　　　午後　　　　　　　　　　　　　　　　　　　午前

3. 朝、ある特定の時刻に起きなければならないとき、どの程度目覚まし時計に頼りますか。
　(1) まったく頼らない　　　(2) あまり頼らない
　(3) わりに頼る　　　　　　(4) たいへん頼る

4. ふだんあなたは、朝、目が覚めてから容易に起きることができますか。
　(1) まったく容易でない　　(2) あまり容易でない
　(3) わりに容易である　　　(4) たいへん容易である

5. ふだん、起床後30分間の目覚めぐあいは、どの程度ですか。
　(1) まったく目覚めていない　(2) あまり目覚めていない
　(3) わりに目覚めている　　　(4) たいへん目覚めている

6. ふだん、起床後30分間の食欲は、どの程度ですか。
　(1) まったく食欲がない　　(2) あまり食欲がない
　(3) わりに食欲がある　　　(4) たいへん食欲がある

7. ふだん、起床後30分間のけだるさは、どの程度ですか。
　(1) たいへんだるい　　　　　　(2) どちらかといえばだるい
　(3) どちらかといえばそう快である　(4) たいへんそう快である

8. 次の日、まったく予定がないとすれば、あなたは寝る時刻をいつもに比べてどうしますか。
　(1) 遅くすることはほとんどない（まったくない）
　(2) 遅くしても1時間以内
　(3) 1〜2時間遅くする
　(4) 2時間以上遅くする

9. 何か運動をしようと思いたちました。友人が、「それならば、週2回1時間ずつで、時間は午前7時から午前8時までが一番いい」と、助言してくれました。あなたの体調が最高と思われる生活リズムだけを考えると、それをどの程度やりぬけると思いますか。
　(1) 完全に実行できるだろうと思う　(2) わりに実行できるだろうと思う
　(3) 実行するのは難しいだろうと思う　(4) 実行するのは大変難しいだろうと思う

10. あなたは、夜、何時になると疲れを感じ、眠くなりますか。
〔注〕下のタイムスケールをみて、番号で答えて下さい。
番号→ 1 2 3 4 5 6 7 8 9 10 11 12 13 14 15 16 17 18 19 20 21 22 23 24 25 26 27 28
　　　8時　　　9　　　　10　　　　11　　　　12　　　　1　　　　2　　　　3時
　　　午後　　　　　　　　　　　　　　　　　　　午前

11. 精神的にたいへん疲れるうえ、2時間もかかるとわかっているテストを受けて、最高の成績をあげたいとします。1日のスケジュールを本当に思い通りに組むことができ、あなたの体調が最高と思われる生活リズムだけを考えると、次のうちのどの時間帯を選びますか。
　(1) 午前8時〜午前10時　　(2) 午前11時〜午後1時
　(3) 午後3時〜午後5時　　　(4) 午後7時〜午後9時

12. 午後11時に寝るとすれば、あなたは、そのときどの程度疲れていると思いますか。
　(1) まったく疲れていないと思う　(2) あまり疲れていないと思う
　(3) わりに疲れていると思う　　　(4) たいへん疲れていると思う

13. ある理由で寝るのがいつもより何時間か遅くなったが、翌朝は特定の時刻に起きる必要がない場合、あなたは次のどれに当てはまりますか。
　(1) いつもの時刻に目覚め、それ以上眠らないだろう
　(2) いつもの時刻に目覚めるが、その後うとうとするだろう
　(3) いつもの時刻に目覚めるが、また眠るだろう
　(4) いつもの時刻より遅くまで目覚めないだろう

14. ある夜、夜警のため午前4時から午前6時まで起きていなければならないが、次の日はまったく予定がないとします。あなたは次のどれにもっともよくあてはまりますか。
　(1) 夜警が終わるまで寝ないだろう
　(2) 夜警前に仮眠をとり、夜警後に眠るだろう
　(3) 夜警前に十分眠り、夜警後に仮眠をとるだろう
　(4) 夜警前にできる限り眠るだろう

15. きつい肉体作業を2時間しなければなりません。1日のスケジュールを本当に思い通りに組むことができ、あなたの体調が最高と思われる生活リズムだけを考えると、次のうちのどの時間帯を選びますか。
　(1) 午前8時〜午前10時　　(2) 午前11時〜午後1時
　(3) 午後3時〜午後5時　　　(4) 午後7時〜午後9時

16. きつい運動をしようと思いたちました。友人が、「それならば、週2回1時間ずつで、時間は午後10時から午後11時までが一番いい」と、助言してくれました。あなたの体調が最高と思われる生活リズムだけを考えると、それをどの程度やりぬけると思いますか。
　(1) 完全に実行できるだろうと思う　(2) わりに実行できるだろうと思う
　(3) 実行するのは難しいだろうと思う　(4) 実行するのは大変難しいだろうと思う

17. 仕事をする時間帯を、あなた自身で選ぶことができるとします。おもしろいうえ、できばえに応じて報酬がある仕事を5時間連続して（休憩を含む）行うとき、どの時間帯を選びますか。
〔注〕下のタイムスケールをみて、連続5時間を選び、それらの番号を回答用紙に直接記入して下さい。
番号→ 24 1 2 3 4 5 6 7 8 9 10 11 12 13 14 15 16 17 18 19 20 21 22 23 24
　　　12時　　　　　　　　　　　　　　　　　　　　　　　　　　　　　　12時
　　　真夜中　　　　　　　　　　　正午　　　　　　　　　　　　　　　　真夜中

18. 1日のどの時間帯に体調が最高であると思いますか。1つの時間帯だけを選んで下さい。
〔注〕下のタイムスケールをみて、番号で答えて下さい。
番号→ 24 1 2 3 4 5 6 7 8 9 10 11 12 13 14 15 16 17 18 19 20 21 22 23 24
　　　12時　　　　　　　　　　　　　　　　　　　　　　　　　　　　　　12時
　　　真夜中　　　　　　　　　　　正午　　　　　　　　　　　　　　　　真夜中

19. 「朝型」か「夜型」かと尋ねられたら、あなたは次のうちどれにあてはまりますか。
　(1) 明らかに「朝型」　　　　　　　(2) 「夜型」というよりむしろ「朝型」
　(3) 「朝型」というよりむしろ「夜型」　(4) 明らかに「夜型」

得点算出方法

設問	得点
1	(1)〜(6) 5, (7)〜(11) 4, (12)〜(19) 3, (20)〜(24) 2, (25)〜(28) 1
2	(1)〜(4) 5, (5)〜(9) 4, (10)〜(18) 3, (19)〜(23) 2, (24)〜(28) 1
3	(1) 4, (2) 3, (3) 2, (4) 1
4	(1) 1, (2) 2, (3) 3, (4) 4
5	(1) 1, (2) 2, (3) 3, (4) 4
6	(1) 1, (2) 2, (3) 3, (4) 4
7	(1) 1, (2) 2, (3) 3, (4) 4
8	(1) 4, (2) 3, (3) 2, (4) 1
9	(1) 4, (2) 3, (3) 2, (4) 1
10	(1)〜(4) 5, (5)〜(9) 4, (10)〜(19) 3, (20)〜(24) 2, (25)〜(28) 1
11	(1) 6, (2) 4, (3) 2, (4) 0
12	(1) 0, (2) 2, (3) 3, (4) 5
13	(1) 4, (2) 3, (3) 2, (4) 1
14	(1) 1, (2) 2, (3) 3, (4) 4
15	(1) 4, (2) 3, (3) 2, (4) 1
16	(1) 1, (2) 2, (3) 3, (4) 4
17	(1)〜(7) 5, (8)〜(9) (13) 3, (14)〜(16) 2, (17)〜(24)・(1)〜(3) 1　選択した最後の番号で点数化
18	(5)〜(7) 5, (8)〜(9) 4, (10)〜(16) 3, (17)〜(21) 2, (22)〜(24)・(1)〜(4) 1
19	(1) 6, (2) 4, (3) 2, (4) 1

70〜86点：完全な朝型、59〜69点：ほぼ朝型、42〜58点：中間型、31〜41点：ほぼ夜型、16〜30点：明らかな夜型

資料3 スタンフォード眠気尺度

あなたの眠気についておたずねします。
今の眠気の状態に対応した番号に，1つだけ○印をつけてください。
1. 活力や気力がみなぎっている。はっきり目覚めている。
2. よく目覚めている。物事に集中することができる。
3. ゆったりくつろいでいる。まあまあ目覚めている。
4. やや頭がボーっとしている。気がぬけている。
5. 頭がボーっとしていて気が散りやすい。目覚めているのが難しい。
6. 眠い，横になりたい。頭がぼんやりしている。
7. 目をあけていることができない。すぐに眠ってしまいそうである。

資料4 関西学院大学式眠気尺度

今のあなたの状態についておたずねします。あまり深く考えずにお答えください。
ここにあげたようなことが，今のあなたに当てはまる場合は，（ ）の中に○をつけてください。

（ ）まぶたが重い	…5.54
（ ）視野が広いように感じる	…1.71
（ ）やや機敏である	…2.38
（ ）ゆったりくつろいでいる	…3.46
（ ）目がしょぼしょぼしている	…5.37
（ ）身体がだるくない	…3.03
（ ）頭がさえていない	…4.68
（ ）眠くて倒れそうである	…6.49
（ ）能率がよい	…1.22
（ ）ふとんが恋しい	…5.74
（ ）思考がにぶっている	…4.86
（ ）活力がみなぎっている	…0.58
（ ）足どりが軽い	…1.56
（ ）だるくもないし，すっきりもしていない	…3.63
（ ）眠気と戦っている	…6.17
（ ）なんとなく眠気を感じるが活動していると忘れる	…4.39
（ ）頭がぼんやりしている	…5.10
（ ）知らず知らずのうちにまぶたがくっつく	…6.33
（ ）気力が充実している	…0.82
（ ）気が散りやすい	…4.21
（ ）気がゆるんでいるわけではない	…3.95
（ ）考えることが苦にならない	…2.11

得点算出方法
各項目は0～7点の尺度値が与えられている（文章右端の値）。
その平均値を算出して眠気得点とする。

b) スタンフォード眠気尺度（Stanford sleepiness scale, SSS）

スタンフォード眠気尺度は，サーストンの等現間隔法に基づいて，眠気の程度が7段階に分類されている（資料3）[9]。1～7のいずれかの段階を選択してもらい，この得点を眠気の強さとする。SSSを用いた断眠実験で，作業能力検査とSSSとの間に高い相関があったことが報告されている[10]。SSSは簡便に利用できるため世界で利用されている一方で，日本語の標準化がなされておらず，利用者が各自で翻訳して用いるため眠気の検出力に偏りが生じるという問題がある。

c) 関西学院大学式眠気尺度（Kwansei-Gakuin sleepiness scale : KSS）

関西学院大学式眠気尺度は，スタンフォード眠気尺度を参考に日本語版として作成された眠気の質問紙で，22項目から構成されている（資料4）[13]。各項目には0～7点の尺度値（重み）が付与されており，数字が大きいほど強い眠気を表す。選択された項目（複数選択可）の平均尺度値を算出して眠気得点とする。

d) カロリンスカ眠気尺度（Karolinska sleepiness scale : KSS）

眠気の程度を9件法で評定する尺度である（資料5）[1]。日本語版での妥当性，信頼性も確認されている[15]。産業保健などの現場で使いやすい仕様となっている。

資料5 カロリンスカ眠気尺度

あなたの眠気の状態をもっともよく表した数字に○をつけてください。

1 非常にはっきり目覚めている
2
3 目覚めている
4
5 どちらでもない
6
7 眠い
8
9 とても眠い（眠気と戦っている）

資料6　視覚的アナログ評価尺度

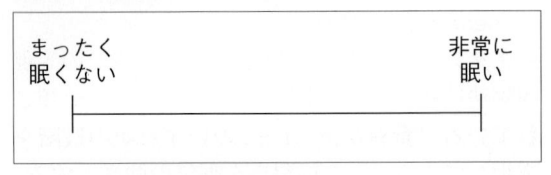

まったく眠くない　　　　　　　　　非常に眠い

資料7　Pictorial sleepiness scale

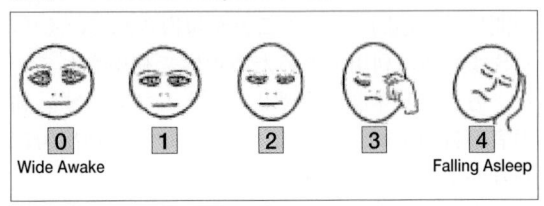

0 Wide Awake　1　2　3　4 Falling Asleep

e）視覚的アナログ評価尺度（Visual analog scale：VAS）

　視覚的アナログ評価尺度は，100mmの直線の左右両端に「まったく眠くない」，「非常に眠い」などの単語を記しておき，今の状態に近いと思われる位置に垂直線を引いてもらう方法である（資料6）。得点は0から100までの数値となる。垂直線をつけるだけでよいので簡便な方法であるが，正確な反応ができない（VASへの反応が一箇所に集中する）被験者もいるので注意が必要である。

f）自覚症状調べ

　作業に伴う疲労状況の経時的変化を測定するための質問紙である。25項目で構成され，①眠気感，②不安定感，③不快感，④だるさ感，⑤ぼやけ感の5群に分類される。調査票は，日本産業衛生学会産業疲労研究会のホームページからダウンロードすることができる（http://square.umin.ac.jp/of/）。

g）Pictorial sleepiness scale

　子どもたちが自分の眠気を評価する際に，眠気を表現した顔を選択させる方法がある[16]。米国睡眠財団のホームページ（http://www.sleepfoundation.org/）で紹介されている（資料7）。スタンフォード眠気尺度，カロリンスカ眠気尺度，視覚的アナログ評価尺度で得られた得点と有意な相関があることが確認されている[16]。日本人を対象とした標準化は行われていない。

おわりに

　睡眠と覚醒の状態を評価するにあたり質問紙法を用いることは，生理的指標の測定に比べて人的，経済的コストが低いという点で有用である。また，客観的評価だけでなく主観的評価を合わせて用いることで，睡眠と覚醒の状態を違う角度から検討することができる。しかしながら，主観的評価は評価者の判断によって決定するものであり，評価者が自分の状態を正確に認知できなければ，評価の信頼性は低下する。また主観的評価は，客観的な評価としばしば乖離がみられることも留意すべき点である。たとえば，慢性化した睡眠不足状態下では，自分の眠気を正しく評価できないことが示されており[20]，産業事故リスクにつながるおそれがある。したがって主観的評価の特徴をよく理解し，目的や状況，対象者に合った方法を選ぶことが大切である。

参考文献

1) Akerstedt T, Gillberg M : Subjective and objective sleepiness in the active individual. Int J Neurosci 52 (1-2) : 29-37, 1990.
2) Backhaus J, Junghanns K, Broocks A, et al. : Test-retest reliability and validity of the Pittsburgh Sleep Quality Index in primary insomnia. J Psychosom Res 53 (3) : 737-740, 2002.
3) Buysse DJ, Reynolds CF 3rd, Monk TH, et al. : The Pittsburgh Sleep Quality Index : a new instrument for psychiatric practice and research. Psychiatry Res 28 (2) : 193-213, 1989.
4) 土井由利子，岡　靖哲，堀内史枝，他：子どもの睡眠習慣質問票日本語版 the Japanese version of Children's Sleep Habits Questionnaire（CSHQ-J）の作成. 睡眠医療 2, 83-88, 2007.
5) 土井由利子，箕輪眞澄，内山　真，他：ピッツバーグ睡眠質問票日本語版の作成. 精神科治療学 13, 755-763, 1998.
6) Doi Y, Minowa M, Uchiyama M, et al. : Psychometric assessment of subjective sleep quality using the Japanese version of the Pittsburgh Sleep Quality

Index (PSQI-J) in psychiatric disordered and control subjects. Psychiatry Res 97 (2-3) : 165-172, 2000.
7) 福原俊一，竹上未紗，鈴鴨よしみ，他：日本語版 the Epworth Sleepiness Scale (JESS) ～これまで使用されていた多くの「日本語版」との主な差異と改訂～．日本呼吸器学会雑誌 44 (11) : 896-898, 2006.
8) Goodlin-Jones BL, Sitnick SL, Tang K, et al. : The children's sleep habits questionnaire in toddlers and preschool children. J Dev Behav Pediatr 29 (2) : 82-88, 2008.
9) Hoddes E, Dement WC, Zarcone V : The development and use of the Stanford Sleepiness Scale. Psychophysiology 9 : 150. 1972.
10) Hoddes E, Zarcone V, Smythe H, et al. : Quantification of sleepiness : a new approach. Psychophysiology 10 : 431-436, 1973.
11) Horne JA, Ostberg O : A self-assessment questionnaire to determine morningness-eveningness in human circadian rhythms. Int J Chronobiol 4 (2) : 97-110, 1976.
12) 石原金由，宮下彰夫，犬上　牧，他：日本語版朝型-夜型 (morningness-eveningness) 質問紙による調査結果．心理学研究 57 : 87-91, 1986.
13) 石原金由，齋藤　敬，宮田　洋：眠けの尺度とその実験的検討．心理学研究 52 : 362-365, 1982.
14) Johns MW : A new method for measuring daytime sleepiness : the Epworth sleepiness scale. Sleep 14 (6) : 540-545, 1991.
15) Kaida K, Takahashi M, Akerstedt T, et al. : Validation of the Karolinska sleepiness scale against performance and EEG variables. Clin Neurophysiol 117 (7) : 1574-1581, 2006.
16) Maldonado CC, Bentley AJ, Mitchell D : A pictorial sleepiness scale based on cartoon faces. Sleep. 27 (3) : 541-548, 2004.
17) Owens JA, Spirito A, McGuinn M : The Children's Sleep Habits Questionnaire (CSHQ) : psychometric properties of a survey instrument for school-aged children. Sleep 23 (8) : 1043-1051, 2000.
18) 白川修一郎，鍛冶　恵，高瀬美紀：中年期の生活・睡眠習慣と睡眠健康．平成7年度～平成9年度文部省科学研究費補助金（基盤研究（A））「睡眠習慣の実態調査と睡眠問題の発達的検討（主任研究者 堀　忠雄）」研究報告書, p58-68, 1998.
19) Tanaka H, Shirakawa S : Sleep health, lifestyle and mental health in the Japanese eilderly ensuring sleep to promote a healthy brain and mind. J Psychosomatic Research 56 : 465-477, 2004.
20) Van Dongen HP, Maislin G, Mullington JM, et al. : The cumulative cost of additional wakefulness : dose-response effects on neurobehavioral functions and sleep physiology from chronic sleep restriction and total sleep deprivation. Sleep 26 : 117-126, 2003.

（駒田陽子）

2. 睡眠日誌 (sleep diary)

　睡眠日誌は睡眠表（sleep log）と同じように使用され，名称としても混同して理解されている．本来，睡眠表は生活時間内の睡眠と覚醒の区別を長期にわたり記入したものをいい，睡眠日誌は記入日の睡眠表と生活，身体，精神の状態や睡眠の内省をも含むものである．睡眠日誌は，最も手軽で安価な睡眠・覚醒の記録法であると同時に，睡眠に関連した日常生活や心身の状態を記録する方法である．このような理由から，睡眠臨床においても多用され，睡眠障害の検査・診断および治療に有用な情報を与えるものである．一方で，大部分の睡眠日誌は被検者が主観に基づいて記載するものであるから，睡眠状態誤認のように，睡眠ポリグラフィ（PSG）による客観的記録と相当に異なる睡眠状態を記載する場合もあり，注意を要する．特に，入眠時点に関してはPSGでの判定より遅れた時点を記録する場合が多い．

　睡眠日誌の基幹である睡眠表は，概日リズム睡眠障害の長期にわたる睡眠・覚醒リズムの診断に必須の情報を与えるものである．睡眠表は，Weitzman[7]が睡眠相の後退を伴う不眠症（DSPS：睡眠相後退症候群）について報告したおりに使用されたのが始まりと考えられている．睡眠表は長期の睡眠・覚醒リズムについて有用な情報を与える評価法であるとともに，基本著作権が存在せず誰でもがカスタマイズして使用できる利点を持つ．睡眠表は1枚の用紙に1ヵ月の睡眠・覚醒スケジュールを記録することもでき，安価で有用な睡眠・覚醒リズムの評価法である．

　睡眠表は，概日リズム睡眠障害（Circadian Rhythm Sleep Disorder：CRSD）の診断に必須の医療情報を提供する．Actigraphy[2]による連続活動量の記録により睡眠・覚醒スケジュールを測定することも可能であるが，機器の価格や初診前の事前記録の要などの問題もあり，本邦では紙ベースの睡眠表を用いることが多い．睡眠障害の国際診断分類基準であるICSD2（The International Classification of Sleep Disorders. Second Edition, 2005年）[1]では，睡眠相後退症候群（CRSD, Delayed Sleep Phase Type）と睡眠相前進症候群（CRSD, Advanced Sleep Phase Type），不規則型睡眠・覚醒パターン（CRSD, Irregular Sleep-Wake Type），非24時間睡眠覚醒症候群（CRSD, Free-Running Type）で最低1週間以上，交代勤務睡眠障害（CRSD, Shift Work Type）で最低1ヵ月以上の日常的な睡眠・覚醒スケジュールの記録が診断のためには必須となる．Actigraphyによる日常的睡眠・覚醒スケジュールの観察に比べ，紙ベースの睡眠表の記録は簡便性が高く，診断においても視察による判続が容易であるという利点を持つ．図1は，非24時間睡眠覚醒症候群の長期間の睡眠表のサンプルである．ICSD2では，観察期間

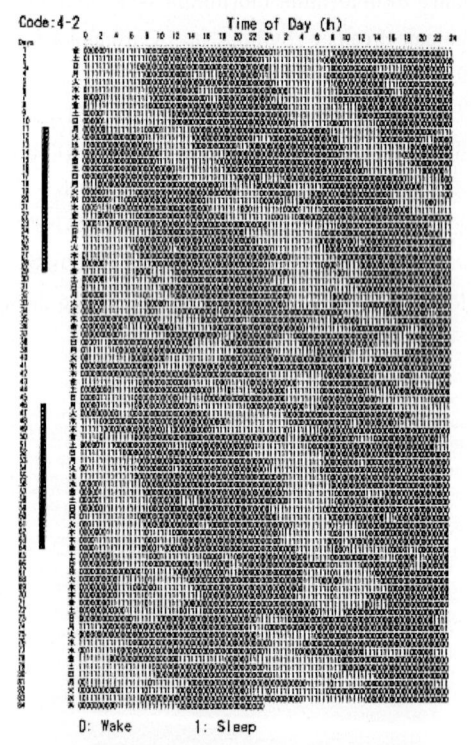

図1　非24時間睡眠覚醒症候群の睡眠・覚醒パターンの睡眠表の長期記録例

は最低7日間以上という規程であるが，1990年に発表されたICSD1では6週間以上の睡眠・覚醒スケジュールの観察期間と，睡眠開始の困難あるいは覚醒困難の訴えが本来的にあること，24時間に同調した睡眠・覚醒パターンを維持することができずに，睡眠開始と終了時刻が徐々に遅延することとされていた。生体リズム位相の外部環境変動への同調能の低下・消失あるいはtime cue（同調因子）の消失が存在すると考えられているからである。図1の84週間のダブルプロットの記録は，1で表した一見白い部分が睡眠で，0で表した一見黒い部分が覚醒である。この睡眠表を見ると睡眠・覚醒パターンが自由継続しており，35週目あたりと74週目あたりで外環境との同調圧により急激な乱れの生じていることも観察できる。このサンプルが同調能は持っているが，その機能が減弱している可能性，あるいは同調因子の強度が不十分である可能性を示唆し，診断と治療方針の検討に有用な情報を与える。一方で，睡眠表は自記式に頼らざるを得ず信頼性が低いという欠点を持つとともに，数値化を行うには多大な人的労力を必要とするという短所も持つ。しかし，睡眠表の信頼性については，主治医による問診でカバーできることもあり，数値化については解析用のプログラムが開発されている。図2は，睡眠後退症候群の睡眠表のサンプル例で，一般的なTWAIN対応のスキャナによるデータの読み込みと自動解析結果（睡眠覚醒解析システム，㈱アイ・エー・シー）である。マークシート方式の睡眠表に睡眠時間帯を日々記入させたものが上左図で，上右図はそれをディジタル化したものである。下左端図は24時間の各時間での14日間の睡眠時間帯分布の比率をダブルプロットで示したものである。下中図は，14日間の睡眠覚醒リズムの周期をカイ自乗

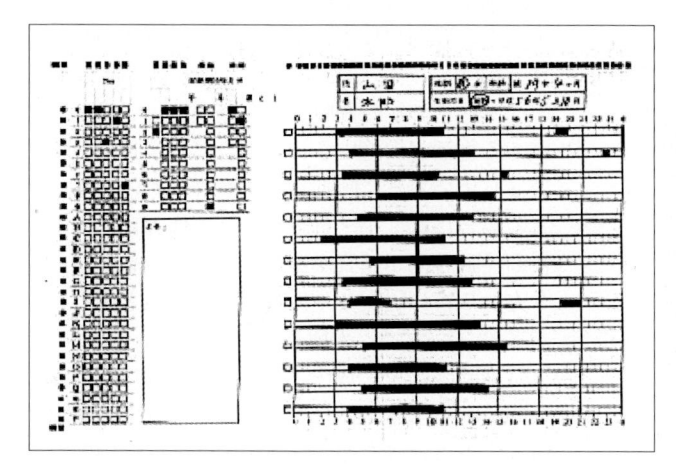

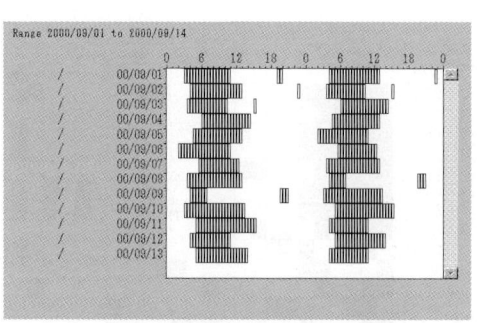

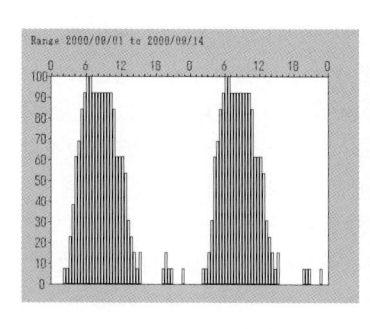

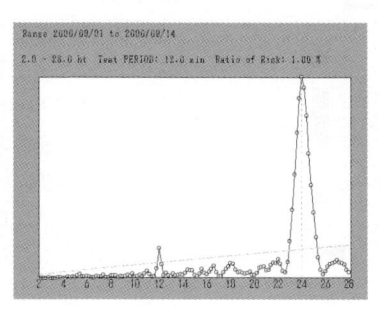

図2 睡眠相後退症候群の検査サンプル例の睡眠日誌データのスキャナによる読み込みと自動解析結果

ペリオドグラムで計算した結果で，24時間の規則的な周期を示している．下右端図には，睡眠表から得られた14日間の各睡眠指標（平均と標準偏差）を表示している．このサンプル例では，睡眠の開始時刻が3：55±1：00で，起床時刻が12：16±2：12であり，睡眠・覚醒リズムは明瞭な24時間周期を示し，睡眠時間帯の分布も一つに集中していることから，睡眠後退症群の特徴をよく示していることが見て取れる．図3は，初産婦の1ヵ月にわたる睡眠表である．一見，不規則型睡眠・覚醒パターンを示し1日の睡眠時間も短時間のように見えるが，入院中の睡眠時間帯は夜間に集中し一定で睡眠時間も7時間以上である．不慣れな初産婦が，新生児の睡眠・覚醒リズムの未発現に影響され退院後に睡眠・覚醒パターンが不規則化していることが推定でき，生活指導等により容易に改善できる．このような長期の睡眠表は，長時間睡眠者（long sleeper，成人で10時間以上の常態的な夜間睡眠，小児では年齢に応じた必要な睡眠時間より2時間以上長い常態的な夜間睡眠

を必要とする）と過眠症（ナルコレプシー，反復性過眠症，特発性過眠症など）との鑑別や，本態性の短時間睡眠者（short sleeper，成人で5時間以下の常態的な夜間睡眠，小児では年齢に応じた必要な睡眠時間より3時間以上短い常態的な夜間睡眠）と生活や仕事等の外的要因で生じている睡眠不足症候群とも考えられる二次的な短時間睡眠者との鑑別においても有用な情報を与える．長時間睡眠者の睡眠表は，規則的で夜間に集中した10時間以上のまとまった睡眠が常態で，日中に不規則に睡眠が混入することはない．一方で，夜間睡眠が不足した時は，日中に睡眠（仮眠など）が混入することが多い．気をつけるべきは短時間睡眠者で，米国の15歳以上の47,731名を対象とした生活時間調査では，常態的に5.5時間以下の睡眠者が月〜金曜日で5.9％，土・日曜日で3.9％存在する[3]．日本でも東京圏の女性の10人に1人が5時間以下の睡眠しか取れていない[5]．その多くは，生活上の問題や仕事との関係で部分断眠の状態で日々の生活を送っている人々である可能性が高い．本態性の短時間睡眠者と睡眠不足症候群ともいえる生活者の鑑別を行う場合にも，長期の睡眠表は有用である．睡眠不足症候群ともいえる生活者の場合には，土・日曜日などの休養日に極端に夜間睡眠時間が延長する場合や，日中や就寝前の夕方から宵に居眠りや仮眠が頻繁に混入することが多い．一方で，本態性の短時間睡眠者では，1ヵ月の睡眠表で，成人では常態的に5時間以下の夜間睡眠が平日，休日ともに続き，日中に睡眠が混入することはなく，覚醒時の眠気についての愁訴もない．

　睡眠表とともに日々の生活状態，心理状態，睡眠内省などを記載させる睡眠日誌も開発されている[4]．類似のものは筆者等も使用しており，簡易版と詳細版を作成している．図4は，簡易版を使った学童前期の子どもの睡眠日誌のサンプルで，不規則な生活・睡眠習慣と生体リズムを示している．このサンプルの10日間の睡眠の状態を食事，入浴，排便のタイミングとともに見てみると，子どもにとっては極端な睡眠不足と生体リズムの乱れがあり，それが子どもに大きなストレスを与え

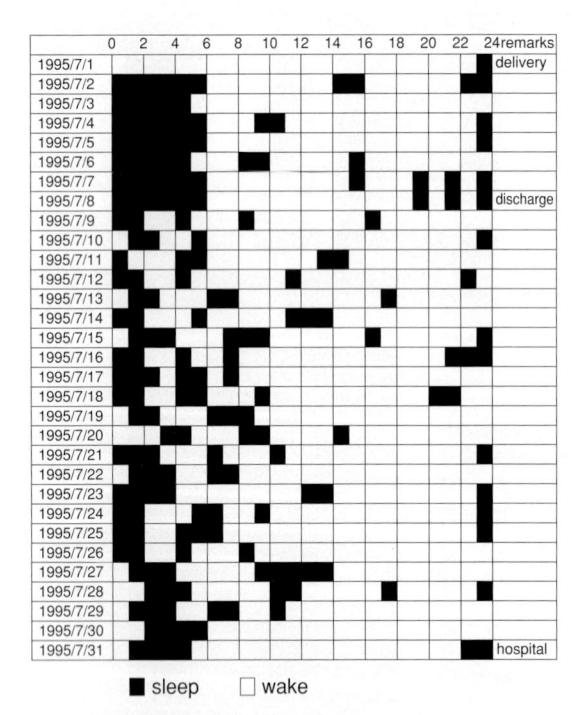

図3 初産婦の出産後の睡眠覚醒スケジュールの睡眠表による評価例

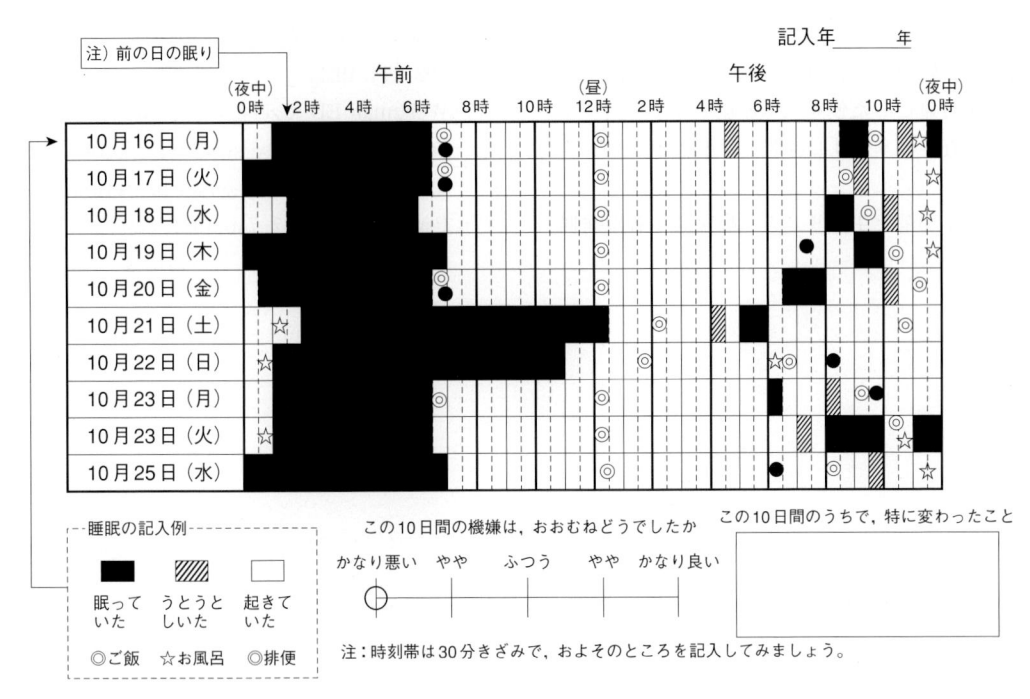

図4 不規則な子どもの生活・睡眠習慣と生体リズムのサンプル例

ていることが観察できる。生体リズムの乱れは，排便のタイミングが不規則になっていることからもわかり，食事のタイミングの規則性が保たれていないことも観察できる。このように，睡眠・覚醒スケジュールだけではなく，食事，入浴，排便などの生活上の行動も長期に記載することで，対象者の状態を的確に把握できる。また，夜間徘徊や薄明期に行動異常を示す認知症高齢者では，症状や行動異常を記載しておくと，睡眠・覚醒リズム障害との対応に気づかされる場合もある[6]。高齢者の長期不眠では，排尿の記載をさせておくことで，頻回な夜間排尿が不眠の原因となっていることを把握できることもある。詳細版は主に研究を目的として使用しており，就寝，起床時刻，入眠経過や前夜の簡単な睡眠内省以外に仮眠時間帯や過度の眠気を感じた時間帯，服薬，飲酒やカフェイン摂取等の情報，活動量計の脱着時間，日中の心身の状態評価なども幅広く盛り込んだものを作成し使用している。必要な項目は，研究目的により選定し，対象者に負担がかからないような工夫も必要である。

睡眠日誌は，簡便な睡眠評価法であるが，思った以上に重要な情報を取得できる評価技法であり，客観的な測定を行っている場合でも常に併用しておくことが望ましい。

参考文献

1) American Academy of Sleep Medicine : The International Classification of Sleep Disorders. Second Edition : Diagnostic and coding manual. American Academy of Sleep Medicine, Westchester, 2005.
2) Ancoli-Israel S : Actigraphy. In : Principles and practice of sleep medicine. Fourth edition. (Kryger MH, Roth T, Dement WC eds.), Elsevier Saunders, Philaderphia, pp1459-1467, 2005.
3) Basner M, Fomberstein KM, Razavi FM, et al. : American time use survey : sleep time and its relationship to waking activities. Sleep 30 : 1085-1095, 2007.
4) Monk TH, Reynolds CF 3rd, Kupfer DJ, et al. : The Pittsburgh Sleep Diary. J Sleep Res 3 : 111-120,

1994.
5) 小野茂之, 駒田陽子, 有賀 元, 他:東京圏の成人女性を対象とした便通状態と睡眠健康に関する疫学的調査. 日本女性心身医学会雑誌 10:67-75, 2005.
6) 大川匡子:加齢と生体リズム―痴呆老年者の睡眠リズム異常とその新しい治療―. 神経進歩 36:102-111, 1992.
7) Weitzman ED, Czeisler CA, Coleman RM, et al.: Delayed sleep phase syndrome. A chronobiological disorder with sleep-onset insomnia. Arch Gen Psychiatry 38:737-746, 1981.

〔白川修一郎, 高原 円〕

3. MSLTの施行・判定法と臨床応用

（1）MSLTの意義と背景

　睡眠障害において，日中の過度の眠気（excessive daytime sleepiness：EDS）は重要な症候のひとつである。EDSは時に患者の日常生活に悪影響を及ぼし，社会適応の妨げとなることがある。臨床の場において患者が眠気を訴える場合，まず質問紙などにより眠気の有無を評価するが，これはあくまで本人の主観的評価によるものである。これに対し，日中の眠気を眠りやすさもしくは眠りにつく能力について，入眠潜時を用いて客観的に評価する検査法として睡眠潜時反復検査（multiple sleep latency test：MSLT）が広く用いられている。また，臨床用MSLTは入眠期におけるREM睡眠の出現もみるため，REM睡眠の易発現性が特徴的であるナルコレプシーの診断に不可欠である。本邦においてMSLTは2008年の4月より保険適応となっており，各施設内，施設間における実施手順の統一と検査精度の向上が切望されている。

　MSLTは1977年に初めて研究目的での眠気評価法として発表され[1]，1986年には臨床用にも標準化された手順が作成された[2]。さらに1992年にAmerican Sleep Disorders Association（ASDA）によって初めて臨床使用についてのガイドラインが作成され[3]，2005年にはAmerican Academy of Sleep Medicine（AASM）によって，覚醒維持検査（maintenance of wakefulness test：MWT）とともに臨床における実施手順が発表された[4]。本稿では，2005年にAASMによって発表された実施手順に基づいて臨床用のMSLTの施行法について述べる。

（2）MSLTの実施と留意点

a）MSLTの実施（表1）

　MSLTにおいては，眠気の強さすなわち眠りやすさを入眠潜時の長さで評価し，入眠潜時が短いと生理的な眠気が強いと判断する。MSLTには臨床用と研究用の二つの実施手順がある。臨床用MSLTの施行手順を表1に示す[4]。臨床用MSLTにおいては各セッションにおいて，前述したように入眠期REM睡眠の出現をみるべく入眠から15分経過するまで被験者を眠らせる。この「眠らせておく」ことが臨床用MSLTにおける特徴であり，この間のREM睡眠の出現がナルコレプシーを含む過度の眠気を呈する疾患における鑑別診断に重要となる。一方，研究用MSLTにおいては，後のセッションでの睡眠傾向に影響が及ぶのを避けるために各セッションにおいて入眠がみられた時点で，各回の検査を終了する。

b）MSLTに影響を与える因子

　生理的な睡眠傾向は，外的要因（温度，光，音など）と内的要因（活動性，モチベーションなど）の影響を受けやすい。したがって，MSLTの結果に影響を与えるさまざまな要因を除外し，検査の施行条件を整えて検査を行う必要がある。MSLTの結果に影響を与える要因には，上記のほかに，生理的要因，心理的要因，実施手順の違いなどがある。生理的要因としてあげられるのは年齢，概日リズム，前夜の睡眠の質，薬物使用，睡眠構築，睡眠障害や他の疾患による二次的な睡眠構造の乱れや睡眠分断などである。一般的に，検査前夜の断眠（睡眠不足），睡眠薬の使用，睡眠分断などによって平均入眠潜時は短縮し，中枢神経刺激薬の服用によって延長する。年齢によっても平均入眠潜時は異なり，思春期前の子供は長く，青年期になると短縮する。また，年齢が10歳高くなるごとに0.6分平均入眠潜時が延長するという[5]（図1）。

　心理的要因としては不安，ストレス，抑うつ気分などがあげられる。これらは睡眠障害患者にしばしば存在する症状であり，睡眠傾向に影響を及ぼす。不安やストレス水準の上昇は入眠潜時を延長させるが，うつの場合には入眠潜時を短縮させ

表1 MSLT手順のための勧告

1. MSLTは2時間間隔で行われる5回の睡眠検査からなる。初回の睡眠検査は夜間ポリソムノグラフ検査終了後から1時間半から3時間経過してから行う。4回の睡眠検査で施行する場合もあるが、この場合2回以上のsleep onset rapid eye movement（REM）period（SOREMP）を認めない限りナルコレプシーの診断材料としての信頼性を欠く。
2. MSLTは被験者の普段の睡眠時間帯における夜間ポリソムノグラフ検査記録に引き続いて行わなければならない。MSLTによってナルコレプシーの診断をする場合、MSLT検査前夜の総睡眠時間が6時間未満であるとその結果は診断材料としての信頼性を欠く。また、MSLTはsplit-night検査（一夜の検査において診断と治療を同時に行うこと）の後に行うべきではない。
3. 被験者の睡眠・覚醒スケジュールを評価するためMSLT検査の1週間前から睡眠日誌をつけさせることが望ましい。
4. 正確な結果を得るために、標準化された検査条件を整えることが重要である。睡眠検査を行う部屋は暗くし、検査中は静かな状態にしておく。また、検査室温は被験者が過ごしやすい温度に設定する。
5. 中枢神経刺激薬、それと同様の作用を持つ薬物、またREM睡眠を抑制する薬物はMSLTの2週間前から中止させるべきである。常用薬（降圧剤やインスリンなど）の服用は睡眠専門医がMSLT前に慎重に調整し、薬物による興奮作用や鎮静作用を最小限に抑えこれら薬物の検査への影響を除くようにする。被験者は、各睡眠検査の少なくとも30分前から喫煙を中止しなくてはならない。また、検査日の過度の運動は避け、各睡眠検査の少なくとも15分前からは覚醒度を上げるような行動はしてはならない。カフェインを含む飲料は摂取してはならず、高照度の太陽光への暴露も避けねばならない。軽い朝食を初回の睡眠検査の少なくとも1時間前に、軽い昼食を2回目の昼頃の検査終了後すぐに摂ることが望ましい。
6. MSLT検査を行う睡眠検査技師は検査の施行に関し十分な経験を積んでいなければならない。
7. MSLTの一般的な記録モンタージュは、左右の中心部（C3-A2, C4-A1）、後頭部（O1-A2, O2-A1）脳波、左右の眼電図（electrooculogram：EOG）、頤筋または頤下筋の筋電図（electromyogram：EMG）と心電図（electrocardiogram：ECG）である。
8. 各回の睡眠検査を始める前に被験者にトイレに行きたくないか、また、快適に過ごすために必要なことはないかを訊ねる。各回の睡眠検査ごとに行う生体較正の標準的な手法は以下の通りである。（1）目を開けて30秒間静かに横になって下さい　（2）30秒目を閉じて下さい　（3）頭を動かさずに右を見て下さい、左を見て下さい（3回繰り返す）　（4）ゆっくりと5回まばたきをして下さい　（5）歯を食いしばって下さい
9. 各回の睡眠検査の前に被験者には次のように指示する。「静かに横になり、楽な姿勢をとって下さい、目を閉じて眠るように努めて下さい」同じ指示を各回に行う。これらの指示をしたらただちに部屋の明かりを消し、検査の開始を伝える。各回の睡眠検査間の空き時間には被験者はベッドから離れ眠らないよう努めなければならない。通常これは検査者が常に監視する必要がある。
10. 臨床用MSLTの入眠潜時は消灯から最初の睡眠エポック（睡眠段階1を含む）の出現までの時間とする。30秒エポックのうち合計して15秒以上の睡眠脳波の出現をもって入眠エポックと定義する。入眠がみられない場合は20分入眠潜時を20分とする。各回のこの潜時を用いて平均入眠潜時（mean sleep latency：MSL）を算出する。臨床用MSLTにおいてはREM睡眠の出現を判定するために、入眠エポックから15分間記録する。15分間は経過時間であり、睡眠時間ではない。REM潜時は入眠エポックから最初に出現したREM睡眠のエポックまでの時間とし、この間に出現する睡眠・覚醒は考慮しない。
11. 各回の睡眠検査は入眠がみられない場合20分間で終了する。
12. MSLTのレポートには、各回の睡眠検査の開始時刻と終了時刻、消灯から最初の睡眠エポック出現までの時間、平均入眠潜時（すべての睡眠検査における入眠潜時の算術的平均）、sleep onset REM periodの回数（30秒の1エポックのうちREM睡眠が15秒以上、で定義される）
13. 睡眠検査技師は標準的な手順から逸脱するエピソードがあった場合には、臨床医にわかるように記載する。

（文献4より引用改変）

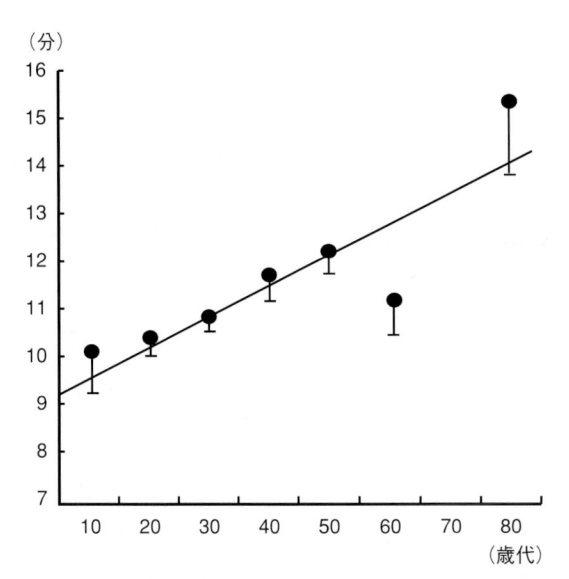

図1 年代別の平均入眠潜時（平均値－標準誤差）
（文献5より引用）

ることもある。また，多くの被験者において，MSLTの最終回では入眠潜時が延長しやすい。これは，1日中検査のために過ごし，もうすぐ解放されるという期待によるもので，"last nap effect"とよばれる[6]。

MSLTの結果は検査の実施手順によっても変動しやすく，睡眠検査直前の運動やカフェインを含む飲料の摂取，検査についての指導の仕方などにより平均入眠潜時が変動することがある。臨床用MSLTと研究用MSLT間では一定の差は認められないが，睡眠検査の回数，前夜の睡眠時間，入眠潜時の定義の仕方によって平均入眠潜時に差が生じることがある。

また，シフトワーカーや通常の就寝時間が遅いものは，概日リズム特性の個人差によって入眠潜時や入眠期REM睡眠の出現に影響が出る[7]。そのため，なるべく検査施行時間を普段の覚醒時間帯に近づけるよう調整するのが望ましいが，臨床の場においては困難なことが多い。そのため，検査前にはなるべく夜更かしや日中の昼寝などを避けるよう指導した上で，ミニモーションロガーアクチグラム[8]や睡眠日誌などにより被験者の睡眠・覚醒パターンを把握し，それを加味して結果を解釈すべきである。

c）MSLTの信頼性

MSLTの再検査法において，各検査間での平均入眠潜時は検査の実施間隔や眠気の強さの影響を受けず，検査間の再現性は高いことが報告されている[9]。また，ナルコレプシー患者において重要な所見となる2回以上のSOREMP出現率についても同様に高い再現性を示すことが報告されている[10]。さらに，検査者間，検査者内いずれにおいても平均入眠潜時のばらつきは少ない[11]。総じて，本検査は比較的安定性の高い検査といえよう。

これまでMSLTの健常者データについては多くの報告がなされているが，年齢，前夜の睡眠，入眠の判定法，4回法か5回法か，などの統制が取れていないためその平均入眠潜時は非常にばらつきが大きい。各年齢層について，睡眠の最初のエポックを入眠とした検討結果の報告を合わせて計算すると，4回法で10.4±4.3分，5回法で11.6±5.2分であり，5回法では有意な平均入眠潜時の延長を認める。このデータによると，平均±2SDの95％信頼区間はそれぞれ1.8分〜19分，1.2分〜20分と非常に広範であることがわかる[5]。後述するように過眠症の診断基準としてのMSLTの平均入眠潜時は8分以下であるが，この基準の感度はカタプレキシーを伴うナルコレプシー群に対して93％，伴わない群に対しては97％と報告されており[12]，MSLTにおける平均入眠潜時は過眠症状を呈する患者のスクリーニング目的としては有用である。しかしながら，特異度は73.3％と充分でなく[13]，健常人でも過眠症域の入眠潜時を示す場合があることには留意すべきである[4]。

（3）臨床応用

各疾患群のMSLTにおける平均入眠潜時について述べる。睡眠障害国際分類第二版[14]によれば，過眠症群（ナルコレプシー，特発性過眠症）の診断基準におけるMSLTの平均入眠潜時は8分以下とされている。さらに，2回以上のSOREMPを認める場合ナルコレプシーと診断される。カタプレキシーを認めない場合，ナルコレプシーと特発性過眠症の鑑別にはMSLTにおけるSOREMPの出

現が重要な所見となる。

各過眠症についての平均入眠潜時は，健常群10.5±4.6分に対し，ナルコレプシー患者群3.0±3.1分，特発性過眠症では6.2±3.0分と報告されている[5]。ナルコレプシー患者群のうち，カタプレキシーを伴うナルコレプシーでは2.4±1.8分，伴わないナルコレプシーでは3.7±2.1分と有意差は認めない[15]。特発性過眠症の中では，10時間以上の長時間睡眠を伴う特発性過眠症では8.9±3.5分，これを伴わない特発性過眠症では7.9±2.6分で，やはり両群間で有意差はない[16]。また，カタプレキシーを伴うナルコレプシー患者における2回以上のSOREMP出現率は95％以上と高い感度を示すが，明らかなカタプレキシーを伴わないナルコレプシーにおいては89％と報告されており[15]，ナルコレプシーであっても必ずしも2回以上のSOREMPを認めるとは限らない。

睡眠時無呼吸症候群患者の平均入眠潜時は，夜間の分断睡眠の影響により短縮傾向を示す。呼吸障害指数（respiratory disturbance index：RDI）が30回/時以上の重症無呼吸症群患者群では6.3±4.9分と，他の過眠症と同水準の値を示すことが報告されている[17]。加えて，睡眠時呼吸障害患者群においては夜間の睡眠分断がREM睡眠の出現を抑制する結果として，日中睡眠でREMリバウンドが起こるため，2回以上のSOREMP出現率は7％に上るとの報告もあり[12]，ナルコレプシーとの誤診をまねく可能性がある。そのため，ナルコレプシーの診断の際には，睡眠時呼吸障害をはじめとする他疾患を夜間ポリソムノグラフ検査によって除外せねばならない。また，MSLTは睡眠時無呼吸症候群患者に対する経鼻持続陽圧呼吸療法（nasal CPAP）の治療効果の評価にも用いられ，CPAP治療前の3.5±2.7分からCPAP治療後12.1±4.7分と平均入眠潜時の正常化が認められたとの報告もある[18]。

てんかん患者における平均入眠潜時は8.4±8.0分と報告されているが，複雑部分発作を呈し眠気を伴う未服薬の同疾患群では，前夜のPSGにおいて夜間の睡眠分断や夜間発作を認めない場合でも7.6±7.1分と過眠症診断基準内の値を示すこともある[19]。

入眠潜時は不安や緊張，ストレスなどの心理的要因の影響を受けやすいため，精神生理性不眠においては12.4±5.4分と，夜間十分な睡眠を得られていないにもかかわらず，健常対象群と変わらないもしくは延長傾向を示すことが報告されている[20]。これは，覚醒水準の亢進ないし眠りにつく能力が低下していると解釈できる。

以上より，MSLTは眠気を呈するすべての疾患に適応され，過眠症の鑑別・服薬効果の判定のほか，睡眠時無呼吸症候群におけるnasal CPAPの治療効果の判定にも適用できる。臨床においては，施行条件から逸脱するエピソードに加え，検査当日の被験者の服薬の有無，体調，前夜の睡眠の量や質についての問診，入眠の自覚の有無，夢見の有無，夢の内容などについて確認すべきである。さまざまな影響因子を考慮し，検査施行条件を整えた上での確かな検査結果の取得と解釈が，本検査の臨床的意義をより高めるものと考えられる。

参考文献

1) Carskadon MA, Dement WC : Sleepiness and sleep state on a 90-min schedule. Psychophysiology 14 : 127-133, 1977.
2) Carskadon MA, Dement WC, Mitler MM, et al. : Guidelines for the multiple sleep latency test (MSLT) : a standard measure of sleepiness. Sleep 9 : 519-524, 1986.
3) Thorpy MJ : The clinical use of the Multiple Sleep Latency Test. The Standards of Practice Committee of the American Sleep Disorders Association. Sleep 15 : 268-276, 1992.
4) Littner MR, Kushida C, Wise M, et al. : Practice parameters for clinical use of the multiple sleep latency test and the maintenance of wakefulness test. Sleep 28 : 113-121, 2005.
5) Arand D, Bonnet M, Hurwitz T, et al. : The clinical use of the MSLT and MWT. Sleep 28 : 123-144, 2005.
6) Bishop J, Wise M : Technical problems associated with performing the Multiple Sleep Latency Test

(MSLT) in children. Sleep Research 25 : 481, 1996.
7) Richardson GS, Carskadon MA, Orav EJ, et al. : Circadian variation of sleep tendency in elderly and young adult subjects. Sleep 5 (Suppl 2) : S82-94, 1982.
8) Cole RJ, Kripke DF, Gruen W, et al. : Automatic sleep/wake identification from wrist activity. Sleep 15 : 461-469, 1992.
9) Zwyghuizen-Doorenbos A, Roehrs T, Schaefer M, et al. : Test-retest reliability of the MSLT. Sleep 11 : 562-565, 1988.
10) Folkerts M, Rosenthal L, Roehrs T, et al. : The reliability of the diagnostic features in patients with narcolepsy. Biol Psychiatry 40 : 208-214, 1996.
11) Drake CL, Rice MF, Roehrs TA, et al. : Scoring reliability of the multiple sleep latency test in a clinical population. Sleep 23 : 911-913, 2000.
12) Aldrich MS, Chervin RD, Malow BA : Value of the multiple sleep latency test (MSLT) for the diagnosis of narcolepsy. Sleep 20 : 620-629, 1997.
13) Johns MW : Sensitivity and specificity of the multiple sleep latency test (MSLT), the maintenance of wakefulness test and the epworth sleepiness scale : failure of the MSLT as a gold standard. J Sleep Res 9 : 5-11, 2000.
14) International Classification of Sleep Disorders : Diagnostic and Coding Manual, 2nd ed. (American Academy of Sleep Medicine ed.) Westchester, 2005.
15) Sturzenegger C, Bassetti CL : The clinical spectrum of narcolepsy with cataplexy : a reappraisal. J Sleep Res 13 : 395-406, 2004.
16) Anderson KN, Pilsworth S, Sharples LD, et al. : Idiopathic hypersomnia : a study of 77 cases. Sleep 30 : 1274-1281, 2007.
17) Fong SY, Ho CK, Wing YK : Comparing MSLT and ESS in the measurement of excessive daytime sleepiness in obstructive sleep apnoea syndrome. J Psychosom Res 58 : 55-60, 2005.
18) Tonon C, Vetrugno R, Lodi R, et al : Proton magnetic resonance spectroscopy study of brain metabolism in obstructive sleep apnoea syndrome before and after continuous positive airway pressure treatment. Sleep 30 : 305-311, 2007.
19) Drake ME, Jr., Weate SJ, Newell SA, et al. : Multiple sleep latency tests in epilepsy. Clin Electroencephalogr 25 : 59-62, 1994.
20) Seidel WF, Ball S, Cohen S, et al. : Daytime alertness in relation to mood, performance, and nocturnal sleep in chronic insomniacs and noncomplaining sleepers. Sleep 7 : 230-238, 1984.

〔笹井妙子，井上雄一〕

4. MWT, OSLER TEST

はじめに

日中の過度の眠気（excessive daytime sleepiness：EDS）は，睡眠障害[1]にともなう主な症状の1つであり，その評価は診断する上で重要な項目としてあげられている。過眠症状はナルコレプシー，特発性過眠症，閉塞性睡眠時無呼吸症候群（Obstructive sleep apnea syndrome：OSAS），睡眠不足症候群，周期性四肢運動障害，服薬の影響，その他多くの精神・神経疾患，内科疾患の症状として現れる。日中の過剰な眠気は，一般健常成人の約3%～15%にみられるといわれており，車の運転中や会議中など日中に起きていなければならない，注意していなければならない状況で起こりやすく，産業事故や交通事故を引き起こす[2,3,4]可能性も高くなることから，適切な評価が必要となる。

眠気を量的に評価することは非常に難しく，眠気の指標については一定の見解が得られていない。ここでは客観的な眠気の評価法のうち，MWT（Maintenance of Wakefulness Test），OSLER TEST（Oxford sleep resistance test）を紹介する。

(1) MWT

a) MWTの概要

MWTは1982年に米国のMitlerら[5]によって考案されたもので，その後1997年にDoghramjiらによって標準法が提案された[6]。2005年にはMWTを臨床で使用する際の検査手順がAmerican Academy of Sleep Medicine（AASM）によって発表されている[7]。

MWTは前述されているMSLT（Multiple Sleep Latency Test）とほぼ同様に脳波，眼球運動，頤筋の筋電図，心電図などのポリグラフ測定を日中に2時間間隔で4回施行する。MSLTが被験者に「眠ってください」と指示し，どれだけ早く眠るかという入眠傾向を評価するのに対し，MWTでは「起きていてください」と指示し，検査時間の間にどれだけ長く起きていられるかという覚醒を維持する能力を評価する検査法である（**表1**）。

b) 検査手順

以下に2005年のAASMによるMWT手順のための勧告[7]およびSullivan & Kushidaの報告[8]をもとに検査の留意事項をまとめた。

○事前確認

1. MWTは測定回数4回の40分法が推奨される*。
   →測定は2時間間隔で施行される（例：10時，

---

* MWT20分法とMWT40分法

測定時間については20分法（MWTの原法）[5,6,9]，40分法があるが，MWTにおける入眠潜時（入眠潜時の定義は後述）が，測定時間により変化することが知られており，測定時間を延長すると，入眠潜時も延長することが報告されている[6]。Doghramjiらが健常者を対象に行った検討によると，入眠潜時を3エポック連続して睡眠段階1が出現またはその他の睡眠段階が30秒間出現とした場合（入眠潜時判定A）には20分法では18.7±2.6分であるのに対し，40分法では35.2±7.9分と大きく差が認められた。また，入眠潜時を睡眠段階1が10秒連続して出現またはその他の睡眠段階が30秒間出現とした場合（入眠潜時判定B）でも20分法では18.1±3.6分であるのに対し，40分法では入眠潜時は30.4±11.2分と差が認められた[6]。

さらに，病的に過剰な眠気のある患者でも個人の目的意識や意欲によってしばしば20分以上起きていられることがある[10,11,12]。Banksらの報告によると，PSGを行い中等症度の睡眠時無呼吸症候群（OSAS）と診断された患者110名に対しMWTを行ったところ，平均入眠潜時は30.7±10.2分（健常者の平均入眠潜時は36.7±6.2分）と20分を超えていた。この天井効果の影響をなくすために，現在では40分法が推奨されている[7,13]。

表1 MWTとMSLTの相違点

	MWT	MSLT
適応	過眠に対する治療効果の判定，睡眠時無呼吸症候群（OSAS）の治療効果の判定など	ナルコレプシー・特発性過眠症の診断，過眠に対する治療効果の判定など
測定回数	4回（推奨）	5回（4回も可能．ただし，2回以上SO-REMPが出なければ信頼性は低い）
初回測定	朝の起床後1.5〜3時間で開始	朝の起床後1.5〜3時間で開始
前夜の睡眠	規定はないが，把握しておく必要がある	6時間以上（PSGで確認，Splitnight PSG後は不可）
記録モンタージュ	C3-A2, C4-A1, O1-A2, O2-A1, 左右EOG, オトガイEMG, ECGを含む	C3-A2, C4-A1, O1-A2, O2-A1, 左右EOG, オトガイEMG, ECGを含む
検査環境	起座位，0.10〜0.13lux（被験者前額部）	臥位，消灯
指示	座ったままできるだけ起きていてください．まっすぐ前を見てください．ただし光を見ないようにしてください	楽な姿勢をとってください．目を閉じて眠ろうとしてください
入眠判定のタイミング	1エポック（30秒）で，合計して15秒以上何らかの睡眠段階（1〜4, REM）が出現した最初のエポック	1エポック（30秒）で，合計して15秒以上何らかの睡眠段階（1〜4, REM）が出現した最初のエポック
測定終了のタイミング	最大40分．睡眠段階1が連続して3エポック出現するか，その他の睡眠段階が1エポック出現した後	最低20分．入眠した場合は最初の入眠後15分後まで（SOREMP判定のため）
測定前と合間	カフェインの摂取は事前に確認，各測定開始30分前より喫煙不可，15分前より過度の運動不可	カフェイン摂取不可，各測定開始30分前より喫煙不可，15分前より過度の運動不可
正常値	平均入眠潜時8分以上（40分法）	平均入眠潜時10分以上，SOREMP1回以下
保険適応	なし	あり

(AASM（文献7）およびSullivan, 2008（文献）より改変)

12時，14時，16時）．初回の測定は被検者の通常起床時刻の約1.5〜3時間後に開始され，1回目の測定が9時〜10時に開始されることが望ましい．
2. MWT前にPSGを行うかどうかは臨床状況を考慮して臨床医が決める．
→夜間の睡眠時間がMWTの結果に影響を与える可能性があるため，担当医は被検者が検査前夜にきちんと睡眠をとっていたかを知っておく必要がある．臨床判定において睡眠日誌を利用した例があるが，コンセンサスが得られなかったとされており注意を要する．
3. MWTを行う検査技師は，検査の施行に関して十分な経験を積んでいなければならない．
4. 喫煙は少なくとも各測定開始30分前に中止しなければならない[8]．

5. 過度の運動は各測定開始15分前に中止しなければならない[8]．
6. MWT前と各測定間のカフェイン，その他の薬物使用については，検査前に睡眠専門医が確認し決定する必要がある．
→MWTにおける眠気や覚醒度の所見が処方薬以外の物質の影響を受けていないことを確かめるため，薬物のスクリーニングを行うこともある．通常，薬物スクリーニングはMWTを行う朝に行われるが，そのタイミングや状況は臨床医に変更されることもある．
7. 軽い朝食は初回測定開始の少なくとも1時間前に，軽い昼食は2回目（正午あたり）の測定終了後すぐに摂ることが望ましい．

○検査準備と測定開始
1. MWTの記録モンタージュは，左右の中心部

（C3-A2，C4-A1）と後頭部（O1-A2，O2-A1）脳波，左右の眼電図（EOG），頤筋の筋電図（EMG），と心電図（ECG）を含むこととする。
2. 検査室は外部からの光を遮断する必要がある。
→照明は被検者の頭部やや後方に置き視野に入らないようにし，検査室の照度は被検者の前額部で0.1〜0.13Luxとする。室温は被験者が心地よいと感じる温度に設定する（参考温度：22℃前後[6]）。
3. 被検者にベッドに座らせ，背中と頭部を背もたれに寄りかからせる。首が不快なまでに曲がったり伸びないようにする。
4. 各測定に先立ち，被検者にトイレに行きたくないか，他に調整することがないかを確認する。
5. 各測定前のバイオキャリブレーション（生体較正）のための標準的な指示は，以下のとおりである。①30秒間，目を開けたまま静かに横たわってください，②両目を30秒間閉じていてください。③頭を動かさずに右を見て，次に左，右，左，右，左を見てください。④瞬きをゆっくりと5回行ってください。⑤歯をぎゅっと食いしばってください。
6. 被検者には，「座ったままでできるだけ起きていてください。まっすぐ前を見てください。ただし，照明を直接見ないようにしてください。」と指示する。被験者は頬をたたく，あるいは歌うといった覚醒を維持するための特別な行動は許されない。

○入眠判定と測定終了
1. 入眠は，1エポック（30秒）において合計で15秒以上の何らかの睡眠段階が出現した最初のエポックと定義する。
2. 被検者が入眠しなかった場合，測定は40分で終了する。もしくは睡眠段階1が連続して3エポック出現するか，その他の睡眠段階が1エポック出現した後に測定を終了する。

○検査後
1. 各測定の開始時刻と終了時刻，入眠潜時，総睡眠時間，各測定で認められたすべての睡眠段階，平均入眠潜時（4回の測定終了後の算術的平均）を記録する。
2. 標準的なプロトコルや検査条件からの逸脱について，後に検査結果を解析する専門医にわかるように観察・記録する。

c）結果の評価
MWT4回の平均入眠潜時が8分未満であると覚醒維持能力に問題があるとされる[7]。すなわち，平均入眠潜時が短いほど日中の眠気が強いことを表す。
また，MWTの入眠潜時は年齢による変化が観察されており，年齢が上がるにつれて入眠潜時が延長することが報告されている[6,14]。健常者と眠気が強い者とを必ずしも区別できないことがある点にも注意を要する。得られた結果の評価を行う際には眠気や覚醒の程度に影響する要因を十分に考慮すること，MWTの結果を単独で用いて臨床的な診断・決定や安全性・危険性の判断を行わないことが大切である。

d）適応
MWTはOSASやナルコレプシーなど睡眠関連疾患の治療前後の変化（治療効果）を評価するのに適している[15]。しかしながら，入眠潜時について治療の効果を評価するためのカットオフ値は確立されていない。
OSASでは，CPAP療法により入眠潜時が有意に長くなる。重症のOSASと診断された患者24名に対し，CPAP治療前後でMWT 40分法による治療前後の入眠潜時を比較すると，治療前15.3±9.0分であり，治療後25.3±9.3分であった[16]。
情動脱力発作があるナルコレプシーにおいては薬物治療による治療効果が検討されている。米国のナルコレプシー研究グループ（US Modafinil in Naracolepsy Multicenter Study Group）による報告では，治療前のMWTによる入眠潜時が5.8±5.0分であったのに対し，薬剤服用して3週間後では8.1±6.2分と有意に延長していた[17]。Harshらのグループによる報告でも同様の結果が報告されている[18]。
2008年にMSLTについて保険請求の適用が承認されたが，MWTについては現在のところ承認さ

れていない。

（2）OSLER TEST

a）概要

OSLER TEST（Oxford sleep resistance test）は1997年に英国のBennettらによって提案された行動指標を用いた覚醒維持能力検査である[19]。MWTやMSLTはポリグラフ記録を用いるため手技が煩雑で解析にも労力と費用を要するため，MWTの簡便法として提案された。OSLER TESTでは，脳波などのポリグラフ測定は行わず，一定の間隔（3秒に1回）で点灯する視覚刺激（LEDによる光）に反応してボタンを押す（タッチする）という点がMWTと大きく異なる点である。OSLER TESTではボタン押しによって覚醒度が上がらないように，ストロークの浅いボタンを使用するなどの工夫がなされている[19]。OSLER TEST専用の装置があるが（図1），ソフトウェアベースでも行われている[20]。

b）検査手順
1. 検査室を暗くして光を遮断する。
2. 被験者は半座位の姿勢になる。
3. 専用装置またはそれに変わるソフト（PC）を用意する。
4. 被検者には，「覚醒したままで，LEDの光が点灯したらボタンを押して（タッチして）ください。」と指示する。
5. 入眠は7回連続して光に対するボタン反応がなかった時点（21秒間ボタン反応がなかった時点）とする。
6. MWTと同様のスケジュールで，20分または40分の測定を1日に4〜5回行う。

c）結果の評価と適応

現時点では，OSLER TESTによる入眠潜時の明確な基準は確立されていないが，OSLER TESTはMWTと高い相関を示すことが報告されている[21]。また，ヨーロッパでは覚醒維持能力のgolden standardの検査として提案されている[20]。筆者らが行った日本の健常成人を対象に行ったMWTとOSLER TESTの同時計測でも，平均睡眠潜時についてMWTとOSLRER TESTの間に強い相関が得

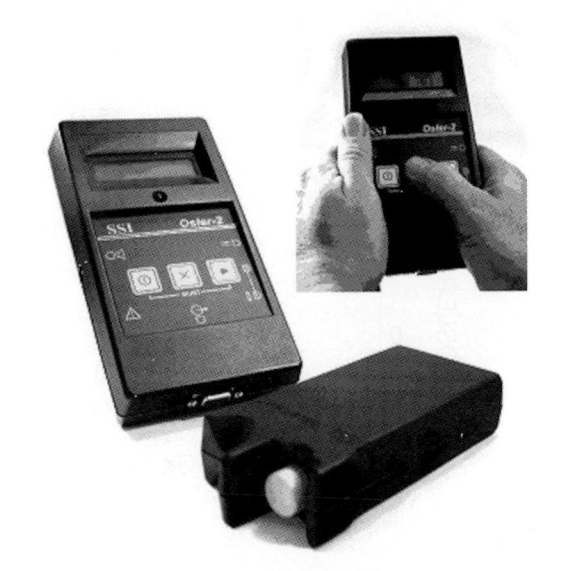

図1　OSLER TESTの専用装置
出展：Stowood Scientific Instruments
URL：http://www.stowood.co.uk/page14.html

られ（$r=0.973$，$p<0.0001$），施行毎の睡眠潜時もよく相関していた（図2）。

現在のところ，OSLER TESTはOSAS患者など睡眠関連呼吸障害の患者に対して用いることが多いようである。OSLER TESTとMWTを用いてOSAS患者と健常者の入眠潜時を比較した研究では，健常者ではOSLER TESTおよびMWTにおける入眠潜時がそれぞれ39.8分，38.1分であり，OSAS患者ではそれぞれ10.5分，7.3分であった（Bennett, 1997[19]）。重症のOSAS患者を対象にCPAP治療の前後におけるOSLER TESTの入眠潜時を比較検討したものでは，治療前が$26.3±3.6$分であったのに対し治療後では$34.4±1.7$分であった[22]。

通常，覚醒度が低下する，あるいは眠気が強くなると，「反応時間」が長くなり「エラー率」が高くなることが知られている。OSLER TESTではボタン押しで反応させるため，入眠潜時だけでなくボタン押しの反応時間（反応速度），エラー率を測ることも可能である。OSAS患者と健常者で比較した検討では，健常者に比べてOSAS患者でのエラー率が有意に高いことが示されている[23]。

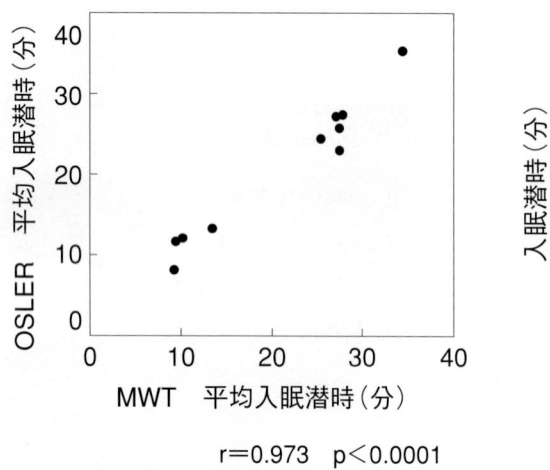

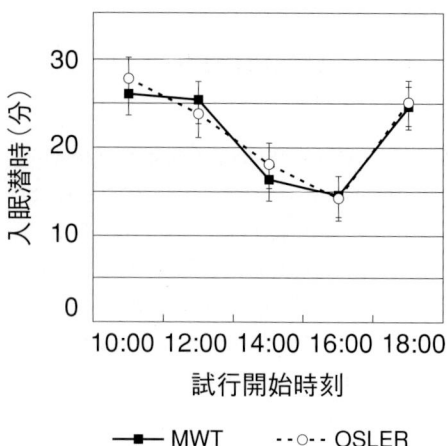

図2　OSLER TESTとMWTの関連性

参考文献

1) 三島和夫, 有竹清夏, 高橋清久：特集／睡眠障害の基礎と臨床. 現代社会と睡眠障害. 精神科 12, 149-154. 2008
2) Kaneita Y, Ohida T, Uchiyama M, et al.：Excessive daytime sleepiness among the Japanese general population. J Epidemiol; 15：1-8, 2005
3) Roth, T. and T.A. Roehrs：Etiologies and sequelae of excessive daytime sleepiness. Clin Ther; 18（4）：p. 562-576; discussion 561, 1996.
4) Rothers, T. and M.A. Carskadon：Daytime slppiness and alertness. Principles and practice of sleep medicine 4th ed. p. 39-50, 2005.
5) Mitler MM, Gujavarty KS, Browman CP：Maintenance of wakefulness test; a polysomnographic technique for evaluation of treatment efficacy in patients with excessive somnolence. Electroencephalogr Clin Neurophysiol; 53：658-661, 1982
6) Doghramji, K., Mitler, M. M., Sangal, R. B.,et al.：A normative study of the maintenance of wakefulness test（MWT）. Electroencephalogr Clin Neurophysiol; 103：554-562, 1997.
7) Standards of Practice Committee of the American Academy of Sleep Medicine：Practice parameters for clinical use of the multiple sleep latency test and the maintenance of wakefulness test; An American Academy of Sleep Medicine Report. Sleep; 28：113-121, 2005.
8) Sullivan, S. S. and Kushida, C. A.：Multiple sleep latency test and maintenance of wakefulness test. Chest; 134：854-861, 2008.
9) Browman, C. P. and Mitler, M. M.：Hypersomnia and the perception of sleep-wake states：some preliminary findings. Percept Mot Skills; 66：463-470, 1988.
10) Banks, S., Barnes, M., Tarquinio, N., et al.：Factors associated with maintenance of wakefulness test mean sleep latency in patients with mild to moderate obstructive sleep apnoea and normal subjects. J Sleep Res; 13：71-78, 2004.
11) Sagaspe, P., Taillard, J., Chaumet, G., et al.：Maintenance of wakefulness test as a predictor of driving performance in patients with untreated obstructive sleep apnea. Sleep; 30：327-330, 2007.
12) Hakkanen, H., Summala, H., Partinen, M., et al.：Blink duration as an indicator of driver sleepiness in professional bus drivers. Sleep; 22：798-802, 1999.
13) Arand, D., Bonnet, M., Hurwitz, T., et al.：The clinical use of the MSLT and MWT. Sleep; 28：123-144, 2005.
14) Mitler, M. M., Doghramji, K. and Shapiro, C.：The

maintenance of wakefulness test : normative data by age. J Psychosom Res; 49 : 363-365, 2000.
15) 有竹清夏，松浦雅人：不眠症と睡眠時無呼吸症候群，日本医事新報，日本医事新報社　4271 : 112-113, 2006.
16) Fitzpatrick, M. F., Alloway, C. E., Wakeford, T. M., et al. : Can patients with obstructive sleep apnea titrate their own continuous positive airway pressure? Am J Respir Crit Care Med ;167 : 716-722, 2003.
17) Randomized trial of modafinil for the treatment of pathological somnolence in narcolepsy. US Modafinil in Narcolepsy Multicenter Study Group. Ann Neurol; 43 : 88-97, 1998.
18) Harsh, J. R., Hayduk, R., Rosenberg, R., et al. : The efficacy and safety of armodafinil as treatment for adults with excessive sleepiness associated with narcolepsy. Curr Med Res Opin; 22 : 761-774, 2006.
19) Bennett, L. S., Stradling, J. R. and Davies, R. J. : A behavioural test to assess daytime sleepiness in obstructive sleep apnoea. J Sleep Res; 6 : 142-145, 1997.
20) Mairesse, O., Neu, D., Rosseel, Y., et al. : Comparative sensitivity of outcome variables of a software-based Behavioral Sleep Resistance Task. Ind Health 47 : 80-88, 2009.
21) Krieger, A. C., Ayappa, I., Norman, R. G., et al. : Comparison of the maintenance of wakefulness test (MWT) to a modified behavioral test (OSLER) in the evaluation of daytime sleepiness. J Sleep Res; 13 : 407-411, 2004.
22) Nussbaumer, Y., Bloch, K. E., Genser, T. et al. : Equivalence of autoadjusted and constant continuous positive airway pressure in home treatment of sleep apnea. Chest; 129 : 638-643, 2006.
23) Mazza, S., Pepin, J. L., Deschaux, C., et al. : Analysis of error profiles occurring during the OSLER test : a sensitive mean of detecting fluctuations in vigilance in patients with obstructive sleep apnea syndrome. Am J Respir Crit Care Med; 166 : 474-478, 2002.

〔有竹清夏〕

5. 行動ロガー測定法（アクチグラフ）

はじめに

現在，睡眠障害の診断および治療有効性の確認には米国睡眠学会（American Academy of Sleep Medicine：AASM）によって，睡眠検査技師による常時監視下での睡眠ポリグラフィー（Nocturnal Polysomunography：PSG）検査（脳波，眼球運動，頤筋筋電図，心電図，呼吸フロー，呼吸努力，体位，血中酸素飽和度：SpO2，前頸骨筋筋電図等の同時記録）がGold Standardとして推奨されている。しかし，このPSG検査は，患者1人当たりにかかる医療従事者の人手が多く検査施行のコストが高い。また，患者数に対して検査施行可能な施設数が少なく，予約待ちが数ヶ月という施設もあり，何日間にも渡って連続しての記録は難しい。そこで，本稿では長期間連続が可能で，患者および検査施行者の負担が少なく，患者の客観的睡眠/覚醒パターンを測定できる行動ロガー（アクチグラフ）について紹介する。

(1) アクチグラフとは

アクチグラフは小型軽量で，内蔵している加速度計によって被験者および患者の活動量を検出する装置である。PSG検査とは異なり睡眠段階の判定，心電図，睡眠中の周期性四肢運動や無呼吸低呼吸イベントなどに関するデータを採取できないため，アクチグラフ単独を睡眠障害の確定診断に用いることはできないが[1]，被験者および患者のライフスタイルに大きく干渉することなく，長期間にわたり活動量を連続記録できるため，この2～30年の間にヒトを対象とした睡眠生理学研究，不眠症患者や概日リズム睡眠障害患者を対象とした臨床研究・睡眠検査などに頻用されてきた[2]。1970年頃からこの小型の活動量計を睡眠/覚醒パターン測定に応用する報告が始まり[7,8]，最近では睡眠時呼吸関連障害のスクリーニングのためにSpO2センサーと一体型になっているものや高齢者の介護のためにアラームボタンがついているもの[9]なども開発されている。

(2) 測定方法

現在もっとも一般的に用いられているアクチグラフのタイプは，患者の非利き腕の手首部分に腕時計のように装着し，前腕部分の加速度頻度を持続的に測定するものである（図1）。記録間隔は1秒～数分間隔で用途に応じて選択する。測定したデータは内部メモリに記録され，測定終了後に専用のインターフェイスを介してパソコンにダウンロードする。活動量を経時的にグラフ表示（アクトグラム）を行ったり，専用のソフトによって活動量から睡眠/覚醒パターンの判定を行うことができる（図2）。

患者には，アクチグラフで連続した活動パターンをみるために夜間など寝ている時間も外さないように，また，入浴や水仕事の際や，バレーボールなど激しい球技を行う時などにはいったん外しておくように注意をする。アクチグラフでは外している時間帯は活動量がゼロと表示され，睡眠と誤判定してしまう場合があるため，患者にはアクチグラフの装着と同時に睡眠日誌に就床・起床時

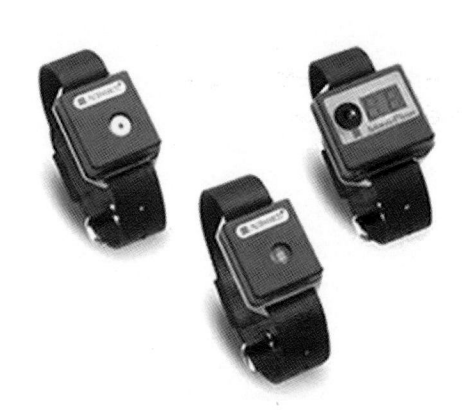

図1　腕時計型のアクチグラフ（米国Mini-Mitter社製）

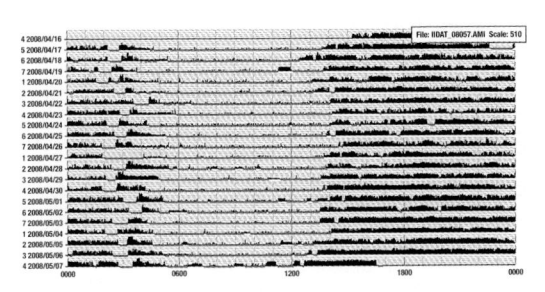

図2　26才女性

睡眠相後退症候群（delayed sleep phase syndrome：DSPS）患者の3週間のアクトグラムを示す。
毎日午前5時頃に就寝し、午後13〜14時頃に起床しているのがわかる。

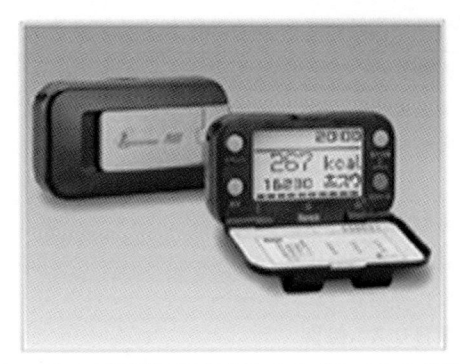

図3　患者の腰部に装着するタイプのアクチグラフ
（Lifecorder PLUS：LC, Suzuken Co., Ltd.）

身体活動強度を縦方向1軸で4秒ごとに測定し、各2分間における最頻強度を10段階で継時記録することができる。
PSG検査とは86.9％の高い合致率が得られている。

刻と合わせて取り外していた時間なども記載してもらうことが必要である。

(3) 睡眠/覚醒判定アルゴリズム

アクチグラフで測定した活動量をもとに、覚醒もしくは睡眠のいずれの状態にあるか判別するための判定アルゴリズムが、各種のアクチグラフに合わせて開発されている。これまで、健常成人を対象として、PSG検査と各種のアクチグラフの睡眠覚醒判定合致率を検討した先行研究では、至適な固有の睡眠覚醒判定アルゴリズムを適用することにより、両者の間に85％〜96％ときわめて高い判定合致率が得られることが報告されている[3,6,12]。これらは2軸もしくは3軸の加速度計を内蔵した腕時計型のアクチグラフでの結果であるが、筆者らは1軸の加速度計を内蔵し患者の腰部に装着するアクチグラフ（LifeCorder PLUS：LC, SUZUKEN Co. Ltd.）での睡眠覚醒判定アルゴリズムを判別分析を用いて健常成人を対象として作成しPSG検査との合致率の検討を行った（図3）。その結果、以下のLC専用の睡眠/覚醒判定アルゴリズムの式を得られた。

$$z = 0.635x_1 + 0.427x_2 + 0.701x_3 + 0.805x_4 + 0.718x_5$$

$z≧1$ の時を覚醒、$z<1$ の時を睡眠と判定し、x_1, x_2, x_3, x_4, x_5 はそれぞれ、判定されるエポックの4分前、2分前、判定エポック、2分後、4分後の活動強度である。PSG検査と86.9％と既存の腕時計型のものと同等の高い合致率を得ている[5]。現在、LC専用の解析ソフトも開発中である。

(4) 睡眠障害診断への応用

1995年にSadehらがAmerican Sleep Disorders Association（現在のAASM）を通してアクチグラフの睡眠障害診断での役割について発表した[11]。その当時、アクチグラフは、睡眠障害の鑑別診断や重症度の評価には用いることはできないが、不眠症の診断や概日リズム障害、過眠の評価には有用であるとされていたが、最近では機器の開発や様々な睡眠障害で有用性を検討した研究が進み、新たなAASMからの勧告[10]やレビュー[2]では周期性四肢運動障害（periodic limb movement disorder：PLMD）や閉塞性睡眠時無呼吸症候群（obstructive sleep apnea syndrome：OSAS）でのアクチグラフの有用性についても追加されている。表1にAASMの勧告をまとめたものを示した。PLMDでは脚にアクチグラフを装着し、PSG検査での前頸骨筋筋電図との相関を調べたところ、PSG検査に比較して脚の異常運動を過小評価する可能性があるが、高い相関が見られた[13]。AASMの勧告でもOSASの患者の総睡眠時間（Total sleep time；TST）の評価はStandardとされている[10]。呼吸イ

表1 米国睡眠学会（AASM）によるアクチグラフの睡眠障害の評価

対象	評価法	＊
健常成人	睡眠パターンの評価	Standard
睡眠時無呼吸症候群	総睡眠時間の評価	Standard
	重症度評価（呼吸モニターと同時計測）	
睡眠相前進症候群		
睡眠相後退症候群		
交代勤務者	睡眠パターンの評価	Guidline
概日リズム障害		
（時差ぼけ，非24時間睡眠／覚醒症候群含む）		
不眠症	概日リズムパターンの評価	Option
	睡眠分断の評価	
過眠症	概日リズムパターンの評価	Option
	日中の睡眠時間の評価	

＊）2007年の米国AASMの勧告[10]より

ベントを同時にモニターすればOSASの重症度評価もStandardとしている。OSAS患者でPSG検査から算出したTSTとアクチグラフから算出したTSTで計算した1時間あたりの無呼吸低呼吸指数（apnea hypopnea index：AHI）は高い相関を示したと報告されている[4]。また，在宅でのOSASの簡易モニターを用いたスクリーニング検査でAHIを算出する際に，アクチグラフを同時に計測し，アクチグラフで判定したTSTをAHIの算出に用いると，軽症例を含めてOSASを検出する際に在宅スクリーニングとして有用性が高いことが示されている[14]。

おわりに

アクチグラフの今後の有効な応用先としては，多数の被験者を対象とした睡眠障害のスクリーニング，睡眠・覚醒状態の継続的な評価が必要となる各種の薬物療法および非薬物療法の効能や副作用評価などが挙げられる。しかし，そのためには，臨床場面においても十分なcost-benefit balanceが得られる安価な汎用型デバイスが必要となるだろう。また，現在主流である腕時計型のアクチグラフは，上肢の随意運動障害がある者，手指振戦などの不随意運動のある者，デバイスへの恣意的干渉のおそれがある小児や認知症患者，多くは完全防水でないため水を用いた作業に従事する者などへの使用は難しいため，体幹部など異なる身体部位に装着が可能なアクチグラフも有用であると考えられる。

参考文献

1) Acebo C, LeBourgeois MK : Actigraphy. Respir Care Clin N Am; 12（1）: 23-30, viii, 2006.
2) Ancoli-Israel S, Cole R, Alessi C, et al. : The role of actigraphy in the study of sleep and circadian rhythms. Sleep 26（3）: 342-392, 2003.
3) Cole RJ, Kripke DF, Gruen W, et al. : Automatic sleep/wake identification from wrist activity. Sleep 15（5）: 461-469, 1992.
4) Elbaz M, Roue GM, Lofaso F, et al. : Utility of actigraphy in the diagnosis of obstructive sleep apnea. Sleep 25（5）: 527-531, 2002.
5) Enomoto M, Eudo T, Suenaga K, et al. : Newly developed waist actigraphy and its sleep/wake scoring algorithm. Sleep and Biological Rhythms, 2009.
6) Jean-Louis G, Kripke DF, Cole RJ, et al. : Sleep detection with an accelerometer actigraph : comparisons with polysomnography. Physiol Behav 72（1-2）: 21-28, 2001.
7) Kripke DF, Mullaney DJ, Messin S, et al. : Wrist

actigraphic measures of sleep and ryhthms. Electroencephalography and Clinical Neurophysiology 44（5）：674-676, 1978.
8) Kupfer DJ, Foster FG : Sleep and activity in a psychotic depression. J.nerv. ment. Dis.; 156 : 341-348, 1973.
9) Lotjonen J, Korhonen I, Hirvonen K, et al. : Automatic sleep-wake and nap analysis with a new wrist worn online activity monitoring device vivago WristCare. Sleep 26（1）：86-90, 2003.
10) Morgenthaler T, Alessi C, Friedman L, et al. : Practice parameters for the use of actigraphy in the assessment of sleep and sleep disorders : an update for 2007. Sleep 30（4）：519-529, 2007.
11) Sadeh A, Hauri PJ, Kripke DF, et al. : The role of actigraphy in the evaluation of sleep disorders. Sleep 18（4）：288-302, 1995.
12) Sadeh A, Sharkey KM, Carskadon MA : Activity-based sleep-wake identification : an empirical test of methodological issues. Sleep 17（3）：201-207, 1994.
13) Sforza E, Zamagni M, Petiav C, et al. : Actigra-phy and leg movements during sleep : a validation study. J Clin Neurophysiol 16（2）：154-160, 1999.
14) 早川　梓，井上雄一，木村眞也，他：閉塞性睡眠時無呼吸症候群スクリーニングにおける在宅簡易型無呼吸計測装置の有用性について．自律神経 41（6）：537-546, 2004.

〈榎本みのり〉

6. セファログラム

(1) 閉塞型睡眠時無呼吸症候群 (OSAS) とセファログラム

睡眠臨床において，閉塞型睡眠時無呼吸症候群 (Obstructive Sleep Apnea Syndrome : OSAS) が疑われる患者に接する機会は多い。OSASの発症には，顎顔面領域における解剖学的異常が関与していることが明らかにされている[1,2,3]。最新の画像解析法は，その形態的異常を診断し，治療方針を決定する上で有効な手段であることに間違いないと思われるが，検査結果を患者側へ明快に説明し理解を得る上で，簡便かつ単純な検査法のニーズは依然高い。

頭部X線規格写真（Cephalogram；セファログラム）は，2次元的な情報に限局されるというデメリットがあるものの，簡便であることからOSASの形態的診断に欠かすことのできないツールである。セファログラム分析では一般に，多数の計測点が設定され，細かい計測項目なども存在することから，その分析自体や結果の解釈に不慣れな臨床従事者も多いだろう。しかし，OSASの顎顔面形態の分析を行う上での重要ポイントは限られている。本項では，側面より撮影された頭部X線規格写真をセファログラムと呼び，OSASの顎顔面形態分析のポイントについて概説する。

(2) OSAS患者は本当に「顎が小さく舌が大きい」のか？

一般にOSAS患者の形態的特徴は，「小下顎」と「大きな舌」と考えられている。確かにこれは一部正しいが，これだけではOSASの発症を説明することはできない。

図1に示すように，歯は上下顎の歯槽骨上に植立し，馬蹄形のアーチ（歯列弓）を形成している。歯列弓・上下顎骨や頸椎など頭蓋顎顔面の硬組織は，あたかも硬い容器（ここでは箱と呼ぶ）を構成し，舌・軟口蓋などの軟組織（ここでは肉と呼ぶ）をその中に敷きつめ，残った空間を上気道と考えることができる[3,4]。

たとえば，肥満などにより箱内の肉量が増加し過剰になると，肉はその空間に「逃げ場」を求めるため上気道は狭窄することになる（図1D→B）。また，やせ型で舌の大きさに問題のない人であっても，小下顎によって箱が小さければ上気道閉塞性は高まる（図1D→A）。しかし，箱が小さくてもそれに応じて肉量が少なければ（図1D→C），OSASは発症することはない。同様に，肉量が多くても箱が大きければOSASを発症することはないと考えられる。このように，上気道閉塞性は箱の大きさと肉量のバランスに大きく依存して決定され，このバランスが崩れたときに上気道の閉塞性が高まりOSASが生じるわけである[2〜5]。

箱内の肉量を相対的に増大させる現象はOSAS発症のリスク要因となる。これには (1) 肥満，巨舌，扁桃肥大などにより肉の絶対量が大きいこと以外に，(2) 骨格性（小下顎，中顔面の低形成など）および歯性（歯槽基底・歯列弓の狭窄，著しい叢生など）の不正咬合により，箱が小さくなっていることがあげられる[4]。

(3) OSAS患者の顎顔面の硬組織と軟組織を評価する

上述の理論を応用し，セファログラム上でOSAS患者の上気道閉塞性を評価してみる。図2の点線で示す台形とシェードのかかった部分はそれぞれ，セファログラム分析において多用される計測点を用いて定義された箱の大きさと舌の大きさを示している[5]。

さらに図3に，この計測法を用いて図1に対応した4名のOSAS患者のセファログラムトレースが示されている。Aは小下顎OSAS患者（箱が小さいため肉量が相対的に過剰），Bは肥満OSAS患者（肉量が絶対的に過剰），Cは箱が小さく肉量も少ない非OSAS患者，Dは箱と肉量のバランス

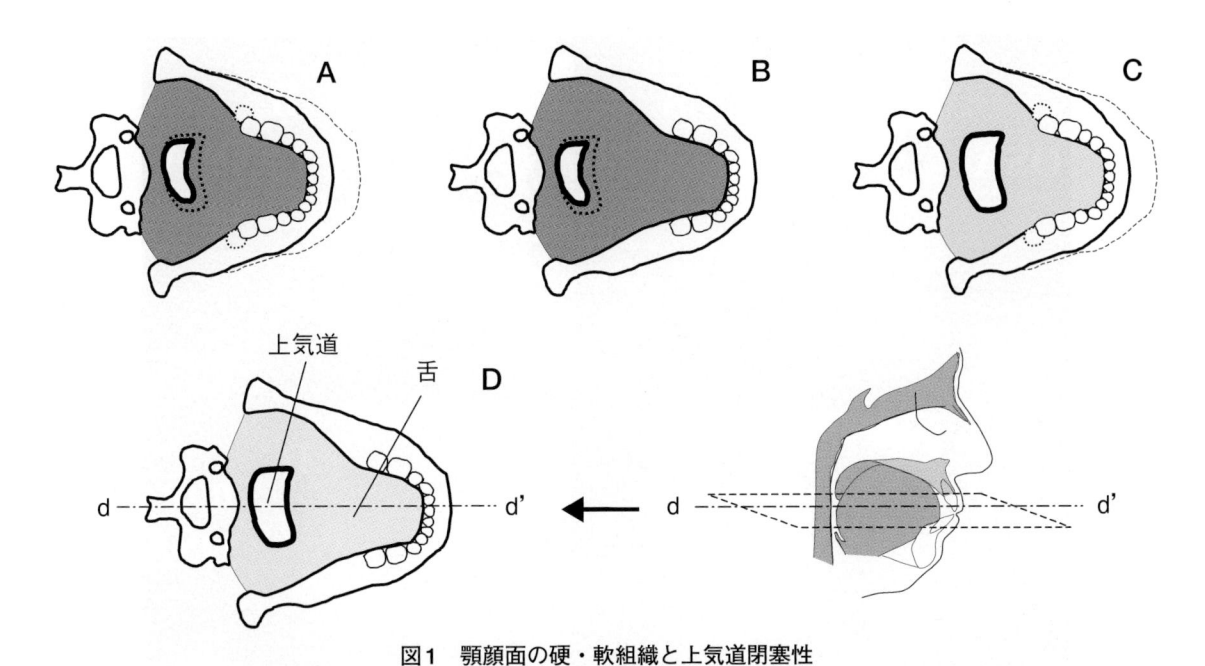

図1 顎顔面の硬・軟組織と上気道閉塞性

正常者（D）では舌などの軟組織量と，その軟組織を取り囲む顎顔面の硬組織の大きさとのバランスがとれているため，上気道の開存性が保たれている。肥満OSAS患者（B）あるいは小下顎OSAS患者（A）では，軟組織が相対的に過剰となり上気道閉塞性が高まる。一方，小下顎であっても舌が小さければOSASを発症することはない（C）。下顎骨内の軟組織の濃淡は軟組織圧をあらわし，軟組織圧が高まれば上気道断面積が小さくなる[2,3]。

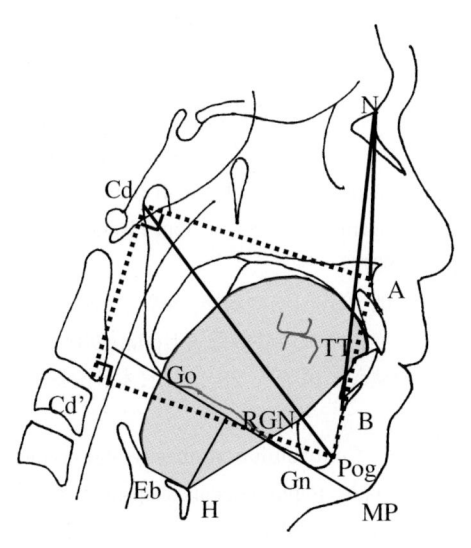

図2 セファログラムによる箱の大きさと肉量の評価方法[5]

点線で示された台形が顎顔面硬組織（箱）の大きさを，シェード部分が舌の大きさ（肉量）を示している（詳細は本文を参照）。N＝nasion, point A＝subspinale, point B＝supramentale, Cd＝medial condylar point of the mandible, Pog＝pogonion, Go＝gonion, Gn＝gnathion, MP＝mandibular plane, Eb＝base of epiglottis, H＝hyoid bone, RGN＝retrognathion, TT＝tongue tip, Cd'＝a point which Pog projects on the perpendicular line to the Cd-A line at the Cd point.

が良好な非OSAS患者を示している。

図4は，OSAS患者群と非OSAS患者群の，箱の大きさと肉量の関係を示した散布図である[6]。OSAS患者では非OSAS患者に比較して，ある一定の箱の大きさに対し，矢状断面積に換算して肉量が約5cm²程度多いことがわかる。

OSASの疑われる一人の患者が来院した際に，セファログラムを1枚撮影し，箱の大きさと肉量をこの散布図上にプロットしてみるとよい。箱および肉量の絶対的な大きさばかりでなく，両者のバランスが一目瞭然に理解できるだろう。

おわりに

OSASの顎顔面形態分析の基本は，顎顔面領域の硬組織の大きさと，軟組織量とのバランスを評価することである。セファログラムは，そのバランスの評価や病態を説明する上で有用である。最後に補足だが，OSAS患者の上気道拡張筋のphasicおよびtonicな活動は，上気道断面積に影響を及ぼすことが知られている[1~3,7]。したがって，こ

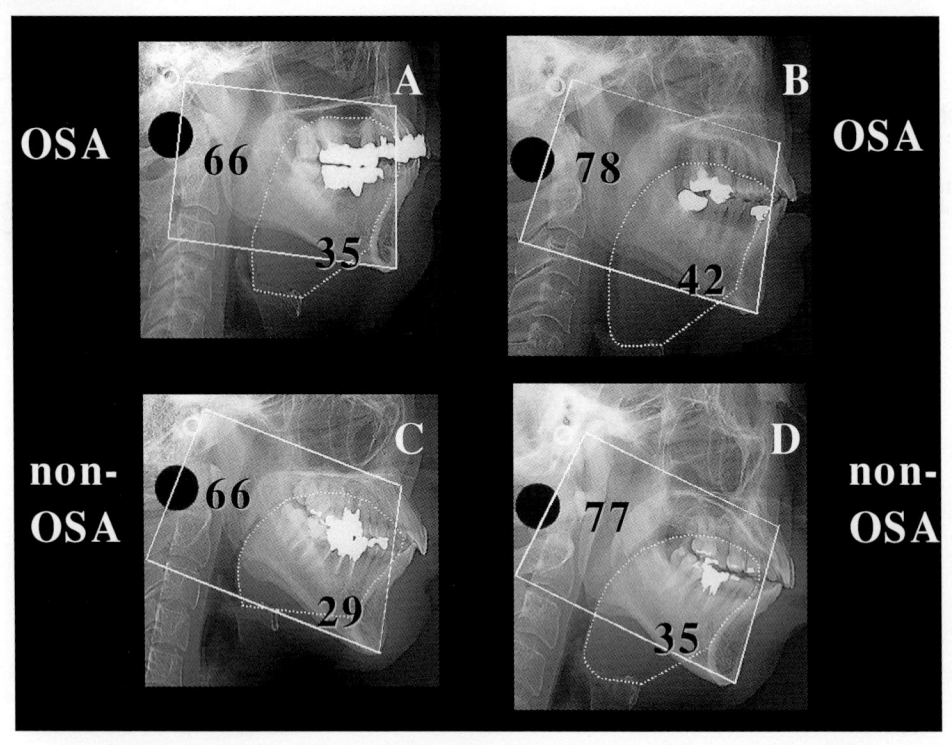

図3 OSAS患者（AB）と非OSAS患者（CD）のセファログラムトレース例
数字（cm²）は顎顔面硬組織（箱）の大きさと，舌の大きさ（肉量：点線部分）を示す．Tsuiki et al.[5] を一部改変引用．

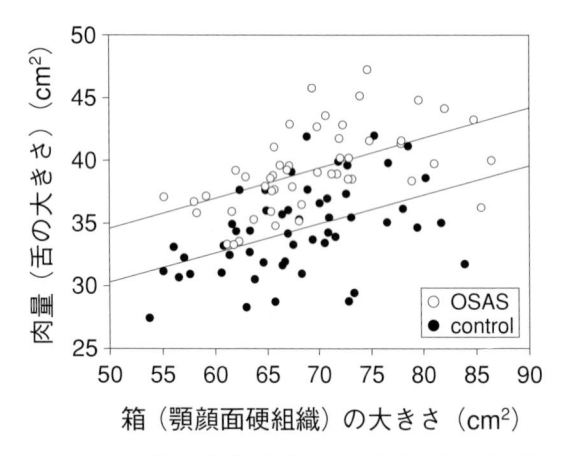

図4 OSAS患者（○）と非OSAS患者（●）の顎顔面硬組織の大きさと舌の大きさ
Isono and Tsuiki[6] を一部改変引用．

の影響を最小にするためには，1呼吸サイクルにおいて上気道拡張筋筋活動が最小となる呼息相終了時に，セファログラムを撮影するとよい．

参考文献

1) Isono S, Remmers JE, Tanaka A, et al. : Anatomy of pharynx in patients with obstructive sleep apnea and in normal subjects. J Appl Physiol; 82 : 1319-1326, 1997.
2) 磯野史朗：OSAHSの病態．4章-Ⅰ 睡眠時呼吸障害の病態．睡眠時呼吸障害Update2006（井上雄一・山城義広編著），28-35，日本評論社，東京，2006.
3) Isono S : Contribution of obesity and craniofacial abnormalities to pharyngeal collapsibility in patients with obstructive sleep apnea. Sleep Biol Rhythms; 2 : 17-21, 2004.
4) 對木 悟：不正咬合．第Ⅲ部 12-4-6，睡眠学，日本睡眠学会編集，637-639，朝倉書店，東京，2009.
5) Tsuiki S, Isono S, Ishikawa T, et al. : Anatomical balance of the upper airway and obstructive sleep

apnea. Anesthesiology; 108 : 1009-1015, 2008.
6) Isono S, Tsuiki S : Tongue size and obstructive sleep apnea (OSA) patients with cranio-facial (CF) abnormalities. American Thoracic Society 2005 San Diego International Conference, May 20-25, San Diego, 2005.
7) Tsuiki S, Ryan CF, Lowe AA, et al. : Functional contribution of mandibular advancement to awake upper airway patency in obstructive sleep apnea. Sleep Breath; 11 : 245-251, 2007.

〔對木　悟〕

7. 鼻腔通気度検査法（耳鼻科疾患と睡眠検査）

はじめに

睡眠時無呼吸症候群（sleep apnea syndrome：SAS）は睡眠中に無呼吸や低呼吸（低換気）が一時的に生ずる疾患である。特に上気道が一時的に閉塞、あるいは狭窄することによって起こる場合は、閉塞型睡眠時無呼吸症候群（obstructive sleep apnea syndrome：OSAS）と呼ばれる。OSASにおいては、上気道のいずれの部位に閉塞、狭窄が生じても無呼吸や低呼吸が起こりうる。閉塞や狭窄が起こる部分は、概念的には一般に3部位に分けられる。すなわち、「鼻腔」、「アデノイド、軟口蓋、口蓋扁桃領域」、「舌根部」である[1]。Levy et al[2] は1967年に、アデノイド肥大により肺高血圧症とうっ血性心不全が引き起こされた3歳の小児を報告しているが、この時点では睡眠時無呼吸症候群の概念がはっきりと確立されていなかったので、アデノイドにより引き起こされた心不全として症例報告された。しかしこれは明らかにアデノイドによる夜間の鼻閉が引き起こしたOSASによるものであった。一方Cottle（1972）[3]は、鼻閉が呼吸循環系に負荷を与え、全身的な疾患を引き起こす可能性を示唆している。さらに鼻閉を持つ多くの患者が、睡眠障害や夜間の突然の覚醒、いびき、あるいは呼吸のあえぎを引き起こしていることを指摘し、これをnasal nocturnal syndromeと呼んだ[4]。Guilleminault et al（1976）[5]がSASの疾患概念を提唱して以来、SASの病態生理に関する多くの研究が行われてきた。その中で、Olsen et al（1981）[6] はOSASを引き起こす原因のひとつとして鼻閉の重要性を指摘した。これらのLevy et al, Cottle あるいはOlsen et alの指摘にもかかわらず、OSASにおける鼻閉の重要性については近年まで一般にあまり重要視されてこなかった。

しかし最近、千葉（2006, 2008）[7,8] や中田ら（2005, 2008）[9,10] によってOSASにおける鼻閉の重要性が再度、問題提起され、多くの研究者がOSASと鼻閉の関係について関心を持つに至った。本稿においては、鼻の通気性を検査する鼻腔通気度検査法を中心に、OSASと鼻との関連について言及する。

(1) 鼻腔通気度検査法（rhinomanometry）

鼻閉は鼻腔通気度検査により評価することができる。鼻腔通気度検査は鼻の通気性を測定する方法で、鼻の呼吸抵抗、すなわち鼻腔抵抗（nasal resistance：Pa/ml/sec）であらわされる。一般に鼻腔抵抗が大きいほど鼻閉は著しい。この測定法は前方誘導法（アンテリオール法）と後方誘導法（ポステリオール法）に分けられ、前方誘導法はさらにマスク法とノズル法に分けられる（図1〜4）。スタンダードな検査法としては前方誘導法（マスク法）が国際鼻腔通気度標準化委員会より推奨されている。

鼻腔抵抗は、気流を生じさせている鼻腔の前方と後方の圧力差を、それぞれの鼻腔を通過する呼気および吸気の流量で割った値で示される（Resistance＝Pressure/Flow）。前方誘導法においては、右（R）および左（L）の鼻腔抵抗を別々に測定し、両鼻腔で呼吸した場合の全鼻腔抵抗（T）は左右の鼻腔抵抗から計算式により求める（$1/T = 1/R + 1/L$）。後方誘導法では直接、全鼻腔抵抗を測定することができる。

鼻腔後方の圧力の測定には、前鼻孔に圧測定用のノズルを密着させ鼻孔を介して鼻腔後方の圧力をトランスジューサにて測定する（図1, 2）。右鼻腔抵抗の測定には左前鼻孔、左鼻腔抵抗測定には右鼻孔より鼻腔後方の圧を測定する。もし、片側の鼻腔が完全に閉塞している場合には、鼻腔後方の圧力の測定はできない。したがって、この場合には全鼻腔抵抗の算出もできなくなる。一方、後方誘導法では鼻腔後方の圧力の導出は口腔内から行うので（図3）、片側の鼻腔が完全に閉塞し

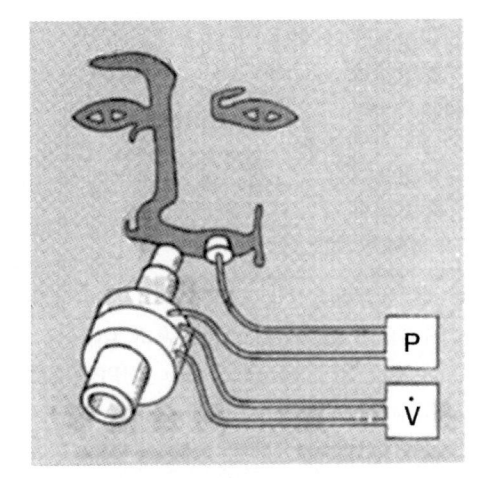

図1 前方誘導法（ノズル法）

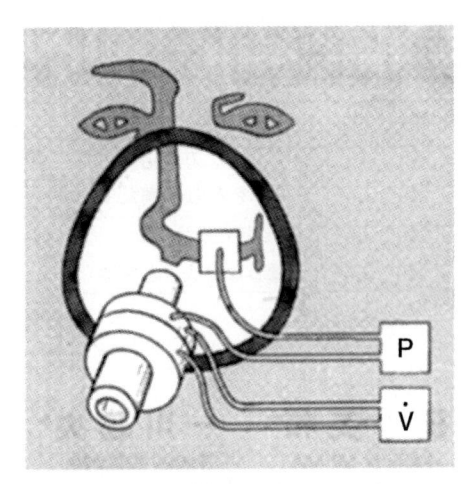

図2 前方誘導法（マスク法）

V：ml/s　R：Pa/(ml/s)
P：Pa　　G：(ml/s)/Pa

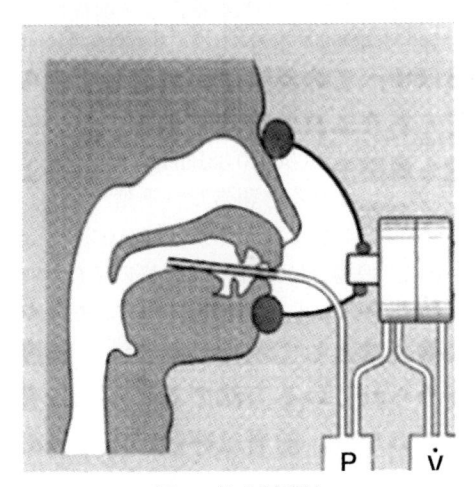

図3 後方誘導法

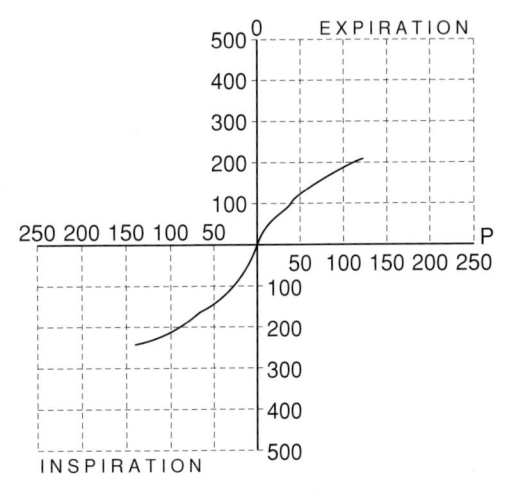

図4 圧―流量曲線

ていても鼻腔抵抗の測定は可能である。また後方誘導法によっても，左右の鼻腔抵抗の測定は可能である。それぞれの鼻孔をワセリン付き綿栓で塞げば，左右の鼻腔抵抗をそれぞれ別々に測定することができる。しかしながら，口腔からの鼻腔後方の圧力の導出は被検者によっては難しく不安定な場合があり，鼻腔通気度検査の標準法としては用いられていない。

a）鼻腔通気度検査による鼻閉の評価

鼻腔抵抗測定による鼻閉の評価に際しては，いくつかの注意すべき点がある。その第一は，鼻腔の通気性は一定ではなく変動しているという事実である。正常成人の75～85％は左右の鼻粘膜が交互に腫脹，収縮を繰り返し，その結果左右の鼻の通気性が交互に増大と減少を繰り返すことが知られている。すなわち，右鼻腔の通気性が良好な場合には，左鼻腔の通気性は不良で，時間の経過と共にこれが逆転する。個人差はあるが平均すると約2.5時間ごとにこれを繰り返す。この現象はnasal cycle（鼻サイクル）と呼ばれている[11]。

ただし，両鼻腔で呼吸した際の通気性，すなわち全鼻腔抵抗の変動幅は比較的少ない。したがって，鼻腔抵抗の正常値は片側鼻腔抵抗と全鼻腔抵

表1 正常人の鼻腔抵抗

基準圧：100pa（パスカル）	
1）片側鼻腔抵抗	2）全鼻腔抵抗
1.2pa / ml / sec 以下	0.3pa / ml / sec 以下
1），2）の条件をともに満たす	
＊正常人："過去に鼻疾患の既往がなく，日常時に鼻閉を自覚しない人"と定義	

抗で表すことが望ましい[12]。

著者が用いている正常成人の鼻腔抵抗値を表1に示す。一般には全鼻腔抵抗値を鼻腔抵抗とする場合が多く，全鼻腔抵抗値2.5～3.0 Pa/ml/secを鼻腔抵抗の正常値としている報告が多い。

b）検査データの読み方

鼻腔抵抗は図4に示されるように，圧―流量曲線で表される。圧―流量関係は直線関係ではなくS字状のカーブを呈するので，測定には基準点を決めなければならない。わが国では一般に呼気圧100Pa（パスカル）を基準としている。圧が100Paのときの流量がもし200mlであれば100÷200=0.5で鼻腔抵抗は0.5 Pa/ml/secとなる。仮に右の片側鼻腔抵抗が0.5 Pa/ml/secで左の片側鼻腔抵抗が1.0 Pa/ml/secであれば，全鼻腔抵抗は1/0.5＋1/1.0＝1/0.33の計算式から0.33 Pa/ml/secとなる。

（2）OSASと鼻閉の関係

a）OSASの直接の原因としての鼻閉

鼻閉がOSASの直接の原因となりうることは前述したが，幼小児における高度のアデノイド肥大を除き，鼻閉によって引き起こされるOSASは，通常，軽度のものが多い。もし鼻閉があって，かつ高度のOSASが見られる場合には，鼻以外にもOSASの原因があると考えるべきである。興味深いことには，副鼻腔からnitric oxide（NO）が産生され，呼吸の際にこれが吸気中に取り込まれて肺胞に到達し，肺の毛細血管を拡張させて酸素の取り込みを増大させているという事実が報告されている[13,14]。すなわち鼻閉のために睡眠中に口呼吸を続けた場合には，酸素の取り込みが鼻呼吸に比べて低下する可能性が十分考えられる。したがって，酸素飽和度の低下を防ぐ観点からも睡眠中の鼻呼吸は重要である。OSAS患者にアレルギー性鼻炎や慢性副鼻腔炎，あるいは鼻中隔湾曲症等が見られる場合にはその治療が必要であり，特に鼻中隔湾曲症などにより高度の鼻閉がある場合には手術的にこれを矯正する。

b）OSASの治療を妨げる鼻閉

OSASの治療には手術的治療と非手術的治療がある。uvulopalatopharyngoplasy（UPPP）や口蓋扁桃摘出術，laser-assisted uvuloplasty（LAUP）などは前者に属し，口腔内装置治療（oral appliance : OA）やnCPAPは後者に属する。しかしいずれの治療法も鼻で呼吸することを前提にしており，鼻閉がある場合これを取り除かなければならない。鼻閉はOSASそのものの原因にもなるが，治療を行う際にも大きな妨げになる。中田ら（2005）[10]は鼻腔抵抗が0.38Pa/ml/sec以上の場合鼻手術の適応となると報告し，千葉（2006）[7]は鼻閉塞の自覚がなくても鼻腔抵抗が0.3～0.35Pa/ml/sec以上の場合には鼻の治療が必要で，高度の鼻中隔湾曲症などの鼻内形態に異常があれば手術的治療が必要であろうと述べている。

（3）鼻閉と鼻腔抵抗

鼻閉とは鼻の主観的症状である閉塞感を示す表現で，それを客観的に表す方法として鼻腔抵抗が用いられる。この主観的症状の鼻閉感と客観的評価の鼻腔抵抗の間には，有意な相関があるといわれているが[15]，相関性は認めにくいとする報告[16]もある。個々の患者の鼻閉感の個人差，鼻腔内腔（断面積）の大小，主観的症状の評価方法，nasal cycleによる変動，鼻腔通気度検査法の精度等がこの相反する報告を生み出している原因と思われる。一般に，一個人における鼻閉感の強弱と鼻腔抵抗の大小は，各個人間に見られる鼻閉感と鼻腔抵抗の関係に比べてその相関性は大きく[17]，特に右または左の片側の鼻閉感と片側鼻腔抵抗の関係は，両鼻腔の鼻閉感と全鼻腔抵抗との関係よりその相関性はより大きい。

参考文献

1) 黒崎紀正，長谷川誠（監修），中川健三（編著）：スリープスプリント療法，睡眠呼吸障害の歯科的治療．砂書房，東京，2005．
2) Levy AM, Tabakin BS, Hanson JS, et al. : Hypertrophied adenoids causing pulmonary hypertension and severe congestive heart failure. N Engl J Med 277 : 506-511, 1967.
3) Cottle MH : Nasal breathing pressures and cardiopulmonary illness. The Eye, Ear, Nose and Throat Monthly 51 : 331-340, 1972.
4) Cottle MH : Nasal nocturnal syndrome. Presented at the meeting on Current Medical Surgical, and Physiological Aspects of Rhinology. Rochester, Minnesota June 1-3, 1978.
5) Guilleminault C, Tilkian A, Dement WC : The sleep apnea syndromes. Ann Rev Med 27 : 465-484, 1976.
6) Olsen KD, Kern EB, Westbrook PR : Sleep and breathing disturbance secondary to nasal obstruction. Otolaryngol Head Neck Surg 89 : 804-810, 1981.
7) 千葉伸太郎：鼻呼吸とOSAHS．睡眠時呼吸障害（山城義広，井上雄一，編著），日本評論社，東京，2006．
8) 千葉伸太郎：通年性アレルギー性鼻炎患者における睡眠の質に関する研究．睡眠医療 2 : 337-342, 2008．
9) Nakata S, Noda A, Yagi H, et al. : Nasal resistance for determinant factor of nasal surgery in CPAP failure patients with obstructive sleep apnea syndrome. Rhinology 44 : 296-299, 2005.
10) Nakata S, Noda A, Yasuma F, et al. : Effects of nasal surgery on sleep quality in obstructive sleep apnea syndrome with nasal obstruction. Am J Rhinol 22 : 59-63, 2008.
11) Hasegawa M, Kern EB : The human nasal cycle. Mayo Clin Proc 52 : 28-34, 1977.
12) 長谷川誠，本橋賢一：鼻づまり（鼻閉）の測定法．アレルギーの臨床 21 : 483-485, 2001．
13) Lundberg JO, Farkas-Szallasi T, Weitzberg E, et al. : High nitric oxide production in human paranasal sinuses. Nat Med 1 : 370-373, 1995.
14) Lundberg JO, Settergren G, Gelinder S, et al. : Inhalation of nasally derived nitric oxide modulates pulmonary function in humans. Acta Physiol Scand 158 : 343-347, 1996.
15) Simola M, Malmberg H : Sensation of nasal airflow compared with nasal airway resistance in patients with rhinitis. Clin Otolaryngol Allied Sci 22 : 260-262, 1997.
16) Jones AS, Willatt DJ, Durham LM : Nasal airflow : resistance and sensation. J Laryngol Otol 103 : 909-911, 1989.
17) Hasegawa M, Tai C-F, Hamada T, et al. : A pitfall in objective assessment of nasal patency. The proseeding of 16th World Congreso of Otorhinoloryngology, Head and Neck Surgery, Sydney, 1977.

〔長谷川　誠〕

8. 血中ホルモン測定

はじめに

睡眠覚醒に連動して分泌レベルが変動する多数の神経内分泌ホルモンが知られている。これらのホルモン分泌リズムは生物時計や徐波睡眠等によって複雑に調整されている。幾つかの内分泌ホルモンリズムは生物時計機能の指標として有用であり，主に概日リズム睡眠障害（睡眠・覚醒リズム障害）の治療ストラテジーに活用されている。本項では，代表的な幾つかのホルモンを取り上げ，その分泌パターンの特徴と睡眠と生物時計による分泌制御機序について概説する。

（1）内分泌リズムの測定法

大部分の内分泌リズムを評価するには血清もしくは血漿中のホルモン濃度を経時的に測定する必要がある。後述するように内分泌パターンは数時間単位の日内変動だけではなく，睡眠段階や覚醒反応などに連動して時には分単位で変動することもある。したがって，測定間隔と期間は目的によって適切に設定する。メラトニンやコルチゾール分泌リズムの測定では唾液中濃度で代用が可能であるが，血中濃度に比較して30分〜1時間程度の位相の遅れが生じる。

血中濃度を経時的に連続測定する場合には，頻回の採血による疼痛を和らげるため前腕の静脈内持続留置カテーテルを用いた逆流採血を行うのが一般的である。採決した全血は通常の手順に従い速やかに遠沈し，血漿・血清を分離して凍結保存した後に，ラジオイムノアッセイやELISAに供する。多くのホルモン分泌は，運動，カロリー摂取，ストレスなどにより影響を受けるため，採取に当たっては安静を保たせ，絶食や食事の分散摂取を適宜行う。また，メラトニン分泌は500ルクス程度の通常の室内光（網膜への入射光）により抑制されることもあるため，室内照度の管理も必要である。

（2）睡眠および生物時計によるホルモン分泌制御

図1にはVan Coevordenらが報告した若年者および高齢者のコルチゾール，TSH（甲状腺刺激ホルモン），メラトニン，プロラクチン，GH（成長ホルモン），および徐波睡眠時間とREM睡眠時間の日内変動を示している[1]。一見して分かるように，ヒトのホルモン分泌活動の多くが明瞭な日内変動を示すが，その分泌パターンが睡眠自体に影響されるものと，生物時計（概日リズム時計）により強く支配されるものに分類される。前者には成長ホルモンやプロラクチンが属し，後者にはACTH，コルチゾールなどの下垂体－副腎皮質系ホルモンや松果体ホルモンであるメラトニンなどが属する。ただし，TSH，LH，テストステロン分泌など多くの神経内分泌機能は睡眠と生物時計の両者から制御を受けている。各ホルモンの分泌ピーク位相はその生理作用によりまちまちである。例えば，糖新生，蛋白同化，過剰な免疫反応の抑制効果を有するACTH・コルチゾール分泌は，休息期である夜間睡眠中に最低となり，活動期である起床時刻から正午頃にかけてピークに達する。一方，睡眠維持効果のあるメラトニンは日中にはほとんど分泌されず，夜間に分泌ピークを迎える。

ホルモン分泌が睡眠と生物時計から受ける影響を表1にまとめた。大部分のホルモンが，強弱は異なっても両者による調節を受け，それらの相互作用により複雑な日内変動パターンを形成する。さらに，NREM睡眠（徐波睡眠）とREM睡眠の間でもホルモン分泌に及ぼす影響は異なる。徐波睡眠はGHの分泌を促進するが，ACTH，コルチゾールおよびTSHの分泌を抑制する。一方，REM睡眠はACTHとコルチゾールの分泌を促進するがその他のほとんどのホルモン分泌を抑制する。

a）副腎皮質刺激ホルモン（Adrenocorticotropic Hormone：ACTH）およびコルチゾール（Cortisol：COR）

血中ACTHおよびCOR濃度は，夜間入眠後に最低となり，早朝起床前後に最高値となる顕著な日内リズムを示す（図1）。ACTHおよびCOR分泌リズムは，睡眠時間帯を昼夜逆転させてもすぐには逆転せず，睡眠・覚醒リズムと同調するのに数日間を要する[2]。また被験者に断眠させても，日内リズムパターンは維持される[3]。すなわちACTHおよびCOR分泌は主として生物時計により制御されている。

一方，ACTHおよびCOR分泌は睡眠段階によっても修飾され，睡眠第1周期や第2周期における徐波睡眠は分泌抑制的に，第3周期以降の浅睡眠は分泌促進的に作用している[4]。例えば，睡眠時間の長短にかかわらず，覚醒前の浅睡眠時に血中ACTHおよびCOR濃度は亢進し，覚醒後には減少する[5]。また，ACTHおよびCOR分泌を促進する第3睡眠周期以降の睡眠をとらせないように，被験者を第2REM期以降に断眠させるとその後のCOR分泌は抑制される[6]。また，REM睡眠はACTHやCOR分泌を促進する[7]。

b）甲状腺刺激ホルモン（Thyroid Stimulating Hormone：TSH）

血中TSH濃度は，夕方から上昇し，夜間睡眠開始直前に最高値を示し，朝方になると急激に低下する。TSHの分泌パターンは断眠時にも保たれるが，睡眠時に比較して分泌は亢進し，その分泌ピークは数時間遅れる[8]。したがって，TSH分泌は生物時計の制御を受けているが，同時に睡眠（特に徐波睡眠）が分泌抑制的に作用していると考えられている[9]。

c）メラトニン（Melatonin：MLT）

血中MLT濃度は，昼間に低分泌が続いた後に，睡眠開始時刻の2時間ほど前から急速に上昇する。MLT分泌リズムは生物時計によって強く制御され，睡眠時間帯の移動や断眠によっても分泌ピークはほとんど変化しない[10,11]。一方，MLT分泌リズムは明暗周期の変化に敏感に反応する[12]。外界から網膜に光刺激が入力した場合，概日リズ

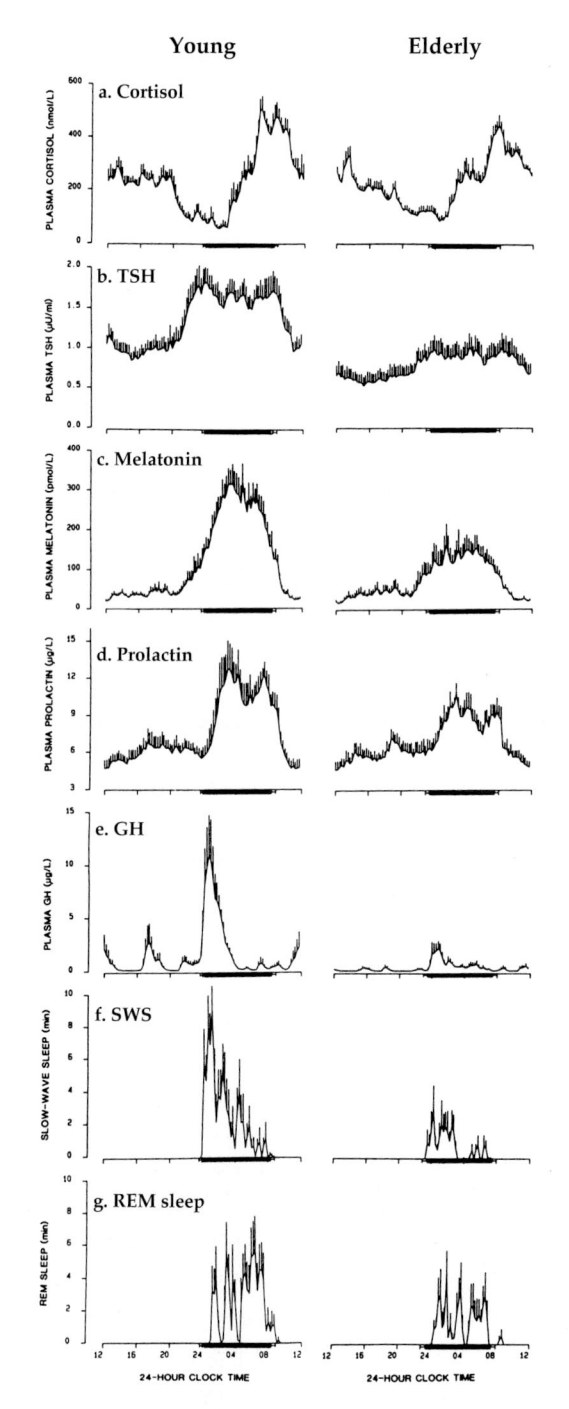

図1　各種内分泌機能の加齢変化
（文献1から改変して引用）

図左段が若年者の，右段が高齢者での血清中各種ホルモン分泌及び徐波睡眠時間，REM睡眠時間の日内変動データである。図中の黒い帯は睡眠時間帯を示す。

表1 ホルモン分泌が睡眠と生物時計から受ける影響

	生物時計の影響	睡眠の影響	徐波睡眠	REM睡眠
ACTH・コルチゾール	強い	あり	↓	↑
甲状腺刺激ホルモン（TSH）	強い	あり	↓	↓
メラトニン	強い	—	—	—
プロラクチン（PRL）	あり	強い	↑	↓
成長ホルモン（GH）	あり	強い	↑	↓
黄体形成ホルモン（LH）*	あり	強い	↑	↓
テストステロン*	あり	強い	↑	↓

*思春期

↑分泌促進，↓分泌抑制

ムとは無関係にMLT分泌は抑制される。このような外界光によるMLT分泌抑制は1日のどの時間帯でも生じ，光刺激が持続している期間に限定して急速かつ一過性に認められる。すなわちMLT分泌は生物時計と明暗環境の二重支配下にあり，通常の生活環境下では昼間に分泌を抑制し夜間に高分泌を維持するように両者が合理的に協調している。

MLT分泌リズムは生物時計位相の安定した指標として臨床研究や診断に利用される。また，経口投与したMLTは生物時計の位相を変位させるため，概日リズム睡眠障害の治療にも使用されている。効果的に位相前進や後退を引き起こす投与時間帯は1日の中でもごく限られており，MLT分泌を測定することで至適投与時刻を割り出すことが出来る。例えば，最も強い位相前進効果が期待できるのは入眠前MLTの立ち上がり時刻の5時間ほど前とされる[13]。

d）プロラクチン（Prolactin：PRL）

血中PRL濃度は睡眠開始後に急速に上昇し，睡眠中を通して高く維持されるが，覚醒とともに急速に減少し，正午ごろに最低値を示す。REM睡眠はPRL分泌に抑制的に作用しているため，REM睡眠中にはPRL分泌はほとんど上昇しない[14,15]。睡眠開始時刻を8時間遅らせて睡眠時間帯を昼夜逆転させると，PRL分泌のピークも同様に移動し昼間の睡眠中に分泌ピークを示すが，本来なら眠っている夜間の時間帯にも小さなピークが残存する[14]。したがって，PRL分泌は主として

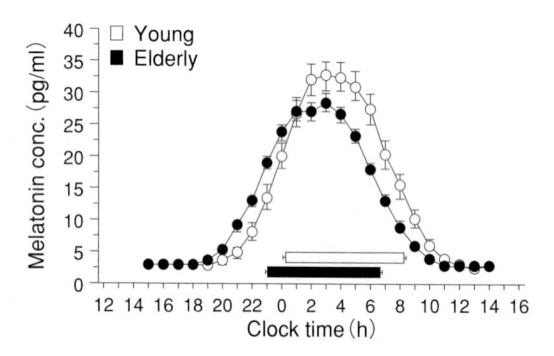

図2 若年者および高齢者における血中メラトニン分泌の日内変動（文献31から引用）

横軸は実時刻。横棒は睡眠時間帯を表す。高齢者ではメラトニン分泌リズムの位相が約1時間前進している。睡眠時間帯もそれに連動して朝型になっている。

睡眠依存性ではあるが，生物時計の制御も部分的に受けていると考えられている。

e）成長ホルモン（Growth Hormone：GH）

GH分泌のピークは入眠直後の徐波睡眠の時期に一致してみられる[16]。GH分泌は，stage 1, stage 2やREM睡眠期に比較して，stage 3やstage 4の徐波睡眠期に著明に高く，睡眠段階の開始直後（4，5分後）にもっとも強まる[17]。入眠後に一旦2〜3時間覚醒させ，再び眠らせると再度GHの分泌ピークが現れ，睡眠時間帯を12時間ずらして昼夜を逆転させるとGH分泌のピークは徐波睡眠期に出現する[18]。すなわち，GHは生物時計ではなく徐波睡眠に依存して分泌が亢進する。徐波睡眠を増強するγ-ヒドロキシ酪酸（gammma-hydrobutyrate：GHB）やセロトニン拮抗薬リタンセ

リンを投与すると，徐波睡眠やδ帯域波パワーの増加とともにGHの分泌亢進が認められる[19,20]。これらの知見から，GHの分泌は徐波睡眠の出現と深く関連しており，とくに徐波睡眠の開始機序と関係があると考えられている。

逆に，REM睡眠はGH分泌を抑制する。睡眠中のREM睡眠量とGH分泌量との間には負の相関があり[21]，REM睡眠時に選択的に覚醒させると（REM断眠），GH値が上昇する[22]。

GH分泌は必ずしも睡眠だけに依存しているわけではなく，生物時計の制御も部分的に受けている。例えば，シカゴからブリュッセルにジェット旅客機で移動した直後の睡眠では，GH分泌のピークは睡眠の後半部分にくる[23]。断眠中のGH分泌を精密に連続測定すると，普段眠っている時間帯のGH分泌は，睡眠時の分泌量には至らないものの，その他の時間帯に比べて2倍の高値を示すという[24]。

f) 黄体形成ホルモン（Luteinizing Hormone：LH），卵胞刺激ホルモン（Follicle Stimulating Hormone：FSH）およびテストステロン（Testosterone）

思春期には睡眠中のLH分泌が著明に亢進する[25]。LH分泌ピークは，睡眠を昼夜逆転させるとただちに逆転した睡眠時間帯に起こるが，一方で夜間覚醒時間帯にも，わずかながらLH分泌ピークが残存する[26]。したがって，思春期におけるLH分泌リズムは主として睡眠依存性であるが，GHやPRLと同様に生物時計の制御も部分的に受けていると考えられている。成人女子では，卵胞期と黄体期に夜間睡眠中のLH分泌が低下する[27]。思春期には睡眠中にFSH分泌亢進もみられるが，LHほど明らかではない。成人男子では，血中テストステロンは夜間睡眠中に増加し，睡眠後半から朝方に分泌ピークを示す。

g) その他のホルモン

アディポサイトより放出される摂食抑制ホルモンであるレプチンは日中に血中濃度が低く夜間に上昇する日内分泌リズムを呈する[28]。断眠によりレプチン分泌リズム振幅は低下する[29]。一方，レプチンと相反して食欲刺激ホルモンであるグレリンもまた夜間に血中濃度が高い日内分泌リズムを呈する。グレリンには徐波睡眠の増強作用があるとされる[30]。

(3) ホルモン分泌の加齢変化

ホルモン分泌パターンには特徴的な加齢変化が認められる。図1右に高齢者における各ホルモン分泌リズムを比較併記してある[1]。高齢者のホルモン分泌リズム振幅は通常，若年者に比較して顕著に低下する。分泌リズム振幅の低下は，生物時計機能の加齢変化と徐波睡眠の減少やREM睡眠の前方シフトなどの睡眠構築の加齢変化の両者の影響を受ける。GHやMLTなどのように分泌ピーク値が低下するだけではなく，コルチゾールのように夜間の分泌抑制が弱まるものもある。一般的に高齢者では内分泌リズムの位相前進も生じる。20歳と70歳前後でメラトニン分泌リズム位相を比較すると高齢者群では約1時間の位相前進が認められる[31]。

参考文献

1) Van Coevorden A, Mockel J, Laurent E, et al. : Neuroendocrine rhythms and sleep in aging men. Am J Physiol 260 : E651-661, 1991.

2) Orth DN, Island DP, Liddle GW : Experimental alteration of the circadian rhythm in plasma cortisol (17-OHCS) concentration in man. J Clin Endocrinol Metab 27 : 549-555, 1967.

3) Hauser H, Schurmeyer TH, Brabant G, et al. : Effect of sleep and sleep deprivation on ACTH and cortisol secretion patterns. Acta. Endocrino 120 : 100-101, 1989.

4) Fehm HL, Spath SE, Pietrowsky R, et al. : Entrainment of nocturnal pituitary-adrenocortical activity to sleep processes in man-a hypothesis. Exp Clin Endocrinol 101 : 267-276, 1993.

5) Spath SE, Scholler T, Kern W, et al. : Nocturnal adrenocorticotropin and cortisol secretion depends on sleep duration and decreases in association with spontaneous awakening in the morning. J Clin Endocrinol Metab 75 : 1431-1435, 1992.

6) Spath SE, Gofferje M, Kern W, et al. : Sleep disruption alters nocturnal ACTH and cortisol secretory patterns. Biol Psychiatry 29 : 575-584, 1991.
7) Vgontzas AN, Bixler EO, Papanicolaou DA, et al. : Rapid eye movement sleep correlates with the overall activities of the hypothalamic-pituitary-adrenal axis and sympathetic system in healthy humans. J Clin Endocrinol Metab 82 : 3278-3280, 1997.
8) Allan JS, Czeisler CA : Persistence of the circadian thyrotropin rhythm under constant conditions and after light-induced shifts of circadian phase. J Clin Endocrinol Metab 79 : 508-512, 1994.
9) Goichot B, Brandenberger G, Saini J, et al. : Nycthemeral patterns of thyroid hormones and their relationships with thyrotropin variations and sleep structure. J Endocrinol Invest 17 : 181-187, 1994.
10) Von Treuer K, Norman TR, Armstrong SM : Overnight human plasma melatonin, cortisol, prolactin, TSH, under conditions of normal sleep, sleep deprivation, and sleep recovery. J Pineal Res 20 : 7-14, 1996.
11) Weitzman ED, Weinberg U, D'Eletto R, et al. : Studies of the 24 hour rhythm of melatonin in man. J Neural Transm Suppl 1978 : 325-337, 1978.
12) Wehr TA : The durations of human melatonin secretion and sleep respond to changes in daylength (photoperiod). J Clin Endocrinol Metab 73 : 1276-1280, 1991.
13) Burgess HJ, Revell VL, Eastman CI : A three pulse phase response curve to three milligrams of melatonin in humans. J Physiol 586 : 639-647, 2008.
14) Spiegel K, Follenius M, Simon C, et al. : Prolactin secretion and sleep. Sleep 17 : 20-27, 1994.
15) Follenius M, Brandenberger G, Simon C, et al. : REM sleep in humans begins during dec-reased secretory activity of the anterior pituitary. Sleep 11 : 546-555, 1988.
16) Takahashi Y, Kipnis DM, Daughaday WH : Growth hormone secretion during sleep. J Clin Invest 47 : 2079-2090, 1968.
17) Holl RW, Hartman ML, Veldhuis JD, et al. : Thirty-second sampling of plasma growth hormone in man : correlation with sleep stages. J Clin Endocrinol Metab 72 :854-861, 1991.
18) Sassin JF, Parker DC, Mace JW, et al. : Human growth hormone release : relation to slow-wave sleep and sleep-walking cycles. Science 165 : 513-515, 1969.
19) Van Cauter E, Plat L, Scharf MB, et al. : Simultaneous stimulation of slow-wave sleep and growth hormone secretion by gamma-hydroxybutyrate in normal young Men. J Clin Invest 100 : 745-753, 1997.
20) Gronfier C, Luthringer R, Follenius M, et al. : A quantitative evaluation of the relationships between growth hormone secretion and delta wave electroencephalographic activity during normal sleep and after enrichment in delta waves. Sleep 19 : 817-824, 1996.
21) Jarrett DB, Greenhouse JB, Miewald JM, et al. : A reexamination of the relationship between growth hormone secretion and slow wave sleep using delta wave analysis. Biol Psychiatry 27 : 497-509, 1990.
22) Honda Y, Takahashi K, Takahashi S, et al. : Growth hormone secretion during nocturnal sleep in normal subjects. J Clin Endocrinol Metab 29 : 20-29, 1969.
23) Golstein J, Van Cauter E, Desir D, et al. : Effects of "jet lag" on hormonal patterns. IV. Time shifts increase growth hormone release. J Clin Endocrinol Metab 56 : 433-440, 1983.
24) Van Cauter E, Kerkhofs M, Caufriez A, et al. : A quantitative estimation of growth hormone secretion in normal man : reproducibility and relation to sleep and time of day. J Clin Endocrinol Metab 74 : 1441-1450, 1992.
25) Boyar R, Finkelstein J, Roffwarg H, et al. : Synchronization of augmented luteinizing hormone secretion with sleep during puberty. N Engl J Med 287 : 582-586, 1972.
26) Kapen S, Boyar RM, Finkelstein JW, et al. : Effect of

sleep-wake cycle reversal on luteinizing hormone secretory pattern in puberty. J Clin Endocrinol Metab 39 : 293-299, 1974.
27) Filicori M, Santoro N, Merriam GR, et al. : Characterization of the physiological pattern of episodic gonadotropin secretion throughout the human menstrual cycle. J Clin Endocrinol Metab 62 : 1136-1144, 1986.
28) Schoeller DA, Cella LK, Sinha MK, et al. : Entrainment of the diurnal rhythm of plasma leptin to meal timing. J Clin Invest 100 : 1882-1887, 1997.
29) Mullington JM, Chan JL, Van Dongen HP, et al. : Sleep loss reduces diurnal rhythm amplitude of leptin in healthy men. J Neuroendocrinol 15 : 851-854, 2003.
30) Weikel JC, Wichniak A, Ising M, et al. : Ghrelin promotes slow-wave sleep in humans. Am J Physiol Endocrinol Metab 284 : E407-415, 2003.
31) Tozawa T, Mishima K, Satoh K, et al. : Stability of sleep timing against the melatonin secretion rhythm with advancing age : clinical implications. J Clin Endocrinol Metab 88 : 4689-4695, 2003.

〔三島和夫〕

9. 自律神経活動（心拍変動，循環器疾患と睡眠検査）

はじめに

　自律神経中枢は睡眠覚醒の周期に大きく関与し，睡眠脳波は自律神経活動と連動している。前脳基底部，視床下部と深いかかわりを持つ徐波睡眠（ノンレム睡眠）中の呼吸数・心拍数・血圧は低下する。脳幹網様体と深いかかわりを持つレム睡眠中の呼吸・心拍・血圧は変動しやすい。一方，睡眠にまつわる異常は自律神経を介して循環器疾患の発症・進行に影響する。睡眠時無呼吸症候群は交感神経の緊張から2次性高血圧をもたらす[13]。図1に，持続的陽圧呼吸により，閉塞性睡眠時無呼吸に付随する高血圧が改善した例を示す。治療抵抗性の高血圧，早朝高血圧，正常血圧で左室肥大を呈する患者などでは，睡眠時無呼吸が潜んでいることを疑ってみる価値がある[17]。また，心不全患者にはチェーン・ストークス呼吸／中枢性無呼吸が高頻度にみられ，睡眠呼吸検査の適用によってその実態が明らかにされつつある[12]。呼吸・循環と睡眠，自律神経がお互いに連鎖して，各領域に共通する問題が提示されている。睡眠呼吸障害については「睡眠関連呼吸障害」の項の記載を参照してほしい。ここでは睡眠と自律神経活動との連関を心拍変動でとらえる手段とその結果の概略について主に述べる。

（1）心拍・心拍変動について

　心拍は非常に緩やかな変動から速やかな変動まで，いろいろな速さで変化している。年齢は最も緩やかな変化の要素で，新生児から成人期まで心拍数は経年的に減っていく。また，心拍数は季節による気温の変化の影響により年周期で変化し，明るさ，体温，ホルモン分泌，睡眠・覚醒などの要素により24時間周期で変化する。さらに，1日の中で排尿・排便，摂食，睡眠周期，情動・運動などに応じて心拍数は変動する。これらは生体内の自律的変化，あるいは外的環境の変化に対する生体の応答に由来する。

　心拍は血圧と密接にかかわっており，共通して交感神経と副交感神経の2系統からなる神経因子とカテコラミンなどの液性因子によって調節されている。交感神経とカテコラミンは心拍と血圧を上げ，副交感神経は心拍と血圧を下げるので，大まかに見て，心拍と血圧はよく相関する。一方，ネガティブ・フィードバック機能を持つ動脈圧受容体反射は，体位変換などによる頚動脈圧・大動脈圧の変化に反射的に応じて適切な脳血流量を保つ。動脈圧上昇に対して交感神経抑制と副交感神経緊張は，血圧の上昇を軽減し，心拍を減らす方向に働く。動脈圧低下に対しては，逆に働く。血圧上昇は心拍を減らし，血圧低下は心拍を増やすので，血圧と心拍は逆方向に動く。

　心拍変動は，その応答の速さによって調節経路が異なる。1分以内の比較的速い心拍変動は自律

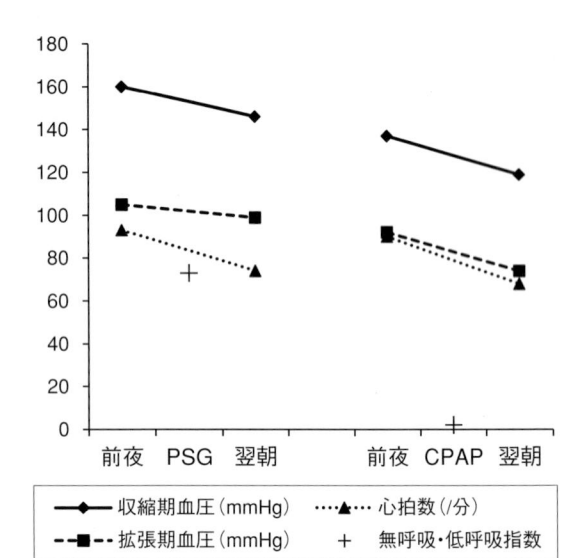

図1　閉塞性睡眠時無呼吸症候群例（OSAS）の高血圧

51歳男性の高血圧症患者に無呼吸・低呼吸指数（AHI）73.0の重症OSASを認めた。持続陽圧呼吸（CPAP）導入でAHI2.1に改善し，その翌朝の血圧と心拍数は睡眠ポリグラフ検査（PSG）の前夜と翌朝，およびCPAP前夜に比べ低下した。（東京医科歯科大学循環器内科 手塚大介先生のご提供）

神経に依存し，中でも数秒単位の変動には副交感神経が単独で関与し，数10秒単位の変動には副交感神経と交感神経が共同で関与している。分単位以上のレベルで起こる心拍変動には，副腎からのカテコラミン分泌が関与する。

交感神経と副交感神経の活動性は，一般に逆相関している。これは延髄にある心臓血管（循環）中枢内への入力と相互の経路に由来し，また，末梢における相互の抑制作用も働いている。

（2）心拍変動の指標

心拍変動解析が自律神経機能評価の目的で行われる場合，前項に述べた自律神経に由来する心電図洞性R-R間隔（N-N間隔）の揺らぎが定量化され，交感神経，副交感神経それぞれの活動度に置き換えられる[2]。心拍変動定量化の方法には，時間領域と周波数領域の2通りがある[16]。時間領域の隣接N-N間隔差の自乗平均平方根（RMSSD）と同50ms以上の比率（pNN50），周波数領域の高周波成分パワー（HF：0.15〜0.4Hz）は副交感神経活動度の指標とされる。また周波数領域の低周波成分パワー（LF：0.04〜0.15Hz）をHFで除したLF/HF比は交感神経活動度の指標として用いられる。

（3）睡眠に関わる心拍変動

100分前後で繰り返される睡眠周期の中で，睡眠深度に応じて心拍は変動する。深い睡眠中に心拍数は減少し[6]，レム睡眠中には交感神経活動度の上昇とともに心拍数は増加する[9,14,15]。

睡眠脳波と心拍変動の相関が報告されている[1,5,8,10]。Akoら[1]による健常青年における睡眠脳波と心拍変動の調査では（図2），睡眠が深まるにつれて交感神経の指標とされるLF/HFが小さくなっており，また，深睡眠で増える脳波のデルタ波成分の量とLF/HFが負の相関を示していた。大脳，身体活動の低下する深睡眠中，交感神経活動度が低下することがうかがえる。レム睡眠中には浅い睡眠中とほぼ同じ程度のLF/HFが保たれており，交感神経活動の高まりがうかがえる。

レム睡眠の中枢は橋・延髄の網様体にある。交感神経作動性ニューロンを含む青斑核の活動性は覚醒時に高く，深睡眠時に低く，レム睡眠時に無くなる[4]。覚醒にも関連する橋網様体の活動は，循環中枢である延髄網様体にも投射され，種々の自律神経変化を生じると考えられる。

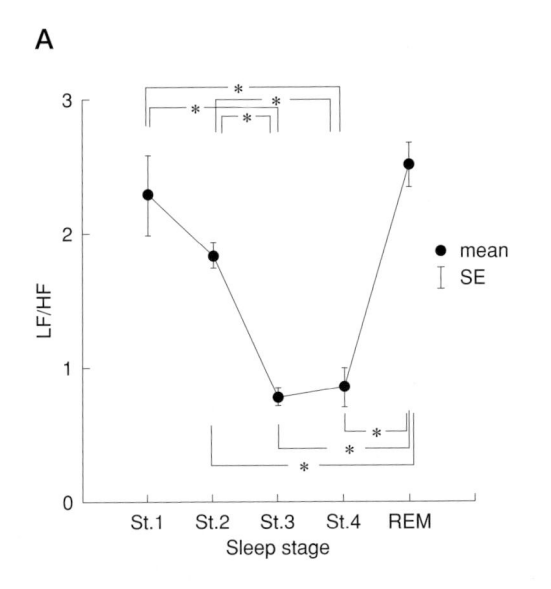

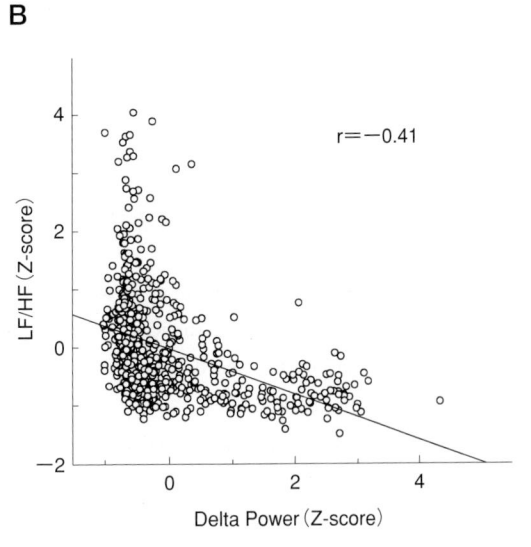

図2
睡眠ステージ（A），デルタ波パワー（B）と心拍変動高周波成分／低周波成分比（LF/HF）の関連（Akoら[1]より著者の許諾を得て改変）

(4) 睡眠検査に関わるその他の指標

心拍の計測に末梢脈波が用いられることがあり，電極の煩わしさを軽減する意味がある．しかし，ペースメーカーによる固定心拍でも，呼吸による血圧変動が脈波伝播時間に影響して脈波間隔変動を生じるため，純粋な心拍変動とは異なり[7]，不整脈や固定心拍のないことを確認しておく必要がある．

閉塞性無呼吸と中枢性無呼吸の判別に，睡眠中の脈波伝播時間が有用と報告されている[3]．胸腔内陰圧と脈波伝播時間は相関する．閉塞性無呼吸中，上気道閉塞に対する胸腔陰圧増大に伴って脈波伝播時間は延長する．

レム睡眠中の末梢血管収縮が，容積脈波モニタによって観察されている[11]．REM睡眠中の交感神経緊張と早朝のレム睡眠優勢が，この時間帯の心事故の増加につながる可能性が示唆されている．

おわりに

生体内現象がそれぞれ独立して起こる中で，自律神経は全体を統合する機能を持つ．非侵襲的に心・血管系自律神経の活動度を抽出する心拍変動解析は，睡眠障害にかかわる自律神経機能の評価に有用な手段である．

参考文献

1) Ako M, Kawara T, Uchida S, et al. : Correlation between electroencephalography and heart rate variability during sleep. Psychiatry Clin Neurosci 57 : 59-65, 2003.
2) Akselrod S, Gordon D, Ubel FA, et al. : Power spectrum analysis of heart rate fluctuation : a quantitative probe of beat-to-beat cardiovascular control. Science 213 : 220-222, 1981.
3) Argod J, Pepin JL, and Levy P : Differentiating obstructive and central sleep respiratory events through pulse transit time. Am J Respir Crit Care Med 158 : 1778-1783, 1998.
4) Aston-Jones G and Bloom FE : Activity of norepinephrine-containing locus coeruleus neurons in behaving rats anticipates fluctuations in the sleep-waking cycle. J Neurosci 1 : 876-886, 1981.
5) Brandenberger G, Ehrhart J, Piquard F, et al. : Inverse coupling between ultradian oscillations in delta wave activity and heart rate variability during sleep. Clin Neurophysiol 112 : 992-996, 2001.
6) Cajochen C, Pischke J, Aeschbach D, et al. : Heart rate dynamics during human sleep. Physiol Behav 55 : 769-774, 1994.
7) Constant I, Laude D, Murat I, et al. : Pulse rate variability is not a surrogate for heart rate variability. Clin Sci（Lond）97 : 391-397, 1999.
8) Dumont M, Jurysta F, Lanquart JP, et al. : Interdependency between heart rate variability and sleep EEG : linear/non-linear? Clin Neurophysiol 115 : 2031-2040, 2004.
9) Hornyak M, Cejnar M, Elam M, et al. : Sympathetic muscle nerve activity during sleep in man. Brain 114（Pt 3）: 1281-1295, 1991.
10) Jurysta F, van de Borne P, Migeotte PF, et al. : A study of the dynamic interactions between sleep EEG and heart rate variability in healthy young men. Clin Neurophysiol 114 : 2146-2155, 2003.
11) Lavie P, Schnall RP, Sheffy J, et al. : Peripheral vasoconstriction during REM sleep detected by a new plethysmographic method. Nat Med 6 : 606, 2000.
12) Naughton MT and Lorenzi-Filho G. : Sleep in heart failure. Prog Cardiovasc Dis 51 : 339-349, 2009.
13) Nieto FJ, Young TB, Lind BK, et al. : Association of sleep-disordered breathing, sleep apnea, and hypertension in a large community-based study. Sleep Heart Health Study. JAMA 283 : 1829-1836, 2000.
14) Okada H, Iwase S, Mano T, et al. : Changes in muscle sympathetic nerve activity during sleep in humans. Neurology 41 : 1961-1966, 1991.
15) Somers VK, Dyken ME, Mark AL, et al. : Sympathetic-nerve activity during sleep in normal subjects. N Engl J Med 328 : 303-307, 1993.
16) 川良徳弘：心電図R-R間隔変動．臨床神経生理検

査の実際（松浦雅人，編），東京：新興医学出版社，2007，p288-294.
17) 日本高血圧学会高血圧治療ガイドライン作成委員会：高血圧治療ガイドライン2009．東京：ライフサイエンス出版，p.66-67，2009.

〔川良徳弘〕

10. 誘発電位・事象関連電位（睡眠とVEP, SEP, ABR, MMN, P300, N400）

はじめに

外界からの感覚刺激情報によって生じる脳電位反応は非常に小さく（$1\sim10\mu V$前後），自発的に生じる背景脳波（アルファ波など）に埋もれてしまい，通常の脳波記録では認めにくい。これを明瞭にするために，特定の感覚刺激情報の開始時点からの脳波を加算平均することにより，その感覚刺激情報に関連した電位を抽出する方法が用いられる。これを加算平均法（averaging）と言い，得られた電位を誘発電位（evoked potential：EP）と呼ぶ。背景脳波が事象とは無関係に生じるので，加算平均することで無関係な波は相殺されるという理論に基づく。

EPの利点は時間的解像度が非常に高い点である。サンプリングレートで解像度は決まるが，1000 Hzだと1msecの解像度となる。fMRI（functional magnetic resonance imaging）は空間解像度が高いものの，酸化ヘモグロビンが増加するのに1～4秒かかるため時間的解像度が低い。fMRIは代謝の変化による血流の変化を観察しているのに対し，EPは脳の電気的な活動を測定しているので，より直接的である。逆にEPの空間解像度は劣り，電極数に依存するが，1センチを超えることが多い。

広義の誘発電位は狭義の誘発電位と事象関連電位（event-related potential：ERP）に大きく分類される。狭義の誘発電位は外界からの物理的刺激に直接的，受動的に反応してほぼ恒常的に出現する電位で，振幅，潜時，頭皮上分布などがほぼ一定であり，刺激の物理的特性に依存する成分である。従って外因成分と呼ばれる。視覚誘発電位（visual evoked potential：VEP），体性感覚誘発電位（somatosensory evoked potential：SEP），聴性脳幹反応（auditory brainstem response：ABR）等がこれにあたる。それに対し，感覚刺激に対して受動的な電気的応答だけではなく，準備，注意，認識，記憶との照合，識別，課題解決，記銘，随意運動などの精神活動によって変動する成分が事象関連電位である。欠落刺激（一定の間隔で呈示される刺激のうちあるところだけ欠落する）のような外界における物理的変化がない場合でも出現する成分なので，事象関連電位は内因成分と呼ばれる。後述するP300，N400がこれにあたる。外因成分である狭義の誘発電位と内因成分である事象関連電位とのだいたいの境は刺激開始100msecとされる[1]。

外因性成分と内因性成分という分類の他に，人間の情報処理システム理論では自動的処理（automatic process）と制御的処理（controlled process）という分類もある。注意に依存しない自動的処理過程と，心的努力に依存する制御的処理過程とが区別され，訓練によって後者は前者に移行することが知られている。MMN（ミスマッチ陰性電位：mismatch negativity）は自動的処理を反映していると考えられる。

(1) VEP

眼に光刺激を与えた時，網膜から視覚野には興奮性の電気的反応が生じる。これをVEPと言う。徐波睡眠時ではN1-P2-N3成分の振幅が覚醒時やレム睡眠時に比べ増大する。Meerenら[2]はラットの一次視覚野のN1の潜時は覚醒時に比べ徐波睡眠で極めて延長していたが，それに相応する視床でのP30は睡眠の影響を受けなかったことより（図1），視床に入力される感覚情報は睡眠の影響を受けないが，視床からの出力は睡眠の影響を受けるのではないかと考察している。

(2) SEP

体性感覚刺激を与えると，その情報は感覚伝導路を経て大脳の感覚野にまで伝えられる。その過程で生じる電気的活動がSEPである。刺激は電気刺激が用いられることが多いが，CO_2レーザー刺

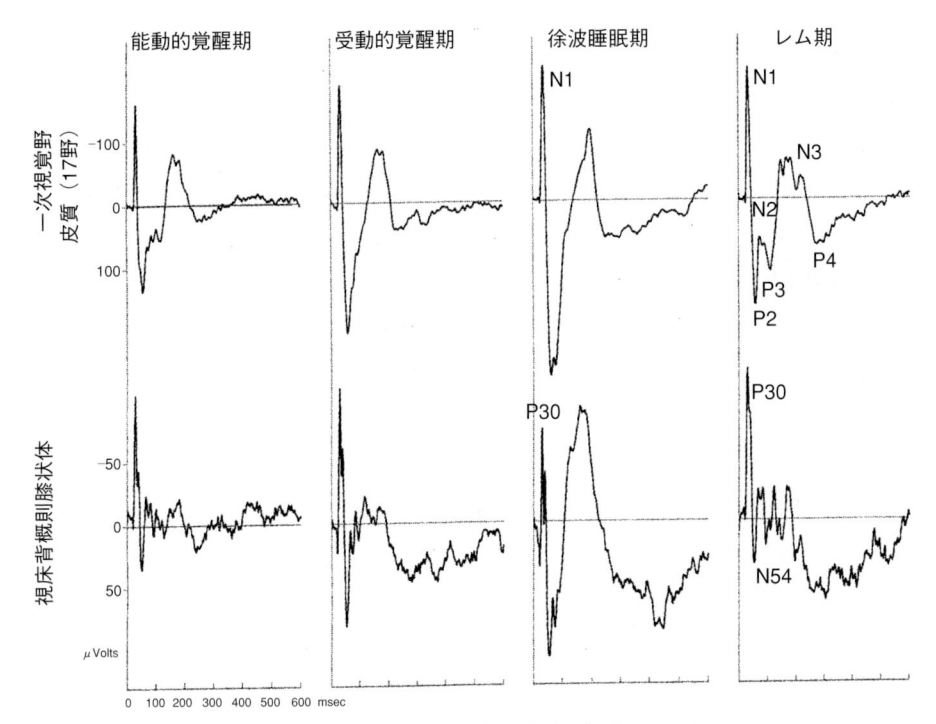

図1 ラットの一次視覚野（上）と視床（下）におけるVEP

極性が逆になっていることに注意。一次視覚野のN1の潜時は覚醒時に比べ徐波睡眠で極めて延長していたが，それに相応する視床でのP30は睡眠の影響を受けなかった。その後の成分は比較的似ている（文献2を改編）。

激やair-puff刺激でもよい。

頭頂部N20潜時は，レム睡眠と覚醒時とでは差がないが，ノンレム睡眠では延長する[3]。睡眠による影響はないという報告もある[4]。中潜時の成分では覚醒時とレム睡眠時では似ており，100～150msec付近に陰性成分が認められるが，ノンレム睡眠では大きな陽性成分が代わって出現する[5]。これらの所見は睡眠を維持するための視床における処理遮断の効果（gating effect）によるものと考えられている。

（3）ABR

音刺激により発生する誘発電位を聴性誘発電位（Auditory Evoked Potential）と言い，そのうち10msec未満の成分をABRと言う。潜時にやや遅れがあるものの，睡眠中に大きな変化はみられない[6]。ABR後に続いて潜時8～70msecに出現するMLR（中潜時反応：middle latency response）やその後に続くSVR（頭蓋頂緩反応：slow vertex response）は大きく変化する（図2）[7]。

（4）MMN

音声や文字などの感覚刺激は，脳内で符号化されて貯蔵される。その前に非常に短い時間だが，感覚記憶として感覚情報がそのままの形で保持される段階（記憶痕跡）がある。そこで標準刺激（高頻度刺激）とは異なる逸脱刺激（低頻度刺激）が与えられた場合にはそれが自動的に検出される。逸脱刺激呈示100～200msec後に出現する陰性の成分をMMNと呼ぶ。聴覚野付近[8]に出現する活動である。

レム睡眠や睡眠段階1ではMMNは出現するが，睡眠段階3や4では出現しない（図3）[9]。1.5～2秒の長い刺激感覚ではMMNは出現しない。睡眠段階2では議論の分かれるところであるが，睡眠時に特徴的とされるN350やN550といった成分の重畳の可能性があるので，睡眠段階2におけるMMNの出現については慎重であるべきである[10]。

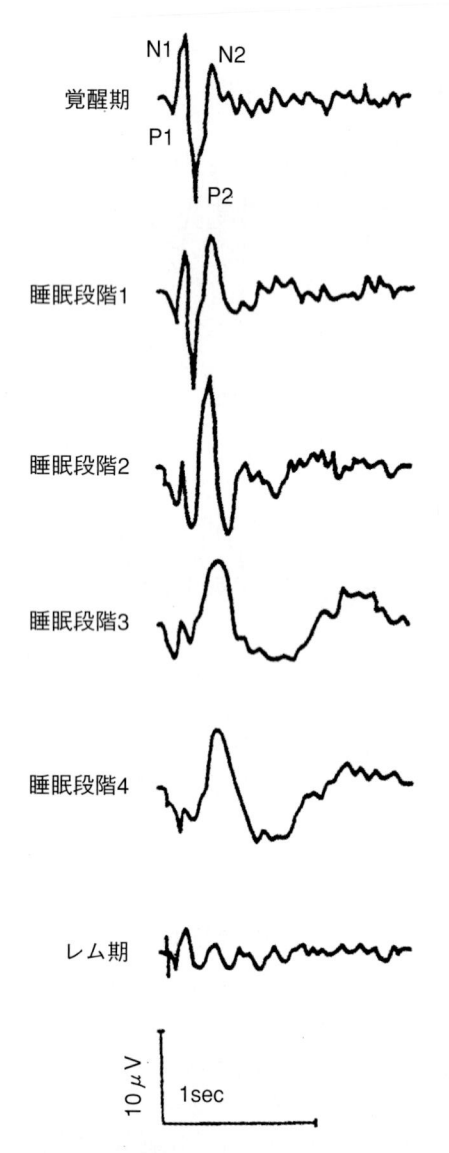

図2　睡眠段階の変化によるSVRの変動

覚醒から睡眠段階2にかけてN2成分の増強がみられ，睡眠段階3や4では後記陽性成分が著明になってくる（文献7を改編）。

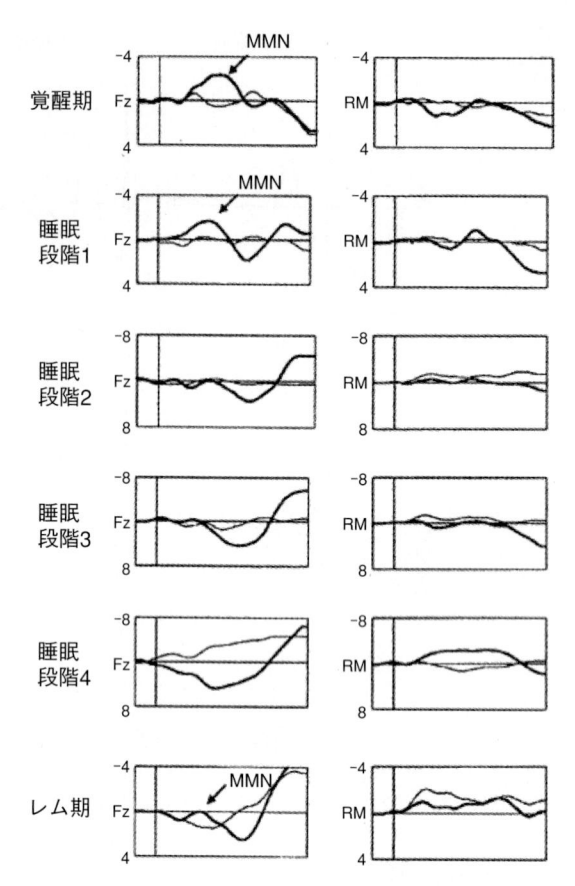

図3　前頭部（Fz）と右乳様突起（RM）とで記録したMMN

細線が標準刺激で1000Hz（出現頻度90％）の，太線が逸脱刺激で2000Hz（出現頻度10％）の純音刺激である。覚醒期のみならず，レム睡眠や睡眠段階1でもMMNが認められている。（文献9を改編）

(5) P300

オドボール課題とは，被験者に対して容易に識別できる2種類の刺激（たとえば2000Hzと1000Hzの純音）をランダムに与え，一方の刺激の呈示頻度を他方より少なくし，その中から出現頻度の少ない特定の刺激（標的刺激）を識別させ，それに何らかの反応をさせるような課題をいう。この低頻度な標的刺激が出現すると，300msec後に頭頂部優位に陽性電位が出現する。これをP300と呼ぶ。刺激に対して弁別的にキー押しをさせる選択的な反応時間課題と呈示回数の少ない方の刺激の回数を数えさせる計数課題とがある。

P300振幅には次のような性質がある。
- 非標的刺激より標的刺激のほうがP300振幅は大きい。
- 出現頻度が低いほどP300振幅は大きい。
- 被験者の刺激への関与度が高い程P300振幅は大きい。無視するとほとんど出現しない。
- 期待に反した刺激のほうがP300振幅は大きい。

P300は入眠するとすぐに減衰する。ボタン押し等刺激に反応できなくなるか、シータ波が主体になるとP300に代わってN350が出現するようになる（図4）。ノンレム睡眠では、このN350が眠気の開始の良い指標になる。Colrainら[11]は睡眠を維持するための感覚情報の処理を抑制する働きを反映しているのではないかと考えている。木暮ら[12]は（N350ではなくN200と表現されているが）KC（K-complex）と同一であると考え、やはり覚醒に対する防御あるいは抑制的な反応としての可能性をあげている。N550は睡眠段階2になると出現する成分で、デルタ波発生機序との関連が論じられている[11]。
　レム睡眠では、急速眼球運動が消失するREM tonic期にはやや潜時が延長したP400が後頭部優位に出現したが、REM phasic期では有意な成分が認められなかったという報告がある[13]。急速眼球運動のあるREM phasic期では外的刺激に対する感度が低下している可能性が示唆されている。
　基本的に入眠するとP300は出現しないとされているが、例外がひとつある。それは自分の名前である[14]。睡眠段階2でもP300が出現する（図5（A））。睡眠段階2の脳波を平均加算する際、K-complexを含んだ試行を除外する場合と含める場合では図5の（B）と（C）のような違いが認め

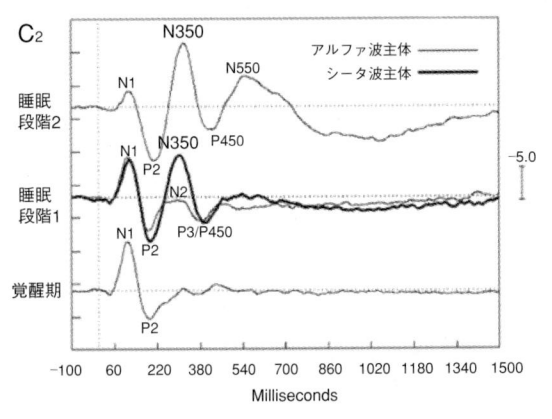

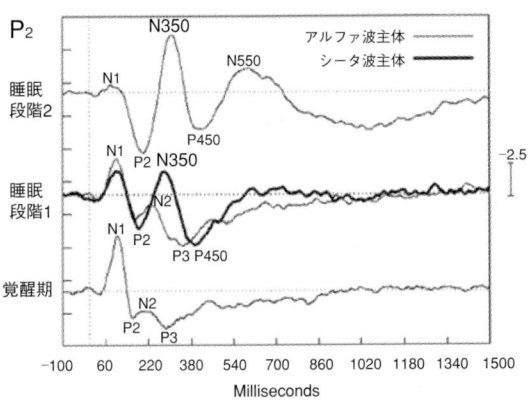

図4　オドボール課題における総平均加算波形

睡眠段階1でもシータ波が主体になるとP300に代わってN350がCz優位に出現するようになる。睡眠段階2になるとN550が出現する（文献11を改編）。

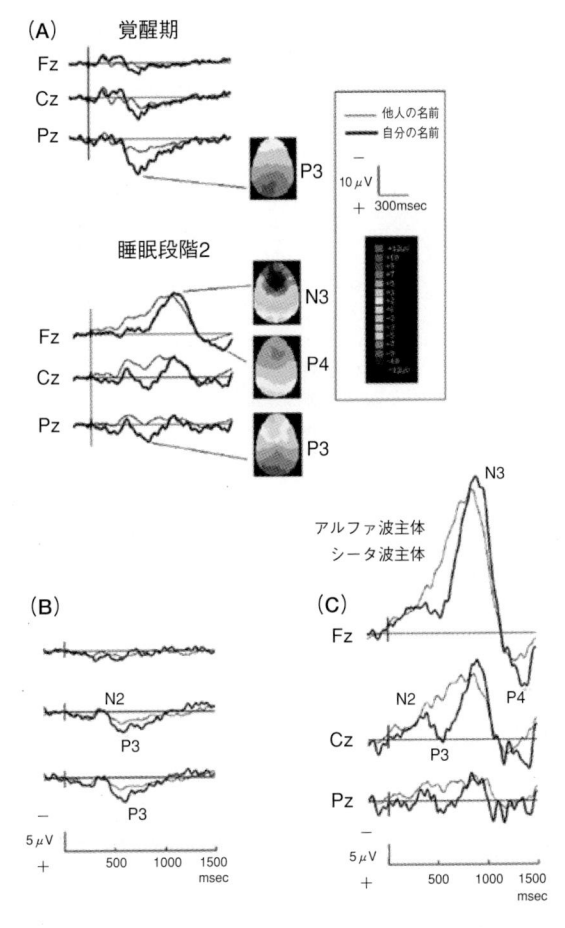

図5　（A）自分の名前（太線）と他人の名前（細線）によるP300

睡眠段階2でもP300が認められる。（B）KC（K-complex）を除外して平均加算して得られた波形。（C）KCも含めて平均加算して得られた波形。どちらでもP300成分が見られる。KCを含めた場合のN3-P4が、自分の名前でも他人の名前でも似たような波形になっている（文献14を改編）。

られる．重要な点は，KCを除外しても含めてもP300成分が見られること，KCを含めた場合のN3-P4が，自分の名前でも他人の名前でも似たような波形になっていることである．

(6) N400

N400は言語的，意味的処理に伴って出現するERPなので，最も高次精神機能を反映するERPの1つとされる．1980年にKutas[15]らによって報告された．彼女らは，7単語からなる文を1語ずつ呈示して被験者に黙読させ，先行する文脈から意味的に逸脱した文末に単語を呈示したところ，400msec付近に陰性の成分が出現することを報告した．刺激提示では1単語ずつ文形式で呈示される場合と，単語リスト，単語対，4字熟語にて呈示される等，さまざまな方法がとられている．

このN400がレム睡眠時や睡眠段階2でも出現することが報告された（図6）[14]．覚醒期には偽単語条件で最もN400振幅が大きいが，レム期には非関連単語条件で最も大きい．睡眠段階2ではこれら2条件は同じような波形となる．これらの結果は，レム期には偽単語の非関連性を検知できない，すなわち言語的な不条理さを覚醒期とは異なった様式で受け入れていることを反映し，Bastujiら[14]は夢物語においてなぜ不条理な内容がごく自然に取り入れられるのかという疑問を説明するのに貢献するかもしれないと結論づけている．

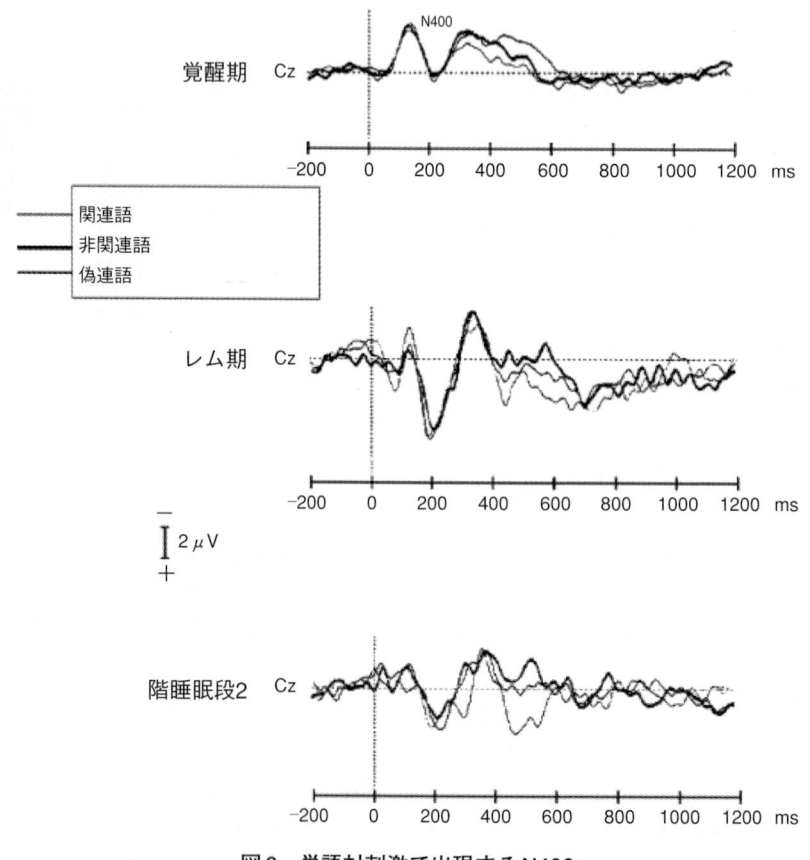

図6　単語対刺激で出現するN400

S₁に対してS₂が意味的に関連がある条件（細線），関連がない条件（太線），S₂が偽単語である条件（中線）の波形を比較すると，覚醒期には偽単語条件（中線）で最もN400振幅が大きいが，レム期には非関連単語条件で最も大きい．睡眠段階2ではこれら2条件は同じような波形となる（文献14を改編）．

まとめ

　注意と覚醒水準は関連している。ある誘発電位が発生するのに注意が必要である場合，睡眠によって変化することが予想される。代表はP300で入眠直後に著しく減衰してしまう。逆に睡眠によって変化しない誘発電位であるなら，それは注意などによっても変化しないことが示唆される。代表はMMNであり，前注意的（preattentive）な活動であるという仮説を支持する。

参考文献

1) Coles MGH, Rugg MD : Event-related brain potentials : an introduction. Electrophysiology of Mind, Event-related Potentials and Cognition. (Coles MGH, Rugg MD, ed.) Oxford University Press, Oxford, pp1-23, 1955.
2) Meeren HK, Van Luitelaar EL, Coenen AM : Cortical and thalamic visual evoked potentials during sleep-wake states and spike-wave discharges in the rat. Electroencephalography and clinical neurophysiology 108 : 306-319, 1998.
3) Yamada T, Kameyama S, Fuchigami Y, et al. : Changes of short latency somatosensory evoked potential in sleep. Electroencephalography and clinical neurophysiology 70 : 126-136, 1988.
4) Restuccia D, Rubino M, Valeriani M, et al. : Increase of brain-stem high-frequency SEP subcomponents during light sleep in seizure-free epileptic patients Clinical Neurophysiology 116 : 1774-1778, 2005.
5) Shaw FZ, Lee SY, Chiu TH, et al. : Modulation of somatosensory evoked potentials during wake-sleep states and spike-wave discharges in the rat. Sleep 29 : 285-293, 2006.
6) Osterhammel PA, Shallop JK, Terkildsen K : The effect of sleep on the auditory brainstem response (ABR) and the middle latency response (MLR). Scandinavian audiology 14, 47-50, 1985.
7) 三橋美典：聴覚系誘発電位．誘発電位の基礎と臨床（佐藤謙助，平井富雄，山岡　淳，編）．創造出版，東京，pp113-135，1990.
8) Inouchi M, Kubota M, Ohta K, et al. : Human auditory evoked mismatch field amplitudes vary as a function of vowel duration in healthy first-language speakers. Neuroscience Letters 366 : 342-346, 2004.
9) Nashida T, Yabe H, Sato Y, et al. : Automatic auditory information processing in sleep. Sleep 23 : 821-828, 2000.
10) Atienza M, Cantero JL, Dominguez-Marin E : Mismatch negativity (MMN) : an objective measure of sensory memory and long-lasting memories during sleep. International Journal of Psychophysiology 46 : 215-225, 2002.
11) Colrain IM, Campbell KB : The use of evoked potentials in sleep research. Sleep Medicine Reviews 11 : 277-293, 2007.
12) 木暮龍雄，早川達郎：睡眠と事象関連電位．事象関連電位（ERP）マニュアル―P300を中心に―（加我君孝，古賀良彦，大澤美喜雄，他編）．篠原出版，東京，pp287-297，1995.
13) Takahara M, Nittono H, Hori T : Effect of voluntary attention on auditory processing during REM sleep. Sleep 29 : 975-982, 2006.
14) Bastuji H, Perrin F, Garcia-Larrea L : Semantic analysis of auditory input during sleep : studies with event related potentials. International Journal of Psychophysiology 46 : 243-255, 2002.
15) Kutas, M, Hillyard, SA : Reading senseless sentences : Brain potentials reflect semantic incongruity. Science 207 : 203-205, 1980.

〈太田克也〉

11. 睡眠の研究法―ヒトの眠りを測る

(1) PETで睡眠を観る

はじめに

　脳画像解析技術の進歩にはめざましいものがあるが，その中でもポジトロンCT（PET：positron emission tomography）は機能的あるいは生化学的CTといわれ，脳の局所機能の変化や生化学情報を画像として得るのに最もすぐれた方法の一つとして注目されている．PETで測定できる脳機能としては，脳血流，脳酸素消費率，酸素摂取率，脳グルコース代謝，脳アミノ酸代謝，脳脂質代謝などがあげられるが，脳内のドーパミンやアセチルコリンなどのリセプター測定も可能であり，種々の研究に利用され成果を上げている．

　PETが睡眠研究に利用されるようになってきたのは1980年代からであり，睡眠ポリグラフ検査を同時に施行することによって，ヒトのノンレム睡眠（non-rapid eye movement sleep：NREM sleep）やレム睡眠（rapid eye movement sleep：REM sleep）などの睡眠中の脳機能や神経活動を検討する研究がいくつか行われてきた．こうしたPETを用いた睡眠に関する初期の研究は，おもに脳グルコース代謝を指標としたものであった．これらのグルコース代謝を用いた研究結果をまとめると，ノンレム睡眠中には覚醒時と比べ脳代謝は低下するが，レム睡眠中には脳代謝は亢進するか，覚醒時とは異なったパターンの脳活動状態を呈するというものであった（Heiss et al, 1984, Buchsbaum et al, 1989）．しかし，PETによる脳グルコース代謝測定を睡眠研究に用いる場合には，その時間分解能の低さが問題となる．グルコース代謝測定に使用される標識薬物 ^{18}F-deoxyglucose（FDG）は，半減期が約2時間と長く，投与してから脳に取り込まれるまでに30～45分と時間がかかることから，この間のおおまかな脳機能は反映できても，ある特定の睡眠段階における神経活動を正確にとらえるには適当でない．また，1回のPETスキャンの影響が長く残るため反復して検査を行うことは困難である．したがって，FDG-PETによる脳グルコース代謝測定は，短時間の中で変動する睡眠中の脳活動の検討にはあまり適しているとはいえなかった．

　近年，$H_2^{15}O$を標識薬物としたPETを用いることによって，ヒトの睡眠中の脳血流を測定する研究が行われてきている．$H_2^{15}O$は半減期が約2分間と短いため，短時間の間の脳活動をとらえることができるだけでなく，一晩の中でも何度か反復して検査を行えるため，FDGを標識薬物とした脳グルコース代謝測定に比べて，はるかに睡眠研究に適している．本稿では，この$H_2^{15}O$-PETを用いたヒトの睡眠研究について概説する．

a）$H_2^{15}O$-PETによる睡眠研究の方法

　$H_2^{15}O$-PETによる睡眠研究では，睡眠中の脳血流を測定することになるが，脳の局所血流は脳の局所活動を密接に反映すると考えられている．神経が活動するとエネルギーを消費し，主にシナプス部で代謝が亢進するが，正常ではそれとともに局所脳血流量が増加する．脳の局所血流が脳の局所代謝に応じて変化することを述べたのはRoyとSherrington（1890）が最初であるが，彼らは「脳組織への血液供給は，その部分の活動に応じて産生される代謝産物に応じて変化する」と報告した．その後も脳の局所血流が脳のグルコース代謝や酸素代謝率と密接に関係するとの報告が数多くなされ（Madsen et al, 1991；Madsen and Vorstrup, 1991），局所脳血流の変動は局所脳機能の変動と並行していることが理論的に証明されている．

　$H_2^{15}O$-PETで局所脳血流を解析する場合には，局所脳血流量の絶対値を解析する方法と局所脳血流量の相対値すなわち脳全体の血流量に対する局所脳血流量の比率を解析する方法がある．後者は局所脳血流分布の解析であるが，脳全体の血流量の変動が大きくかつ局所脳の間の血流変動の差が大きい状態を比較する場合には，本来の血流動態

の変化が正確に反映されないことがある（Kajimura et al, 1999）。

　脳機能画像解析法については，各個人から得られた局所脳血流画像を標準化された脳図譜（standard brain atlas）に当てはめてから解析を行う方法が用いられる。各個人の脳を各々標準脳に形を変換させる方法としては，statistical parametric mapping（SPM）という手法が現在最も広く用いられており，標準脳座標系への変換と統計解析を一連のプロセスとして扱うことができる（Friston et al, 1991）。

　睡眠現象を正確に捉えながらPETによる脳画像解析を効果的に行っていくには，脳波，筋電図，眼球運動などを含めた睡眠ポリグラフ検査を同時に施行する必要がある。PETを用いたヒトの睡眠研究の実際の手順としては，被験者にまず脳波，眼球運動，筋電図，血圧や心電図などのポリグラフ検査のための各種電極を装着し，標識薬物の注入のための静脈路と放射性物質の測定のための動脈路の確保を行う。つぎに，PETスキャン時に被験者の頭部が動かないようにサーモプラスチックマスクを使って，あらかじめ頭部をPET台に固定しておく。以上の準備が整ったところで消灯し，被験者が眠ったところで試験開始となるが，このようなストレスの大きい睡眠環境で被験者を眠らさなければいけないため，被験者には試験の前夜に全断眠（total sleep deprivation）や部分断眠（partial sleep deprivation）を行わせている研究が多い（Andersson et al, 1998；Braun et al, 1997, 1998; Finelli et al, 2000; Hofle et al, 1997; Kajimura et al, 1999；Maquet et al, 1996, 1997）。しかし，試験前の1週間睡眠覚醒スケジュールを一定に保たせるなどの工夫をすることによって，試験前夜に断眠を負荷せずに行われた研究もある（Kajimura et al. 2004）。

　PETスキャンについては，同時にモニターする睡眠ポリグラム記録から徐波睡眠やレム睡眠など各睡眠段階をリアルタイムに確認して，目的とする睡眠段階のところで，$H_2^{15}O$を標識薬物として施行する。$H_2^{15}O$は半減期が約2分間と短く，60～90秒間の比較的短時間の脳血流を捉えることができるため，短時間で変動する睡眠中の脳活動を測定するのに都合がよい。さらに安全な総被爆量の範囲であれば，一晩の中で何度も反復して検査を行えるという利点がある。しかし，$H_2^{15}O$の作り置きはできないため，目的とする睡眠段階を睡眠ポリグラム記録で確認してはじめて$H_2^{15}O$の生成を行うことになる。実際に生成を開始してから$H_2^{15}O$が作られてPETスキャンが施行できるまでには10～12分の時間が必要となるため，この間に睡眠段階がまったく変わってしまっている場合も少なくない。また，PETスキャンを行っている最中に体動などが起こって睡眠段階が変化することもあるため，正確なデータの収集はけっして容易ではない。

b）$H_2^{15}O$-PETを用いた睡眠研究の結果

　①ノンレム睡眠時の脳活動

　ノンレム睡眠は，RechtschaffenとKales（1968）の睡眠段階判定基準によれば，4段階に分類され，瘤波や紡錘波が出現する段階1と段階2は浅睡眠，高振幅徐波の出現で特徴づけられる段階3と段階4は深睡眠（徐波睡眠）に分類される。このノンレム睡眠時の全脳平均血流量については，覚醒時に比べて深睡眠時には明らかに低下するが，覚醒時と浅睡眠時ではあまり大きな違いはない（Kajimura et al, 1999）。

　Maquetら（1997）は，深睡眠時の局所脳血流分布を覚醒およびレム睡眠時と比較した結果から，深睡眠中には橋，中脳，視床，脳基底部で著明な神経活動の不活化を生じており，皮質領域では，眼窩前頭皮質においてもっとも活動が低下することを報告した。Braunら（1997）は，深睡眠時と覚醒時の局所脳血流分布を比較した結果から，深睡眠中には脳幹部，視床，前脳基底部など覚醒に関連する脳部位での局所脳血流の減少を生じること，皮質領域においては前頭連合野や頭頂連合野の血流が選択的に減少し，一次および二次知覚野の血流は保たれることを明らかにした。

　著者ら（Kajimura et al, 1999）は，ノンレム睡眠を浅睡眠と深睡眠とに分けて，それぞれにおける局所脳血流量の絶対値を安静覚醒時のものと比較した（図1）。その結果，安静時に比べ浅睡眠

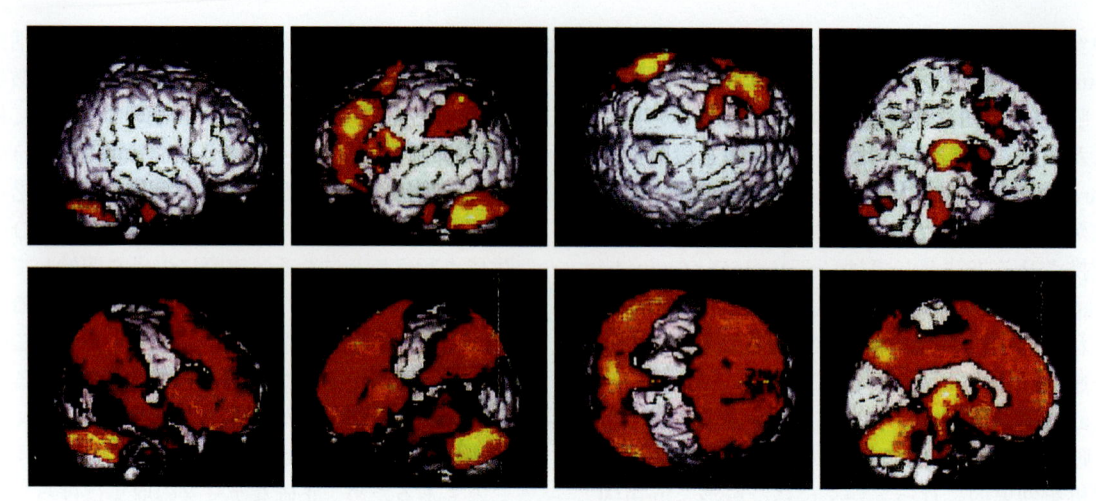

図1 覚醒時と比べノンレム睡眠時に局所脳血流量の有意な減少を示した脳部位
上段：浅睡眠時，下段：深睡眠時

時には，橋，小脳，視床，被殻，帯状回前部で脳血流は有意に低下したが，深睡眠時にはこれらの領域に加え，中脳，視床下部，前脳基底部，尾状核，帯状回後部でも著明な血流低下を示した。皮質領域は，浅睡眠時には，中前頭回後部，下前頭回後部，縁上回で左側のみが有意な血流低下を示したが，深睡眠時には中心前回，中心後回および後頭葉を除く皮質領域で両側性に血流低下がみられた。

これらの結果より，ノンレム睡眠の中でも徐波睡眠時には，覚醒に関係する脳幹網様体賦活系や前脳調節系の構成組織である脳幹部や視床および前脳基底部で明らかな神経活動の低下がみられ，皮質領域では，大脳連合野などの高次脳で活動低下が顕著であるということになる。一方で，皮質知覚野，皮質運動野や視覚野など一次的知覚に関連する脳は，徐波睡眠中でも神経活動は保たれている。浅睡眠時の脳活動については，橋や視床の神経活動は低下するが，中脳の神経活動は明らかには低下しないことが示された。皮質領域は浅睡眠時には，中前頭回後部，下前頭回後部，縁上回の左側のみで明らかな活動低下がみられた。中脳被蓋にある中脳網様体は覚醒に関連する脳幹網様体賦活系の中でも主要な役割を果たすと考えられているが，浅睡眠時になお中脳網様体の神経活動

が保たれている可能性があることはきわめて興味深い。また，Broca領域やWernicke領域などの言語領域を含む左側の脳部位では，睡眠の早期から神経活動が抑制されることが示唆される。

ノンレム睡眠時の脳活動の結果は，睡眠は脳の包括的なプロセスではなく局所的なプロセスであって，高次脳など覚醒時に活動している脳部位ほど睡眠中に休息するという仮説（Kruger and Obal, 1993）を裏付けるものと考えられる。

②レム睡眠時の脳活動

レム睡眠時の全脳平均血流量については，覚醒時と比較して有意な変化はみられてないが（梶村，2001），これは$^{15}O_2$を標識薬物としたPET研究における結果（Madsen et al, 1991）とも一致している。

Maquetら（1996）は，レム睡眠時の局所脳血流分布を覚醒および深睡眠時と比較した結果から，レム睡眠中には橋被蓋，左視床，両側扁桃体および帯状回前部の神経活動が活発化し，前頭連合野，帯状回後部および楔前部の神経活動は低下することを報告した。Braunら（1998）は，レム睡眠時と覚醒時の局所脳血流分布を比較し（図2A），レム睡眠時には鳥距溝を中心とした一次視覚野では血流の増加はないが，その周辺にある二次視覚野で覚醒時よりも血流が増加することを見

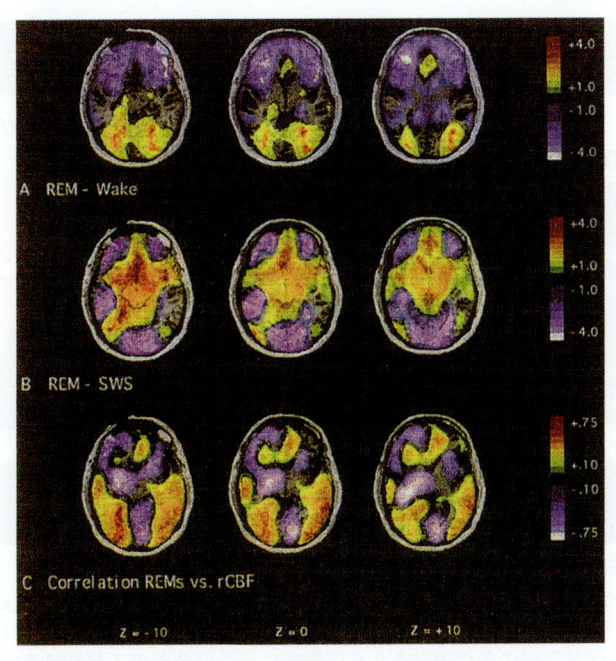

図2

A：レム睡眠時と覚醒時の局所脳血流分布の比較（黄色の部分はレム睡眠時に血流が増加した脳部位を，紫色の部分は血流が減少した部位を示す）
B：レム睡眠時と徐波睡眠時の局所脳血流分布の比較（同上）
C：レム睡眠時の眼球運動と局所脳血流との相関（黄色の部分は有意な正の相関を，紫色の部分は有意な負の相関を示した脳部位を表わす）

いだした。前頭連合野の血流は覚醒時に比べレム睡眠時に減少していた。つぎに，レム睡眠時と深睡眠時との局所脳血流分布を比較したところ（図2B），レム睡眠時にはやはり二次視覚野で血流は増加していたが，一次視覚野ではむしろ血流の低下がみられた。レム睡眠中の眼球運動と局所脳血流との相関を検討した結果でも（図2C），二次視覚野では眼球運動と脳血流とのあいだに有意な正の相関がみられたが，一次視覚野は逆に有意な負の相関を示した。著者ら（2002）もほぼ同様の方法により，覚醒時とレム睡眠時の局所脳血流分布を比較したが，Braunらの結果とは逆に，レム睡眠時には一次視覚野において血流量の増加が見られ（図3），二次視覚野では有意な変化が見られなかった。Braunらは一次視覚野の血流量に変化が認められなかった理由として覚醒時の視覚イメージの存在をあげているが，このことは，局所脳血流の研究においては覚醒時の開閉眼条件などの軽微な実験条件の違いにより結果に大きな違いが出現する可能性を示唆しており，覚醒時の実験設定にさらに厳重な注意を払う必要があることを示しているのかもしれない。

以上より，レム睡眠時には脳幹部や視床など覚醒に関連する脳の神経活動は低下していないが，前頭連合野や頭頂連合野の神経活動は低下していることが示され，睡眠深度は深くないにもかかわらず，判断・推論・決定などの高次認知機能は低下しているこの睡眠の特徴を裏付ける所見と考えられる。また，レム睡眠の発現に関与するとされる橋被蓋の活動は亢進し，扁桃体などの大脳辺縁系や視覚領で神経活動が活発化することが示された。

Maquetら（1996）の結果は，レム睡眠中には扁桃体およびこの部位と神経連絡が密な脳部位で

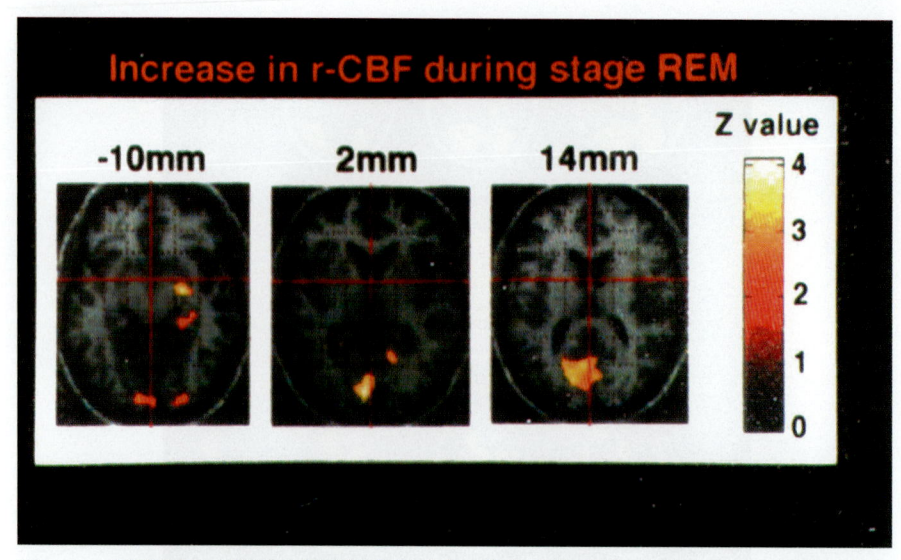

図3 レム睡眠時と覚醒時の局所脳血流分布の比較（覚醒時に比較してレム睡眠時に血流の増加を見た部位）．図2Aとほぼ同じ実験内容にも関わらず，賦活部位が一方（Braunら）では二次視覚野，こちらでは一次視覚野となっていることに注意．この相異は覚醒時記録の条件設定をさらに厳密に行う必要がある可能性を示唆している．

は血流が増えるというものであるが，扁桃体は情動変化を伴う記憶の形成に関与していることから，レム睡眠中にはこのような記憶活動が賦活されていることが示唆される．これは，レム睡眠と記憶活動とが密接に関連しているというこれまでの報告（Karni et al, 1994）を支持する結果といえる．Braunら（1998）の結果は，レム睡眠時の夢見と視覚機能という観点から興味深い．彼らは，レム睡眠中には最初の視覚認知に関連する一次視覚野と視覚情報の最終処理を行う前頭連合野の活動は抑制されるとし，レム睡眠中には外界と閉ざされた状態での二次視覚野における選択的視覚機構の活性化（視覚機能活動の解離パターン）が起こっているものと考えた．しかし，視覚的映像を想起する場合に，二次視覚野より上位の視覚機構だけで十分であるとの報告（Roland and Gulyas, 1995）がある一方で，一次視覚野の関与が必要であるとの報告（Kosslyn et al. 1995）もされており，レム睡眠時における一次視覚野の活動低下の真偽については，さらに検討を要するものと考えられる．

おわりに

$H_2^{15}O$-PETを用いたヒトの睡眠研究の方法やその研究結果について述べてきた．最近ではこの方法を用いて，睡眠中の血圧，脈拍，動脈血二酸化炭素分圧などの生理学的指標と局所脳血流量との関連や睡眠薬の睡眠中の脳活動に及ぼす影響なども検討されており（Finelli et al, 2000 ; Hiroki et al, 2005 ; Hiroki et al, in press），ベンゾジアゼピン系睡眠薬が前脳調節系や扁桃体の活動を抑制することで催眠作用を発揮している可能性も指摘されている（Kajimura et al, 2004）．$H_2^{15}O$-PETを用いた睡眠中の脳画像解析は，ヒトの睡眠中の脳の神経活動を機能解剖学的かつ非侵襲的に画像化して捉えるのにきわめて優れた研究方法であり，睡眠の基礎研究だけではなく睡眠障害の病態解明や種々の睡眠薬の作用機序の解明など今後のさらなる応用が期待される．

参考文献

1) Andersson JL, Onoe H, Hetta J, et al. : Brain networks Affected by synchronized sleep visualized by

positron emission tomography. J Cereb Blood Flow Metab 18 : 701-715, 1998.
2) Braun AR, Balkin TJ, Wesensten NJ, et al. : Regional cerebral blood flow throughout the sleep-wake cycle : an $H_2^{15}O$ PET study. Brain 120 : 1173-1197, 1997.
3) Braun AR, Balkin TJ, Wesensten NJ, et al. : Dissociated pattern of activity in visual cortices and human rapid eye movement sleep. Science 279 : 91-95, 1998.
4) Buchsbaum MS, Gillin JC, Wu J, et al. : Regional cerebral glucose metabolic rate in human sleep assessed by positron emission tomography. Life Sci 45 : 1349-1356, 1989.
5) Finelli LA, Landolt H, Buck A, et al. : Functional neuroanatomy of human sleep state after zolpidem and placebo : a $H_2^{15}O$-PET study. J Sleep Res 9 : 161-173, 2000.
6) Friston KJ, Holmes AP, Worsley KJ, et al. : Statistical parametric maps in functional imaging : a general linear approach. Hum Brain Map 2 : 189-210, 1995.
7) Heiss WD, Pawlik G, Herholz K, et al. : Regional cerebral glucose metabolism in man during wakefulness, sleep, and dreaming. Brain Res 327 : 362-366, 1985.
8) Hiroki M, Kajimura N, Uema T, et al. : Effects of benzodiazepine hypnotic triazolam on the relationship of blood pressure and Paco2 to cerebral blood flow during human non rapid eye movement sleep. J Neurophysiol（in press）.
9) Hiroki M, Uema T, Kajimura N, et al. : Cerebral white matter blood flow is constant during human non-rapid eye movement sleep : a positron emission tomography study. J Appl Physiol 98 : 1846-1854, 2005.
10) Hofle N, Paus T, Reutens D, et al. : Regional cerebral blood flow changes as a function of delta and spindle activity during slow wave sleep in humans. J Neurosci 17 : 4800-4808, 1997.
11) 梶村尚史：睡眠時の脳血流動態．治療学 35 : 22-26, 2001.
12) Kajimura N, Nishikawa M, Uchiyama M, et al. : Deactivation by benzodiazepine of the basal forebrain and amygdala in normal humans during sleep : a placebo-controlled（^{15}O）H_2O-PET Study. Am J Psychiatry 161 : 748-751, 2004.
13) Kajimura N, Uchiyama M, Takayama Y, et al. : Activity of midbrain reticular formation and neocortex during the progression of human nonrapid eye movement sleep. J Neurosci 19 : 10065-10073, 1999.
14) Karni A, Tanne D, Rubenstein S, et al. : Dependence on REM sleep of overnight improvement of a perceptual skill. Science 265 : 679-682, 1994.
15) Kosslyn SM, Thompson WL. Kim IJ, et al. : Topographical representations of mental images in primary visual cortex. Nature 378 : 496-498, 1995.
16) Kruger JM, Obal Jr F : A neuronal group theory of sleep function. J Sleep Res 2 : 63-69, 1993.
17) Madsen PL, Schmidt JF, Wildschiodtz G, et al. : Cerebral O2 metabolism and cerebral blood flow in humans during deep and rapid-eye-movement sleep. J Appl Physiol 70 : 2597-2601, 1991.
18) Madsen, PL, Schmidt JF, Holms S, et al. : Cerebral oxygen metabolism and cerebral blood flow in man during light sleep（stage 2）. Brain Res 557 : 217-220, 1991.
19) Madsen PL, Vorstrup S : Cerebral blood flow and metabolism during sleep. Cerebrovasc Brain Metab Rev 3 : 281-296, 1991.
20) Maquet P, Degueldre C, Delfiore G, et al. : Functional neuroanatomy of human slow wave sleep. J Neurosci 17 : 2807-2812, 1997.
21) Maquet P, Peters JM, Aerts J, et al. : Functional neuroanatomy of human rapid-eye-movement sleep and dreaming. Nature 383 : 163-166, 1996.
22) Nakajima T : The rCBF Determined by Rapid Eye Movements during REM Sleep. The proceedings of XIIth WPA world congress, 2002.
23) Rechtschaffen A, Kales A : A Manual of standardized terminology, techniques and scoring system

for sleep stages of human subjects. Bethesda, MD, US Department of Health, Education and Welfare, 1968.
24) Roland PE, Gulyas B : Visual memory, visual imagery, and visual recognition of large field patterns by the human brain : functional anatomy by positron emission tomography. Cereb Cortex 5 : 79-93, 1995.
25) Roy CS, Sherrington CS : On the regulation of the blood-supply of the brain. J Physiol 11 : 85-108, 1890.

〈中島　亨，梶村尚史〉

III. 睡眠検査学の臨床（ISCD-2に準拠）

1. 不眠症

はじめに

「眠れない」「寝つけない」などの不眠の悩みは，日本の一般人口の2割以上にみられる。不眠は一般臨床においてももっとも多くみられる主訴の1つであり，不眠症は睡眠障害のうちでもっとも頻度の高いものといわれている。しかし，不眠あるいは不眠症は，多忙な一般臨床においては軽視されがちで，睡眠薬の投与だけで対処されることも多い。

不眠症（insomnia）は，新しい「睡眠障害国際分類・第2版」（ICSD-2, 2005）[1]における8つの睡眠障害のうちの1つにあげられ，「睡眠にとって適切な時間・機会にもかかわらず現れ，日中になんらかの障害が生じる，睡眠の開始・持続・強化・質についての繰り返される障害」と定義されている。さらに，ICSD-2には不眠症の一般的基準（表1）が示され，また，11の下位分類（表2）に分けられている。

(1) 診断[3~5, 8~11]

不眠症の診断にあたっては，他の睡眠障害と同様，症状に関するくわしい聴取が必要であり，医療面接（問診）でおよそ診断できることが多い。

不眠のパタンは，入眠障害，中途覚醒，早朝覚醒，熟眠障害に分類される。持続期間に応じて，一過性不眠（数日間），短期不眠（1～3週間），長期不眠（1ヵ月以上）に分けられる。

不眠症の原因として「5つのP」が考えられている。つまり，①身体的（physical），②薬理学的（pharmacological），③精神医学的（psychiatric），④生理学的（physiological），⑤心理学的（psychological）である。①身体的原因としては，各種身体疾患にともなう疼痛，掻痒などがあげられ

表1　不眠症の一般的基準（ICSD-2, 2005）

A. 入眠困難，睡眠の維持の困難，または早朝覚醒や慢性的に回復的でなく質のよくない睡眠を訴える。子どもの場合，睡眠障害はたいてい保護者による報告で，就床時のぐずりや独りでは眠れないことなどである。
B. 眠る機会や環境が適切であるにも関わらず上述の睡眠障害
C. 夜間睡眠の障害に関連して，以下のような日中障害が1つ，患者によって報告される。
　　 i. 疲労または倦怠感
　　 ii. 注意力，集中力，または記憶障害
　　 iii. 社会的または職業的な機能不全，あるいは学業の低下
　　 iv. 気分の変調または怒りっぽさ
　　 v. 日中の眠気
　　 vi. やる気，気力，または率先力の減退
　　 vii. 職場で，または運転中，過失や事故を起こしがち
　　 viii. 睡眠損失に応じた緊張，頭痛，または胃腸症状
　　 ix. 睡眠についての心配または悩み

表2 不眠症の分類（ICSD-2, 2005）

1. 適応障害性不眠症（急性不眠症）
2. 精神生理性不眠症
3. 逆説性不眠症
4. 特発性不眠症
5. 精神疾患による不眠症
6. 不適切な睡眠衛生
7. 小児期の行動的不眠症
8. 薬剤あるいは物質による不眠症
9. 身体疾患による不眠症
10. 物質あるいは既知の生理学的症状によらない特定不能の不眠症（非器質性不眠症）
11. 特定不能の生理的（器質的）不眠症

る。②薬理学的原因としては、中枢神経刺激薬、ステロイドなどがあり、薬物の服用について確認する必要がある。また、アルコール、カフェインなどの嗜好品も注意することが重要である。③精神医学的原因としては、うつ病、不安障害、統合失調症にもっとも注意すべきである。④生理学的原因としては、騒音・照明・温度などの睡眠環境、時差ぼけ、運動、交替勤務などがあり、日常生活について十分、聴取すべきである。⑤心理学的原因については、ストレス、環境の変化、ライフイベントなどがあげられる。

臨床検査[7]としては、主観的評価尺度であるが、睡眠日誌やピッツバーグ睡眠質問票が用いられる。睡眠障害の診断にとって重要である睡眠日誌は、患者にも負担が少なく、簡便で、日常の睡眠習慣など得られる情報も多い。不眠の訴えだけでは、負担・費用の観点から、通常、客観的検査法である終夜睡眠ポリグラフ（PSG）やアクチグラフ（actigraph）が行われることはないが、睡眠時無呼吸症候群、むずむず脚症候群、周期性四肢運動障害などによる不眠が疑われる場合には、実施する必要がある。

（2）治療[2, 8〜11]（図1）[9]

不眠症の治療については、睡眠薬にたいして過度に睡眠効果を期待したり、反対に「癖になる（依存症になる）」「認知症になる」など拒否的で

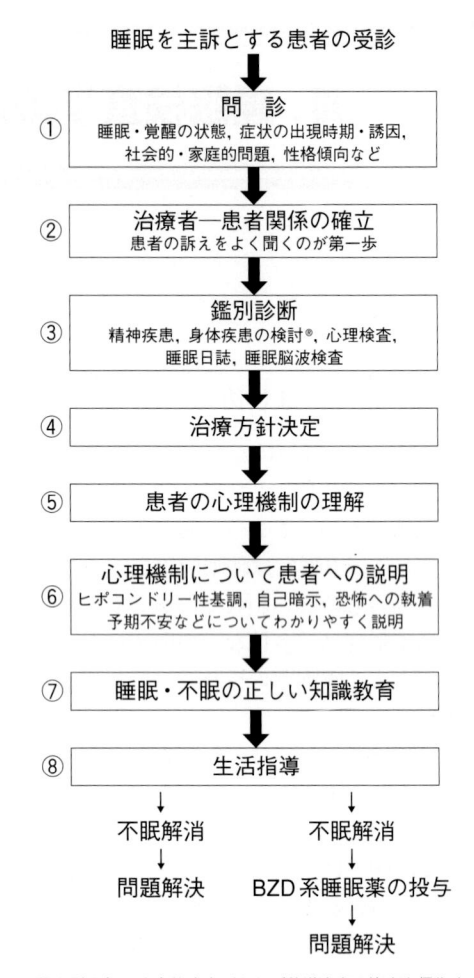

図1 不眠の治療手順[9]

＊不眠を引き起こす身体疾患があれば基礎疾患の治療を優先する。

あったりすることもあるので、単に睡眠薬を用いるというだけでなく、適切な睡眠衛生の指導を前提として、精神療法的アプローチなどの非薬物療法も併用することが重要である。

a）睡眠衛生

患者・家族は、睡眠あるいは不眠に関して誤った知識をもっていることも多く、適切な知識を提供し理解してもらう。睡眠時間、睡眠時刻、睡眠環境、生活習慣などについて、十分に説明することが必要となる。

b）薬物療法[6]

不眠症には、ベンゾジアゼピン系あるいは非ベンゾジアゼピン系の睡眠薬が用いられることが多

い。

現在，睡眠薬は臨床的には作用時間で分類されて用いられる。つまり，超短時間型（6時間以下）（ゾルピデム，トリアゾラム，ゾピクロンなど），短時間型（6～12時間）（ブロチゾラム，エチゾラムなど），中時間型（12～24時間）（エスタゾラム，フルニトラゼパムなど），長時間型（24時間以上）（クアゼパム，ニトラゼパム，フルラゼパムなど）に分けられる。

入眠障害には超短時間型・短時間型，中途覚醒には中時間型，早朝覚醒・熟眠障害には長時間型が選択される。

副作用として，持ち越し効果，記憶障害，早朝覚醒，日中不安，反跳性不眠，退薬症候，筋弛緩作用，奇異反応などがある。

睡眠薬の減量・中止は，退薬症候・反跳性不眠などに留意して，時間をかけて注意深く行う。

また，不安・緊張が強い場合には，抗不安薬を用いることがある。

c）非薬物療法

不眠症に対する非薬物療法としては，一般的な精神療法，認知行動療法，睡眠時間制限療法，刺激制限療法などがある。

一般的な精神療法については，治療者の姿勢として，患者の不安・苦痛・悩み・こだわりへの傾聴，受容，共感を基本とすべきであろう。

認知行動療法は，睡眠時間のこだわりなど，認知の歪みを是正するものである。睡眠や薬物に対する誤った知識を正す。

睡眠時間制限療法は，不眠症患者は睡眠時間を長くしようとして就床している時間が長くなってしまう傾向があるため，その就床時間を制限することで，睡眠効率を高めようとするものである。

刺激制限療法では，睡眠に好ましくない刺激を排除することで，睡眠を良好にしようとする。

おわりに

不眠症について，その診断と治療を臨床上の観点から概説した。

参考文献

1) American Academy of Sleep Medicine : The international classification of sleep disorders, 2nd edition. American Academy of Sleep Medicine, 2005.
2) 梶村尚久：睡眠障害 Ⅳ．治療の実際 1．不眠症－頻度の高い不眠（精神性理性不眠）．精神科臨床ニューロアプローチ 8 睡眠障害・物質関連障害（上島国利，編），メジカルビュー社，東京，pp.80-83，2006.
3) 粥川裕平，富田悟江，北島剛司，他：睡眠障害 Ⅱ．診断と鑑別 1．不眠をきたす疾患の診断のポイント．精神科臨床ニューロアプローチ 8 睡眠障害・物質関連障害（上島国利，編），メジカルビュー社，東京，pp.12-19，2006.
4) 粥川裕平：睡眠障害診断の進め方（国際診断分類に準拠して）第2回不眠症の診断の進め方．睡眠医療 2：128-135，2007.
5) 松永直樹，伊藤洋：不眠症の診断の進め方．睡眠医療 2：44-49，2007.
6) 中島亨：睡眠障害 Ⅲ．治療法 1．薬物療法―ベンゾ（チエノ）ジアゼピン系睡眠薬の種類と特徴，用い方．精神科臨床ニューロアプローチ 8 睡眠障害・物質関連障害（上島国利，編），メジカルビュー社，東京，pp.40-49，2006.
7) 野田明子，尾崎紀夫：不眠症と睡眠検査．睡眠医療 2：109-115，2007.
8) 太田龍朗：睡眠障害ガイドブック．弘文堂，東京，2006.
9) 睡眠障害の診断・治療ガイドライン研究会，編：睡眠障害の対応と治療ガイドライン．じほう，東京，2002.
10) 谷口充孝：不眠で困っている患者の診療．睡眠医学を学ぶために―専門医の伝える実践睡眠医学（立花直子，編），永井書店，大阪，pp.86-96，2006.
11) 山寺亘，伊藤洋：不眠症．睡眠・覚醒障害（大川匡子，編），最新医学社，大阪，pp.69-81，2008.

〔上埜高志〕

2-1. 小児の睡眠呼吸障害

小児の睡眠呼吸障害で最も頻度の高い閉塞性睡眠時無呼吸症候群（obstructive sleep apnea syndrome：OSAS）を中心に述べる。

（1）疫　学

OSASの有病率は成人では男子で4%，女子で2%であるが[1]，小児では大体2%である[2]。小児の場合，好発年齢は2～6歳で，男女差はないとされる。習慣性いびきは6～9%である。

（2）OSASの定義

正常換気や正常睡眠構築を阻害する遷延する不完全な上気道閉塞または間欠的完全閉塞（閉塞性無呼吸）を特徴とする睡眠中の呼吸疾患。

（3）病態生理

a）OSASの呼吸メカニズム

睡眠によって生理的な呼吸の駆動力の減少，低酸素・高炭酸ガス血症に対する反応の低下と同時に上気道筋緊張の低下が生じる。従って，睡眠中は上気道の閉塞が起こり易く，軽度の閉塞で低酸素血症や高炭酸ガス血症を来し易い。OSASの場合，上気道が狭く，さらに睡眠時の上記の現象が加わるために，呼吸努力にも関わらず気道が閉塞し（閉塞性無呼吸），血液中の酸素の減少と炭酸ガスの蓄積が起こり，アシドーシスが進む。次第に呼吸努力が増強し，覚醒反応が起こり，上気道の筋緊張が回復し換気が再開する（無呼吸の終了と睡眠の中断）。

b）小児と成人のOSASの違い

小児の場合，成人とくらべ，以下の相違点がある。

①小児の上気道は睡眠中その筋群の緊張が保たれるため狭い割に虚脱しにくい。
小児のOSASがREM睡眠に起きやすい理由の1つと考えられる（REM睡眠では筋緊張が生理的に消失する）[3]。

②小児では，典型的な閉塞性無呼吸終了時の脳波覚醒を伴う覚醒反応が起こりづらい。また高炭酸ガス血症や低酸素血症を伴う不完全な上気道閉塞が持続するパターンをとりやすい。従って古典的睡眠構築が保たれる。ただし，脳幹に限局した活性化反応はしばしば起きている。

③元来呼吸回数が多く，機能的残気量が少ないため，成人に比べてより軽度（持続時間が短くかつ低頻度）の無呼吸で酸素飽和度の低下が起こり，臨床症状が出現する。

c）小児のOSASの病因

小児の場合，アデノイド扁桃肥大が原因となることが多い。アデノイド扁桃は3～6歳頃もっとも相対的に大きく，気道が狭まる。これは，小児のOSASの好発年齢に一致する。また，扁桃やアデノイドの摘出によって，OSASが解消することが多い。しかし，①アデノイド扁桃の大きさとOSASの重症度が必ずしも一致しない，②OSASと対照では上気道の大きさに差がない，③OSASがアデノイド扁桃摘出術でも治らない例が少数ながら存在する，④小児期にアデノイド扁桃摘出術でOSASが解消しても，思春期に再発する例がかなりあるとの報告があるなど[4]，必ずしもそれだけでは説明できない。また，頭蓋顔面奇形もOSASの原因としてしばしば経験される。鼻閉，顔面中部低形成，小顎症，下顎後退症，巨舌症がある場合も発症しやすい。

（4）臨床症状

a）夜間の症状

いびきはもっとも頻度の高い訴えである。呼吸努力にも関わらず呼吸音が聞こえなくなり，続いてそれが喘ぎ，体動，覚醒によって解消される。気道確保のため頻回に体位を換え，寝相が著しく悪い。うつ伏せや横向きを好むことが多い。眠りながら座り込むこともある。首はしばしば過伸展位をとる。有意に寝汗が多いとの報告もある。成

人のOSASでは夜間の尿量が多く，排尿回数も多いとされているが，小児では夜尿の頻度は報告によって結果は一致しない。

b）日中の症状

成人とは対照的に，小児のOSASでは日中の過度の眠気は目立たない。多動，攻撃性などは小児のOSASの31〜42％に見られるとされている[5,6]。一方，病的なはにかみは22％と報告されている。朝の頭痛が多いかは報告により異なる。口呼吸，頻回の上気道感染や中耳炎，難聴，ことばの遅れの訴えもしばしばある。

（5）生理検査所見

a）低酸素血症

Marcusら[7]は正常小児のPSGでSaO_2の最低値は平均96±2％，ベースラインからの4％以上の低下の頻度は0.3±0.7/時間と報告した。また，無呼吸指数（AI）が低いOSAS（AI＝1.9±3.2）でも高頻度に有意な酸素飽和度の低下を認めたと報告されている[8]。従って，小児のOSASでは無呼吸が少ない割に低酸素血症を認める傾向がある。

b）高炭酸ガス血症

閉塞性無呼吸や低呼吸は低換気（炭酸ガスの排出低下）をもたらす。1回換気の呼気終末の炭酸ガス分圧（$PETCO_2$）は肺胞換気の良い指標である。報告数に限りはあるが，小児のOSASでは高炭酸ガス血症は珍しくない[5,8]。

c）体動と中途覚醒

OSAS患者では体動は増えているとされる。通常，短時間の中途覚醒や目覚めを伴う。成人のOSASの場合は，体動／覚醒（微小覚醒）は無呼吸低呼吸指数（AHI）と強く相関し，CPAPの導入で正常化する[9]。小児のOSASでも，体動／覚醒は呼吸障害指数（RDI）と密接に関係している。しかし，成人と対照的に，体動／覚醒以上に脳波上の覚醒反応を伴わないイベントが多い。むしろ，脳波上は睡眠パターンが続いていながら周期的に溜息様の大きな呼吸と頤筋活動の増強する現象がしばしば起きる。脳波変化の有無を問わず溜息様呼吸と頤筋活動増強の同時出現を皮質下活性化反応（SCA）とすると，持続1〜10秒の短いSCAはアデノイド扁桃摘出術後には激減する[10]。また，AHI＜1の集団（正常ないし単純いびき症）でもREM睡眠中のSCAの頻度は気道閉塞の程度と相関を認め，気道閉塞の鋭敏な指標となる[11]。

d）睡眠構築と質

成人のOSASの場合，睡眠は頻回の中途覚醒によって分断され，深いnonREM睡眠とREM睡眠が減少し，日中の眠気が起きると解釈されている。一方，小児では，中途覚醒が少なく，睡眠構築は維持される。しかし，nonREM睡眠中の頤筋の筋緊張が消失する時間が長く，OSASの病的呼吸が脳幹の運動制御機構，特にモノアミン系に何らかの影響を及ぼしている可能性がある。近年，睡眠の不安定性の指標としてcyclic alternating pattern（CAP）が注目されている。成人OSASでは治療により減少するが[12]，小児OSASではそのような傾向は見られない[13,14]。小児のOSASでは，CAPでみる皮質脳波の不安定性はSCAでみる脳幹の活性化と異なり，必ずしも治療により減少せず，あまり明確な治療効果の指標とはならない可能性がある。つまり，皮質脳波が安定していること（CAP率が低い状態）を良好な睡眠をとっているととるか環境が悪くても反応できない状態（あるいは悪い環境に適応した状態）ととるかでその意味合いが正反対となるので実際の結果の解釈は単純ではない。

（6）合併症

a）行動と認知

小児に多い行動異常は多動である。反社会的行動，一部には人格変化，奇妙な内気な行動も指摘されている。学習困難もよく報告されている。また，AHIが認知障害と逆相関があるとする報告もある[15]。さらに，睡眠時の血液ガスの異常が学校の成績に影響し，治療により成績が改善するとの報告もある[16]。さらに近年，単なるいびきも行動や認知に問題を持つ（言語IQ，総合IQの低下，集中欠如，記憶力低下）との報告もある[17]。

b）心血管系

肺高血圧は心血管系合併症の主要なものであ

る。治療しないと肺性心まで悪化しうる。右心系の機能障害がRI心血管撮影で初めて証明される軽微なものはかなり存在し，アデノイド扁桃摘出術で正常化したとの報告もある[18]。血圧に関しては，Marcusら[19]が拡張期血圧の上昇を報告している。我々も，睡眠時呼吸障害の疑いでPSGを施行した例で，酸素飽和度の低下を伴う群が伴わない群に比べ覚醒時の収縮期及び拡張期血圧が有意に高いことを確認した[20]。

不整脈の報告もあるが種類，程度は報告により異なる。近年，小児のOSASの心拍変動の低周波成分が正常より高いと報告されている。重症の小児OSASでは周術期に心臓に起因する死亡例がある。

c）成長

ここ20年の報告では成長障害は小児のOSASの27〜56％に見られるとされる。さらに，アデノイド扁桃摘出術によって身長体重がcatch-upすると報告されている。Marcusら[21]は小児の中等症のOSASでアデノイド扁桃摘出術によりカロリー摂取量に変化はないが，エネルギー消費量が有意に減少したと報告している。成長ホルモンの分泌不全説は現在支持されていない。

（7）診　断

a）問診

いびきの有無（乳幼児以外のOSASでは必発）。睡眠中の努力呼吸，呼吸停止，寝相の悪さ，発汗，夜尿，チアノーゼ，日中の過度の眠気，行動や学習上の問題（ADHDなど）の有無を確かめる。ただし，いびきの大きさと閉塞性無呼吸の程度が相関しないこと，小児の無呼吸はREM睡眠に起こりやすく明け方中心であることによる過少評価，小児OSASでは周期的な呼吸停止でなく持続的な上気道の部分閉塞の形を取ることがあることなどに留意。

b）診察

覚醒時にはしばしば正常。扁桃肥大，口呼吸，鼻閉，アデノイド顔貌などをチェック。ただし，アデノイド扁桃の大きさとOSASの有無とは関係がない。高血圧，II音の亢進，発育障害（逆に，肥満）を認めることもある。

c）スクリーニング（表1）

録音・録画：質問紙に比べ有用性は高いが，施設によるばらつきがある。

パルスオキシメータ：一夜酸素飽和度モニタは周期性の酸素飽和度低下があればOSASと診断できる。陽性的中率（PPV）は97％と高いが，陰性的中率（NPV）は47％と低く見逃しが目立つため，異常のない場合はPSGによる確認が必要となる。

簡易PSG：午睡PSGは，一夜PSGに比べ重症度が軽くなり，見逃しも多くなるため異常がでなかった場合判断が難しい。逆に，眠剤使用や断眠後のPSGではOSASが悪化する。技術者の立ち会わない在宅PSGは技術的に問題がある。

d）診断的検査

一夜PSG：睡眠呼吸障害に伴う呼吸，睡眠異常を定量評価できる現在唯一の方法。脳波，EOG，頤筋を含む表面筋電図，心拍呼吸モニタ，パルス

表1　スクリーニング検査

	長　所	短　所
いびきの録音	典型的なOSASでは呼吸パターンから診断に役立つ	中枢性無呼吸，閉塞性低呼吸は分かりづらい
ビデオ録画	簡便な割に，情報量が多くスクリーニングとしてはかなり有効	持続性低呼吸と単純性いびきの区別がしにくい
パルスオキシメータ	簡便な手技で，酸素飽和度を持続的に測定できる	低酸素血症が著明でないOSASを見のがす恐れがある
簡易PSG	検者側の労力軽減	午睡：過少評価の恐れ 眠剤や断眠：過大評価の恐れ 在宅：技術的な問題

オキシメトリ，呼吸曲線などの同時計測を行う。AHI，酸素飽和度の低下の評価や体動／覚醒をカウントする。適切な設備と習熟した技師が必要とされる。成人とは正常値が異なり，小児の基準値を用いて評価する必要がある[22]。今のところ，これを行える施設は全国的に不足している。

PSG診断はOSASの診断のみならず，予後不良のリスクをもった患者を見つけだすこと，予後不良のリスクをもたない患者に不必要な治療をしないこと，アデノイド扁桃摘出術の予想される合併症のリスクを評価し適切な準備をすることを目的とされている[23]。

（8）治　療

アデノイド扁桃摘出術：基礎疾患のない小児OSASでは75～100％で術後にPSG上異常が解消し，症状も解消する。合併症として術後出血，OSAS例ではそれに加え術直後に閉塞性無呼吸の悪化，肺水腫などの呼吸合併症が見られることがある。重症OSASでは呼吸器合併症のため周術期

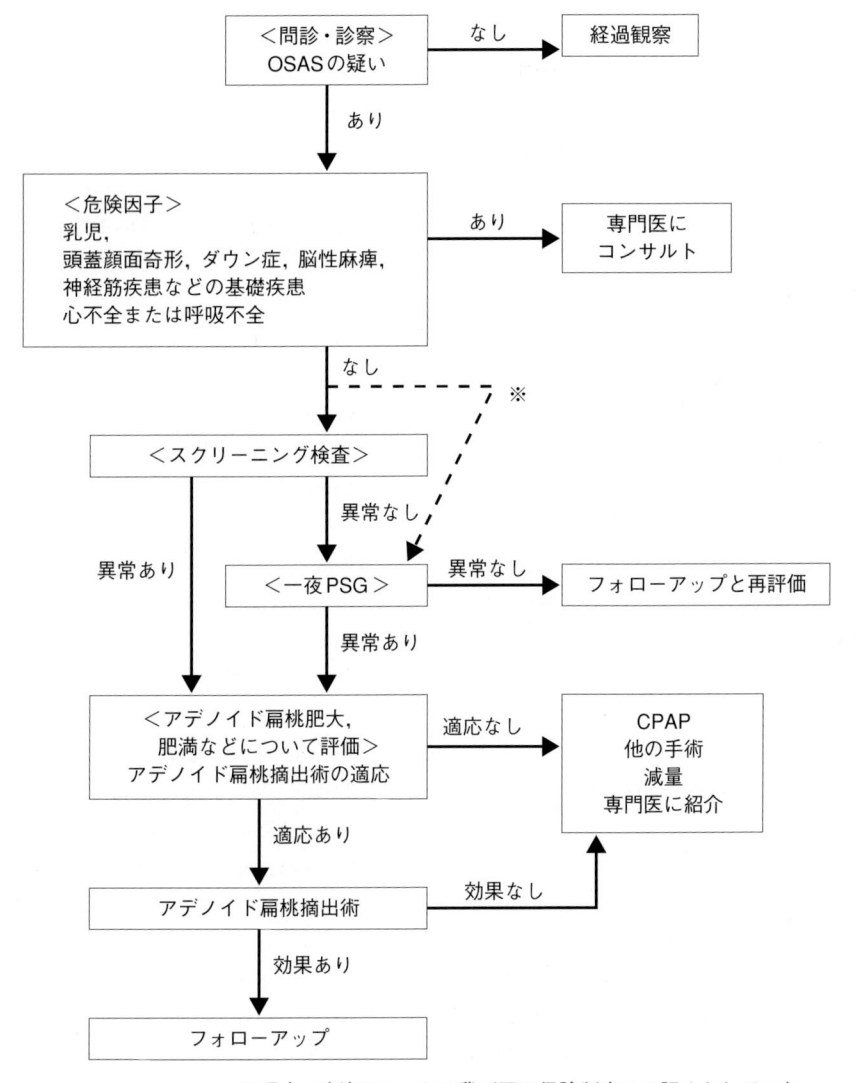

※現在，破線のルートは我が国の保険制度では認められていない。

図1　診断と治療の流れ

死亡が起こりうる．

CPAP：手術ができない例，手術後もOSASが残る例，および手術を希望しない例が適応となる．鼻マスクを介して一定の陽圧をかけることで吸気時の気道の虚脱を防ぎ，低下した肺の機能的残気量を改善する．最適圧は症例より異なるため，症例ごとに導入前に睡眠検査施設で一夜PSGの中で最適圧を決定し（タイトレーション），導入後も定期的に再評価する必要がある．CPAPは長期にわたる治療のため，使用が続けられているか，効果が保たれているのか頻回にチェックが必要である．

酸素吸入：基礎疾患のない小児OSASには適応はほとんどない．上気道閉塞やそれに伴う睡眠分断化，呼吸努力の増大を解消しない．CO_2ナルコーシスの危険がある．

その他：補助療法として，タバコの煙やアレルゲンを避けたり，鼻炎の治療を行うこと，また，肥満を伴う例では減量が有効である可能性がある．通常の治療に反応しない場合，症例によっては専門施設で口蓋垂口蓋咽頭形成術（UPPP），頭蓋顔面手術，重症例では気管切開を行うこともある．

診断から治療の流れを図に示す（**図1**）．

今後は，小児OSASの睡眠に対する影響の客観的指標の確立，PSGデータで治療適応の境界線をどこに置くかを決めること，アデノイド扁桃摘出術で改善が認められない症例をあらかじめ予測することなどが課題となる．小児OSASは決して稀な疾患ではない．それに対する適切なアプローチは個人のQOLの改善のみならず，社会全体にとって大きな意義を持つものと思われる．

参考文献

1) Young T, Palta M, Dempsey J, et al. : The occurrence of sleep-disordered breathing among middle-aged adults. N Engl J Med 328 : 1230-1235, 1993.
2) Ali NJ, Pitson DJ, Stradling JR : The prevalence of snorring, sleep disturbance, and sleep related breathing disorders, and their relation to day time sleepiness in 4-5 year old children. Arch Dis Child 68 : 360-366, 1993.
3) Goh DYT, Marcus CL : Changes in obstructive sleep apnea characteristics in children through the night（abstr）. Am J Respir Crit Care Med 157 : A533, 1998.
4) Guilleminault C, Partinen M, Praud JP, et al. : Morphometric facial changes and obstructive sleep apnea in adolescents. J Pediatr 114 : 997-999, 1989.
5) Brouillette RT, Fernbach SK, Hunt CE : Obstructive sleep apnea in infants and children. J Pediatr 100 : 31-40, 1982.
6) Guilleminault C, Korobkin R, Winkle R : A review of 50 children with obstructive sleep apnea syndrome. Lung; 159 : 275-287, 1981.
7) Marcus CL, Omlin KJ, Basinki DJ, et al. : Normal polysomnographic values for children and adolescents. Am Rev Respir Dis 146 : 1235-1239, 1992.
8) Rosen CL, D'Andrea L, Haddad GG : Adult criteria for obstructive sleep apnea do not identify children with serious obstruction. Am Rev Respir Dis 146 : 1231-1234, 1992.
9) Collard P, Dury M, Delguste P, et al. : Movement arousals and sleep-related disordered breathing in adults. Am J Respir Crit Care Med 154 : 454-459, 1996.
10) Kohyama J, Hasegawa T : Subcortical arousal response in child patients with obstructive sleep apnea. Sleep Med : 3 Suppl 2 : S33-36, 2002.
11) 長谷川毅，神山 潤：小児の閉塞性睡眠時無呼吸の重症度とレム睡眠時の覚醒反応について．臨床脳波 48 : 1-5, 2006.
12) Terzano MG, Parrino L, Boselli M, et al. : Polysomnographic analysis of arousal responses in obstructive sleep apnea syndrome by means of the cyclic alternating pattern. J Clin Neurophysiol 13 : 145-155, 1996.
13) Kheirandish-Gozal L, Miano S, Bruni O, et al. : Reduced NREM sleep instability in children with sleep disordered breathing. Sleep 30 : 450-457, 2007.
14) Miano S, Rizzoli A, Evangelisti M, et al. : NREM

sleep instability changes following rapid maxillary expansion in children with obstructive apnea sleep syndrome. Sleep Med 2008.
15) Rhodes SK, Shimoda KC, Waid LR, et al. : Neurocognitive deficits in morbidly obese children with obstructive sleep apnea. J Pediatr 127 : 741-744, 1995.
16) Gozal D : Sleep-disordered breathing and school performance in children. Pediatrics 102 : 616-620, 1998.
17) Kennedy JD, Blunden S, Hirte C, et al. : Reduced neurocognition in children who snore. Pediatr Pulmonol 37 : 3330-3337, 2004.
18) Tal A, Leiberman A, Margulis G, et al. : Ventricular dysfunction in children with obstructive sleep apnea : radionuclide assessment. Pediatr Pulmonol 4 : 139-143, 1988.
19) Marcus CL, Greene MG, Carroll JL : Blood pressure in children with obstructive sleep apnea. Am J Respir Crit Care Med 157 : 1098-1103, 1998.
20) Kohyama J, Ohinata JS, Hasegawa T : Blood pressure in sleep disordered breathing. Arch Dis Child; 88 : 139-142, 2003.
21) Marcus CL, Carroll JL, Koerner CB, et al. : Determinants of growth in children with the obstructive sleep apnea syndrome. J Pediatr ss125 : 556-562, 1994.
22) American Thoracic Society : Standards and indications for cardiopulmonary sleep studies in children. Am J Respir Crit Care Med 153 : 866-878, 1996.
23) Section on Pediatric Pulmonology and Subcommittee on Obstructive Sleep Apnea : Clinical practice guideline : Diagnosis and management of childhood obstructive sleep apnea syndrome. Pediatrics 109 : 704-712, 2002.

（長谷川　毅）

2-2. 成人の睡眠関連呼吸障害

はじめに

睡眠関連呼吸障害（Sleep-Related Breathing Disorders：SRBD）は、2005年のICSD-2（The International Classification of Sleep Disorders Second Edition）では、8つの分類の2番目のカテゴリーに分類され、①中枢性睡眠時無呼吸症候群（Central sleep apnea syndromes：CSAS）、②閉塞性睡眠時無呼吸症候群（Obstructive sleep apnea syndromes：OSAS）、③睡眠関連低換気/低酸素血症候群（Sleep Related hypoventilation/hypoxemic syndromes：SRHHS）、④身体疾患による睡眠関連低換気/低酸素血症（Sleep related hypoventilation/hypoxemia due to medical condition）⑤その他の睡眠関連呼吸障害（Other sleep related breathing disorder）に細分された[1]。

本稿では、CSAS、OSAS（小児を除く）、SRHHSについて解説する。

（1）歴　　史

文献的には、CSASの一群であるチェーンストークス呼吸（Cheyne Strokes Breathing：CSB）は1818年に、OSASは1987年に、日中覚醒時にも高炭酸ガス血症を呈するSRHHSの一群であるPickwick症候群（肥満肺胞低換気症候群とほぼ同義）とOndine's Curse（中枢性肺胞低換気症候群とほぼ同義）は、それぞれ1956年と1962年に報告されている[2]。

SRBDが臨床的に注目されるようになったのは、1976年にGuilleminaultらが「7時間の睡眠中に30回以上の無呼吸（10秒以上の換気の停止）をきたす症例」を睡眠時無呼吸症候群（Sleep Apnea Syndrome：SAS）と定義して報告してからである[3]。その背景には終夜睡眠ポリグラフィー（Polysommnography：PSG）検査の普及による睡眠医学の発展と米国における肥満人口の増加がある。当初は、①呼吸努力が伴わない中枢型、②上気道の閉塞に伴う閉塞型、③前半は中枢型、後半に閉塞型無呼吸が出現する混合型に分類されたが、その後呼吸停止には至らないが換気が低下する低呼吸（hypopnea）や、換気は維持されるものの呼吸努力に伴う覚醒反応が頻回に出現する上気道抵抗症候群（Upper Airway Resistance Syndrome，URAS）などの新たな病態、PSG装置に組み入れる新たな測定装置、診断基準の変更などが相次いで報告され、病態分類に関しては2005年にICSD-2が、診断に関しては2007年にPSG解析マニュアルが発表された[1,4]。

本邦でも、欧米とほぼ同時期にSRBDに関する症例報告や研究報告がなされているが、診療レベルでは欧米に約10年の遅れを取った。その理由は、SRBDの大多数を占めるOSASが高度の肥満に伴う疾患と考えられていたため、欧米に比べ肥満者が少ない本邦では、SRBD患者が少ないと考えられていたこと、OSAS治療の第一選択といえるnCPAP（nasal Continuous positive airway pressure）療法が1990年代後半まで診療報酬で認められなかったり、PSG検査に対する診療報酬点数が低かったりしたことなどが考えられる。その後、本邦（東アジア）では肥満の程度が軽くてもOSASを発症する患者が多いことが知られるようになり[5]、居眠り運転をした（2003年2月26日発生）JR西日本新幹線の運転手が、事件後重症OSASであったことが報道されるなど、医療界でも一般社会でもSRBDに関する認識が増え、診療レベルでも欧米に並びつつある。

SRBDは、血液検査やX線撮影など検査装置で短時間に多数の患者を診断できる他の疾患と異なり、PSG検査などで患者の睡眠状態を長時間観察しなければ診断できない。このため、疫学的な有病率から推定される患者数と、実際に検査されて治療の恩恵を受けている患者数に大きな隔たりがあることが、現在の世界的問題点である。

(2) 発症機序

CSAS：ヒトを含めた哺乳類のガス交換臓器である肺は，心臓や腸管と異なり自動能が無い。そのため呼吸（換気）運動は，延髄に存在する自律中枢（呼吸中枢）からの神経支配を受けた上気道筋，肋間筋，横隔膜などの呼吸筋群が活動することによって，肺でガス交換が行われる。調節器である呼吸中枢は，動脈血の二酸化炭素分圧（$PaCO_2$），酸素分圧（PaO_2）やpHを一定レベルに保つように，効果器である呼吸筋群と肺の動きをコントロールする。この調節器と効果器の関係は閉鎖回路からなり，呼吸中枢のコントローラーゲインと循環による負のフィードバック機構が，呼吸のリズムと換気量を決定する。呼吸中枢のコントローラーゲインと効果器のプラントゲインの積をループゲインと呼び，このゲインの大きさが1以上になるとフィードバック系が不安定になり，CSASの発症に関与する。脳卒中などの脳疾患患者では呼吸中枢のコントローラーゲインの増加が，心不全患者ではコントローラーゲインの増加に加えて，循環時間の遅延によるネガティブフィードバックの不安定性が関与して，CSAS発症につながると考えられている。

OSAS：OSASは，上気道の大きさを規定する解剖学的な因子と，上気道を開存させる上気道筋群の生理学的な因子が複雑に関与して出現する。解剖学的には，硬組織である顔面頭蓋を構成する上顎骨と下顎骨の形態と，舌や軟口蓋，脂肪などの軟部組織の量のバランスが上気道の大きさを規定してOSASの出現に深く関与する（Anatomical Balance Theory：図1）[6]。

かのナポレオンや米国のタフト大統領，フランクリン・ルーズベルト大統領が，肥満に伴ってOSASを発症したことが報告されているように，肥満による軟部組織の増加はOSASの発症・悪化に最も影響を及ぼす（図1中段）。一方，日本人を含めた東アジア人では，硬組織である顔面頭蓋の形態が関与して，肥満の程度が軽くても（肥満を伴わなくても）OSASを発症することが，近年明らかになってきた（図1下段）[7]。上顎骨に比べ

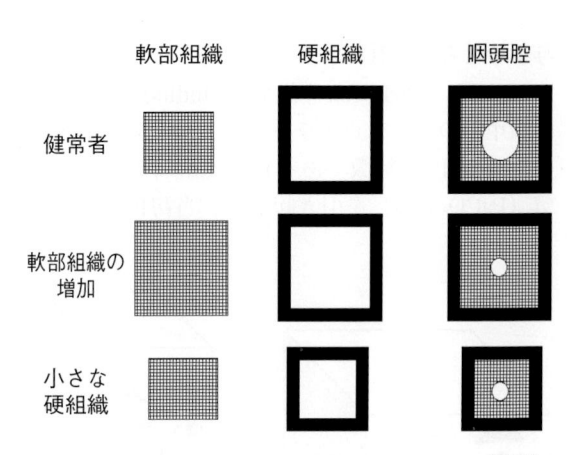

図1　OSASのAnatomical Balance Theory（文献6より改変）

咽頭腔（白丸）を構成する舌，扁桃，脂肪などの軟部組織（網）と硬組織である顔面頭蓋（太四角）の関係
上段：軟部組織の量と硬組織の大きさが正常であれば，正常な大きさの咽頭腔が確保される
中段：肥満や巨舌など軟部組織の増加があると，硬組織は正常でも咽頭腔は狭くなる。
下段：軟部組織の増加がなくてもLong Faceなどで顔面頭蓋が小さいと，咽頭腔は狭くなる。

て下顎骨が小さい小下顎症（bird face）では，肥満の程度が軽くてもOSASを発症しやすいことはよく知られているが，下顎骨だけでなく上顎骨の大きさも咽頭腔の形態を規定する重要な因子である。頭蓋骨の形状を直方体として考えて，より立方体に近い低顔型（Brachy Facial Type，Short Face）と，上下の高さ（垂直成分）が長い高顔型（Dolico Facial Type，Long Face）に大別すると，日本人（東アジア人）は欧米人に比して人種的にLong Faceであると言われている（図2）。Long Faceの特徴を有する人が多い日本や東アジアでは，咽頭腔が細く（狭く）長いために，わずかな軟部組織の増加（肥満，扁桃肥大など）で，OSASを発症してしまう人が少なくない[9]。

OSASの危険因子は，肥満の他に，男性，加齢であることが知られている[10]。女性は，解剖学的に男性より上気道が閉塞しにくい構造をしていること，女性ホルモンが生理学的に上気道の閉塞を防ぐ働きを有することが，性差の原因と考えられている。高齢者では，加齢に伴う上気道筋活動の低下やループゲイン増大など生理学的な因子が関

与すると考えられている。

SRHHS：Pickwick症候群もOndine's Curseも呼吸中枢のコントローラーゲインが著しく低下して、SRHHSの特徴である日中覚醒時の肺胞低換気（$PaCO_2$高値）を引き起こす。当初Pickwick症候群の徴候である右心不全，傾眠，周期性呼吸，チアノーゼ，多血症などは，CO_2ナルコーシスが原因であると推測されていた。その後のPSG検査で重症なOSASがその原因であり，OSASの治療によって右心不全などの徴候が改善することも明らかになった。一方，Ondine's Curseは，呼吸中枢が存在する脳幹部延髄の病変が原因となって肺胞低換気が発生し，夜間睡眠中に悪化する。

(3) 病態（図3）と予後

SRBDでは睡眠中に無呼吸低呼吸が生じ，その無呼吸低呼吸の持続時間の長さに応じて，急性かつ一過性の低酸素血症と高炭酸ガス血症による呼吸性アシドーシスが出現する。この無呼吸・低呼吸の結果生じる間歇的低酸素血症（Intermittent Hypoxia, IH）と短時間の覚醒反応の反復が，SRBDの一次現象である。

また，IHと覚醒反応の反復は，**表1**に示す様々な病態を誘発して，患者のQOLや生命予後にまで影響することが，近年の重大な問題になっている。無治療の重症OSAS（AHI ≧ 30）患者では，致死的心血管イベント（心筋梗塞および脳卒中に

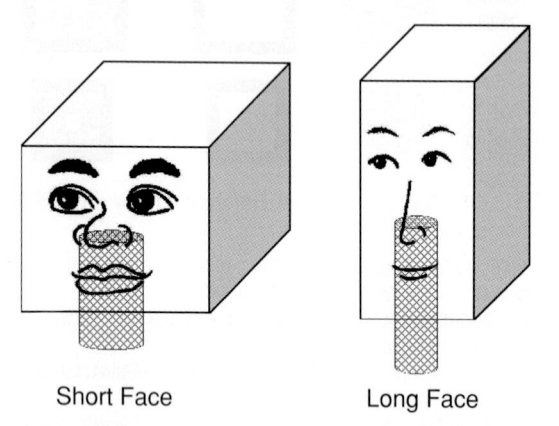

図2 Short Face（左）とLong Face（右）（文献8より改変）

網掛け円柱が咽頭腔の形態。Long Face typeでは顔面頭蓋形態に対応するように，咽頭腔は細く（狭く）長い。下顎だけでなく上顎も重要な咽頭腔の構成要素である。

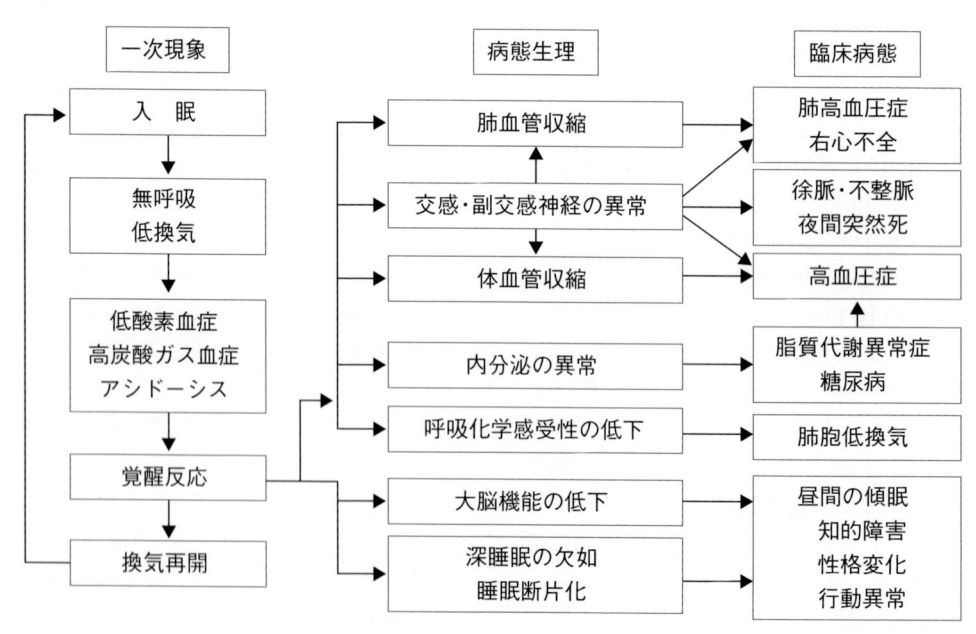

図3 SRBDの病態（文献11より改変）

よる死亡）の発生は，1.06/100人/年，非致死的心血管イベント（死には至らない心筋梗塞および脳卒中の発症および，冠動脈バイパス手術や経皮的冠動脈形成術を行った場合）の発生は2.13/100人/年になり，健康男性と比較した致死的心血管イベントのオッズ比は2.87，非致死的心血管イベントのオッズ比は3.14にも達する[12]。

OSASでは換気再開に先行して，CSASでは換気開始後に覚醒反応が出現する。繰り返される覚醒反応は，睡眠構築の障害（深睡眠の欠如，REM睡眠の減少）を起こし，夜間の睡眠の質を低下させる。結果として日中の傾眠が生じ，重症度が増すと，アルコールを飲用した正常者よりも注意力が散漫になって，交通事故や職場での事故多発の一因になる。

（4）診　断

SRBD診断のゴールデンスタンダードは，PSG検査である。古典的PSG検査は睡眠段階を判定するための脳波（EEG），眼球運動図（EOG），頤筋筋電図であるが，SRBDを診断するためには，換気（鼻・口における気流測定），胸・腹部の呼吸運動，経皮的酸素飽和度，鼾音，心電図，睡眠体位の記録，さらには呼吸努力関連覚醒反応（Respiratory Effort Related Arousal, RERA）を検出するための食道内圧測定や，SRHHSの病態を評価するための炭酸ガス分圧測定を行う必要もある[13]。

CSAS：睡眠中の胸・腹部の呼吸運動の低下・消失によって判定される。高齢者のOSASではしばしば胸・腹部の呼吸運動が記録されずCSASと判定されることがあるので，確定診断には食道内圧の測定が必要になる。

OSAS（表2）：ICDS-1では，AHI≧5を睡眠呼吸障害（Sleep Disordered Breathing, SDB）として，SDBの所見に日中の眠気などの自覚症状を伴う場合をOSASと診断した。ICDS-2では，日中の眠気や倦怠感などの自覚症状がない場合でも，AHI≧15であれば，OSASと診断できるように改正されたが，SASを定義したGuilleminaultは無呼吸があれば何らかの症状があるはずで，SDBとOSASを区別して議論することに異議を唱えて

表1　SRBDが原因で発症しうる病態

高血圧症	逆流性食道炎
心房細動（不整脈）	ED
心血管障害	夜尿症
脳卒中	ADHD
蛋白尿（糸球体肥大）	妊娠中毒症
糖尿病	正常圧緑内障
脂質代謝異常	

表2　OSASの診断基準（ICSD-2）

AとBとDを満たす，もしくはCとDを満たす。
- **A.** 少なくとも以下の1項目に該当する。
  覚醒時の意図しない睡眠エピソード，日中の眠気，熟睡感がない，倦怠感，あるいは不眠の主訴がある。
  呼吸停止，あえぎ，あるいは窒息感により目覚める。
  ベッドパートナーによる，大きないびき，あるいは呼吸停止の報告。
- **B.** 睡眠ポリグラフによる所見
  1時間に5回以上の呼吸イベント（無呼吸，低呼吸，もしくはRERAs）
  各呼吸イベントのすべて，あるいは一部で呼吸努力が認められる。（RERAの場合は，食道内圧の測定が好ましい）
- **C.** 睡眠ポリグラフによる所見
  1時間に15回以上の呼吸イベント（無呼吸，低呼吸，もしくはRERAs）
  各呼吸イベントのすべて，あるいは一部で呼吸努力が認められる。（RERAの場合は，食道内圧の測定が好ましい）
- **D.** 他の睡眠障害，身体的あるいは神経学的疾患，投薬の影響，物質使用では説明できない。

OSAS診断のもう一つの問題は，低呼吸をどの基準で判定するか，RERAを評価するか否かによって，同一患者でも呼吸イベントの数が変わり，結果としてAHIも変わることである．換気測定に用いるセンサー（レスピトレースのSumや鼻圧センサーやサーミスター）の精度も異なるので，2007年のPSG解析マニュアルでは4％以上の酸素飽和度の低下を伴うものだけを低呼吸とする判定法をrecommendationとしている[4]．この方法に従えば，施設間のばらつきがなくなることは事実であるが，RERAだけでなく，酸素飽和度低下の軽い低呼吸（肥満の程度が軽いOSAS患者でしばしば診られる）を，呼吸イベントとして判定しないことになる．

SRHHS：PSG検査でSDBを認めることに加えて，日中覚醒時も肺胞低換気（$PaCO_2$高値）であることを確認し，神経筋疾患やCOPDなどの身体疾患による睡眠関連低換気/低酸素血症を除外することによって診断される．高炭酸ガス換気応答検査，低酸素換気応答検査で反応が低下している（コントローラーゲインの低下）ことも，SRHHSを示唆する所見になる．

PSG検査は，SRBD診断のゴールデンスタンダードであるが，スクリーニング検査としては不向きである．簡易診断装置やパルスオキシメトリーは，特異度は高いが感度が低いのでPSG検査で検出される呼吸イベントを見逃す可能性が高い．特異度・感度共に良好な臨床的スクリーニング機器の開発が期待されている．

（5）治　　療

すべてのSRBD治療の目的は，図3に示した一次現象の解消，すなわち質的に正常な睡眠状態を確保しながら，換気を一定に維持して動脈血液ガス分圧を安定化かつ正常化することである．

CSAS：CSAS治療の根本療法は，CSASの原因である不安定なループゲインを安定化させることである．心不全などの循環器疾患に伴うCSASでは，循環器疾患を改善することいよってCSASも改善することが少なくない．ループゲインを安定化させることを目的に，酸素吸入や薬剤も試みられている．OSAS治療のnCPAP療法も，ループゲインを安定化させてCSASを改善するとして用いられることも多いが，無効例も少なくない．自発呼吸に同期させてループゲインを安定化させることを目的に開発されたAdaptive Servo Ventilation（ASV）の有用性が注目されている．

OSAS：OSAS治療の目的は，睡眠中の上気道狭窄・閉塞を防ぐことである．

OSASを引き起こすそれぞれの原因を解剖学的に取り除くことが根本療法で，アデノイド・扁桃肥大が原因であればその摘出手術，肥満が原因であれば減量である．上気道腔拡大を目的に，軟部組織に対して行われる蓋垂軟口蓋咽頭形成術（Uvulo-palato-pharyngoplasty：UPPP）や，硬組織である上顎骨，下顎骨対して行われる顎矯正手術も根本療法である．

対症療法として中等症以上のOSAS患者に第一選択される治療法が，nCPAP療法である．nCPAP療法は，1981年Sulivanらが報告した治療法で，鼻マスクやフェイスマスクを介して，上気道内腔圧を持続的に陽圧にして，pneumatic sprintとしての作用により，上気道虚脱を防ぎ，患者の予後を改善する[12,14]．その他の対症療法として側臥位での睡眠や，下顎を前方に押し出すように固定する歯科的口腔内装具（Oral Appliance）がある．Oral Applianceは単純いびき症や軽症から中等症のOSASに効果が期待できるが，下顎を前方に押し出す程度には限界があり，顎関節の痛みが出現するなどの問題がある．

様々な，内服薬も試みられているが，nCPAPに替わる効果を有するものはないのが現状である．睡眠中の吸気時に上気道開大筋の活動だけを，選択的に増強するような，薬の開発が望まれる．

SRHHS：低換気を改善するために人工呼吸（一般的にはNon-invasive Positive Pressure Ventilation：NPPV）が行われる．Pickwick症候群ではNPPVにより日中の肺胞低換気（コントローラーゲイン）が改善して，OSASの治療に準じたnCPAPなどに切り替えることが可能になることも多いが，脳幹病変が原因であるOndine's Curse

では，コントローラーゲインの改善は難しく，NPPVが唯一の治療となることが多い．

おわりに

SRDB，特にOSASはヒトが人間として社会生活を営む（長時間安心して仰臥位で寝る）ことが可能になった結果，生じるようになった病態である．さらには，ここ半世紀間の食生活の変化（軟らかくて高カロリー）は，咀嚼数を減少させて顎顔面形態をLong Face化し，肥満を助長してOSAS患者を増加させている[8, 15]．まさに21世紀の生活習慣病である．

日本人が長寿であるのは，無症状の高脂血症や高血圧症などを早期発見して早期治療する予防医学の考え方が進んでいるからであると考える．症状があるSRBDに対する治療は，予防医学からすれば三次予防である．症状の無いSRBDを早期診断・早期治療することが二次予防であり，食生活の改善による肥満対策とLong Face化を防ぐことがSRBDの一次予防である．

SRBD医療の発展は，日本人の更なる長寿化に寄与すると考えている．

参考文献

1) American Academy of Slep Medicine : Obstructive sleep apnea syndrome. In The international classification of sleep disorders, sedond edition. American Academy of Sleep Medicine, IL, USA, p51-59, 2005.
2) White DP : The Pathogenesis of Obstructive Sleep Apnea. Advances in the Past 100 Years. Am J Respir Cell Mol Biol 34 : 1-6, 2006.
3) Guilleminault C, et al. : The sleep apnea syndromes. Ann Rev Med 27 : 465-484, 1976.
4) Iber C, et al. : The AASM manual for the scoring of sleep and associated events : Rules, terminology and technical specifications. AASM, Westchester, IL, pp48-49, 2007.
5) 佐藤　誠：日本人の睡眠時無呼吸症候群．睡眠呼吸障害：Update，山城義広，井上雄一，編：日本評論社，102-107, 2002.
6) Watanabe T, et al. : Contribution of body habitus and craniofacial characteristics to segmental closing pressures of the passive pharynx in patients with sleep-disordered breathing. Am J Respir Crit Care Med 165 : 260-265, 2002.
7) Kubota Y, et al. : Facial Axis Angle as a Risk Factor for Obstructive Sleep Apnea. Internal Medicine 44 : 805-810, 2005.
8) 佐藤　誠：Long Face Syndrome，睡眠学．日本睡眠学会編，朝倉書店，東京，pp634-637, 2009.
9) 佐藤　誠：日本人の睡眠呼吸障害の特徴．最新医学, 64 : 34-41, 2009.
10) Punjabi N M : The Epidemiology of Adult Obstructive Sleep Apnea. Proc Am Thorac Soc. 2008; 5 : 136-143.
11) 太田保世：わが国の有病率と症状，睡眠時無呼吸症候群．本間日臣，編：克誠堂，16-25, 1996.
12) Marin JM, et al. : Long-term cardiovascular outcomes in men with obstructive sleep apea-hypopnoea with or without treatment continutious positive airway pressure : an observational study. Lancet 365 : 1046-1053, 2005.
13) The Report of American Academy of Sleep Medicine Task Force : Sleep-related breathing disorders in adults : Recommendations for syndrome definition and measurement techniques in clinical research. Sleep 22 : 667-689, 1999.
14) Sullivan CE, et al. : Reversal of obstructive sleep apnea by continuous positive airway pressure applied through the nares. Lancet 1 : 862-865, 1981.
15) 佐藤　誠：日本の閉塞型睡眠時無呼吸症候群．Modern Physician, 29 : 1107-1110, 2009.

〈佐藤　誠〉

コラム：複合性睡眠時無呼吸症候群

はじめに

睡眠時無呼吸症候群（sleep apnea syndrome：SAS）には，閉塞性睡眠時無呼吸症候群（Obstructive SAS：OSAS）と中枢性睡眠時無呼吸症候群（Central SAS：CSAS）とがある。OSASは呼吸努力による胸部運動はあるが，上気道の閉塞により吸気量が低下し無呼吸状態となる閉塞性呼吸イベントが大部分を占める。一方CSASは呼吸中枢からの指令が出ないことによって，胸部運動そのものも停止する中枢性呼吸イベントが大半を占める。複合性睡眠時無呼吸症候群（Complex SAS）とは近年提出された疾病概念で，閉塞性と中枢性の呼吸イベントがともに出現する病態である。1980年代には重症のOSAS患者には気管切開が唯一の治療手技であったが，術後に閉塞性呼吸イベントが消失するものの，中枢性無呼吸が出現する例が報告された[1]。持続陽圧呼吸法（Continuous positive airway pressure：CPAP）がOSASの標準的治療法となってからは，CPAPに反応しないOSASが徐々に認識されるようになり，2005年にはGilmartinら[2]がcomplex sleep-disordered breathingと呼んだ。今日のComplex SAS概念は，2006年のMorgenthalerら[3]が提案したものである。いまだ診断基準，発生機序，標準的治療法などが充分に解明されていないが，ここでは自験例を呈示し，現在の知見を紹介したい。

症例呈示

【症例1】54歳男性
【既往歴】41歳時心筋梗塞，現在糖尿病治療中
【現病歴】X年に診断PSGを実施し，1ヵ月後にCPAP装着下でのPSGを施行し，CPAP治療を開始したが不快感を訴えたため使用を中止した。翌年に口腔内装置装着下でのPSGを施行し，現在は口腔内装置を使用している。
【身体所見】BMI：32.3と高度の単純性肥満。鼻閉，扁桃肥大なし
【血液検査所見】BNP：9.8pg/ml（正常範囲内）
【心エコー所見】壁運動正常，左室駆出率（EF）：58％

図1に3回のPSG施行時の無呼吸低呼吸指数（AHI）を示した。診断PSGではAHIが61と高く，すべてが閉塞性呼吸イベントであった。CPAP装着下でのPSGでは閉塞性呼吸イベントが減少したが，中枢性呼吸イベントが新たに出現し，Complex SASが疑われた。この中枢性呼吸イベントはノンレム睡眠期に多く，レム睡眠期にはみられなかった。口腔内装置装着下でのPSGでは，AHIの減少は著明ではないものの，中枢性呼吸イベントが出現することはなかった。CPAP装着に不快感があり，覚醒反応が頻繁に挿間するために中枢性呼吸イベントが生じた可能性が考えられた。

【症例2】70歳男性
【既往歴】大動脈弁閉鎖不全，高血圧
【現病歴】診断PSGはX年に実施し，その3ヵ月後と1年後にCPAP装着下でのPSGを行った。
【身体所見】BMI25.5と軽度の肥満。鼻閉，扁桃肥大なし。

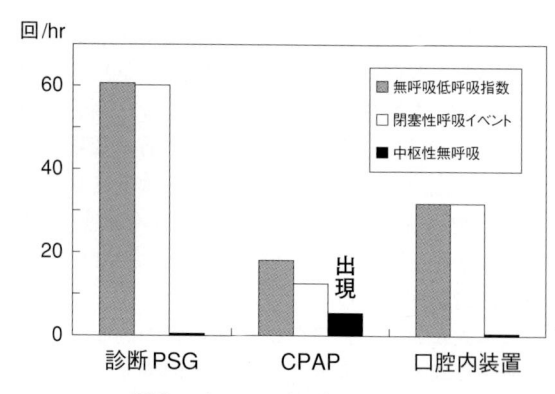

PSG：polysomunography,
CPAP：continuous positive airway pressure

図1　症例1の経時的PSG

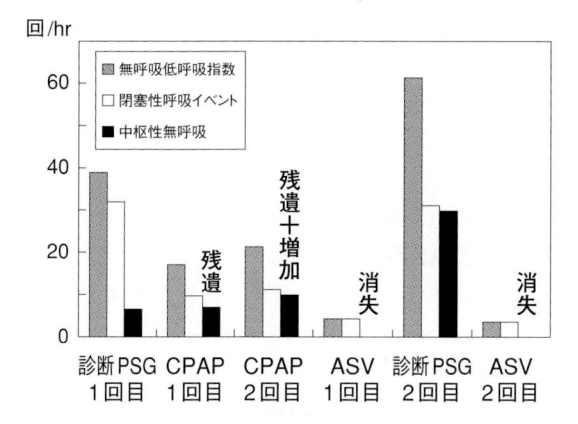

図2 症例2の経時的PSG

【血液検査所見】BNP：98pg/mlと上昇
【心エコー所見】壁運動正常，EF：73％。中等度の大動脈閉鎖不全を認める。

　CPAP使用に違和感を訴えることはなかったが，本患者の場合PSG所見が改善しなかったためadaptive servoventilation（ASV）治療に変更し，ASV装着下でのPSGを行った。1年間のASV継続使用後に診断PSGを実施し，ASV装着下で再びPSGを行った。図2に計6回のPSG施行時のAHIを示した。最初の診断PSGではAHIが38.9で，半数以上が閉塞性呼吸イベントであったが，中枢性呼吸イベントもわずかにみられ，Complex SASが疑われた。CPAP装着下でのPSGでは，閉塞性呼吸イベントは減少したものの，中枢性呼吸イベントが残遺し，これはノンレム期にのみ出現した。ASV装着下のPSGでは，閉塞性呼吸イベントが著明に減少し，中枢性呼吸イベントは消失した。ASVの使用感はCPAP使用時と差はなかったが，1年後の診断PSGは同様の結果で，ASV装着下で著明に改善した。

（1）定義と診断基準

　Morgenthalerら[3]は，Complex SASを「OSAS患者でCPAP導入後に頻回の中枢性無呼吸や明確なチェーンストークス呼吸パターンのみられるも

の」と定義した。すなわち，CPAPタイトレーション下のPSGではじめて診断でき，閉塞性呼吸イベントが1時間に5回以下に減少し，中枢性呼吸イベントが1時間に5回以上出現するものである。米国やオーストラリアでの調査では13.1～20.4％[3〜5]がComplex SASと報告され，日本の調査では5.1％[6]と4.2％[7]という頻度が報告されている。日本の発生頻度が低い理由には，CPAPタイトレーションのプロトコールの差が考えられる。日本では，診断のためのPSGと，CPAPタイトレーションのためのPSG（CPAP-PSG）を別の日に行うことが多いが，米国やオーストラリアでは一夜の前半に診断PSGを行い，後半にCPAP-PSGを行うsplit nightプロトコールが行われる。split night前半の診断部分でOSASと診断されると，後半の3時間程度ですぐにCPAPタイトレーションが行われる。患者は初めてのCPAPで，不慣れなために睡眠が不安定となり，覚醒しやすい状況下で中枢性呼吸イベントが誘発される可能性がある[8]。Endoら[6]の報告では，診断PSGで閉塞性呼吸イベントが50％以上あり，OSASと診断された例の中で，純粋に閉塞性イベントのみであった1,248例と，中枢性呼吸イベントが混じてmixed breathing patternを示した50例とがみられた。CPAP-PSGの結果，前者では52例（4.2％）が，後者では14例（28％）がComplex SASと診断された。すなわち，一般にOSASと診断される患者のなかに，診断PSGで純粋なOSASとComplex SASの特徴を有する例とが混在していることになる。Tomasら[9]は，診断PSGの心拍変動指標を用いることにより，Complex SASの特徴を抽出できるのではないかと提案している。

（2）臨床的特徴と発生機序

　純粋なOSASと比較すると，Complex SASは40歳代から60歳代の中高齢者に多い点はかわらないが[3〜7,10〜12]，OSASよりもさらに男性に顕著で[3〜6,10〜12]，心疾患の合併率が高い[4,6]という指摘がある。PSG所見では，BMIは30前後と比較的低い[3〜7,10〜12]にもかかわらず，無呼吸低呼吸指数（AHI）が高く[3,6]，レム睡眠よりもノンレム睡眠で呼吸イ

ベントが発生しやすい[3,4]。CPAPへの反応が悪く，呼吸困難感やマスク装着上のトラブルなどの訴えが多い[10]ことも特徴である。

発生機序は十分に解明されていないが，呼吸中枢の不安定さ[4]と，一部の例は低炭酸ガス血症が関与している[10]と考えられる。Guilleminault と Cummiskey[1]は，気管切開後に新たに中枢性無呼吸が出現する例の化学感受性を検討し，術後6ヵ月ではCO_2に対する換気応答が亢進していたことを報告した。Complex SAS例も化学受容器の高感受性のために低酸素や高炭酸ガスに対する換気反応が大きくなり（高ループゲイン），換気コントロールが不安定になると考えられる。わずかな血中炭酸ガス分圧（PCO_2）の変化で，過換気が生じ，PCO_2が低下して無呼吸が生じることになる。

CPAPが中枢性呼吸イベントを作り出す機序としては，CPAP装着下の慣れない呼吸により中途覚醒が頻回におこり，睡眠と覚醒の移行に伴う呼吸調節の不安定性が関連する[8]。覚醒からノンレム睡眠に移行すると，無呼吸閾値が上昇してPCO_2が無呼吸閾値以下になり，中枢性無呼吸を生じやすくなり，健常者でも入眠直後には中枢性呼吸イベントが生じうる。また，CPAP圧が不適切であると，過換気が起こり，PCO_2が無呼吸閾値以下になって，中枢性呼吸イベントを生じやすくなる[13]。

Complex SASには，中枢性呼吸イベントがCPAPに誘発されたCPAP emergent例と，元々存在していた中枢性呼吸イベントがCPAP治療によっても残遺するCPAP persistent例とがある。CPAP emergent例の中枢性呼吸イベントは一過性でやがて消失し[4,8]，診断PSGとCPAP-PSGの間隔が長いほど中枢性呼吸イベントが低下する[12]。本症例1はこれに該当するのではないかと考えられる。一方，CPAP persistent例はフォローアップしても中枢性呼吸イベントは変わらず，真のComplex SASとも言える。これは本症例2に該当するのではないかと考えられる。Derinaka らの報告[8]では，persistent例は1.5％と少なく，emergent例は18％と多かったが，後者では9週間後のフォローアップPSGではほとんどの例で中枢性呼吸イベントが消失していたという。両者の病態が異なるため，これらをComplex SASと一括して扱うことには問題が多い。

（3）治　　療

基礎疾患がなくCPAP emergent例と考えられれば，CPAP治療に慣れることで消失する可能性のあることを説明する。背景に心機能不全をもち，CPAP persistent例が考えられる場合には，患者に適した換気を促す圧設定と，自動的に呼吸イベントを検知して補正する陽圧式人工呼吸器である adaptive servoventilation（ASV）を選択するのが確実であろう。Morgenthalerら[11]は，Complex SAS患者9人に対して，ASVとnoninvasive positive pressure ventilation（NPPV）の治療効果を比較し，いずれも治療効果がみられたが，呼吸イベントの改善，覚醒の減少といった点でASVがより効果的であったと報告した。しかし，ASVも100％効果があるわけではなく，3割程度の患者では他の治療法を検討する必要がある。Thomasら[10]は，Complex SAS患者6人うち，5人が睡眠時に低炭酸ガス血症を呈し，CPAPに低濃度の二酸化炭素を付加する方法が有効であったと報告した。しかし，CO_2付加は睡眠の質を悪くする可能性があり，広く普及するためにはさらなる検討が必要と思われる。

おわりに

Complex SASについての自験例2例と，その概要を述べた。同病態については依然不明な点が多く，Complex SASという言葉についての定義や各用語の混乱がみられるのが現状である。今後，言葉の定義の統一と病態生理についてのさらなる解明が望まれる。

参考文献

1) Guilleminault C, Cummiskey J : Progressive improvement of apnea index and ventilatory response to CO_2 after tracheostomy in obstructive sleep apnea syndrome. Am Rev Respir Dis 126 : 14-20, 1982.

2) Gilmartin GS, Daly RW, Thomas RJ : Recognition and management of complex sleep-disordered breathing. Curr Opin Pulm Med 11 : 485-493, 2005.
3) Morgenthaler TI, Kagramanov V, DeckerPA, et al. : Complex sleep apnea syndrome : is it a unique clinical syndrome? Sleep 29 : 1203-1209, 2006.
4) Lehman S, Antic NA, Yhompson C, et al. : Central sleep apnea on commencement of continuous positive airway pressure in patients with a primary diagnosis of obstructive sleep apnea-hypopnea. J Clin Sleep Medicine 3 : 462-466, 2007.
5) Pusalavidyasagar SS, Mrgenthaler TI : Treatment of complex sleep apnea syndrome : a retrospective comparative review. Sleep Med 7 : 474-479, 2006.
6) Endo Y, Suzuki M, Inoue Y, et al. : Prevalence of complex sleep apnea among Japanese patients with sleep apnea syndrome. Tohoku J Exp Med 215 : 349-354, 2008.
7) Ando S, Ishitobi Y, Yagi T : Prevalence of complex sleep apnea syndrome in Japan.Sleep Bioll Rhythms 6 : 190-192, 2008.
8) Dernaika Tawk M, Nazir S, et al. : The significance and outcome of continuous positive airway pressure-related central sleep apnea during split-night sleep studies. Chest 132 : 81-87, 2007.
9) Thomas RJ, Mietus JE, Peng CK : Differentiating obstructive from central and complex sleep apnea using an automated electrocardiogram-based method. Sleep 30 : 1756-1769, 2007.
10) Thomas RJ, Daly RW, Weiss JW : Low-concentration carbon dioxide is an effective adjunct to positive airway pressure in the treatment of refractory mixed central and obstructive sleep-disordered breathing. Sleep 28 : 69-77, 2005.
11) Morgenthaler TI, Gay PC, Gordon N : Adaptive servoventilation versus noninvasive positive pressure ventilation for central,mixed,and complex sleep apnea syndromes.Sleep 30 : 468-475, 2007.
12) Kuzniar TJ, Pusalavidyasagar SS, Gay PC : Natural course of complex sleep apnea-a retrospective study. Sleep Breath 12 : 135-139, 2008.
13) Jordan AS, McEvoy RD, Edwards JK : The influence of gender and upper airway resistance on the ventilatory response to arousal in obstructive sleep apnea in humans. J Physiology 558 : 993-1004, 2004.

〔飯野弘子〕

3. 過眠症と睡眠検査

(1) 過眠症の概念

　寝不足が続ければ眠気（過眠症状）が生じるのは当然のことであるが，こうした過眠症状が3ヵ月以上継続し，日常生活に大きな支障を及ぼすようになると，過眠症（広義）として治療の対象となる。過眠症の中には，夜間睡眠の量的障害（寝不足）や質的障害（浅眠）を補おうとして，眠気が生じる場合が多い。この場合，睡眠や覚醒をつかさどる中枢は，脳を回復させるのに必要な眠りを代償性にとらせ，恒常性を維持しようと働き，結果的に日中の眠気となるわけである。一方，脳内で睡眠や覚醒を調節している中枢機能自体に異常が生じ，必要十分な眠りをとったあとも睡眠中枢が働いて眠り続けてしまう場合（睡眠時間が延長する）や，覚醒中枢がきちんと働かず眠り込んでしまう場合（不適切な時間の居眠り）が存在する。これを狭義の過眠症という。本稿では狭義の過眠症の診断治療について解説する。

(2) ナルコレプシー

a）疫学

　有病率は日本人では600人に1人，海外では1,000～2,000人に1人とされる[5]。性差はない。多くの場合は，思春期（13～14歳がピーク）に居眠りの反復で発症し，典型例では，同時あるいは少し遅れて情動脱力発作という不思議な症状が生じる経過をとる。

b）症状

　ナルコレプシーの特徴は，耐え難い眠気のために日中の居眠りを繰りかえすことである。眠気に抵抗できず，通常の人では居眠りが想定できないような状況，例えば入学試験中や食事中にも寝込んでしまう。重症例では本人が眠気を感じる前に意識がなくなり，目覚めて初めて気づく場合（睡眠発作という）もある。居眠りは1時間以内（通常10～20分）という短いもので，目覚めたあとサッパリとした爽快感を伴うことも特徴である。またナルコレプシー典型例を特徴づける症状として情動脱力発作がある。これは大笑いしたり驚いたり，得意になるといった気持ちの変化をきっかけに，突然姿勢を支える筋肉の緊張が抜ける症状で，頬がゆるんだり，呂律が回らなくなったり，膝が抜けてがくんとなったりする。持ち物を落したり，床に転倒する場合もある。発作中意識はしっかり保持され，周囲の状況はわかり，短時間（通常数秒～1分以内）に完全に回復する。なお発作中には腱反射が消失することも目安となる。その他の症状として，特に寝入りばなに，睡眠麻痺（金縛り体験）と入眠時幻覚（寝室に誰かが入ってくる気配を感じる，体をつぶされるなどの悪夢体験）がしばしば見られる。また一定期間経過すると，夜間の中途覚醒（パッチリ目覚める）が生じる場合も多い。

c）検査所見

　ナルコレプシーには3つの生物学的指標が知られ，これが検査所見として応用されている。1つ目は覚醒からレム睡眠へ容易に移行することを反映して，夜間も日中もPSG所見として入眠後15分（あるいは20分）以内にレム睡眠が始まる入眠時レム睡眠期（SOREMP）がしばしば見られることである。2つ目は白血球の血液型であるHLA遺伝子のタイピングを行うと，情動脱力発作を伴うナルコレプシー日本人ナルコレプシー症例ではほぼ100％が，DRB1*1501/DQB1*0602という遺伝子型の組合せ（ハプロタイプという）を持つことである。この遺伝子型を持つ人の割合は，日本人では8人に1人，白人で4人に1人程度であり，詳細な疫学検討からこのHLA遺伝子型自体が多因子遺伝形式をとるナルコレプシー関連遺伝子のひとつと判明している[6]。3つ目はナルコレプシーでは覚醒性を示すオレキシン神経系の機能が大きく低下することである。脳脊髄液中のオレキシンA蛋白をRIA法で定量すると，約9割で測定限

界以下に低下し，この低下はナルコレプシー以外にはほとんど見られない（疾患特異的である）ことが判明している[5]．

d）診断

睡眠障害国際分類第2版（ICSD2[1]）では，情動脱力発作を伴うナルコレプシー（典型例），情動脱力発作を伴わないナルコレプシー，身体疾患に伴うナルコレプシー（情動脱力発作の有無に関わらない）の3つに分類される．ICSD2の過眠症分類では，MSLTにおける入眠時レム睡眠期の数が診断の鍵として用いられる（MSLT検査の項参照）．なおMSLTが標準化されていない小児例や身体疾患合併例で鑑別が難しい例の診断指標として，脳脊髄液中のオレキシンA蛋白濃度低下を指標に診断してよいこととなっている．

e）治療

狭義の過眠症の根治療法はないため，対症療法にとどまる．後述する特発性過眠症と基本的に共通である．

①非薬物療法

本人，周囲が過眠症状を「だらしない性格」「なまけ癖」と考えがちであるため，まず過眠症は睡眠の病気であることを理解し受容してもらい，眠気と付き合う心構えをつくる．そして過眠症では睡眠不足による眠気の悪化が健常人以上に著しいため，夜間睡眠の確保が基本であることを指導する．どうしても夜間睡眠が確保できない症例では，通勤通学時間や休み時間を利用し，睡眠時間を確保する工夫をさせ，睡眠負債を減らすことが肝要である．ナルコレプシーでは短時間の計画的昼寝（10〜30分程度）が非常に有効で，覚

表1　ナルコレプシーの診断基準　（ICSD2）

1 情動脱力発作を伴うナルコレプシー
A. 少なくとも3ヵ月以上，ほぼ毎日生じる日中の過剰な眠気を訴える． B. 明確な情動脱力発作（情動によって引き起こされる，急激で一過性の筋緊張喪失）の既往がある． C. ［可能な限り以下の確認を行うことが望ましい］終夜睡眠ポリグラフ（PSG）により6時間以上の夜間睡眠を確認した上で，翌日の反復睡眠潜時検査（MSLT）を行った場合，平均睡眠潜時は8分以下かつ2回以上の入眠時レム睡眠期（SOREMP）が観察される．あるいは脳髄液中のオレキシンA濃度が110pg/mL以下，つまり正常対照群の1/3以下である． D. 過眠症状が，他の睡眠障害，身体疾患や神経疾患，精神障害，治療薬や物質使用障害ではよりよく説明できない．

2 情動脱力発作を伴わないナルコレプシー
A. 少なくとも3ヵ月以上，ほぼ毎日生じる日中の過剰な眠気を訴える． B. 典型的な情動脱力発作は存在しない．ただし不確かな，あるいは非定型的な情動脱力発作様エピソードがあってもよい． C. 必ず終夜睡眠ポリグラフ検査とその翌日のMSLTを行って診断する．検査の前の晩に十分な夜間睡眠（最低6時間）をとった上で，MSLTにおける平均睡眠潜時は8分以下で，2回以上のSOREMPが観察される． D. 過眠症状が，他の睡眠障害，身体疾患や神経疾患，精神障害，治療薬や物質使用障害ではよりよく説明できない．

3 身体疾患によるナルコレプシー（症候性ナルコレプシー）
A. 少なくとも3ヵ月以上，ほぼ毎日生じる日中の過剰な眠気を訴える． B. 以下のうちのひとつが観察される 　i　明確な情動脱力発作の既往がある． 　ii　2のB＋Cと同じ 　iii　昏睡状態でない場合に，脳髄液中オレキシンA濃度が110pg/mL（あるいは正常対照群の30％）未満である． C. 日中の過剰な眠気の原因となる身体疾患や神経疾患が基礎疾患として存在する． D. 過眠症状が，他の睡眠障害，精神障害，治療薬や物質使用障害では説明できない．

醒後の作業効率が劇的に回復することが多い。学校や職場の理解を得て昼寝が可能な環境調整ができると理想的である。

②薬物療法

夜間十分に眠っても残る日中の眠気・居眠りに対して，精神刺激薬が有効である。現在日本で用いられるのはメチルフェニデート，ペモリン，モダフィニルの3剤が中心で，半減期を念頭に服用時刻の調整を行う。精神刺激薬を夕方以降に服用すると，夜間睡眠が障害され，朦朧状態を呈する場合もあるため留意する。メチルフェニデートは半減期が3時間程度であり，朝と昼，場合によって午後3～4時頃まで服用可能，ペモリンは半減期が7～12時間，モダフィニルは10～15時間程度と長いため，朝あるいは昼食時までに服用するのが望ましい。少量から漸増し，副作用を観察しつつ十分な覚醒効果が得られるまで増量する。覚醒作用の強さは一般にはメチルフェニデートが最も強く，モダフィニル，ペモリンの順とされる。なお作用時間や薬効・副作用には個人差が大きく，個人に合わせた変更が必要な場合もある。

精神刺激薬には交感神経刺激作用に伴う副作用（動悸，焦燥感，口渇，胃不快感，食欲抑制，頭痛，羞明など）が多く見られる。1週間程度で軽減することが多いが，頭痛は遷延しやすい。また約1割の症例で服薬後30分程度，一過性に眠気が増強する「逆説的傾眠」が見られるので注意が必要である。

情動脱力発作および入眠時幻覚や睡眠麻痺は，レム睡眠の筋弛緩や夢体験が覚醒中あるいは半覚醒中に生じるものであり，レム睡眠抑制作用のある薬剤を用いることで対処する。国内で使用可能な薬剤の中では，三環系抗うつ薬のクロミプラミンが最も有効であるが，副作用等で服用できない場合は，パロキセチン（SSRI）やミルナシプラン（SNRI）なども有効である。レム睡眠抑制作用のある薬物を連用後，PSG検査などのために急に服薬を中断すると，反動として情動脱力発作の重積状態が生じる場合があり，注意が必要である。

(3) 特発性過眠症

a）疫学

特発性過眠症の有病率は不明である。情動脱力発作を伴うナルコレプシー（典型例）に対して10％前後とする報告が多い[4]。長時間睡眠を伴う特発性過眠症（典型例）はさらに少なく，ナルコレプシー典型例と比較すると2～4％であり[10]，10万人に2～4人程度と推定される。一方で，長時間睡眠を伴わない特発性過眠症（非典型例）は，ナルコレプシー（非典型例を含む）の40～60％[2]と報告され頻度が高いと考えられる。通常10～25歳の間に，徐々に過眠症状が強まる形で発症する。性差はないとされるが，女性に多い可能性も指摘されている[4,10]。いったん症状が定着すると過眠症状は慢性的に持続すると考えられてきたが，非典型例については自然寛解が11％と報告された[2]。

b）症状

たくさん眠っても熟睡感がなく，眠気が長く続き，いったん寝込むとなかなか起きられないことが症状の中心である。昼寝した場合，自発的に目覚めるまで長いこと（1時間以上，時に3～4時間に及ぶ）が中核症状である。日中の眠気は遷延しやすく，日中眠気を我慢すると，意識水準が低下した状態で行動し，記憶が欠落する「自動症」を起こすことが多い。特に典型例では，朝起床時も昼寝後も目覚めが悪いことが目立ち，大音量の目覚まし時計を並べても覚醒できず，周囲が起床させるのにも多大な困難を伴うのが通常である。起床後も寝ぼけた（不完全覚醒の）状態が続いて，見当はずれの言動がみられる（睡眠酩酊という）場合もある。

c）検査所見

特発性過眠症を積極的に診断できる指標・検査所見はなく，終夜PSG検査は正常睡眠である。夜間睡眠の後半にも深睡眠が出現したり，睡眠時間が延長する場合も見られる。過眠症の日中の眠気評価にMSLTが利用されるが，特発性過眠症ではナルコレプシーと異なり眠気と居眠りが直結しないこと，一旦寝入ると眠気が持続して，次の睡眠

表1 特発性過眠症の診断基準（ICSD2）

長時間睡眠を伴う特発性過眠症
- A. 少なくとも3ヵ月以上，ほぼ毎日起こる日中の過剰な眠気を訴える。
- B. 面接・アクチグラフィー・睡眠表記録によって，夜間睡眠時間が10時間以上に延長していることが確認される。
  朝あるいは昼寝の後に起き上がろうとする際，ほぼ常に困難を伴う。
- C. 終夜睡眠ポリグラフ（PSG）で，日中の過剰な眠気を示す他の原因が除外される。
- D. PSG記録では，睡眠潜時の短縮と，睡眠時間が延長して10時間以上持続することが見られる。
- E. 終夜睡眠ポリグラフに引き続いてMSLTを施行した場合，平均睡眠潜時は8分未満に短縮し，SOREMPは2回未満である。
- F. 過眠症状が，他の睡眠障害，身体疾患や神経疾患，精神障害，治療薬または物質使用障害ではよりよく説明できない。

長時間睡眠を伴わない特発性過眠症
- A. 少なくとも3ヵ月以上，ほぼ毎日起こる日中の過剰な眠気を訴える。
- B. 面接・アクチグラフィー・睡眠表記録によって，夜間睡眠時間が正常（6時間以上10時間未満）と確認される。
- C. 終夜睡眠ポリグラフ（PSG）で，日中の過剰な眠気を示す他の原因が除外される。
- D. PSG記録で確認される睡眠持続時間は正常である（6時間以上10時間未満）。
- E. 終夜睡眠ポリグラフに引き続くMSLTで，平均睡眠潜時は8分未満に短縮し，SOREMPは2回未満である。
- F. 過眠症状が，他の睡眠障害，身体疾患や神経疾患，精神障害，治療薬または物質使用障害ではよりよく説明できない。

注）特発性過眠症の平均睡眠潜時は6.2±3.0分である。8分未満の平均睡眠潜時は一般人口の30％で認められることがある。MSLT上の平均睡眠潜時と，臨床医による患者の症状，特に臨床的に重要な眠気の訴えの解釈の両方を考慮して，特発性過眠症の診断をするべきである。
特に重要なことであるが，頭部外傷は眠気の原因となる神経疾患と考えるべきではない。

試行まで目覚めさせておくのが難しく，正確な入眠潜時の測定が難しいことが問題点である。MSLTの最終回の居眠り試行後，目覚めさせず24～36時間連続してPSG検査を行って長時間睡眠の評価を行う方法が提案され，総睡眠時間の延長を判定する優れた方法と思われる。しかし時間的拘束と費用の問題から一般的診断法ではない。

d）診断

ICSD2の診断基準では，眠気があること，夜間睡眠の障害がないこと，そしてMSLT検査で寝付きやすく（入眠潜時が8分以内），入眠期のレム睡眠期が多くない（MSLTで1回以下）ことである。長時間睡眠を伴う典型的な特発性過眠症では，平均睡眠時間が10時間以上に延長することが条件となっている。

e）治療

非薬物療法，精神刺激薬を用いた薬物療法は，ナルコレプシーの場合とほぼ同じである。長時間睡眠を伴う典型例では，薬が無効な場合や副作用が目立って増薬できない場合が多く経験され，薬物調整が難しい。睡眠酩酊の治療も難しいが，起床前1時間にメチルフェニデート等を服用させ起床困難を軽減する試みもなされる。なおモダフィニルは海外では特発性過眠症の第1選択薬となっており，日本でも薬物療法の選択肢に加わることが望まれる。その他，就寝前のメラトニンが半数程度で寝起きを改善したとの報告[7]もあり，長時間睡眠で後退しがちなリズム位相の前進が治療に役立つ場合があると考えられる。

（4）反復性過眠症

a）疫学

稀な疾患で，有病率の調査報告はない。思春期に多く発症し，過食を伴うタイプは4：1で男性に多いが，過眠症状のみのタイプは性差がないとされる[1]。大多数は10代の思春期に発症し[1]，多く

は自然経過で軽症化・症状消失し予後はよいとされるが，長期にわたって病相（傾眠期）が出現する場合もある。インターネットを用いて108症例を解析した報告[3]では，平均罹病期間は13.6±4.3年，傾眠期持続は平均12.5±7.5日であった。なおICSD2では月経関連過眠症が反復性過眠症のひとつとして新たに分類されたが，これは全く病態が異なり経口避妊薬が有効とされる。

b) 症状

数日間から数週間にわたって，1日12〜18時間も眠り続ける傾眠エピソードがあり，それを繰り返す特異な疾患である。通常の眠気とは質的に異なる強い眠気と倦怠感が認められる。傾眠期に入るきっかけとして，風邪やインフルエンザによる発熱，心理的身体的ストレス，飲酒，頭部外傷，麻酔などが多い。傾眠期がはじまる2〜3日前から，頭重感，倦怠感，離人感（周囲と見えない膜で隔てられ，生き生きした現実感がない）などの症状を伴う前駆期が現れることが多い。傾眠期でも食事や排泄，簡単な応答は可能で，周囲の人が強く刺激すると一応は目を覚まし，一見意識障害はないように見えるが，周囲に無関心で，現実感が乏しく，動作が鈍くなる。傾眠期に食欲・性欲の亢進，無遠慮な行動，依存性または攻撃性の増加など精神面の抑制力低下が見られる群があり，健忘を残すことが多い。特に著しい過食を伴う場合，クライネ・レビン症候群とよぶ。なおわが国では食欲低下を伴う例がむしろ多いと報告されている[8]。経過2〜3日の回復期には不眠や軽躁状態を示す場合がある。回復後の間欠期には異常行動は全く消失する。

c) 検査所見と診断

反復性過眠症に特異的な検査所見はなく，症状と経過から診断する。傾眠期の覚醒状態は，間欠期の覚醒状態と質的に異なり，脳波の基礎律動が徐波化して，遅いα波やθ波が連続して出現することが記録される。つまり反復性過眠症の本質は眠気の亢進ではなく意識変容状態と考えられている[9]。夜間PSG検査では，睡眠時間は延長するが，睡眠の質は低下する[9]。脳画像診断で視床病変を示唆する報告や視床の脳血流低下の報告[9]があり，視床や視床下部病変が病因と想定されているが，原因は同定されていない。

d) 治療

反復性過眠症については，確立された治療法はない。生活指導としては，発症予防を目的に，過労や風邪，アルコール過飲などの誘因を避け，規則正しい生活をすることが推奨される。傾眠期がはじまると中断させることは困難なため，病相予防が治療の目的となる。炭酸リチウムやカルバマゼピン，バルプロ酸など感情調整剤が，病相の持続や頻度，重症度の改善に有効であった例が報告されている[9]。傾眠期の眠気を軽減させるために精神刺激薬が使われる場合もあるが，傾眠期自体を短縮させることはできず，焦燥感を高めたり，疲労感が強いが眠れなくなる辛さを訴える場合もあり注意が必要である。また契機となるウイルス感染予防を目的にアマンタジンの有効性（特に前駆期）も報告されている[3]。ただし本症における薬物治療の効果は，病相が年1回程度と少ない場合があること，自然寛解が多いことから，判定が難しい。

おわりに

眠りや目覚めがどのように制御されているか，という睡眠の基本問題がある。近年の睡眠学の進歩により，大きく進歩している分野であり，未解明の過眠症の病因について，今後様々な病態生理の指標が診断応用されること，そして診断治療が改善されることを期待したい。

参考文献

1) American Academy of Sleep Medicine : The International Classification of Sleep Disorders, 2nd ed. : Diagnostic and Coding Manual. American Academy of Sleep Medicine, Westchester, Illinois, 2005.

2) Anderson, K.N., Pilswath, S., Sharplos, L.D., et al. : Idiopathic hypersomnia : a study of 77 cases. Sleep 30 : 1274-1281, 2007.

3) Arnulf, I., Lin, L., Gadoth, N., et al. : Kleine-Levin syndrome : a systematic study of 108 patients. Ann

Neurol 63 : 482-493, 2008.
4) Bassetti, C., Pelayo, R., Guilleminault, C. : Idiopathic Hypersomnia, in Kryger, M. et al. : principles and practice of sleep medicine 4th edition. Philadelphia, Elsevier saunders : pp 791-800, 2004.
5) Mignot, E. : Narcolepsy : pharmacology, Pathophysiology, and Genetics, in Kryger, M. et al. : Principles and Practice of Sleep Medicine, 4th edition. Philadelphia, Elsevier Saunders : pp 761-779, 2005.
6) Mignot, E., Lin, L., Rogers, W., et al. : Complex HLA-DR and-DQ interactions confer risk of narcolepsy-cataplexy in three ethnic groups. Am J Hum Genet 68 : 686-699, 2001.
7) Montplaisir, J.Fantini L : Idiopathic hypersomnia : a diagnostic dilemma. A commentary of "Idiopathic hypersomnia"(M. Billiard and Y. Dauvilliers). Sleep Med Rev 5 : 361-362, 2001.
8) 高橋康郎：周期性傾眠症の臨床的研究．精神経誌 67：853-889, 1965.
9) 高橋康郎：クライネーレビン症候群（反復性過眠症）．日本臨床 66：290-293, 2008.
10) 本多　真：特発性過眠症（長時間睡眠を伴う，伴わない）．日本臨床 66：298-303, 2008.

〔本多　真〕

4. 概日リズム睡眠障害と睡眠検査

（1）概日リズム　circadian rhythm

　生体には長短様々な周期をもつリズムがある。この中で最も詳しく研究されているのが、約1日周期の概日リズムである。

　概日リズムは、生物が地球の昼夜変化に適応する過程で進化した機能と考えられ、①内因性振動機構に駆動されるリズムで、②24時間周期に同調する機能を持つ、と定義される[3]。概日リズム機構を構成するものには、振動体、同調因子、表現系がある。近年、時計遺伝子の研究が進み、末梢組織においても概日リズムの発現が認められてきたが、マスター振動体は哺乳類では視交叉上核（suprachiasmatic nucleus：SCN）とされる。時間隔離条件でヒトは24時間よりやや長い概日リズムを示し（自由継続）、時間隔離が続くと概日リズム表現系は周期が異なる2系に分かれる（内的脱同調）。メラトニン・深部体温の系と、睡眠覚醒の系である。前者がSCNから直接駆動される系とされる。環境因子が約24時間の周期性を持って繰り返されると、概日リズムはこれに同調する。この環境因子は同調因子と呼ばれる。最も基本的で強力な同調因子は光である。概日リズムの中のどの位相で同調因子に暴露するかによって、リズム位相の変化の方向と大きさは異なる。主観的朝に光を浴びるとリズム位相は前進し、主観的夜に光を浴びると位相後退する。この変化の方向と大きさを示したものを位相反応曲線（phase response curve：PRC）という。位相反応の大きさは暴露光の強さと持続時間による[2]。

（2）概日リズム睡眠障害　circadian rhythm sleep disorders：CRSD

　最適な睡眠のためには、睡眠に適した位相で眠る必要がある。概日振動系に障害があると、あるいは概日振動系と24時間の社会・身体的環境との間に不一致があると、概日リズム睡眠障害が生じる[1]。前者「内的障害」には睡眠相後退障害、睡眠相前進障害、不規則睡眠覚醒リズム、脱同調型があり、後者「外的障害」には時差障害、交替勤務障害がある[6]。この他に身体疾患によるもの、薬物・物質によるものもある。概日リズム睡眠障害は不眠、日中の眠気を伴い、社会的、職業的領域などで機能障害を起こす。

a）睡眠相後退型（睡眠相後退障害）delayed sleep phase type（delayed sleep phase disorder：DSPD）

　DSPDは睡眠覚醒時刻が社会適応上望ましい時刻よりも遅れている障害である[1,6,8]。通常時刻に就床しても寝付けず、極端な例では朝になって漸く入眠する。通常時刻に起床することは困難で、遅刻や欠席・欠勤に至る。患者に適した時間で眠らせると、後退しているが安定した位相で眠る。外界の24時間周期に同調しているが、睡眠相が通常より遅れたまま固定している、と換言できる。若年者に好発する。

b）睡眠相前進型（睡眠相前進障害）advanced sleep phase type（advanced sleep phase disorder：ASPD）

　ASPDは睡眠相が通常より前進していて、後退させることができない障害である[1,6,8]。高齢者に多いが、若年発症する家族性ASPDもある。退職後に生じた場合には問題は少ないが、夕方以降眠気が強くなるので夕方以降の活動が困難となる。また、早朝に覚醒してしまうため、不眠（早朝覚醒）を訴える者もある。

c）不規則睡眠覚醒型（不規則睡眠覚醒リズム）irregular sleep-wake type（irregular sleep-wake rhythm：ISWR）

　ISWRは明瞭な睡眠相を示さない障害である[1,6,8]。振動体機能不全、あるいは振動体と表現系を結ぶ経路の障害が考えられる。睡眠は1日の中で不規則な分布をし、少なくとも3回の睡眠を認める。認知症などの神経障害、精神発達遅滞で生じやす

いとされる。

d）自由継続型（脱同調型）
free-running type (nonentrained type) : FRD

FRD は外界の24時間周期に同調できず、睡眠覚醒リズムが自由継続してしまう[1,6,8]。通常24時間よりやや長い周期を示す。同調因子が振動体に到達しない場合や同調因子が弱い場合に生じる。全盲者に多いが、健康学生でも社会的因子が脆弱になると睡眠覚醒リズムが自由継続し始めることがある[12]。FRDとDSPDは互いに移行することがある。

e）時差型（時差障害）
jet lag type (jet lag disorder : JLD)

高速旅客機で大陸間移動をした場合、概日振動体と現地時刻との間に不一致が生じる[1,6,7]。このため現地の夜に不眠が生じ、現地の昼に眠気が生じる。他にも全身倦怠感や胃腸障害などが生じる。ヒト概日周期は24時間より長いため、西方旅行の方が適応しやすい。概日振動体は約1時間／日ずつ現地時刻に適応するので、JLDがあっても1週間もすると現地時刻に適応できる。短期滞在の場合、現地時刻に適応しないまま帰国する方が全体の適応は良い。

f）交替勤務型（交替勤務障害）
shift work type (shift work disorder : SWD)

工業化された国々では労働人口の20％が交替勤務に従事している[1]。専ら夜勤を行うもの、昼夜2交代を1週間ずつ繰り返すもの、3交代を短期で繰り返すものなど、様々な形態がある。勤務に合わせて日中眠ろうとしても、光・気温・騒音など環境は睡眠に適さない。概日振動体も昼行型を維持している。この不一致が不眠と労働時の眠気を招く[1,6,7]。身体的にも胃腸障害や心血管障害の増悪に至ることがある。労働以外の社会生活、家庭生活に支障が生じることもある。

（3）概日リズム睡眠障害の検査

診断の基本は詳細な問診である。補助法として各種検査がある。睡眠障害においては終夜睡眠ポリグラフィ（polysomnography : PSG）が最も有用な検査法となることが多いが、CRSDではより長期のモニタが有用とされる[1,4~8]。

a）睡眠覚醒リズム表（睡眠日誌）

睡眠覚醒リズム表（睡眠日誌）には世界共通版がない[7]、CRSDの評価法として信頼性・妥当性が示されていない[7]、actigraphyによる睡眠覚醒状態と若年健康成人では一致度は高いが各種睡眠障害や高齢者では一致度が低下する[10,11]などの問題もある。しかし、特別な装置がなくても睡眠覚醒リズムを長期モニタできるため汎用されている。特に本邦ではactigraphy、深部体温測定、メラトニン測定などが保険適応になっておらず、睡眠覚醒リズム表に頼らざるを得ない。高照度光暴露、メラトニン内服などを併せて記録することで、治療効果の判定にも役立つ（図1）。

b）Actigraphy

加速度センサを内蔵した活動量測定装置である。装置によってセンサの感知軸や感度が異なる。デジタルデータ化の方法も違う。また、睡眠覚醒状態判別式も異なる[9]。これらの点を理解した上で装置を用いる必要があるが、睡眠覚醒リズム表よりも客観的でありCRSDの診断・経過判定に有用な方法とされる[5]。

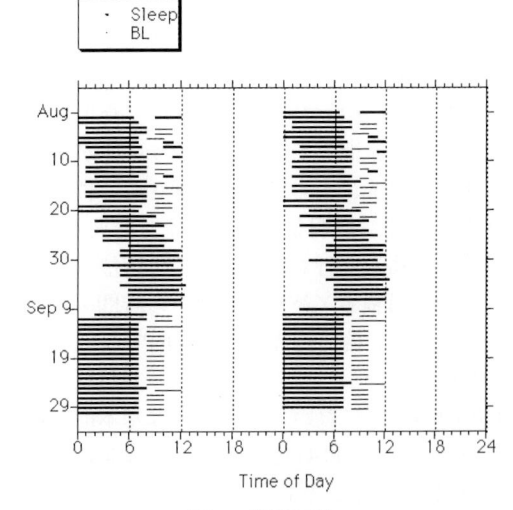

図1 睡眠日誌

31歳男性。診断は概日リズム睡眠障害脱同調型。睡眠相（太線）と高照度光（BL）暴露時間（破線）を併せて示した。睡眠相は、BL施行時には24時間周期を示したが、BLを行わないと脱同調した。

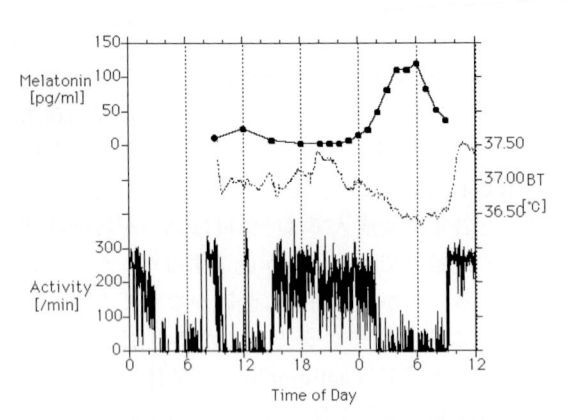

図2　血中メラトニン，深部体温と活動数

23歳女性。健康学生。9時から翌日9時まで照度15 lx以下の室内で過ごし，血中メラトニン，深部体温を測定した。活動数はその前後も測定した。メラトニンは夜間に分泌され，6時にピークを認めた。深部体温はこれと対称的な変動をし，6時頃最低になった。3～8時，10～15時，2時～9時に活動数が少なく，これらの時間帯は眠っていたものと推測できる。

c）深部体温測定・メラトニン測定

概日振動体を反映する表現系は，深部体温・血中メラトニンなどのリズムである（図2）。深部体温最低時刻，DLMO（薄明下のメラトニン分泌開始時刻）が概日位相として用いられることが多い。CRSDではこれらと睡眠相との関係（位相角差）が変わっていると言われている[7]。上記2つの意味でこれらの測定をするのが理想だが，深部体温は様々な雑音が入り易く厳密な測定はconstant routine法（半座位で覚醒を維持し，食事は一定カロリーを一定間隔で摂る）で行う必要がある[7]。メラトニンは光によって分泌抑制され，位相反応も生じるので，薄明条件を維持する必要があり，検体採取も多数回行わないと位相分解能が悪くなる。これらは検者・被検者両者への時間・経済的負担が大きく，臨床場面では実際的でない。

d）PSG

CRSDの診断においては，PSGは基本的には適応にならない[4]。PSGを行う場合には施行時間帯で結果が異なることに注意を要する。例えば，DSPD患者に対して通常時間帯で行うと，入眠潜時が長くなり，総睡眠時間は短くなる。本人が好む時間帯で行えば，年齢相応の正常所見となる[1]。他の睡眠障害を除外する目的でPSGを行うこともある。

（4）概日リズム睡眠障害の治療

睡眠覚醒スケジュールの指導と，生物学的に概日位相変位を図るものとがある。

a）睡眠覚醒スケジュール指導

古くはDSPDに対するchronotherapyがある[7]。睡眠相を意図的に2～3時間ずつ遅らせ，望ましい時間帯に睡眠相がきたところで固定させる方法である。この他，交替勤務者に対して夜勤前・夜勤中に仮眠をとらせ勤務中の覚醒度を上げる方法などがある。

b）概日位相変位

①最強の同調因子である光を用いる[7]。PRCに基づき，適切な時間帯に高照度光を照射する。DSPDであれば主な睡眠相の後に行う。

②メラトニンはSCNに受容体があり位相反応を起こす。メラトニンのPRCは光と対称的であるので，位相前進を図るには就床前に投与する[7]。効果は投与量よりも投与位相による。日本では業としてメラトニンを製造，輸入，販売することは禁じられている。実際には個人輸入して用いているが，米国食品医薬品局も未承認である。

③ビタミンB_{12}は日本での他施設共同研究で有効性が確認できなかった[7]。

④睡眠薬は有効とされていない[7]。しかし，筆者らはトリアゾラムなどが有効であった症例を報告している[12]。

⑤SWD患者の覚醒度上昇を目的に，米国ではモダフィニルが用いられる[7]。しかし，日本ではモダフィニルの適応はナルコレプシーのみである。

まとめ

本稿では概日リズム，概日リズム睡眠障害を概説した上で，その診断・経過判定に用いる検査法と治療法を述べた。紙数の関係で各項を詳述できなかったので，他の成書，総説などを参考にして欲しい。

参考文献

1) American Academy of Sleep Medicine : International classification of sleep disorders, 2nd ed. : Diagnostic and coding manual. American Academy of Sleep Medicine, Westchester, Illinois, 2005.
2) Berry RB : Sleep Medicine Pearls, 2nd ed. Hanley & Belfus, Philadelphia, 2003.
3) 本間研一, 本間さと, 広重 力：生体リズムの研究. 北海道大学図書刊行会, 札幌, 1989.
4) Kushida CA, Littner MR, Morgenthaler T, et al. : Practice parameters for the indications for polysomnography and related procedures : An update for 2005. Sleep 28 : 499-521, 2005.
5) Morgenthaler T, Alessi C, Friedman L, et al. : Practice parameters for the use of actigraphy in the assessment of sleep and sleep disorders : An update for 2007. Sleep 30 : 519-529, 2007.
6) Morgenthaler TI, Lee-Chiong T, Alessi C, et al. : Practice parameters for the clinical evaluation and treatment of circadian rhythm sleep disorders. Sleep 30 : 1445-1459, 2007.
7) Sack RL, Auckley D, Auger RR, et al. : Circadian rhythm sleep disorders : Part I, Basic principles, shift work and jet lag disorders. Sleep 30 : 1460-1483, 2007.
8) Sack RL, Auckley D, Auger RR, et al. : Circadian rhythm sleep disorders : Part II, Advanced sleep phase disorder, delayed sleep phase disorder, free-running disorder, and irregular sleep-wake rhythm. Sleep; 30 : 1484-1501, 2007.
9) 碓氷 章：行動ロガーの測定と解析. 睡眠医療, 3 : 238-244, 2009.
10) Usui A, Ishizuka Y, Hachuda M, et al. : Elderly people often have naps that are not subjectively recognized as naps. Sleep and Biological Rhythms 1 : 141-142, 2003.
11) Usui A, Ishizuka Y, Obinata I, et al. : Validity of sleep log compared with actigraphic sleep-wake state II. Psychiatry and Clinical Neurosciences 53 : 183-184, 1999.
12) 碓氷 章, 松下 裕, 坂本玲子, 他：フリーランニングリズムを認めた2例. 精神科 8 : 509-514, 2006.

〈碓氷　章〉

5-1. ノンレム睡眠時随伴症（錯乱覚醒，睡眠時遊行症，睡眠時驚愕症）

はじめに

睡眠時随伴症（パラソムニア）とは，眠りに入るまでの間，睡眠中，または睡眠からの覚醒時に生じる不快な身体的現象や体験の総称である．臨床的には，「睡眠に随伴する望ましくない事象」と定義される．睡眠障害国際分類—第2版（ICSD-2）[1]では，覚醒障害（ノンレム睡眠からの覚醒時に起こるもの），通常レム睡眠に伴って起こる睡眠随伴症，その他の睡眠随伴症の3つに大別されている（表1）．

パラソムニアのうち，ノンレム睡眠時随伴症に分類されている錯乱覚醒，睡眠時遊行症，睡眠時驚愕症，は覚醒障害であり，ノンレム睡眠期，特に徐波睡眠期からの覚醒時に起きるものである．共通する基本的特徴として，次の5つが挙げられている[2]．①主として小児期に発症する．②典型的には夜間睡眠の前半1/3の徐波睡眠中に出現する．③エピソード中に完全に覚醒させることは困難であり，翌朝にはエピソードを想起できないことが多い．④身体的・精神的疲労が増悪因子になる．⑤予後は良好で，成長とともに軽快・治癒するなどが挙げられられる．睡眠時遊行症の発作時のSPECT所見では，前頭頭頂部の連合皮質の血流低下と帯状回と視床の活性化が観察される[3]など，その機序が徐々にわかってきたが，病態の解明は，まだ充分とは言えない．

以下，本稿ではICSD-2に準拠し，それぞれについて解説を行う．

表1 睡眠障害国際分類—第2版（ICSD-2）による睡眠時随伴症（parasomnia）の分類

睡眠随伴症
覚醒障害（ノンレム睡眠からの覚醒時に起こるもの）
1．錯乱覚醒
2．睡眠時遊行症
3．睡眠時驚愕症
通常レム睡眠に伴って起こる睡眠随伴症
4．レム睡眠行動障害（部分的に重複する睡眠随伴症と解離性状態を含む）
5．反復弧発性睡眠麻痺
6．悪夢障害
その他の睡眠随伴症
7．睡眠関連解離性障害
8．睡眠時遺尿症
9．睡眠関連唸り（カタスレニア）
10．頭内爆発音症候群
11．睡眠関連幻覚
12．睡眠関連摂食障害
13．特定不能な睡眠随伴症
14．薬物または物質による睡眠随伴症
15．身体疾患による睡眠随伴症

［出典］文献1　American Academy of Sleep Medicine：International classification of sleep disorders, 2nd ed：Diagnostic and Coding Manual, American Academy of sleep Medicine, Westchester, 2005.

（1）錯乱覚醒（Confusional Arousals）

a）同義語

睡眠酩酊，（過度の）睡眠慣性，Schlaftrunkenheit（寝ぼけ），l'ivresse du sommeil（睡眠の酩酊），エレプノール症候群．

b）疫学

小児・若者に好発する．疫学調査では有病率が，3歳から13歳の17.3％，15歳以上では2.9～4.2％という報告がある．性差はみられない．遺伝素因の関与が大きいとされている．

c）臨床的特徴

睡眠から覚醒に移行するほんの僅かな時間，たとえば朝の起き抜けの際，意識が不明瞭となる状態を経験することは健常者においても少なくない．いわゆる「ねぼけ」である．しかし，この状態が数分～数十分，時に数時間に及ぶ場合，これを錯乱覚醒という．

患者は，時間や空間の見当識を失う．言語や動作が緩慢になり，質問や指示などに対する反応が鈍くなる．その後，再入眠することも多い．これらのエピソードについての記憶は不明確である．

また，無理に覚醒させたり，なだめようとした場合は興奮し，時に暴力に至ることもある。ほとんどのエピソードは5分から15分で終わるが，それ以上の時間持続する場合もある。

d）誘発因子

症状発現の準備因子としては，交代勤務，他の睡眠障害，睡眠不足，ストレスの存在が挙げられる。誘発因子として，徹夜した翌日などに多い睡眠剥奪からの回復睡眠，過労時，アルコール摂取後など，睡眠を促進させるような状況において，入眠後に急激に覚醒させるような刺激が加わると，症状が発現することがある。また，睡眠時無呼吸症候群（SAS），周期性四肢運動障害（PLMD）など，他の睡眠関連疾患に伴うことも少なくない。

e）治療

小児例では，成長とともに症状が自然消失することが多い。特別な治療を要さないことも多い。症状出現時に，無理になだめようとして逆に興奮させないことや，危険防止のための配慮を行うことが基本となる。

成人例で，心理社会的ストレスなどが誘発因子となっている場合は，その治療もあわせて行う。

f）PSGの特徴

睡眠時遊行症，睡眠時驚愕症にも共通するが，PSGとともに夜間の異常行動の記録が必要である。そのため，就眠中の患者の様子を，音声と共にビデオ録画を行う。これとPSGを連動させて記録することが望ましい。PSG上は，深いノンレム睡眠からの覚醒に伴って，錯乱覚醒のエピソードが発生する。多くは夜間睡眠の最初の1/3でエピソードがみられる。例外的に，昼寝の際でも発生することがある。

脳波上は，短いδ波，θ波，マイクロスリープの反復が見られる。

錯乱覚醒のPSGの大きな特徴として，深いノンレム睡眠からの突然の覚醒の反復が挙げられる。これは錯乱覚醒の診断を強く支持する所見である。しかし，これのみでは錯乱覚醒の証拠とはなりえない。

g）診断基準

ICSD-2における，錯乱覚醒（Confusional Arousals）の診断基準を下に示す。

h）診断基準

錯乱覚醒

A. 夜間睡眠や昼寝からの覚醒か中途覚醒の際，精神性錯乱や錯乱的行為が繰り返し認められる。

B. 障害が，他の睡眠障害，身体疾患や神経疾患，精神障害，服薬，または物質使用障害で説明できない。

（2）睡眠時遊行症（sleepwalking）

a）同義語

夢遊病，夢中遊行，somnamblulism

b）疫学

小児では約17％の有病率で，好発年齢は8～12歳である。自然治癒が多く小学校高学年以降は減少する。錯乱覚醒からの移行例も多い。性差は見られない。成人での有病率は4％である。1/3は16歳以降に初発という報告もある[1]。また，家族性を示す場合もあり，遺伝負因の影響も考えられる。成人例ではあるが，人格障害や不安障害，気分障害などを伴っていることも多い[4,5]。

c）臨床的特徴

その名の通り，寝床から起き出し，覚醒することなく動き回る状態をさす。

睡眠時遊行症は徐波睡眠時に出現し，睡眠中には通常見られないような多様で複雑な行動が観察される。モゾモゾ起き出して寝床に座るだけから，歩行に至り何かの目的のある行動をするかのように振る舞い，それを実行しようとする場合までと，エピソードの幅は広い。時には，急にベッドから跳ね起き，突っ走って屋外まで出てしまうこともある。これらにあわせて寝言が観察されることもある。その際，完全に覚醒させる事は困難である。また，一旦覚醒すると混乱することも多い。目覚めさせようとした家族が暴力を受けたという事例もある。エピソードについて覚えていることはない。一連のエピソードの後，遊行者は自分で寝床に戻り，朝まで何事もなかったかのように眠り続

けることもある。

　このエピソードの際，開眼していることも稀ではない。その際の特徴をICSD-2では「途方にくれた『生気のない』目を大きく見開いて見つめること」と表現されている。この特徴は，エピソード中に両目を閉じているレム睡眠行動障害（RBD）とは対照的である。時には昼寝の間に睡眠時遊行が認められることもある。

　睡眠時遊行症も徐波睡眠からおこるため，多くは夜間睡眠の最初1/3に出現する。持続時間は数分から数十分である。出現頻度は，誘発因子がある場合に限られるものから，週数回に及ぶものもある。

d) 誘発因子

　睡眠時遊行症の誘発因子として，日々の生活上のストレス，過労，発熱，断眠などが挙げられる。また，チオリタジン，抱水クロラール，リチウム，プロリキシン，ペルフェナジン，デシプラミンなどの薬物が睡眠時遊行症を誘発することもある。

　夢中遊行が起こりやすい人に，睡眠制限をしたうえで，徐波睡眠の途中で覚醒させれば夢中遊行の症状を実験的に引き起こすことが可能である。同じような条件が揃う例として，閉塞性睡眠時無呼吸症候群（OSAS）等が挙げられる。無呼吸により二次的に徐波睡眠の中断をきたしやすく，睡眠時遊行の症状が見られることもある。他には，膀胱内圧上昇などの内的な刺激や，騒音などの外的な刺激も誘発因子となりうる。

e) 治療

　予後は良好である。小児の場合，症状の多くは，積極的な治療を行わなくても思春期までに軽減したり，自然消失する。このことを家族に説明し，不安を軽減する。誘発因子に注意し，規則正しい生活を促す。症状発現時の事故を防ぐ工夫も大切である。

　成人例で，明らかな誘発因子が存在する場合は，努めてそれを除去する。心理社会的な要因や精神病理学的な要因が存在する場合は，その治療介入も考慮する。

f) PSG所見

　錯乱覚醒に準じた特徴が見られる。小児の場合，Hypersynchronous delta activity（HSD）[6]がみられ，エピソード中も徐波が持続する。

　成人の場合，深いNREM睡眠のみならず，stage2からもエピソードが起こることがある。エピソード中は徐波が多い。

g) 診断基準

　ICSD-2における，睡眠時遊行症（Sleepwalking）の診断基準を下に示す。

h) 診断基準

　睡眠時遊行症（Sleepwalking）

　A. 睡眠中に生じる歩行。
　B. 睡眠の持続，意識状態の変質，または歩行中の判断障害が，以下の少なくともひとつにより確認される。
　　患者を起こすのが難しい。
　　エピソードから目覚めると精神的に混乱している。
　　エピソードを（全て，または部分的に）覚えていない。
　　不適切な時間に生じる日常的な行動。
　　不適切な行為や意味のない行為。
　　危険な行為，または危険性のある行為。
　C. 障害が，他の睡眠障害，身体疾患や神経疾患，精神障害，服薬，または物質使用障害で説明できない。

（3）睡眠時驚愕症（Sleep Terrors）

a) 同義語

　夜驚症，夜間恐怖

b) 疫学

　睡眠時驚愕症も小児に多く，有病率は1～6％という報告がある。4歳から12歳が好発年齢とされているが，どの年齢でも起こりうる。思春期に入ると自然治癒することが多い。性差は見られず，遺伝要因が関与している。

c) 臨床的特徴

　睡眠中に悲鳴や叫び声を上げ，急激に覚醒するのが特徴である。深いノンレム睡眠からの覚醒に伴って，頻脈，頻呼吸，皮膚紅潮，発汗といった自律神経系の興奮，そして強い恐怖に伴うような

行動が現れる病態である。

典型例では，患者は急に寝床で身を起こし，泣き叫ぶ。外からの刺激には反応せず，覚醒させにくい。無理に覚醒させようとすると錯乱する。目覚めたあと，エピソードについては断片的なイメージが残っているのみで，よく覚えていないことが多い。

誘発因子は，SAS，PLMD，睡眠剥奪，薬物，アルコールなどが挙げられ，睡眠時遊行症と共通している。成人例では，気分障害（双極・単極），不安障害，あるいはその既往と関連していることがある。但し，明確な関連性はまだ明らかになっていない。

d）治療

睡眠時遊行症に準ずる。特に小児の場合，症状の多くは，基本的に自然消失することを家族に充分説明する。誘発因子が明らかである場合は，それを取り除く。症状出現時の危険防止対策も重要である。

e）PSG所見の特徴

所見は，睡眠時遊行症と共通している。SASの呼吸関連覚醒やPLMDからの異常行動の発生も多い。

REM睡眠中に異常行動を呈する病態を，レム睡眠行動障害（REM sleep behavior disorder：RBD）と呼ぶ。PSG上の，筋トーヌスを欠く異常なREM睡眠（REM without muscle atonia）もRBDの特徴のひとつである。しかし，睡眠時驚愕症のPSGにおいては，REM without muscle atoniaは通常見られない。

f）診断基準

ICSD-2における，睡眠時驚愕症（Sleep Terrors）の診断基準を下に示す。

g）診断基準

睡眠時驚愕症
- A. 睡眠中に突然生じる驚愕エピソードで，通常，叫び声や大きな悲鳴を上げて始まり，自律系と行動性の強い恐怖の発現を伴う。
- B. 少なくとも次の随伴特徴のひとつ以上が存在する。

　患者を覚醒させることが難しい。
　エピソードからめを覚ましたときの精神的錯乱。
　エピソードを（全て，または部分的に）覚えていない。
　危険な行動や危険性のある行動。
- C. 障害が，他の睡眠障害，身体疾患や神経疾患，精神障害，服薬，または物質使用障害で説明できない。

（4）検査室での危険回避（異常行動から患者の安全を確保し，検査者自身の身も守るために）

これら3つの疾患は，睡眠時の異常な行動が特徴的である。まずは，異常行動の危険な行為から患者の身を守ることが必要である。また，異常行動の中には他者への暴力行為も報告されているため，検査者自身も身を守る必要がある。これらの疾患に関連する検査時に注意したい事柄を，以下，簡単述べる。

①危険を予測する

異常行動をはじめとする危険な症状の発生を，完全にコントロールすることは不可能である。しかし，出現を予測することにより，危険を回避することは可能である。

患者の特性をみると，性別では男性に多い。また，これまでの病歴，特に，小児期の無遊・夜驚症のエピソードがあったかどうかは有用な情報となる。

日常生活上のストレス，飲酒，薬物，睡眠不足も異常行動の誘発因子となる。来院するまでの間に，どのような生活を送っていたのかにも充分な注意を払う。

②異常行動が出現しやすい時期を知る

異常行動が出現しやすい時期は，その疾患によって異なる。それぞれの疾患の特徴をよく理解する。

本稿で述べたノンレム睡眠時随伴症（錯乱覚醒，睡眠時遊行症，睡眠時驚愕症）は，夜の前半で異常行動が出現しやすい。後述されるRBD,epilepsyは夜の後半が相対的に危険である。

③検査室の環境を整える

ガラス製品などの危険物となりうるものを，検査室におかないことは基本的な重要事項である．これらを，検査中の検査室内には，絶対に置かないように心掛けたい．また，普段何気なく使用している文房具や検査用具が，時として危険物となる．カッターナイフは勿論のこと，テープ類を切るハサミ，記録用のえんぴつでさえも危険である．検査室に放置するのはもってのほかだが，置き忘れには十分注意し，普段から引き出しなどに保管する習慣をつけることを心掛けたい．

検査中，危険な症状が出現する可能性が高いと予測された場合，その影響を最小限に留めるような準備が必要である．例えば，ベッド上で急に飛び起きた場合，転落の危険が常につきまとう．この場合は，ベッドをマットレスに変えるなどの予防策も必要である．加えて，異常行動が起こってしまった際，患者が検査室の外へ飛び出さないような方策をとる必要がある．異常行動により，急に患者が外へ飛び出そうとしても，検査室の窓や扉を簡単には開けられないようにするなど，安全面に配慮した構造上の工夫をする必要がある．

④検査者が異常行動を誘発する可能性を意識する

時として，PSG測定に関連した検査者自身の動作が，患者の異常行動を誘発してしまうこともある．睡眠時無呼吸症候群におけるcPAPタイトレーションを行う際も要注意である．特に，睡眠前半に患者を揺り起こすことは異常行動を誘発しやすい行為であることをあらかじめ理解しておきたい．

⑤検査者自身の身も守る

日常診療における検査に従事するにあたり，患者から暴力を受けること，ましてや自分自身が被害者となりうることは，日常的にはあまり意識しないであろう．

しかし，異常行動に対する不適切な対応をした場合は，自分もその被害に遭う可能性があることを常に意識しながら検査を進める必要がある．

とっさの判断を要求される場合でも，正しい知識のもと，適切な対処をおちついて行う必要がある．後々後悔しないような準備と行動を心掛けたい．

参考文献

1) American Academy of Sleep Medicine : International classification of sleep disorders, 2nd ed : Diagnostic and Coding Manual, American Academy of sleep Medicine, Westchester, 2005.
2) 三上章良，杉田義郎，清水徹男：睡眠時随伴症．太田龍郎，他（編）臨床精神医学講座 13，睡眠障害，中山書店，東京，300-341，1999.
3) Kaufmann C, Wehrle R, Wetter TC, et al. : Brain activation and hypothalamic functional connectivity durig human non-rapid eye movement sleep : an EEG/fMRI study. Brain 129 : 655-667, 2006.
4) Crisp AH : The sleepwalking / nignt terrors syndrome in adults. Postgrad Med J 72 : 599-604, 1996.
5) Keefauver SR, Guilleminault C : Sleep terrors and sleep walking. In : Principles and Practice of sleep Medicine, 2nd ed. (Kryger MH, Roth T, Dement WC eds.), pp. 567-573, WB Saunders, Philadelphia, 1994.
6) Pilon M, Zadra A, Joncas S, et al. : Hypersynchronous delta waves and somnambuli sm : brain topography and effect of sleep deprivation.Sleep 29 (1) : 77-84, 2006.
7) 堀田秀樹：4 睡眠時随伴症 4-1睡眠時遊行症，睡眠時驚愕症，睡眠時引きつけ．日本睡眠学会，編：睡眠学ハンドブック，朝倉書店，東京，263-268，1994.
8) 土生川光成：睡眠時随伴症（parasomnia）．山寺亘，編：初学者のための睡眠医療ハンドブック，診断と治療社，東京，52-56，2009.
9) 神山 潤：睡眠時随伴症（Parasomnias）．ノンレム睡眠からの覚醒障害—錯乱性覚醒，睡眠時遊行症，睡眠時驚愕症—．日本臨床66巻 増刊号2 臨床睡眠学，345-349，2008.
10) 野瀬 巖：NREMパラソムニア．日本睡眠学会，編：臨床睡眠検査マニュアル，ライフ・サイエンス，東京，90-96，2006.

〔武村尊生，清水徹男〕

5-2. レム睡眠時随伴症（レム睡眠行動障害，反復孤発性睡眠麻痺，悪夢障害）

はじめに

本稿では，レム睡眠時に起こる睡眠時随伴症として，レム睡眠行動障害，反復孤発性睡眠麻痺，悪夢障害について，臨床症状と終夜睡眠ポリグラフ検査所見を中心に述べる。

（1）レム睡眠行動障害（RBD）

レム睡眠行動障害は，レム睡眠中の夢体験が，錐体路抑制機構の機能不全により，行動となって現われ，これが睡眠中の異常行動として観察されるものである。

a）臨床症状

RBDの患者は，レム睡眠になると粗大な四肢や体幹の運動，複雑な行動を始める。叫ぶ，大声で罵声をあげる，泣く，笑うなどの寝言，四肢のミオクローヌス様の動き，上肢を挙上してまさぐるような動き，殴るあるいは蹴るなどの攻撃的運動，立ち上がって動きまわるなどの複雑な行動などがあり，これらが混在して起こる。観察される運動の中には不随意運動というべき短く速い四肢の動きが含まれる。激しい行動がみられるにもかかわらず，この間に覚醒することは少ない[1,2]。

RBDの行動異常は始まって20～30分経過しレム睡眠が終わると再び安らかな睡眠に戻る。行動異常の最中や直後に，大声で呼びかけたり体を揺すったりして刺激を与えると，完全に目覚めさせることができる。覚醒させて，自覚体験を確かめると，恐ろしい内容の悪夢が多く，見知らぬ人や動物に脅かされるという内容が多い。夢見内容の陳述と行動異常は概ね一致している。

行動異常中に壁や窓を蹴るあるいは殴るなどの暴力的な動作で外傷を負って来院する場合もある。RBD患者は行動異常中に転倒しやすいので，転倒による骨折などで医療機関にかかる例も多い。

①RBDの臨床経過と基礎疾患

RBDには，他に原因となりうる疾患の見いだせない特発性RBDと神経疾患を背景として起こる症候性RBDが存在する。60％は特発性の症例である。多くは50～60歳台で発症し，男性に多い[1,2]。RBDの行動異常が出現する1～2年前から，頻回に悪夢をみるようになったと訴える患者が多い。

症候性RBDは，薬物や神経疾患により引き起こされるものである。最もよく見られる急性症候性のRBDは中枢作用性薬物によるものであり，三環系抗うつ薬（tricyclic antidepressant：TCA），モノアミンオキシダーゼ阻害薬（monoamine oxidase inhibitor：MAOI），選択的セロトニン再取り込み阻害薬（selective serotonin reuptake inhibitor：SSRI）その他の報告がなされている[2]。

慢性の症候性RBDとしては，痴呆，パーキンソン病，オリーブ核・橋・小脳変性症，Shy-Drager症候群，進行性核上性麻痺などの変性疾患やナルコレプシー，多発性硬化症など脳幹部に障害をきたす疾患で多くみられる[2]。特発性RBDにおいても剖検においてパーキンソン病と同様な脳幹部の器質的異常が見られたという報告[4]や心筋シンチグラフィでパーキンソン病と同様な所見がみられたという報告[5]がある。

一般人口においてRBDの有病率は0.8％，高齢者で0.5％とされている[1,2]。約90％が男性で性差が認められる。日本における特発性RBDに関する報告についてみると，男性に多い点は共通しているが，これほど著しい性差は見られない[3]。男性RBD患者でHLAタイピングでDQw1が84％にみられること[2]から，男性の特発性RBD患者では何らかの遺伝素因が関連している可能性がある。

b）診断と検査所見

①診断基準

表1に睡眠障害国際分類の診断基準を示す[1]。

表1 REM sleep behavior disorder（RBD）の診断基準[1]

A. 筋弛緩を欠くレム睡眠の存在。頤筋筋電図で過剰な持続的ないし周期的筋放電を認める，あるいは頤や四肢の筋電図で過剰な相動性収縮を認める
B. 少なくとも以下の1つが存在する
   ⅰ）睡眠に関連した，危険性があり睡眠を妨げる行動の既往
   ⅱ）睡眠ポリグラフ観察中に確認される異常な行動
C. レム睡眠中のてんかん性異常波の欠如
D. 症状を説明できる他の睡眠障害，精神疾患，神経疾患や物質使用の問題が認められない

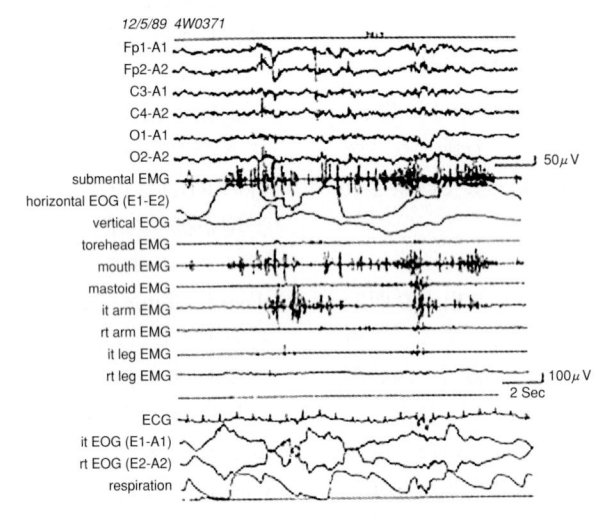

図1 レム睡眠行動障害の睡眠ポリグラフ記録（文献4より改変）

特発性RBD患者のレム睡眠中のポリグラフ記録である。記録全般にわたり，レム睡眠に特徴的な脳波および眼球運動パターンがみられている。一方，オトガイ筋や口部，上肢に筋放電が出現している。口部の筋電図と一致して寝言が観察された。

臨床症状の項でのべたように特徴的終夜睡眠ポリグラフの存在，睡眠中の行動異常の存在，てんかんやその他の睡眠時随伴症がないことが確定診断の必要条件である。

②検査所見

図1に特発性RBD患者の終夜睡眠ポリグラフの実例を示す。終夜睡眠ポリグラフ検査において，ノンレム・レム周期はほとんどの場合障害されない。筋抑制を欠いた異常なレム睡眠が特徴的に観察される。多くの場合，レム睡眠中の眼球運動の密度（レム密度：単位時間当たりの眼球運動数）が高い[2]。

ノンレム睡眠では多くの症例で，周期性四肢運動障害でみられるような四肢の短い不随意運動が非周期的あるいは周期的に出現する。通常，器質性疾患では徐波睡眠が減少することが多いが，RBDでは徐波睡眠が同年齢の健常者と同等または増加している点が特徴的である[2]。

③鑑別診断

鑑別診断の対象となる疾患には，精神科的疾患，夜間のてんかん発作，睡眠中の不随意運動，睡眠時無呼吸症候群，その他の睡眠時随伴症などがある。

パニック障害患者は夜間にパニック発作を起こすことがあるが，パニック発作は中途覚醒した後に起こり，RBDのように眠った状態から起こる

ことはない．外傷後ストレス障害においても悪夢がくり返される場合がある．これに伴って，うなされるという自覚体験を伴う場合や，寝言が出現する場合は，RBDが合併している可能性がある[3]．側頭葉てんかんで睡眠中に複雑部分発作を起こした場合にRBDと似た夜間行動異常がみられることがある．この場合RBDと異なり，完全に覚醒させることが困難で，夢見体験を伴わず，行動異常前後の行動についての健忘がある．通常の脳波検査でてんかん性異常波が発見されれば診断が確定する[3]．

睡眠時遊行症は睡眠時驚愕症（夜驚症）とともに小児期（5歳～12歳）に多い睡眠時随伴症であるが，夢見体験を伴わず，しっかり覚醒するのに時間がかかる．これらは睡眠前半部の深いノンレム睡眠期（徐波睡眠）から起こり，行動異常に先行して過同期の高振幅デルタ波が出現する[3]．

c）治療

転倒や外傷を防ぐため寝室の障害物を片付け，ベッドの使用を中止しマットなどを利用してより低い位置に寝るようにするなど，寝室環境の改善を試みる[6]．

治療はベンゾジアゼピン系薬剤であるクロナゼパムが有効である．就眠前に0.5mgを投与し効果が現われない場合は脱力や睡眠時無呼吸などの副作用に注意しながら徐々に増量する[2]．クロナゼパムが，効果がない場合はレム抑制作用のある三環系抗うつ薬イミプラミンなどの就眠前投与が有効とされる．脳器質性疾患のある患者ではこれら薬剤の副作用が出現しやすいので注意深い用量選択が必要である[6]．

d）病態

レム睡眠中に行動異常が出現するメカニズムについて図2に示す．健常者ではレム睡眠中の脳活動が高まっても錐体路抑制機構が働き脊髄運動細胞レベルで抑制がかかり行動化されることはないが，RBDでは錐体路抑制機構に障害があるためにこれが行動化することになる．

皮質の興奮が大きく，錐体路抑制機構で抑えることができないほどの入力が脊髄運動細胞に入ってくるため，レム睡眠機構が脊髄レベルで錐体路の遮断が十分に行えなくなることも考えられる．RBD患者にみられる悪夢が辺縁系を含む皮質の過剰に興奮した状態と考えれば，こうした臨床的事実も皮質の過剰興奮説を支持するものとなる．

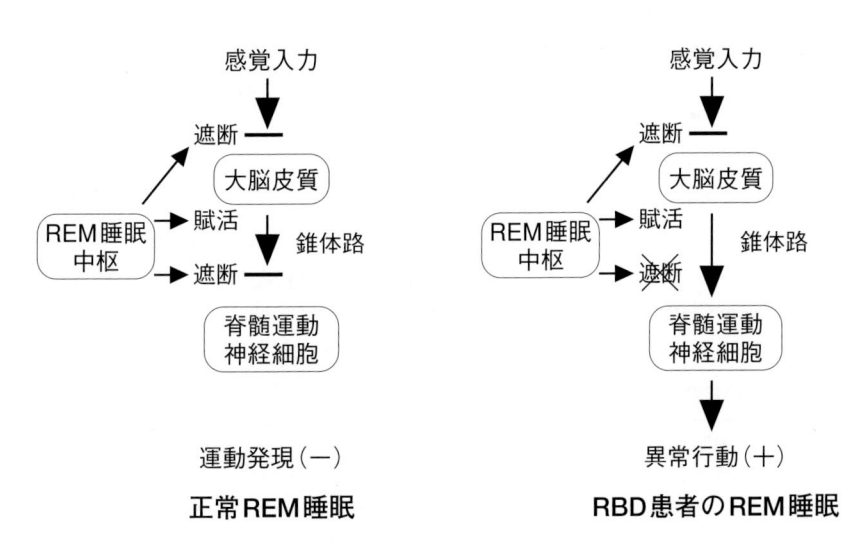

図2　レム睡眠中に行動異常が出現するメカニズム

健常者ではレム睡眠中の脳活動が高まっても錐体路抑制機構が働き脊髄運動細胞レベルで抑制がかかり行動化されることはないが，RBDでは錐体路抑制機構に障害があるためにこれが行動化として現れる．

（2）反復孤発性睡眠麻痺

反復孤発性睡眠麻痺では，反復して入眠期や出眠期に随意運動が不可能になる睡眠麻痺がみられるが，これ以外にナルコレプシーと診断されるに足る症状を持たない[1]。

a）臨床症状

睡眠麻痺のエピソードは，自覚的には発語不能，四肢，体幹，頭部の運動不能として体験される。自覚的に意識は保たれており，エピソード中の出来事の回想が可能である。睡眠麻痺は通常数秒から数分続く。自然に解けることが多いが，触れられたり，話しかけられたり，患者が身体を動かそうと努力することで中断する。通常は呼吸筋の障害は起こらない。睡眠麻痺の頻度は多彩である[1]。

最初のエピソードにおいては強い不安を伴う。25〜75％において幻覚体験を伴う。幻聴，幻視，幻触，何かがいるという感覚などである。浮遊感や体の上に何かがのっかっている圧迫感を伴う場合もある[1]。

睡眠麻痺の疫学的頻度については，30歳以下の学生を対象にした研究では，15〜40％が少なくとも1回の睡眠麻痺を経験しているとされる。成人での頻度については1999年のもので6％という報告がある。年齢的には10代後半に多い。

b）診断と検査所見

①診断基準

睡眠障害国際分類の診断基準を表2に挙げる。臨床症状と睡眠麻痺を引き起こしうるその他の疾患の除外から診断が行われる。

②検査所見

夜間睡眠中に生じる睡眠麻痺はレム睡眠からの覚醒に際して起こる。これはレム睡眠の要素が覚醒した後も引き続くために起こるとされる。強制覚醒直後のレム睡眠においては睡眠麻痺が起こりやすい。睡眠麻痺を起こしているときのポリグラフでは，レム睡眠へのアルファー律動の出現，あるいは脳波は覚醒を示していながらレム睡眠のような筋抑制がみられる[1,8]。

③鑑別診断

末梢神経障害などによる運動麻痺が睡眠麻痺のように体験されることがあるが，これらは通常片側性であり，一肢に限られる。ナルコレプシーにおける睡眠麻痺は，この症候群におけるものと同等である。夜間パニック障害では通常麻痺は伴わない。低カリウム血症による周期性四肢麻痺では，麻痺の症状が数時間にわたり続く点が鑑別点となる。不安，恐怖，おびえや怒り，当惑，嫌悪などの陰性の情動を示す。

c）治療

不規則な睡眠週間の改善などの生活指導を行い，ナルコレプシーにおける睡眠麻痺などと同様に，レム睡眠抑制作用のある三環系抗うつ薬，SNRIなどを用いる。

d）病態

睡眠不足や不規則な睡眠スケジュール，心理的ストレスが関連するという報告もある。3〜4世代にわたって睡眠麻痺が見られた2家系が報告されている[1]。

（3）悪夢障害

悪夢障害では，繰り返す悪夢が特徴であり，患者はその体験やこれとともに起こる睡眠障害に悩まされる。

a）臨床症状

悪夢は不安や恐怖を伴う夢体験であり，これは切迫した身体的危険や苦痛に満ちたテーマの不快な夢として覚醒後に鮮明に想起される。悪夢障害では，目覚めるとすぐに意識清明となり，夢内容を詳細に述べる事ができる。一晩のうちに複数回悪夢を体験することがあり，この場合には同じテーマの悪夢を見る事が多い。悪夢のエピソード中にある程度の自律神経系興奮が起こるが，絶叫や

表2 反復孤発性睡眠麻痺の診断基準[1]

A. 患者は入眠期あるいは出眠期に体幹と四肢を動かすことができないと訴える
B. エピソードは数秒から2〜3分続く
C. 睡眠の自覚的障害はその他の睡眠障害（特にナルコレプシー），内科または神経内科疾患，精神疾患，薬物または物質使用では説明されない

粗大な身体の動きは見られない。悪夢から覚醒した場合，不安が出現し，再入眠困難を伴うことが多い。青年期以降では，悪夢の訴えは女性に多い傾向がある[1,8]。

一般人口の2～8％が悪夢による問題を持つという。3～5歳の子供では10～50％に悪夢が見られるが，発達段階と関連したものであり，必ずしも心理的な障害が背景にあるわけでない。

成人において悪夢は心理的障害と関連したものが多い。急性ストレス障害では心的外傷の直後から，外傷後ストレス障害では心的外傷の1ヵ月以降から，悪夢が生じるようになる。これらの障害では，悪夢は外傷体験の全体あるいは一部の追体験という形をとる。

ノルアドレナリン，セロトニン，ドパミンに関連した薬物の使用が悪夢と関連する事がある。主に抗うつ薬，降圧薬，ドパミン受容体作動薬である。GABA，アセチルコリン，ヒスタミンに影響する薬物，レム睡眠抑制作用のある薬物の離脱などが関与する[1,8]。

b）診断と検査所見

①診断基準

表3に睡眠障害国際分類の診断基準を示す[1]。診断基準は，自覚体験と臨床特徴よりなっており，終夜睡眠ポリグラフ検査の所見は含まれない。

②検査所見

悪夢中のポリグラフに関する研究は少ない。心拍数や呼吸数の上昇が先行する突然のレム睡眠中の覚醒が観察される。睡眠構築の著しい変化は報告されていない。脳幹誘発電位，聴覚誘発電位は正常である。PTSD患者のポリグラフ所見からは，外傷性悪夢の患者はそうでない頻回に悪夢をみる患者と比べて，低睡眠効率，WASOの量と回数上昇など睡眠連続性の変数に異常がみられることが報告されている[1]。悪夢が行動障害を伴っている時は，レム睡眠行動障害や睡眠時驚愕症との鑑別のためにPSGを行うべきである。

③鑑別診断

夜間てんかん発作との鑑別は脳波を行う。RBDとの鑑別は，臨床特徴から。男性の中年期以降に増える点や睡眠中の異常行動の点から鑑別が可能である。入眠期や出眠期の睡眠麻痺において患者に意識があるにも関わらず動いたりしゃべったりできない場合には，不安を伴う場合がある[1]。これに夢体験を伴う場合にはさらに不安を生じる可能性が高くなる。悪夢においてある程度の金縛り様の感覚を伴う場合もあるが，意識があると感じることや完全な睡眠麻痺を感じることはない。PTSDにおいて悪夢は高頻度に認められる。治療経過においてPTSDのその他の症状は軽快するものの悪夢だけが続くことがある点に注意すべきである。

c）治療

主に背景にある精神的葛藤を解くための精神療法，系統的な脱感作とリラクゼーションよりなる認知行動療法などが用いられる。その他にも種々の心理学的アプローチが試みられている。中途覚醒に対して，ベンゾジアゼピン系の睡眠薬やクロナゼパムなどが用いられることがある[8]。

d）病態

悪夢障害は忍耐強い性格と関連するとされ，心理的障害とも関連している。精神心理的障害との関連は青年期以降に認められるが，子供ではこうした心理的な要因は見いだされていない。悪夢の

表3 悪夢障害の診断基準[1]

A. 繰り返される不快な夢体験を伴った睡眠から覚醒するエピソードで，この夢体験は，通常は恐怖，不安だが，怒り，嫌悪，その他の不快な情動を伴うこともある
B. 覚醒時の意識は清明で錯乱や見当識障害を伴うことはほとんど無い。夢体験の想起は迅速で明快である
C. 以下の合併症状のうち一つが存在する
 ⅰ）エピソード後に入眠が遅れる
 ⅱ）習慣的睡眠時間帯の後半にエピソードが起こる

関連要因としては，女性，低い社会経済的あるいは教育レベル，精神病理の既往が報告されているが，ストレスイベントが大きい場合には，こうした要因のない人にも生じる．

双生児研究から小児期の悪夢に遺伝的な素因が考えられている．悪夢と寝言との関連も示唆されている．

おわりに

レム睡眠時に起こる睡眠時随伴症として，レム睡眠行動障害，反復孤発性睡眠麻痺，悪夢障害について，臨床症状と終夜睡眠ポリグラフ検査所見を中心に述べた．

参考文献

1) Diagnostic Classification Steering Committee : International classification of sleep disorders 2nd ed; Diagnostic and coding manual. Rochester, Minnesota, American Sleep disorders Association, 2005.
2) Mahowald MK, Schenck CH : REM sleep parasomnias. Principles and practice of sleep medicine, 4th edition（Kryger MH, Roth T, Dement WC, ed.）, Elsevier Saunders, Philadelphia, pp. 897-916, 2005.
3) 内山　真：レム睡眠行動障害（RBD）．臨床睡眠医学（太田龍朗，大川匡子，塩澤全司編集），朝倉書店, 東京, pp.225-230, 1999.
4) Uchiyama M, Isse K, Tanaka K, et al. : Incidental Lewy body disease in a patient with REM sleep behavior disorder, Neurology 45 : 709-712, 1995.
5) Miyamoto T, Miyamoto M, Inoue Y et al. : Reduced cardiac 123I-MIBG scintigraphy in idiopathic REM sleep behavior disorder. Neurology 67（12）: 2236-2238, 2006.
6) 内山　真：睡眠障害の診断治療ガイドライン研究会（編集）睡眠障害の対応と治療ガイドライン．じほう, 東京, 2002.
7) Iranzo A, Molinuevo JL, Santamaria J, et al. : Rapid-eye-movement sleep behaviour disorder as an early marker for a neurodegenerative disorder : a descriptive study. Lancet Neurol. 5 : 572-577, 2006.
8) Nielsen TA, Zadra A : Nightmares and Other Common Dream Disturbances. Principles and practice of sleep medicine, 4th edition（Kryger MH, Roth T, Dement WC, ed.）, Elsevier Saunders, Philadelphia, pp. 926-935, 2005.

〔金野倫子，内山　真〕

6. 睡眠関連運動障害

はじめに

睡眠関連運動障害は，主として，睡眠を妨げる比較的単純で通常は常同的運動，または単発性の運動障害である。睡眠関連運動障害の診断には，夜間睡眠障害，または日中の眠気や疲労の訴えが前提条件である。

睡眠時と覚醒時の両方で認められる運動障害もある。睡眠時の発現が覚醒時のものと顕著に異なれば，その運動障害はここに分類する。例えば，睡眠関連歯ぎしりである。

睡眠関連運動障害を確実に診断するのには睡眠ポリグラフが必要なことがある。実際，場合によっては，通常の睡眠ポリグラフ記録に終夜ビデオ録画を加えて，検査技師による患者の行為と意識レベルの記述と記録された運動の両面から診断を確立することが必要なこともある。

睡眠関連運動障害には，むずむず脚症候群，周期性四肢運動障害，睡眠関連下肢こむらがえり，睡眠関連歯ぎしり，睡眠関連律動性運動障害，薬剤・物質による睡眠関連運動障害などがあるが，ここではむずむず脚症候群を中心に周期性四肢運動障害，睡眠関連下肢こむらがえり，睡眠関連歯ぎしりについて概説する。

(1) むずむず脚症候群：Restless legs syndrome

Restless legs syndrome (RLS) は，日本語でむずむず脚症候群といわれ，17世紀の昔にはすでに報告されていた。1945年にEkbomにより疾患概念が確立し，その名が命名された歴史のある疾患である[1]。RLSの特徴を一言で述べればいやな知覚症状を打ち消すため下肢を動かしたいという，抵抗できないほど強い衝動を訴える感覚運動障害であるといってよい。国際睡眠学会分類第2版 (ICSD-2)[2] ではRLSは睡眠関連運動障害のひとつに分類されている。もちろん，RLS自体常同運動ではないが，主として周期性四肢運動障害 (periodic limb movements disease：PLMD) と密接な関連があるのでここに分類されているのである。

欧米ではRLSは多くの人々にその存在が知られたいわばcommon diseaseであるにもかかわらず，不思議なことに注目されだしたのは欧米でも近年になってであり，わが国では欧米より罹病率が少ないこともあってか，わずか数年前から注目されているにすぎない[3]。しかし，現実には程度の軽重は別として，わが国でもRLSの潜在人口は非常に多いと考えられており，その存在の啓蒙と適切な診断・治療は非常に重要なりつつある。RLSの診断基準については，そのよりよいあり方を求めて多くの検討がなされてきているが，先述したように2005年にICSD-2[2]が発表され，小児を含めた診断基準の確立が行われた。

a) 疫学

欧米，とくにヨーロッパの研究では成人の5%から10%がRLS症状を有することを報告している。ヨーロッパ以外の人口における有病率はまだ確立されていないが，予備的研究によるとアジア人の有病率が低い。わが国でのRLSのわが国の有病率は概ね1.8%と報告されている[4]。RLSは小児期初期から成人期後期まで，あらゆる年齢で発症するが，高齢者，また女性に多い疾患で，女性は男性の1.5倍から2倍多く認められる[2]。

RLSは散発的にも生じるが，常染色体優性の家族的発現があることが認められ，RLS患者の一等親では，RLSの危険性は一般人口の3倍から6倍であるといわれている。RLSの発症が早ければ (34歳から45歳前)，家族内でRLSが生じる危険性が高くなる。ゲノム解析では，フランス系カナダ人家族で染色体12q，イタリア人家族で14q，アメリカ人の2家族で9p上の重要な連鎖が報告されている[5,6]。

表1 症候性のRLS/PLMDの原因となる疾患

鉄欠乏
慢性腎不全
睡眠時無呼吸症候群
関節リウマチ
妊娠
急性間欠性ポルフィリン症
慢性呼吸不全（閉塞性肺疾患など）
甲状腺機能低下症
マグネシウム欠乏
糖尿病
脊髄疾患
　（変形性脊椎症，脊髄血管障害，脊髄空洞症など）
腰痛麻酔後
ポリオ
パーキンソン病
多系統萎縮症
ニューロパチー（アミロイドニューロパチー含む）
Charcot Marie Tooth病
下肢静脈瘤

表2 RLS診断基準（NIH，国際RLS研究グループ）[7]

1）脚を動かしたいという強い欲求が存在し，また多くの場合その欲求が不快な下肢の異常感覚に伴って生じる，あるいは異常感覚が原因となって起こること。
2）脚を動かしたいという強い欲求や異常感覚が，安静にして，静かに横になったり座ったりしている状態で始まる，あるいは憎悪すること。
3）脚を動かしたいという強い欲求や異常感覚が，歩いたり脚を伸ばすなどの運動によって，少なくとも運動を続けている間は完全に，あるいは部分的に改善すること。
4）脚を動かしたいという強い欲求や異常感覚が，日中より夕方・夜間に増強する，もしくは夕方・夜間のみに起こること。

b）RLSの臨床

RLSの臨床でまず知っておかねばならないことは原因のない原発性のRLSのほか症候性（2次性）のRLSがあることである（表1）[3]。実際，腎不全や妊娠が原因のことはしばしばあり，末梢性ニューロパチーや坐骨神経痛など末梢神経障害を伴っていることもある。

c）基本特徴

しばしば耐え難い異常な感覚が休息により生じたり悪化し，動かすことにより改善することから，歩いたり下肢を動かしたりすれば，少なくとも部分的そして一時的には楽になるので，それを動かしたいという衝動があるものである。この特徴をまとめたものが診断基準に合致する（表2）[7]。

RLS症状は日によってもかなり変動し，長時間飛行機や車に乗ることや観劇など，定座性，すなわちじっとしているときに誘発されやすい。

軽度から中等度のRLSでは睡眠障害は軽いが，重症度の高いRLSは，一晩あたりの睡眠時間が5時間未満となる。また，RLS患者では，日中の活力と気力が減退していることが多く，抑うつと不安の発現率が高いという報告もある。

RLSの随伴特徴として下肢がひきつったりぴくついたりすると訴えや，家族（とくにベッドパートナー）による観察がある。すなわち後述する周期性四肢運動（periodic limb movements：PLM）が合併していることが多い。

鑑別診断と注意点としてRLS症状は日中の後半から夜にかけて多く発症するためもあり，睡眠障害が原因で医療機関にやってくる患者が多いと考えられがちであるが，必ずしも睡眠障害に関する訴えのみではないことに注意すべきである。というのは，RLSの症状としては入眠困難や中途覚醒がもっとも多いものではあるが，痛みなどの感覚症状，倦怠感やうつなどの症状のみが訴えの場合もあり，末梢循環不全，関節炎あるいは脊椎外傷などと誤診される場合が多い。小児では，RLSが「成長痛」と誤診されることが多い。また，ADHDとの関連と共存が示唆されている[8]。また，Kushida[9]はRLSが誤診されている病名あるいは症状について表3のように述べている。

d）原因と病態生理

基本的にはRLSの病態生理は明らかではない。しかし，鉄・ドパミン・遺伝的素因がRLS病理の主因のようである[10,11]。鉄欠乏は最大要因とも考えられ，脳の鉄欠乏がRLSの主要病変の可能性がある。これは，後述するドパミン代謝異常に鉄代

謝が関与しているからともいわれている脳脊髄液とMRI検査のどちらでも脳の鉄欠乏が認められる．薬理学研究からも中枢神経系のドパミン作動系がRLS病理に関与しているという指摘がある．

e）診断基準

RLSを正確に診断し，また治療反応性などをみるのに厳密には睡眠ポリグラフ検査（polysomnography：PSG）が必要である[12]．PSGは主に睡眠中の前脛骨筋の表面筋電図によりPLMSをみるものであり，覚醒時のPLMSの定量法として指示不動検査（suggested immobilization test：SIT）という定量法があり，ドパミン作動薬の薬効評価などに用いられる[13]．しかし，前述したようにRLSはcommon diseaseであり，外来の第一線臨床で診断がくだされなければならない．以上の点に鑑み睡眠ポリグラフ検査などの所見を背景にしながらも簡便かつ詳細な種々の角度からの検討が行われ，2003年NIHの国際RLS研究グループは表2に示す診断基準を提唱したのである[7]．

一方，RLS診断には感覚症状の訴えが必要である．小さな子供の生活様式や睡眠習慣，また恐らくはRLSの自然経過のために別の診断基準が必要となる．そこでICSD-2（表4）ではこれらの症状を訴えにくい小さな子供のために，子供用に別の診断基準を記載している[2]．

RLS患者の多くがRLS症状を単に痛みとして訴え，医師側もRLSの認識がないために診断ができない．いままさに診察している患者のなかにRLSがいるのではないかという疑いをもった診療態度が必要なのである．

表3　RLSは何と間違えられているのか（Kushida[9]）

背部痛	34.8%
うつ	26.9%
高血圧	26.1%
不眠	26.0%
不安	23.2%
関節炎	21.8%
夜間こむらがえり	19.8%

表4　RLS診断基準（国際睡眠学会分類第2版：ICSD-2）[2]

Ⅰ．成人患者の診断（12歳以上）
　A．患者が，下肢を動かそうとする強い衝動を訴える．通常，下肢に不快で嫌な感覚を伴うかこの感覚のため衝動が引き起こされる．
　B．動かそうとする衝動や不快感は休息中，または寝転んだり座ったりして動いていない時に始まる，または悪化する．
　C．動かそうとする衝動や不快感は，歩いたり体を伸ばしたりするなどの動きによって，少なくとも動きを持続している間は，部分的または全体的に軽快する．
　D．動かそうとする衝動や不快感は夕方や晩に強くなる，または夕方や夜間にしか生じない．
　E．病態が他の睡眠障害，身体疾患や神経疾患，精神障害，薬物使用，または物質使用障害で説明できない．

Ⅱ．小児患者の診断（2歳から12歳まで）
Aのみ，またはBとCで基準が満たされる．
　A．子供に，上述の4つの基本的な成人のRLS基準全てが適合し，自分の言葉で下肢の不快感と一致する表現をする．
　または
　B．子供では，上述の4つの基本的な成人のRLS基準全てが適合するが，自分の言葉で下肢の不快感と一致する表現をしない．
　そして
　C．子供では，以下の3つの所見のうち少なくとも2つが認められる．
　　　ⅰ．年齢に相応しない睡眠障害．
　　　ⅱ．血のつながった親や兄弟姉妹に確実例RLSが認められる．
　　　ⅲ．睡眠ポリグラフ上，周期性四肢運動指標が睡眠時間1時間当たり5以上認められる．

表5 間歇型むずむず脚症候群の治療

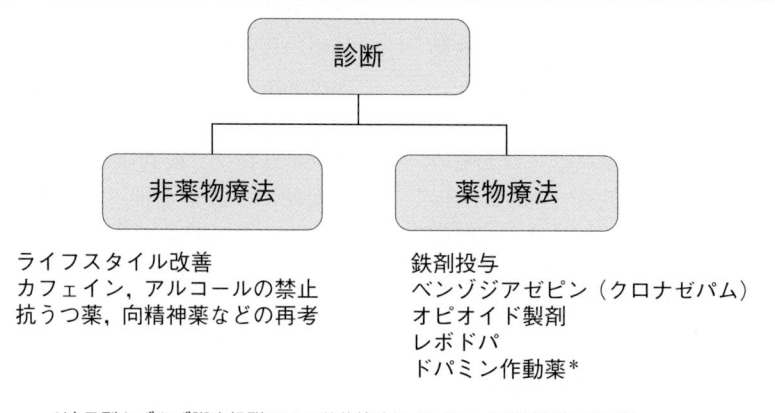

```
         診断
          |
   ┌──────┴──────┐
 非薬物療法      薬物療法
```

非薬物療法:
ライフスタイル改善
カフェイン, アルコールの禁止
抗うつ薬, 向精神薬などの再考

薬物療法:
鉄剤投与
ベンゾジアゼピン（クロナゼパム）
オピオイド製剤
レボドパ
ドパミン作動薬*

*連日型むずむず脚症候群ではの薬物治療はドパミン作動薬投与が必要

アルゴリズム（4）より改変引用[3]

f）治療

治療のアルゴリズムを適用するにあたり, RLSには当然のことながら症状に軽重があり, また, 頻度的にも必ずしも毎日は症状のない間歇性のRLSのものと毎日症状のあるものがあることが重要である（表5[3]）。また, 治療には非薬物療法と薬物療法があり, 軽症では, 前者のみで寛解することもありうる。

①非薬物療法

軽症のものでは睡眠衛生の改善を行うこと, すなわち, 一般に規則正しい生活をし, 禁酒・禁煙, カフェイン摂取の制限や, 温かいお風呂, ウォーキングやストレッチで良くなることがある。退屈感をまぎらわすために, テレビゲームやパズルを行わせる（ボーっとしないで何かに集中する）ことによって症状が軽減することもある。その他非薬物治療法には様々のものがある。

②薬物療法

鉄欠乏を明らかに有する場合や, フェリチンの量が正常範囲の下限3分の1内にある場合も鉄剤に反応することがある。これは2次性のRLSでも特発性のRLSにおいても鉄が基本的にドパミン代謝に必要であることから, 薬物治療としては鉄欠乏が認められた場合, まず鉄補給を行う。

特異的治療として鉄-ドパミン仮説に基づき, 中枢ドパミン作動薬を投与する。これはRLSの薬物療法の第1選択である。ペルゴリドなど麦角製剤は, 近年心臓弁膜症の発症が危惧されており注意が必要である。海外ではプラミペキソールを0.5から2mg 1日2～3回分服（0.125mg/日 1回より開始）することが推奨されている[15]。わが国でもプラミペキソールの臨床試験が既に行われており, 0.25～0.75mg/日での効果が認められており, この用量で申請中である。レボドパ・カルビドパ製剤の投与も有用とされているが, 200mg以上を毎日投与することによりRLS症状が午後早くに生じてしまったり, 手足に広がってしまう強化現象（augmentation）が生じることがあるので注意が必要である。

クロナゼパムはベンゾジアゼピン誘導体であり, 入眠促進や中途覚醒の抑制作用をもつ抗てんかん薬である。0.5から1mg 1日就寝前1回投与により, 中等症以下では効果が期待できる。しかし, 最大の問題点はPLMSなどの運動障害を改善する作用がないことにある。抗てんかん薬のギャバペンチンも効果があるとされる。重症以上にはオピオイド製剤も効果が期待できるが, わが国では選択の余地はない。

（2）周期性四肢運動（periodic limb movements : PLM）

睡眠時（PLMS）と休息中の覚醒時（PLMW）

表6 周期性四肢運動障害の診断基準[2]

A. 睡眠ポリグラフで，反復性のかなり常同的な四肢運動が認められ，それは：
  1. 0.5秒から5秒持続する。
  2. 測定中の振幅はつま先屈曲の25％以上である。
  3. 4回以上連続する動きである。
  4. （四肢運動開始から次の四肢運動開始までが）5秒以上90秒未満の間隔（典型的には20から40秒の間隔がある）で分断されている。
B. PLMS指数は小児では1時間当たり5を超えて，ほとんどの成人の場合15を超える。
  （PLMS指数：睡眠ポリグラフで確認された総睡眠時間1時間あたりの周期性四肢運動の回数）

に出現する数秒10数秒ごとに足を不随意にそり返させられるような，あるいは蹴りだすような運動のことをいう。診断基準を表6[2]に示す。RLSがなくPLMSだけで，睡眠の分断化や昼間の疲れなどのみを症状とする疾患は周期性四肢運動症（periodic limb movements disorder：PLMD）といわれる。これらは大抵下肢で認められるが，腕にもあることがある。RLS患者の80％から90％でPLMSが生じるが，RLS特有のものではなく，RLSと関係なく他のさまざまな疾患と関連して，とくに高齢者でおこることがあり，しばしば，老化に伴う夜間のこむら返りなどとして治療の必要がないなどとされてしまう。PLMSは脳波上覚醒（EEG arousal, microarousal）や，自律神経の覚醒（心拍，血圧などの変化）を引き起こす。

欧米ではRLS患者には80％の確率でPLMSがみられるとされるがわが国ではずっと少ないという説もある。PLMSが昼間の眠気を引き起こすことはほとんどなく，PLMSがあることに気づいていない場合も多い。一方，睡眠中でなくとも座ったり，横になったりしてじっとしているとPLMSが起こることがある。RLS感覚症状とPLMWは覚醒と睡眠の移行時に生じて，入眠や再び眠りにつくことを妨げる。RLS患者のPLMSは睡眠からの覚醒時に随伴することが多い。

PMLSの発現機序として，交感神経系の関与が推察されている。Parkinson病に多く合併するためドパミン作働系の関与も示唆されており一定の治療効果があるが，本当に正確な機序は十分に解明されていない。SSRI，三環系抗うつ薬，ドパミン受容体拮抗薬などの薬剤によっては，PLMSが誘発されたり憎悪したりする。

（3）睡眠関連下肢こむらがえり：Sleep Related Leg Cramps

睡眠関連下肢こむらがえりは，筋肉や筋群が不随意的に急激に強く収縮して引き起こされる疼痛感で，通常はふくらはぎや足で認められ，睡眠中に生じる。覚醒状態からでも睡眠からでも発生する。

睡眠関連下肢こむらがえりは突然始まるのが普通で，筋収縮は数秒から数分持続して自然に消失する。健常者の16％程度にみられ，特に高齢者でその頻度が高く，原因不明のことが多い。激しい運動後，妊娠，体液・電解質異常，糖尿病や甲状腺機能低下症などの内分泌障害，血液透析患者，神経筋疾患，Parkinson病などでしばしば認められる。罹患筋のマッサージおよびストレッチ，保温，筋弛緩薬，漢方薬によって軽快する。

患者の中には下肢こむらがえりが主に日中に認められて，睡眠を妨げるような顕著な下肢こむらがえりが認められないものもいる。

（4）睡眠関連歯ぎしり：Sleep Related Bruxism

睡眠関連歯ぎしりは，睡眠中に歯をすり合わせたり食いしばったりするのが特徴で，通常は睡眠覚醒に随伴する。欧米の調査では，歯ぎしりは小児では10〜20％，成人で約5〜8％，老人では2〜3％と加齢とともに減少し，性差はほとんどない。日本での疫学データは不十分である。

睡眠中に，下顎収縮が頻繁に生じる。この収縮

は2つの形式をとることがある。下顎の弧発性で持続的な食いしばりで強縮と呼ばれるもの，または一連の反復性の筋収縮で，律動性咀嚼筋活動と呼ばれるものである。これらの収縮が睡眠中に特に強いと，歯をきしらせる音が出ることが多く睡眠関連歯ぎしりと呼ばれる。この病態のために歯が異常に磨耗し，歯痛，下顎の筋肉痛，または一時的な頭痛が生じることがある。重症度の高い睡眠関連歯ぎしりにより睡眠分断が引き起こされることもある。患者だけでなくスリープパートナーにも影響が出る。この障害は，典型的には，歯の損傷や不快な音のために歯科的処置や内科的処置を受けることとなる。

顎関節が痛むのは，稀ではない。覚醒中に歯ぎしりが生じることがあるが，これは別の障害で睡眠関連歯ぎしりに随伴するものではない。はっきりした原因がない睡眠関連歯ぎしりは原発性のものと呼ばれ，一方で続発性の睡眠関連歯ぎしりは，向精神薬や麻薬の使用，様々な身体疾患に随伴することがある。

さらに，筋肉や歯の様々な不快感，下顎が自由に動かないこと，口や顔面の疼痛，また頭痛がある。歯が磨耗したり，折れたり，頬に裂傷ができることもある。睡眠関連歯ぎしりの強さと持続期間にはばらつきがあるが，もっとも重症度が高い場合には，一晩で何百回も生じることもある。通常，睡眠からの短い覚醒が伴うが，覚醒状態が生じることは稀である。特発性睡眠関連歯ぎしりは健康な子供と成人でよくみられるが，続発性の睡眠関連歯ぎしりは脳性麻痺，精神発達遅滞の子供や異常運動が認められる患者で観察される。健康な成人の心理検査により，歯ぎしりのエピソードには，ストレスや不安と密接な相関があることが示唆されている。

根治療法はなく一般的には対処療法が行われているが，科学的根拠や裏づけはまだまだ不十分である。

おわりに

睡眠関連運動障害は，夜間のみならず昼間の生活の質を大きく損なう疾患であり，その存在は決してまれでない。第一線の日常診療を行ううえで睡眠関連運動障害の存在を念頭におき診断することが喚起されるべきである。

参考文献

1) Ekbom K : Restless legs : a clinical study. Acta Med Scand 158 : 1-122, 1945.
2) American Academy of Sleep Medicine. International classification of sleep disorders, 2nd ed : Diagnostic and coding manual. Westchester, Illinois : American Academy of Sleep Medicine. 2005.
3) 井上雄一，内村直尚，平田幸一：レストレッグズ症候群（RLS）―だからどうしても脚を動かしたい．東京，アルタ出版，2008.
4) Nomura T, Inoue Y, Kusumi M, et al. : Prevalence of restless legs syndrome in a rural community in Japan. Mov Disord 15 ; 23（16）: 2363-2369, 2008.
5) Desautels A, Turecki G, Montplaisir J, et al. : Restless legs syndrome : confirmation of linkage to chromosome 12q, genetic heterogeneity, and evidence of complexity. Arch Neurol 62 : 591-596, 2005.
6) Levchenko A, Montplaisir JY, Dube MP, et al. : The 14q restless legs syndrome locus in the French Canadian population. Ann Neurol 55 : 887-891, 2004.
7) Allen R, Picchietti D, Hening W, et al. : Restless legs syndrome : diagnostic criteria, special considerations, and epidemiology. A report from the restless legs syndrome diagnosis and epidemiology workshop at the National Institutes of Health. Sleep Med 4 : 101-119, 2003.
8) Philipsen A, Hornyak M, Riemann D. : Sleep and sleep disorders in adults with attention deficit/hyperactivitydisorder. Sleep Med Rev 10 : 399-405, 2006.
9) Kushida CA. : Clinical presentation, diagnosis, and quality of life issues in restless legs syndrome. Am J Med 120Suppl 1 : S4-S12, 2007.
10) Sadrzadeh SM, Saffari Y : Iron and brain disorders. Am J Clin Pathol 121Suppl : S64-70, 2004.

11) Clemens S, Rye D, Hochman S : Restless legs syndrome : revisiting the dopamine hypothesis from the spinal cord perspective. Neurology 67 : 125-130, 2006.
12) Montplaisir J, Boucher S, Poirier G, et al. : Clinical, polysomnographic, and genetic characteristics of restless legs syndrome : a study of 133 patients diagnosed with new standard criteria. Mov Disord 12 : 61-65, 1997.
13) Montplaisir J, Nicolas A, Denesle R, et al. : Restless legs syndrome improved by pramipexole : a double-blind randomizedtrial. Neurology 23 : 938-943, 1999.
14) Silber MH, Ehrenberg BL, Allen RP, et al. : Medical Advisory Board of the Restless Legs Syndrome Foundation. An algorithm for the management of restless legs syndrome. Mayo Clin Proc 79 : 916-922, 2004.
15) Oertel WH, Stiasny-Kolster K, Bergtholdt B, et al. : Pramipexole RLS Study Group. Efficacy of pramipexole in restless legs syndrome : a six-week, multicenter, randomized, double-blind study (effect-RLS study). Mov Disord 22 : 213-219, 2007.
16) Lobbezoo F, van der Zaag J, van Selms MK, et al. : Principles for the management of bruxism. J Oral Rehabil 35 : 509-523, 2008.

〔平田幸一，村田桃代，宮本雅之〕

7. 睡眠てんかん

はじめに

てんかんとは,「種々の病因によってもたらされる慢性の脳疾患であって,大脳ニューロンの過剰な放電に由来する反復性の発作(てんかん発作)を主徴とし,変異に富んだ臨床ならびに検査所見の表出を伴う」[1]と定義される。てんかんは大きく4つに分類される(表1)。特発性てんかんとは原因不明のてんかんで,その一部は遺伝が関与する。症候性てんかんとは脳に器質的異常が想定されるてんかんである。全般てんかんとは脳全体が一気に過剰放電に巻き込まれるものをいい,局在関連てんかん(部分てんかん)とは脳の一部から異常放電が生じるものをいう。その他に,全般てんかんと局在関連の両方の特徴をもつ特殊症候群がある。

てんかんと睡眠は関係が深く,ここでは睡眠周期に関連したてんかん発作,てんかんと睡眠不足・断眠,てんかんと睡眠障害との鑑別などについて述べたい。

(1) 睡眠周期に関連したてんかん

2005年の国際睡眠障害分類第2版の定義によると,睡眠関連てんかんとは発作性エピソードの70%異常が睡眠中に生じるものをいう[2]。睡眠関連てんかんの特徴を表2にまとめた。以下に睡眠―覚醒リズムに関連したてんかんの類型,症候群について述べる[3]。

a) 覚醒時大発作てんかん (Grand mal type epilepsy on awakening)

Janzは大発作を示すてんかんを睡眠,覚醒のリズムに基づいて類型分けすることを提案し,1962年には2,110例の発作の好発時間帯から,覚醒型,睡眠型,混合型の3型に分類した[4]。それぞれの特徴をまとめると表3のようになる。1989年のてんかんおよびてんかん症候群の国際分類[5]では覚醒型が「覚醒時大発作てんかん」として独立した一てんかん症候群となった。

覚醒時大発作てんかんでは,強直間代発作(大発作)の90%以上が覚醒から2時間以内(多くは1時間以内),または夕方の休息時に出現する。70～80%の症例は10～20歳代半ば(ピークは思春期)に発症する。ほとんどの例で頭部MRI等の画像検査で異常はみられない。脳波の背景波は正常である。てんかん波は全ての症例で出現するわけではないが,認める場合には2.5～4Hzの全般性の棘徐波,多棘徐波をみる。時にミオクロニー発作(30%の症例)や欠神発作(40～50%の症例)を伴う。治療はバルプロ酸ナトリウムが第1選択薬となる。多くの症例では発作が抑制されるが,服薬を中止すると80%の例で発作が再発する。断薬,疲労,睡眠不足,アルコールの大量摂

表1 てんかんの国際分類(1989年)

	特発性てんかん	症候性てんかん	特殊症候群
局在関連(部分)てんかん	良性ローランドてんかん* 良性後頭葉てんかん* ・早発(Panaytopoulos)型 ・後発(Gastaut)型 など	前頭葉てんかん (夜間前頭葉てんかん*) 側頭葉てんかん 頭頂葉てんかん 後頭葉てんかん	徐波睡眠期持続性棘徐波をもつてんかん* など
全般てんかん	欠神てんかん 若年ミオクロニーてんかん* 覚醒時大発作てんかん* など	ウエスト症候群 レンノックス症候群 など	

*:本文中に記載

表2 睡眠関連てんかんの特徴

	特発性全般てんかん		局在関連性てんかん	特発性局在関連性てんかん			特殊症候群
	覚醒時大発作てんかん	若年性ミオクロニーてんかん	常染色体優性夜間前頭葉てんかん	良性ローランドてんかん	特発性後頭てんかん		徐波睡眠期持続棘徐波をもつてんかん
					Panayiotopoulos症候群	Gastaut型特発性小児後頭葉てんかん	
発症年齢	思春期	思春期	小児期	4-9(2-12)y	4-5 y	8(3-15)y	4-5y(2m-12y)
発作症状	前兆を伴わない強直間代発作	ミオクロニー発作、時に強直間代発作・欠神発作	突発性覚醒、夜間発作性ジストニア、挿間性夜間徘徊	口周囲の痺れ感に続く一側の顔面のけいれん	嘔吐, 眼球偏位, 時に欠神様発作	幻視・暗黒などの視覚症状, 時に一側又は全身けいれん	部分発作と全般発作のいずれも起こる
好発時間帯	覚醒後1時間以内・夕方の休息時	覚醒1(2)時間以内	ノンレム睡眠中	睡眠中	睡眠中	睡眠中	
脳波	2～4.5Hzの広汎性不規則棘徐波複合	広汎性不規則(多)棘徐波	多くは正常。時に睡眠時前頭部のてんかん性異常波	中心・側頭部に鋭波。睡眠で増加	多焦点の棘波(多くは後頭部), 1/3は正常	後頭部棘波, 睡眠時のみ出現する例もある	ノンレム睡眠時の85%以上で広汎性棘徐波複合が持続。覚醒時とレム睡眠時は消失

表3 大発作を示すてんかんの睡眠—覚醒周期による分類（Janzによる）

	覚醒型	睡眠型	混合型
好発時間帯	起床後2時間以内, 夕方の休息時	入眠後または覚醒前	
割合	34%	45%	21%
遺伝負因	12.5%	7.7%	3.8%

取などが発作の誘因となる．

b) 夜間前頭葉てんかん（Nocturnal frontal lobe epilepsy, NFLE）／常染色体優性夜間前頭葉てんかん（Autosomal dominant nocturnal frontal lobe epilepsy ADNFLE）

これらは挿間性夜間徘徊（1977年），夜間発作性ジストニア（1981年），夜間突発性覚醒（1986年）などの名称で症例報告され，1990年の国際睡眠障害分類第1版では睡眠随伴症（パラソムニア）として記載された．しかし，1994年にオーストラリアのSchefferが常染色体優性の6家系を報告し，単一遺伝子異常で発症する部分てんかんであることを指摘した[6]．翌年には連鎖解析で20番染色体長腕（20q13.2）の遺伝子異常が報告され，1996年に神経ニコチン酸アセチルコリン受容体（CHRNA4）遺伝子がクローニングされた．2005年の国際睡眠障害分類第2版では，ADNFLEを中核とする一群を夜間前頭葉てんかんとして記載した[2]．その後，CHRNA4遺伝子のノックアウトマウスで，挿間性夜間徘徊，夜間発作性ジストニア，夜間突発性覚醒のいずれもが出現することが確認された．

夜間前頭葉てんかんは小児期に発症し，成人期を通して持続する．挿間性夜間徘徊とは，突然叫び声をあげ，複雑な激しい行動や徘徊を伴い，2分以上持続する．発作は早朝に多い．夜間発作性

ジストニアとは，ノンレム睡眠中に体軸を捻転させる発作が20〜30秒間持続し，毎日のように生じる。夜間突発性覚醒とは，睡眠中に5〜10秒間，突然覚醒するもので，毎夜に頻発する。1人の患者にこれら種類の発作が生じうる。カルバマゼピンが第1選択薬で，いずれの発作も治療によく反応する。画像検査は正常で，一部の例では発作間欠期脳波で前頭部に発作波を認めることがあるが，多くの例では異常所見を認めない。終夜ビデオ脳波記録や遺伝子検索が確定診断には役立つ[7]。錯乱性覚醒などのノンレムパラソムニアとの鑑別はときに難しく，小児期にパラソムニアをもっていた人が後にNFLEを発症したり，NFLEの血縁者にパラソムニアをもつ人がいるなど，両者には共通の病態があるのかもしれない。

c) 中側頭部の棘波を示す良性小児てんかん（Benign childhood epilepsy with centro-temporal spikes）／良性ローランドてんかん（Benign rolandic epilepsy）

発症年齢は2歳から12歳で，4〜9歳が最も多い。治療の有無にかかわらず15歳頃には発作が消失する予後良好な年齢依存性てんかんである。通常，入眠後まもなく，シルビウス発作（舌，頬，口唇，顔面などの一側にミオクロニー発作）が起こり，時にそれが上肢から下肢へと進展し偏側けいれんを生じたり，二次性全般化発作を起こす。ときに覚醒時にも部分発作や二次性全般化発作が生じる。脳波ではローランド領域・中側頭部に発作波を認める。家族性に多く発症する。

Autosomal dominant Rolandic epilepsy with speech dyspraxiaは，1995年にオーストラリアの家族で報告された稀な症候群である。発症年齢のピークは5歳で，典型的な良性ローランドてんかんに一致するが，会話の協調障害を認める[8]。

発作は入眠後2時間以内に見られ，一側の顔面と上肢の強直間代けいれんを呈する。二次性全般化は稀である。脳波では高頻度にてんかん性異常を中心・側頭領域に認める。

d) 若年ミオクロニーてんかん（Juvenile myoclonic epilepsy, JME）

ミオクロニー発作は覚醒直後に起こることが多い。ミオクロニー発作は突然おこる短い両側同期性・左右対称性の筋収縮で，単発または群発して，多くの場合上肢優位に見られる。

e) 特発性小児後頭葉てんかん（Childfood occipital epilepsy）

早発型良性小児後頭葉てんかん（Panayiotopoulos症候群）と遅発性小児後頭葉てんかん（Gastaut型特発性小児後頭葉てんかん）に分けられる。Panayiotopoulos症候群は比較的稀な症候群で，4〜5歳に発症のピークがある。発作は睡眠中に突然目を見開き，眼球が偏位し，反応がなくなり，嘔吐する。自律神経症状を主体とする無反応状態が数十分にわたり持続するが，時に半身けいれんまたは全身けいれんに移行する。脳波上発作焦点は多焦点を示すが後頭葉が多い。発作予後は良好である。

Gasaut型特発性小児後頭葉てんかんは3〜15歳（8歳がピーク）に発症し，熱性けいれんが先行することが多い。発作は覚醒時であれば幻視や暗黒，盲といった視覚症状に続いて，睡眠中であればこれらの視覚症状を自覚することなく一側性間代発作，複雑部分発作，全身けいれんが生じる。半数は発作後に強い頭痛を伴い，偏頭痛と誤診されやすい。脳波では閉眼時に2〜3Hzの高振幅棘徐波複合が後頭部に繰り返し出現する。予後は良好である。

f) 徐波睡眠期持続性棘徐波をもつてんかん（Epilepsy with continuous spikes and waves during slow sleep CSWS／徐波睡眠てんかん放電重積状態（Electrical status epilepticus during slow wave sleep ESES）

発症時には単焦点または多焦点の棘波，鋭波が見られるが，数ヵ月から数年でノンレム睡眠時に棘徐波がほぼ連続して見られる特徴的な脳波像を呈する。睡眠脳波上ではてんかん重積のように見えるが，これに対応する発作などの臨床症状はなく，年齢依存性に脳波は改善する。覚醒時に部分発作，二次性全般化，非定型欠神発作，脱力発作，ミオクロニー発作などが生じる例がある。脳波異常に伴い知的退行や行動異常が続く例もあれば，一過性で消失する例もある。これに後天性の失語

症を伴ったものはランドー-クレフナー症候群と呼ばれる。

(2) てんかんと睡眠不足・断眠

てんかん発作の誘因のひとつに，睡眠不足・断眠がある。ある調査では，65％のてんかん患者が1つ以上の発作誘発因子をもち，そのなかでもストレス（50％），睡眠不足（36％），疲労（33％）が三大要因であったという[9]。

ルーチン脳波検査で睡眠賦活が行われるが，睡眠関連てんかんでなくとも入眠期から軽睡眠時にはてんかん性異常波が出現しやすくなる。睡眠不足や断眠が加わると異常波の賦活はさらに増加する（表4）[10]。覚醒時脳波で正常または境界域と判断された患者において，睡眠不足や断眠により44～63％で異常波が検出されたという。小児でより賦活率が高く，発作型による比較では部分発作を示す群で賦活率が高かった。一方，薬物による睡眠脳波ではその検出率は14％にとどまった[11,12]。

睡眠賦活は自然睡眠が望ましいが，乳幼児や小児では抱水クロラールなどの薬物を用いた睡眠賦活を行うことがある。表5に小児の脳波検査時の睡眠薬剤について記載した[14]。

内服でなかなか寝ない児の場合には，①～③にプロメタジンの筋注を併用することがある。小児において睡眠記録を失敗する理由としては，投薬量が少なすぎる場合，精神発達遅滞・自閉症・多

表4 睡眠によるてんかん性異常波の賦活率

報告者	患者数	ルーチン脳波	睡眠賦活	断眠賦活
Rowan (1982)	41人	20%	35%	58%
Veldhuizen (1983)	72人	65%	86%	93%
Degen (1987)	190人	0%	53%	53%
Aguglia (1994)	41人（未内服中）	0%	60%	95%
	41人（内服中）	0%	57%	62%
Ropakiotis (2000)	195人	0%	28%	23%

(Foldvary-Schaefer & Grigg-Damberger (2006) を改変)

表5 小児における脳波検査時の睡眠薬剤

薬剤	投与法	投与量と特徴
①トリクロホスナトリウム・シロップ（トリクロリール）	経口	0.7～0.8ml/kg（最大mg25）眠りにくい児，1時間半以上の記録には1ml/kg。甘苦い。30kg以上では不向き。なかなか目覚めず，さめても転びやすい。影響が完全になくなるのは服用6～8時間前後。
②抱水クロラール（エスクレ250mg，500mg）	座薬	30～50mg/kg（最大1,000mg/kg）便と共に出してしまった場合，原型のままなら再投与。効果は1～3時間。
③ペントバルビタール・カルシウム（ラボナ50mg）	経口	2～2.5mg/kg（最大100～150mg）錠剤が飲めない児ではつぶして。効果は1時間で覚めがよい。長時間記録には不向き。
④抗ヒスタミン薬 プロメタジン（ピレチア錠・細粒）シプロヘプタジン（ペリアクチン 錠・細粒）	経口	はじめから①～③と併用，同時に投与。1mg/kg 0.15～2mg/kg

(文献14 国立精神・神経センター小児神経科診断・治療マニュアル 改訂第2版，診断と治療社，2009から須貝研司氏の許可を得て転載，一部改変)

表6　錯乱性覚醒，レム睡眠行動障害，てんかん発作の鑑別表

	ノンレムパラソムニア （錯乱性覚醒・夜驚症・ 睡眠時遊行症）	レム睡眠行動障害	てんかん発作
好発年齢	幼児・小児に多い	中高齢者に多い	すべての年齢
性差	不明	9：1で男性に多い	性差なし
持続時間	短い（数分）	短い（数分）	数秒〜数分，群発すると数時間に及ぶことがある
暴力的行動	ときに	しばしば	稀
刺激時	覚醒は困難	容易に覚醒	不変
覚醒後見当識	見当識障害あり	保たれる	様々
健忘	あり	なし	様々
症状発現時間	入眠後2時間以内のノンレム睡眠中	入眠後60〜90分以降のレム睡眠中	様々
その他	しばしば悪夢を伴う	覚醒後に夢を見たという	

動の合併，来院途中の電車や車の中でぐっすり寝てしまった，入眠前に脳波装着をはじめた，等があげられる。前日2〜4時間程度睡眠を減らすこと，来院途中で寝ない等の説明を前もって行うことが望ましい[13,14]。

成人で睡眠導入剤が必要な場合，ペントバルビタールカルシウム（ラボナ錠）を投与することが多い。作用時間は短いが，人によって効果に差があり，はじめは少量から投与し，さらに脳波検査後に眠気やふらつきが残っていないことを確認してから帰宅させる。

（3）睡眠障害とてんかんの鑑別

異常行動が睡眠中に限って見られた場合に，錯乱性覚醒・夜驚症・睡眠時遊行症といったノンレムパラソムニアやレム睡眠行動障害を鑑別しなければならない（表6）。その他にも，せん妄，ナルコレプシーの睡眠麻痺，睡眠時無呼吸症候群，アルコールや薬物の影響，解離性障害なども考慮する必要がある[15,16,17,18]。終夜睡眠ポリグラフ検査（Polysomnograpy：PSG）では睡眠構築の評価，心肺機能の評価，睡眠中の行動の評価を行う。睡眠ポリグラフ検査に最低限必要な導出は脳波，眼球運動，頤筋電図である。PSGではC3，C4，O1，O2と耳朶電極を装着するが，てんかんの鑑別が必要な症例では脳波は電極を増やして国際10/20法の配列で行い，ビデオを併用することが必要である。脳波の国際10/20法は，日本でてんかんを評価する際にもっとも一般的に行われている電極配置である。国内だけではなく海外でも標準的な電極配置であり，情報交換の際に有意義である。

おわりに

てんかん類型に関わらず，てんかん発作が決まった時間に起こる傾向を示す例がある。発作の種類ごとに印を決め，発作の起こった日にち，その時間帯に印をつける発作表を作成すると明らかになる。午後に発作が見られた，という場合でも昼寝中または昼寝から覚醒直後の睡眠関連発作のことがある。また，覚醒—睡眠周期と関連した発作と思われていた例で，薬物の内服時間や血中濃度の変動と発作が関連していたという例もあり，発作発現状況を詳細に聴取することが肝要である。

参考文献

1) H. Gastaut, 編：WHO国際てんかん用語委員会共著，和田豊治，訳：てんかん事典．金原出版株式会社，東京，Page27，1974.
2) American Academy of Sleep Medicine：The International Classification of Sleep Disorders. 2nd Ed.

Westchester, IL, 2005.
3) 松浦雅人：てんかんと睡眠．日本睡眠学会，編：睡眠学，朝倉書店，2009.
4) Janz D. The grand mal epilepsies and the sleeping-waking cycle. Epilepsia 3：69-109, 1962.
5) Commision of classification and terminology of the International League Against Epilepsy : Proposal for revised classification of epilepsies and epileptic syndromes. Epilepsia 30：389-399, 1989.
6) Scheffer IE, Bhatia KP, Lopes-Cendes I et al. : Autosomal dominant frontal epilepsy misdiagnosed as sleep disorder. Lancet 343：515-517, 1994.
7) 日本てんかん学会：てんかん学用語事典．東京，Page17-18, 2006.
8) Roger J, Bureau M, Dravet C, et al. : Epileptic syndromes in infancy, childfood and adolescence. Fourth edition. John Libbey Eurotext. France, : Page 523-526, 528-529, 2005.
9) Sperling MR, Schilling CA, Glosse D, et al. : Self-perception of seizure presipitants and their relation to anxiety level, depression, and health locus of control in epilepsy. Seizure 17：302-307, 2008.
10) Foldvary-Schaefer N, Grigg-Damberger M : Sleep and Epilepsy : What we know, don'T know and need to know. J Clin Neurophilo 23：4-20, 2006.
11) Rowan AJ, Veldhuisen RJ, Nagelkerke NJD : Comparative evaluation of sleep deprivation and sedated sleep EEG as diagnostic aids in epilepsy. Electroencephalogr Clin Neurophysiol 54：357-364, 1982.
12) Degan R : A diagnostic value of waking and sleep EEGs after sleep deprivation in epileptic patients on anticonvulsive therapy. Electroencephalogr Clinc Neurophysiol 49：577-584, 1980.
13) Loewy J, Hallan C, Friedman E, et al. : 2005 Sleep/Sedation in Children Undergoing EEG Testing : A Comparison of Chloral Hydrate and Music Therapy：323-332, 2005.
14) 加我牧子，佐々木征行，須貝研司，編：国立精神・神経センター小児神経科診断・治療マニュアル　改訂第2版．診断と治療社，東京，pp98-100, 2009.
15) 内山　真，編集：睡眠障害の対応と治療ガイドライン．じほう，pp92-96, 2000.
16) 原　恵子，松浦雅人：錯乱性覚醒．精神科治療学 24：171-176, 2009.
17) 野沢胤美：睡眠中の異常行動―睡眠時随伴症とてんかんとの関連．てんかん研究20：3-10, 2002.
18) Browne TR, Holmes GL, 松浦雅人，訳：てんかんハンドブック第2版．メディカル・サイエンス・インターナショナル，東京，pp168-170, 2004.

〔原　恵子〕

8. 歯科疾患（いびき，歯ぎしり，医科と歯科の連携）

はじめに

睡眠と歯科疾患との関連については，睡眠障害国際分類（The International Classification of Sleep Disorders 2nd ed : ICSD-2, 2005）で，睡眠関連呼吸障害群（Sleep Related Breathing Disorders）に属する閉塞性睡眠時無呼吸症候群（Obstructive Sleep Apnea Syndrome : OSAS）と睡眠関連運動障害群（Sleep Related Movement Disorders）に属する睡眠時ブラキシズム（Sleep Related Bruxism : SRB）が挙げられる。

それぞれの原因は異なるが，症状が重複している場合があり注意が必要である。本稿ではこれらについて順をおって解説し，睡眠検査から歯科治療にいたる道筋について解説する。

（1）睡眠関連呼吸障害群（Sleep Related Breathing Disorders）

閉塞性睡眠時無呼吸症候群（Obstructive Sleep Apnea Syndrome : OSAS）

OSASを疫学的に見ると，罹患率はアメリカでは成人男性の4%，成人女性の2%であり，日本では男性の3.3%，女性の0.5%という報告があるものの，アメリカと同等の患者がいると考えられている。日本人OSAS患者3659名を対象とした大規模調査において，日本人OSAS患者にはBMI 30未満が多く，欧米人OSAS患者に比べて肥満度の小さいことが報告されている[1]。このことからアメリカと比べ日本人OSAS患者の20～30%は肥満を伴わないとされ，肥満以外の要素がOSASの発症に関与していると考えられている。日本人におけるOSASは顎顔面形態の影響を受けやすく，欧米人と比べて下顎が小さく後退していることが，日本人にとってリスクファクターとなっている。

①OSASの歯科的治療

OSAS治療のための口腔内装置（Oral Appliance : OA）は2種類に大別される。1つは，下顎を前方位に固定するマウスピースにより上気道の拡大を図り，無呼吸の発生を防止するものである。もう1つの方法は，舌を前方位に維持することにより舌根の上部気道への落ち込みを防止する方法である。後者は特にtongue retaining device（TRD）と称される（図1）。TRDは装置前方部にあるバルブにより陰圧を生じさせ，その陰圧による吸引力を利用して睡眠中の舌の位置を前方に維持する。そのため，残存歯が無い，または不足している場合にも使用することが可能である。一方，その構造上，使用感が悪くコンプライアンスに問題があるため，一般にはあまり用いられていない。そこでOAといえば通常，下顎を前突させる前者のタイプを指し，本稿でも前者をOAとして表記する。

OAは上下のマウスピースを適切な移動量で固定した一体型タイプ（図2）と下顎の前方移動量を段階的に変化させる（titration）ことができる可変式タイプ，口腔内での動きが可能な可動式タ

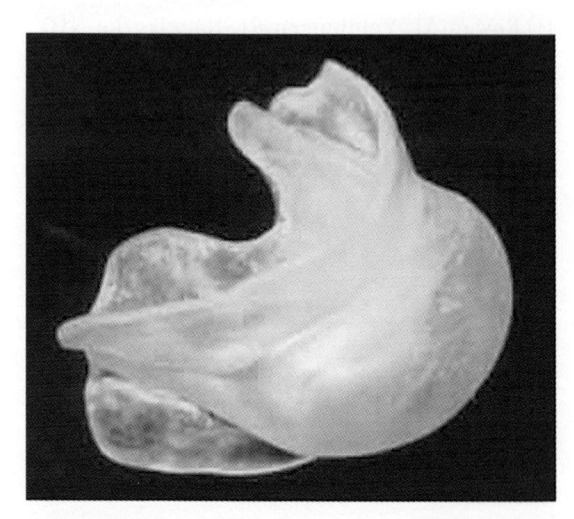

図1 tongue retaining device（TRD）
睡眠中に舌を前方位に維持し，舌根の後方への落ち込みを防止する。

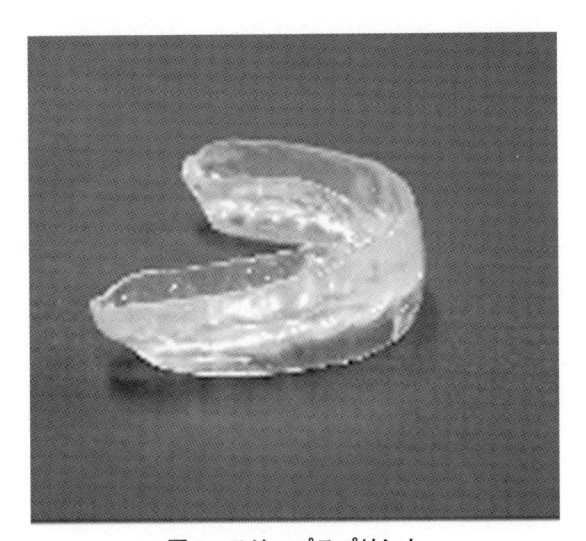

図2 スリープスプリント
上下のマウスピースを適切な移動量で固定した一体型タイプ。

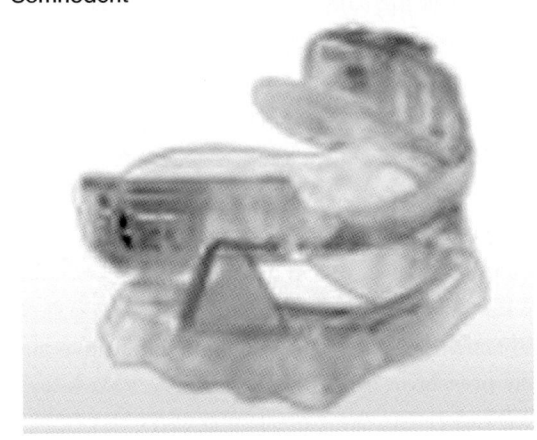

図3 Klearway（上）とSomnodent（下）
装置に内蔵されている拡大装置を調節することにより、下顎の前方移動量を段階的に変化させることができる（可変式タイプ：Klearway）。
また、装着中も口の開閉が可能であり、ブラキシズムやぜんそく患者にも適応可能な可動式タイプもある（可動式タイプ：Somnodent）。

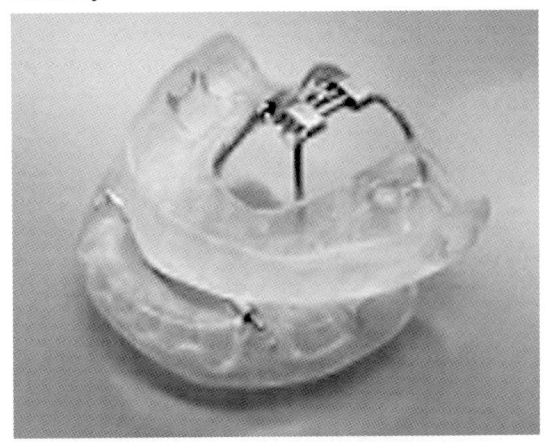

イプ（図3）などがあり、現在まで様々な装置が報告されている。アメリカのFDA（Food & Drug Administration）は、いびきとOSASの両者に効果があるとして50種類以上のOAに対し市場認可している。我が国においても固定式と可変式の両方のタイプが用いられているが、可変式のタイプはOAに0.5～1 mmずつ下顎を前方移動させることのできる装置が組み込まれるために、装置自体の費用が高額になり、保険診療では事実上使用が困難である。保険診療の範囲内で治療するためには、固定式タイプが一般に用いられている。

OAの下顎前方移動量は、通常、最大前方移動量の2/3、あるいは50～75％の範囲内で製作されたものが用いられている[2]。術前後のAI、AHIを記載している論文を集め検討した最近の報告では、成功率の定義を装置装着後にAHI＜10となる患者の割合、装置装着後にAHI＞10であるが、AHIが術前の50％以下に低下した患者の割合で見てみると、前者では54％、後者では21％となり、7割以上の患者においてOAの治療効果が認められていると報告されている[3,4]。

近年では下顎骨や上顎骨を前方に移動する手術を行うことにより、上気道の閉塞を改善させるいわゆる上顎骨・下顎骨前方移動術も選択肢に加えられている。しかし、我が国においては症例数が極めて少なく、術後顔面形態が著しく変化してしまうことから、他の治療法が奏功しない場合に限定して考慮されるべきであろう。

我が国においては、平成16（2004）年4月の歯科診療報酬改訂でOSASに対する口腔内装置を用いた診療項目が新たに設けられた。医療機関からの診療情報提供に基づき、OSAS患者へのOAを用いた治療の導入が初めて認められた。保険診療

を行うためには終夜睡眠ポリグラフ検査（polysomnography：PSG）に基づいてOSASと診断され、その治療法としてOA治療が適応であるとの医師からの紹介状が必要になる。したがって、歯科医療においては、いびき・無呼吸を主訴として歯科を受診した患者は、睡眠クリニックや睡眠検査が可能な医療機関に紹介し、それらの施設でOSASと確定診断された後に、OAによる治療が適応である場合には、再び医師より歯科に紹介されるというシステムが確立している。OSASの本質は夜間の上気道の狭窄あるいは閉塞によって引き起こされるいびきや無呼吸であるが、その結果、日中傾眠による集中力の低下、それに基づく工場災害や交通事故の増大[5]、また重症例においては循環器系疾患の高い合併率が知られている[6]。

したがって睡眠障害を取り扱うにあたっては、医師・歯科医師・検査技師間の相互理解を深める必要があり、このことは睡眠学発展のために必要不可欠であると考える。

②OAとnCPAPの効果の比較

OAの適応は、いびきや軽症・中等症のOSAS患者、OSASが中等症以上で第1選択である経鼻的持続陽圧呼吸法（nasal continuous positive airway pressure：nCPAP）を続けることのできない患者とされている[7]。さらに重症患者においては、出張などの外泊時や、あるいは自宅でのnCPAPとの併用も可能であり、OA治療はnCPAPと比べて安価であること、持ち運びがしやすいこと、電源が不要なことなどの理由により治療コンプライアンスが一般に高いので、重症例に対しても適応があれば積極的にOA治療が行われている。

2008年のCochrane Libraryに収載されているOAに関する総説には、16編の無作為下比較研究が示されている。これらの優れた臨床研究から、OAはnCPAPと比較して、その効果はやや劣るものの、コンプライアンスの点ではnCPAPより優れていることが明らかになった[8]。

③OA治療に伴う有害事象

OAは睡眠中に下顎を強制的に前方に位置づけるために、歯列を装置の固定源として用いる。歯牙には睡眠中に下顎骨や筋肉、舌の重量が応力として加わるために、少なくとも長期的な歯列・咬合状態の変化を完全に回避することは難しいと考えるべきである。したがって、それによるいくつかの有害事象の生じることが知られている。短期的には、唾液過多、口腔乾燥、歯・歯肉や顎関節の痛み、頭痛などの生じる可能性がある。また、長期的使用で、歯列や咬合の変化が生じるとする報告も散見され、Uedaら（2008）によれば、5年以上のOA使用で85％以上の人に咬合の変化が認められたと報告されている[9]。

したがって、このような変化が生じる可能性を念頭に置き、注意深く経過を追っていくことが肝要である。

（2）睡眠関連運動障害群（Sleep Related Movement Disorders）

睡眠時ブラキシズム
（Sleep Related Bruxism：SRB）

SRBは、睡眠中に起こる、「歯ぎしり（tooth grinding）」及び「噛みしめ（tooth clenching）」によって特徴づけられる定型的な顎運動障害である[10]。睡眠時ブラキシズムとあるように、歯科領域でのブラキシズムは、覚醒中と睡眠中の両方に起こるので、覚醒中（日中）に起きるブラキシズム（習慣的に顎の筋肉を噛みしめたり、またはストレスや不安に関連するチック）と睡眠時ブラキシズムを区別しなければならない。今回はICSD-2（2005）に基づいて、睡眠時のブラキシズムについて解説する。

①SRBの定義（ICSD-2, 2005）

A. 患者が睡眠中の歯ぎしり音や噛みしめを自覚している。
B. 以下のいずれか1つ以上が存在する。
　1. 歯の異常な摩耗
　2. 顎の筋肉の不快感、疲労や痛み、起床時の開口障害。
　3. 随意性の強い噛みしめによる咬筋肥大
C. 顎の筋肉の活動性が、他に存在する睡眠障害や、医学的あるいは神経学的異常、治療薬の使用や他の薬物によって引き起こされているとは説明しがたいもの。

②SRBの症状

SRBは通常幼児期に発症する[11]。年齢とともに減少し，性差はない。

歯ぎしりによる大きな音はベッドパートナーの安眠を妨げる事もある。

SRBは夜間に強い咀嚼筋活動を伴うため，歯牙の過度の咬耗や破折，またそれによって引き起こされる知覚過敏や歯頸部の楔状欠損，歯周疾患の重篤化，歯科補綴物（冠・義歯・インプラントなど）の破損等が起こることがある。更に起床時に咀嚼筋の不快感（噛みしめによる筋疲労や疼痛）や，顎関節の痛みや開口障害，一時的な頭痛等が起きることがある[12]。これらは，各個人の咬み合わせの状態と関連があるように思われるが，睡眠中は咀嚼筋が弛緩し上下の歯が接していないこと，SRB発生前に中枢神経活動に変化があること，顎顔面形態とSRBとの間に相関が見られないことなどの報告から，咬み合わせの状態によってSRBが引き起こされるとは考えられていない[13]。

③SRBの危険因子

以下の因子が危険因子として，歯ぎしりを悪化させることが報告されている[14]。

1) 喫煙，カフェイン摂取や飲酒（odds ratio：1.3〜1.9）
2) 精神的ストレスや不安，シフトワークなどの不規則な生活
3) SRB以外の睡眠障害，例えば，いびき（odds ratio：1.4），睡眠時無呼吸（odds ratio：1.8），または周期性四肢運動障害等。
4) SRBエピソードの約60％〜80％が，短い非周期性の体動と関連している。
5) 家族性や遺伝性を示唆する報告もある。

④SRBの診断

SRBエピソードの80％以上が睡眠ステージの1〜2で発生し，約10％がレム睡眠期に観察される。また，レム睡眠期へ移行する前のノンレム睡眠期で多発する[15]。SRB患者の睡眠構築や睡眠の質は健常者と差がなく，疼痛症状や他の併発疾患がなければ，ほとんど不眠を訴える事がない。

診断は，医療面接や口腔内診査によって行われるが，必ずしも咬耗等の上記の症状はSRBのみに見られるものではなく注意が必要である。睡眠時の客観的な計測法として，ポータブル筋電図測定器やバイトストリップなどの歯ぎしりセンサーによる簡易検査や，PSG検査に咀嚼筋（咬筋）の筋電図を追加した精密検査等がある。簡易検査は簡便であるが故に，SRBであるかどうかの区別が難しく，他の併発しやすい睡眠障害や睡眠状態を診断できないという欠点がある。一方，PSG検査はより詳細な生理学的データからの鑑別診断が可能であるが，睡眠検査室での検査と経済的コストの点から，睡眠障害を自覚しないSRB患者が積極的に望まない検査である。

下記に，アメリカ睡眠医学会（American Academy of Sleep Medicine：AASM）のSRB診断スコアリング（2007）を記す。

1) SRBにはバックグラウンド筋電図振幅の少なくとも2倍に相当する短い（相動性）あるいは長い（持続性）頤筋筋活動亢進がある。
2) 短い頤筋筋活動亢進の持続時間が0.25〜2秒で，かつそれらの亢進が規則的に少なくとも3回続けて見られる場合，SRBとする。
3) 長い頤筋筋活動亢進が，2秒以上持続する場合SRBとする。
4) 新たなSRBのスコアリングには，安定したバックグラウンドの頤筋筋活動が少なくとも3秒間続かなければならない。
5) PSGにより，てんかんを伴わない一晩あたり最低2回の歯ぎしり音が，PSGと組み合わせた再生音で確認されれば，信頼性のあるSRBスコアリングとなる。

注：
1. 睡眠中には，顎の噛みしめがしばしば起こる。顎の噛みしめには2つのタイプがある。すなわち，
   a) 長い（持続性）顎の噛みしめ，
   b) 一連の繰り返し起こる短い（相動性）筋収縮で，律動性咬筋筋活動（rhythmic masticatory muscle activity：RMMA）と呼ばれるもの。
2. 頤筋筋電図電極を適切に装着するのに加えて，研究者や医師の判断により咬筋筋電図電極を装着することもある。

⑤ SRBの治療

SRBの治療法として口腔内スプリント療法や薬物療法，認知行動療法等が挙げられるが，いまだ科学的根拠が十分でなく，SRBが引き起こす臨床症状に対する対症療法が主流である．歯科領域においては，上顎を覆う歯科用スプリント（ナイトガード）を装着することによって，歯牙や補綴物の負担を軽減させることが可能である．しかし，必ずしも全ての症例に効果的というわけではなく，中にはSRBを悪化させる症例や装着によって睡眠障害が引き起こされる可能性もあるので注意が必要である．また，前述のSRBの合併症の中にOSASがあることから，SRB患者にはOSAS併発がないかどうか，十分な医療面接を行うことが重要である．また，OSAS患者においてもSRBの症状があるかどうか，医療面接及びPSG検査結果からの判断が必要であり，SRB併発の場合には上下一体型のOAでは，OAの破損や脱落，歯周組織への悪影響等が考えられるため，可動性を持たせた可動式OAの使用が望ましい．

参考文献

1) Ohdaira F, Nakamura K, Nakayama H, et al. : Demographic characteristics of 3, 659 Japanese patients with obstructive sleep apnea-hypopnea syndrome diagnosed by full polysomnography. Sleep Breath 11 : 93-101, 2007.
2) Tsuiki S, Hiyama S, Ono S, et al. : Effects of a titratable oral appliance on supine airway size in awake non-apneic individuals; Sleep 24 : 554-560, 2001.
3) Chan AS, Lee RW, Cistulli PA : Dental appliance treatment for obstructive sleep apnea. Chest 32 : 693-699, 2007.
4) Hoffstein V : Review of oral appliances for treatment of sleep-disordered breathing ; Sleep Breath 11 : 1-22, 2007.
5) Bixler EO, Vgontzas AN, Ten Have T, et al. : Effects of age on sleep apnea in men : I. Prevalence and severity. ; Am J Respir Crit Care Med 157 : 144-148, 1998.
6) Marin JM, Carrizo SJ, Vicente E, et al. : Long-term cardiovascular outcomes in men with obstructive sleep apnoea-hypopnoea with or without treatment with continuous positive airway pressure : an observational study ; Lancet 365 : 1046-1053, 2005.
7) Kushida CA, Morgenthaler TI, Littner MR, et al. : American Academy of Sleep : Practice parameters for the treatment of snoring and obstructive sleep apnea with oral appliances : an update for 2005 ; Sleep 29 : 240-243, 2006.
8) Lim J, Lasserson TJ, Fleetham J, et al. : Oral appliances for obstructive sleep apnoea ; Cochrane Database, 2008.
9) Ueda H, Almeida FR, Lowe AA, et al. : Changes in occlusal contact area during oral appliance therapy assessed on study models ; Angle Orthod 78 : 866-872, 2008.
10) American Academy of Sleep Medicine. The international classification of sleep disorders. 2nd ed. Westchester : American Academy of Sleep Medicine, 2005.
11) Hublin C, Kaprio J, Partinen M, et al. : Sleep bruxism based on self-report in a nationwide twin cohort. J Sleep Res 7 : 61-67, 1998
12) Bader G, Lavigne G : Sleep bruxism; an overview of an oromandibular sleep movement disorder. Sleep Med Rev 4 : 27-43, 2000.
13) Kato T, Thie NM, Huynh N, et al. : Topical review : sleep bruxism and the role of peripheral sensory influences. J Orofac Pain 17 : 191-213, 2003.
14) Walters AS, Lavigne G, Hening W, et al. : The scoring of movements in sleep. J Clin Sleep Med 15 : 155-167, 2007.
15) Huynh N, Kato T, Rompre PH, et al. : Sleep bruxism is associated to micro-arousals and an increase in cardiac sympathetic activity. J Sleep Res 15 : 339-346, 2006.

〈佐藤光生〉

9. 精神疾患（気分障害，統合失調症，PTSD）

はじめに

睡眠障害と関係の深い精神疾患である，気分障害，統合失調症，外傷後ストレス障害（PTSD）について，それらの睡眠の問題を，睡眠ポリグラフ所見を中心に解説する。

（1）気分障害

a）気分障害とは

気分障害は，うつ病エピソードと躁病エピソードからなる。DSM-Ⅳ-TRによると，うつ病エピソードでは，抑うつ気分，興味または喜びの喪失を特徴とし，食欲低下あるいは増進，不眠あるいは過眠症状，焦燥感，精神運動静止，易疲労感，気力の減退，無価値観，罪責感，集中力低下，決断困難，自殺念慮などの症状がある。躁病エピソードでは，異常な気分の高揚が持続し，開放的または易怒的ないつもと異なった期間が持続する。症状としては，自尊心の肥大または誇大，睡眠欲求の減少，多弁，観念奔逸，注意散漫，目的志向性の活動の増加，精神運動性の焦燥，快楽的活動への熱中などがある。気分障害は，躁病エピソードの有無により，双極性障害（躁うつ病）とうつ病性障害の2つに分類される[1]。

b）気分障害と睡眠障害

ほとんどの気分障害の患者で睡眠障害を伴う。睡眠障害は診断基準の項目にも含まれており，その位置づけは重要である。主に不眠症状を訴え，過眠症状は，15〜20％程度であり双極性障害であることが多い[16]。過眠症状は，季節性感情障害，非定型うつ病などにも特徴的にみられる。

不眠症状とうつ病との関係は密接である。米国で行われた地域住民調査の結果，不眠症状がある人の約20％にうつ病がみられた[12]。病院を訪れた不眠症患者の調査では，35〜50％に何らかの気分障害が認められた[4, 18]。不眠症の追跡調査によると，1年後も不眠があった群では，1年後不眠がなかった群と比べうつ病発症のリスクが40倍高かった[6]。若年成人を対象とした追跡調査では，調査開始時点で不眠の履歴があった場合，不眠の履歴がない場合と比べ3年間でのうつ病の罹患リスクが4倍高かった[3]。気分障害の約40％は気分症状に先行し不眠症状が見られるという報告もあり[14]，不眠症状が気分障害の前駆症状である可能性は高いと考えられる。

c）睡眠ポリグラフ所見

①睡眠維持の障害

睡眠潜時の延長，睡眠効率の減少，中途覚醒の回数および持続時間の増加などがある。うつ病患者は，不眠症状として入眠困難，早朝覚醒，中途覚醒，熟眠障害を訴えるが，ポリグラフ所見もそれらの訴えと一致している。これらの所見は他の多くの精神疾患でも見られるため，特異的な所見とはいえない。

躁病患者は，睡眠不足感が欠如しているため不眠を訴えることはないが，睡眠ポリグラフでは同様の所見がみられる。

②レム睡眠の異常

レム睡眠潜時の短縮，レム密度の増加，睡眠前半でのレム睡眠の増加などがある。

レム潜時の短縮は，うつ病の特異的所見として注目され，生物学的マーカーとなる可能性が期待された。しかし，その後の研究から，躁病や統合失調症，強迫性障害などの精神疾患でも認められることがわかり，また全てのうつ病患者に必ずしもレム潜時短縮が認められる訳ではないことが明らかになった。その後の研究から，レム潜時の短縮が，うつ病の重症度と相関するとの報告[15]や精神病症状を伴ったうつ病で顕著であるとする報告[20]があるが，一貫したものではない。

健常人では，レム睡眠の量は夜間睡眠の後半に多くみられるが，うつ病の場合は前半で出現量が増加する。こうしたレム睡眠異常は，うつ病の日内リズムの変化から起きると考えられていたが，

最近は徐波睡眠の移行によるものであるという考えが有力である。

③ノンレム睡眠の異常

徐波睡眠の減少，デルタ波の減少，徐波睡眠の第1ノンレム睡眠期から第2ノンレム睡眠期への移行などがある。

徐波睡眠の移行により，第1ノンレム睡眠期が短縮するために，第1レム睡眠期でのレム活動が活発化すると考えられている。

d）気分障害における睡眠障害の治療

精神症状の悪化に伴い睡眠障害も悪化していくため，現疾患の治療が重要である。うつ病の場合は，抗うつ療法が主体となるが，鎮静作用の強い抗うつ薬を就前に投与することで，不眠症状が改善することが多い。不眠の状態に合わせて，ベンゾジアゼピン系睡眠導入剤を使用する。熟眠感の無さを訴えることが多いため，比較的作用時間の長いものを選ぶ。抑うつ症状が改善しても，不眠症状が残ることは多く，また再発に先立ち不眠が生じることがあるため患者の睡眠状態に対する注意が必要となる。不眠の改善が精神症状の安定，予防につながるため，不眠に対して積極的な治療が望ましい。

躁病の場合は，睡眠欲求の減少により睡眠時間が激減していくため，精神症状の鎮静が最優先となる。

（2）統合失調症

a）統合失調症とは

症状は，陽性症状と陰性症状に分けられ，陽性症状では，自我障害（自生思考，考想伝播，思考吹入など），知覚障害（幻聴，電波体験など），思考障害（妄想，滅裂思考など）がみられる。陰性症状は，意欲低下，自発性の低下，感情鈍磨，無為，自閉などがあり，動きが少なく緩慢となる

DSM-Ⅳ-TRの診断基準では，幻覚，妄想，まとまりのない会話や行動，緊張病性の行動，そして，感情の平坦化，思考の貧困，意欲の欠如といった陰性症状を特徴的症状としている[1]。

b）統合失調症と睡眠障害

精神症状が悪化すると睡眠障害も深刻になる。急性期では入眠困難となり，睡眠の持続が難しくなるが，病的体験が活発であるため患者自身が不眠を訴えることは少ない。寛解期にも，多くの患者に入眠障害や中途覚醒がみられる。統合失調症患者は，神経機構の異常から生じる睡眠障害だけでなく，薬物の副作用や精神症状のため二次的な睡眠障害を起こしやすい。抗精神病薬投与により日中の眠気は強くなり，アカシジアなど抗精神病薬の副作用のため不眠状態に陥ってしまうことがある。睡眠導入剤の多量投与から睡眠時無呼吸症候群がみられることもある。また，日中の活動性の低下，ひきこもり，生活リズムの乱れから二次的な睡眠覚醒リズム障害に陥ることが多い。

c）ポリグラフ所見

①睡眠維持の障害

入眠潜時の延長，睡眠効率の減少，中途覚醒の回数増加と持続時間の延長，総睡眠時間の短縮といった所見が多くの患者でみられ，睡眠維持機能の障害があると考えられる。

②レム睡眠の異常

統合失調症の症状は，レム睡眠が覚醒時に出現したために起きるものであるというレム侵入説が一時期提唱され，多くの研究が行われたが，これを裏付ける研究結果は見出されていない。レム睡眠の量は，健常者と比べ大きな差異はないとされている。レム潜時が短縮するという報告はみられるが，うつ病患者でもレム潜時短縮は認められ，統合失調症に特異的な所見ではない。レム潜時の短縮が，うつ病と親和性のある患者に出現しやすいことや[10]過去の薬物治療歴の影響が指摘されている。

③ノンレム睡眠の異常

徐波睡眠の減少，特に深睡眠，段階4の低下が多く報告されている。しかし，これを否定する報告[19]もあり，全ての統合失調症患者にみられる特異的所見とはいえないようである。

徐波睡眠が減少している患者ほど陰性症状が強いとの報告[7,9]から，徐波睡眠の量が統合失調症の重症度と関連している可能性が考えられる。徐波睡眠の減少は他の精神疾患患者にも多くみられる所見であり，妄想を持つうつ病患者では統合失

調症と類似の所見がみられる。また，統合失調症患者の徐波睡眠の量が脳脊髄中のセロトニン代謝産物である5-HIAA濃度と相関している[2]という研究結果があり，徐波睡眠の減少にセロトニンが関与している可能性が示唆されている。

d）統合失調症における睡眠障害の治療

統合失調症の睡眠障害は，精神症状の重症度に伴い悪化するため，抗精神病薬による治療が最重要である。統合失調症では徐波睡眠の減少がみられることから，徐波睡眠抑制作用のあるベンゾジアゼピン系薬剤の長期使用は望ましくない。徐波睡眠を抑制しないといわれている非ベンゾジアゼピン系睡眠導入剤の投与が望ましい。また不眠症状が強いからと多量のベンゾジアゼピン系薬剤を投与すると睡眠時無呼吸症候群を引き起こすことがあるため注意が必要である。

慢性期では，社会適応能力が低下し，引きこもりがちになり，昼夜逆転の生活に陥りやすい。生活指導や睡眠衛生指導を行い，日中の活動量を増やす努力が必要である。

（3）外傷後ストレス障害（PTSD）

a）PTSDとは

PTSDでは，身の危険を伴う凄惨な出来事に遭遇した後に，侵入的な想起，苦痛な夢，フラッシュバックなどの形でその出来事が再体験され続ける。そして，その出来事と関連した状況や会話を回避するようになり，物事への関心の低下，集中力低下，孤立感，警戒心が強まる。易怒的，過剰な驚愕反応をみせ，不眠症状を伴うことが多い。このため日常生活や社会生活は著しく障害される。

b）PTSDと睡眠障害

不眠，悪夢，睡眠時無呼吸症候群，周期性四肢運動は，PTSDの睡眠障害としてよくみられるものである。不眠と悪夢は，70％以上の患者でみられPTSDにおける特徴的症状である。悪夢や驚愕反応，不安，激しい体動のため頻回に中途覚醒が起こり，熟眠感が伴うことは少ない。

悪夢の出現頻度は，外傷体験の激しさや身体的被害の重症度に影響されているという。外傷体験から経過期間が長くなるほど悪夢の出現頻度は減少していく[11]。

周期性四肢運動障害とPTSDの病態との関連性については，はっきりしていない。PTSD患者と健常者の前脛骨筋の活動を比較した研究で，PTSD患者では，レム睡眠中の筋活動の増加とノンレム睡眠中の周期性四肢運動の出現頻度が高いことが報告されている。これらの所見はレム睡眠行動障害でも共通してみられ，PTSDの病態にレム睡眠異常が関与している可能性を示唆させる[17]。

PTSD患者に，睡眠時無呼吸症候群がみられるという報告は多い。睡眠時無呼吸症候群を伴う患者には，持続気道内陽圧治療（CPAP）が不眠と悪夢といった症状の改善に有効である。しかし，系統だった研究はあまりされておらず，PTSDの病態との関連性は不明である。

c）ポリグラフ所見

①睡眠維持の障害

中途覚醒の増加，総睡眠時間の短縮，睡眠効率の減少などが多く報告されているが，健常人と差異はなしとする報告も多い。PTSDの患者は，うつ病や不安障害などの精神疾患の合併が多く，外傷体験の種類やその経過期間の違いも，所見の相違を生む要因となっている。

②レム睡眠の異常

レム潜時の短縮，レム密度の増加，レム睡眠の中断・分断などが報告されている。

レム潜時短縮やレム密度の増加は，うつ病でもよくみられる所見である。PTSD患者はうつ病を併発していることが多く，ポリグラフ所見にその影響が出ている可能性は否定できない。うつ病を併発しているPTSD患者とうつ病患者では，ポリグラフ所見に大きな違いがないという報告もみられる[5]。

外傷体験から経過期間の浅いPTSD患者で，レム睡眠中に覚醒し，中断するという所見があることが報告されている。この所見が，他の精神疾患にはみられていないことから，PTSDの特異な所見であり，PTSDにおけるレム睡眠異常の病態解明につながるものと期待されている[8,13]。

表1 精神疾患の睡眠ポリグラフ所見

	睡眠の持続障害	レム睡眠の異常	ノンレム睡眠の異常
気分障害 （うつ病）	入眠潜時の延長 中途覚醒の増加 睡眠効率の低下	レム潜時の短縮 レム密度の増加 睡眠前半のレム睡眠の増加	徐波睡眠の減少 徐波睡眠の移行： 　第1ノンレム睡眠期＜第2ノンレム睡眠期
統合失調症	入眠潜時の延長 中途覚醒の増加 睡眠効率の低下 総睡眠時間の短縮	レム潜時の短縮	徐波睡眠の減少
PTSD	中途覚醒の増加 睡眠効率の低下 総睡眠時間の短縮	レム潜時の短縮 レム密度の増加 レム睡眠の中断	

③ノンレム睡眠の異常

ノンレム睡眠に関しては，徐波睡眠が増加するという報告はあるが，正常であるという報告が多い。

d）PTSDにおける睡眠障害の治療

PTSDの治療で，第1選択として使われるのが選択的セロトニン再取り込み阻害薬（SSRI）である。SSRIは，ときに睡眠障害を引き起こすことがあるため注意が必要である。不眠や悪夢に，セロトニン作動性抗うつ薬，ベンゾジアゼピン系睡眠導入剤，抗精神病薬などを使用する。三環系抗うつ薬はあまり有効ではないとされている。また，認知行動療法が睡眠障害改善に有効である。

おわりに

表1に，精神疾患の睡眠ポリグラフ所見をまとめた。各精神疾患で特徴的と考えられている所見をあらわしたものである。未だ，各精神疾患に対する特異的所見は見出されていないが，睡眠異常と精神疾患の病態との関連性を示唆させるような報告はみられている。今後の研究の発展を期待したい。

参考文献

1) American Psychiatry association, 高橋三郎, 他訳：DSM-Ⅳ-TR. 精神疾患の分類と診断の手引き, 医学書院, 2005.
2) Benson KL, Faull KL, Zarcone VP Jr : Evidence for the role of serotonin in the regulation of slow wave sleep in schizophrenia, Sleep 14 : 133-139, 1991.
3) Breslau N, Roth T, Rosebthal L, et al. : Sleep disturbance and psychiatric disorders : longitudinal epidemiological study or young adults. Biol Psychiatry, 39 : 411-418, 1996.
4) Coleman RM, Roffwarg HP, Kennedy S, et al. : Sleep-wake disorders based on a polysomnographic diagnosis : A national cooperative study. JAMA 247 : 997-1003, 1982.
5) Dow BM, Kelsoe JR Jr, Gillin JC : Sleep and dreams in Vietnam PTSD and depression. Biol Psychiatry, 39 : 42-50, 1996.
6) Ford DE, Kamerow DB : Epidemiologic study of sleep disturbances and psychiatric disorders. An opportunity for prevention? JAMA 262 : 1497-1484, 1989.
7) Ganguli R, Reynolds CF3rd, Kupfer DJ : Electroencephalographic sleep in young, never-medicated schizophrenia : a comparison with delusional and nondelusional depressives and sith healthy controls. Arch Gen Psychiatry 44 : 36-44, 1987.
8) Habukawa M, Uchimura N, Meda M, et al. : Sleep findings in young adult patients with posttraumatic stress disorder. Biol Psychiatry, 62 : 179-182, 2007.
9) Kajimura N, Kato M, Okuma T, et al. : Relationship between delta activity during all-night sleep and negaticve symptoms in schizophrenia : preliminary study. Biol Psychiatry 39 : 451-454, 1996.
10) Keshavan MS, Reynolds CF, Kupfer DJ : Electroen-

cephalographic sleep in schizophrenia : a critical review. Compr Psaychiatry 30 : 34-47, 1990.
11) Lavie P, Hefez A, Halperin G, et al. : Long-term effect of traumatic war-related events on sleep. Am J Psychiatry 136, 175, 1979.
12) Mellinger GD, BalterMB, Uhlenhauth EH : Insomnia and its treatment. Arch Gen Psaychiatry 42 : 225-232, 1985.
13) Mellman TA, Bustamant V, Fins Al, et al. : REM sleep and the early development of posttraumatic stress disorder. Am J Psychiatry. 159 (10) : 1696-701, 2002.
14) Ohayon MM, Roth T : Place of chronic insomnia in the course of depressive and anxiety disorders. JPssychiatr Res 37 (1) : 9-15, 2003.
15) Perlis ML, Giles DE, Buysse DJ, et al. : Which depressive symptoms are related to which sleep electroencephalographic variables? Biol Psychiatry, 42 : 904-913, 1997.
16) Reynolds CF III, Shipley JE : Sleep in depressive disorders. In Hales RE, Franes AJ (eds) : Psychiatric Association Annual Review. Vol 4. Washington, DC, American Psychiatric Press : pp341-351, 1985.
17) Ross RJ, Ball WA, Dinges DF, et al. : Motor dysfunction during sleep in posttraumatic stress disorder. Sleep 17 : 723-732, 1994.
18) Tan T, Kales JD, Kales A , et al. : Biopsychobehavioral correlates of insomnia, Ⅳ : Diagnoses based on DSM-Ⅲ, Am J Psychiatry 141 : 356-362, 1984.
19) Tandon R, Shipley JE, Taylor S, et al. : Electroencephalographic sleep abnormalities in schizophrenia : relationship to positive/negative symptoms and prior neuroleptic treatment. Arch Gen Psychiatry 49 : 185-194, 1992.
20) Thase ME, Kupfer DJ, Ulrich RF : Electroencephalographic sleep in pshychotic depression : a valid subtype? Arch Gen Psychiatry 43 : 886-893, 1986.

〈金　圭子〉

和文索引

あ

アーチファクト	78, 88
アイントフォーヘン	3
アクチグラフ	172
アクトグラム	172
悪夢	267
悪夢障害	241, 244
朝型・夜型質問紙	151
アゼリンスキー	6
圧電パッド	74
圧電フィルム法	72
圧電法	73, 80
アデノイド肥大	180
アデノイド扁桃摘出術	210, 213
アデノイド扁桃肥大	210
アデノシン受容体	22
アナログ回路	64
アナログ装置	64
アマンタジン	230
アミノ酪酸受容体	18
アメリカ睡眠医学会	263
アルコール摂取	237
アレルギー性鼻炎	182
安全面に配慮	240
アンチエイリアシング・フィルタ	67, 68
意識障害	106
意識変容状態	230
異常行動を誘発	240
一次救命処置	102
一次視覚野	203
遺伝子変異マウス	14
イヌ・ナルコレプシー	13
居眠り運転	34
イビキ（いびき）	78, 210, 212
イビキセンサ（いびきセンサ）	74, 80
意味記憶	43
医療安全	61
医療安全マニュアル	62
医療事故	34
インダクタンス法	73
インピーダンス法	73
うつ	248
うっ血性心不全	180
うつ病	265
運転免許の欠格条項	34
エアプレッシャー法	73, 80
エアフローセンサ	72, 80
疫学	247
エコノモ	6
エピソード記憶	43
エプワース眠気尺度	151
エンツェファロ・イゾーレ	4
黄体形成ホルモン	187
頤筋	211
頤筋筋電図	78
オドボール課題	196
オレキシン	14
オレキシン受容体	19
温熱性発汗	90

か

カートン	3
外因成分	194
カイ自乗ペリオドグラム	157
概日変動	43
概日リズム	32, 122, 232
概日リズム睡眠障害	53, 156, 232
外傷後ストレス障害	44, 267
外傷体験	267
蓋垂軟口蓋咽頭形成術	220
外側膝状体	21
海馬	44
下位離断脳	4
下顎前方移動量	261
顎関節	252
顎顔面形態	176, 177
顎矯正手術	220
覚醒後過同期	115
覚醒時大発作てんかん	254
覚醒障害	236
覚醒水準	199
覚醒反応	210, 211
覚醒反応回数	84
片側鼻腔抵抗	181
カタプレキシー	14
カニクイザル	13
可変抵抗法	73
過眠症	26
ガリレオ・ガリレイ	2
ガルヴァーニ	3
ガルバノメータ	3
カルバマゼピン	230
加齢	122
加齢変化	122
ガレノス	2
カロリンスカ眠気尺度	153
簡易PSG	212
簡易モニター	132
眼球運動電位	93
間欠期	230
間歇的低酸素血症	218
関西学院大学式眠気尺度	153
感染対策	107
眼電図	78
記憶の形成	204
危険を予測する	239
基準電極	79
ギリシャ神話	1
気道確保	101
気分障害	265

記銘（獲得）……………………36	口腔内装置 …………… 182, 260	差動増幅器…………………………64
逆説的傾眠 ……………………228	高周波除去フィルタ……………99	三環系抗うつ薬 …………241, 251
ギャバペンチン………………250	高周波成分パワー ……………191	産業事故……………………………34
救急蘇生法 ……………………102	高周波法…………………………74	酸素飽和度 ………………106, 182
急速眼球運動……………………79	高周波変調雑音…………………99	Ⅲ度の房室ブロック …………105
競技スポーツ……………………48	甲状腺刺激ホルモン…………185	サンプリング定理………………68
狭義の過眠症 …………………226	高照度光 ………………………234	次亜塩素酸ナトリウム ………107
胸骨圧迫 ………………………101	高振幅律動性θ波 ……………115	自覚症状調べ …………………154
胸部・腹部の呼吸運動…………73	抗精神病薬 …………29, 267, 268	視覚的アナログ評価尺度 ……154
胸腹部運動センサ………………80	構造上の工夫 …………………240	歯科的口腔内装具 ……………220
局所脳血流 ……………………200	交代勤務 …………………33, 237	刺激制限療法 …………………209
食いしばり……………………252	交替勤務障害 …………………233	視交叉上核 ………………52, 232
空気パッド………………………74	抗てんかん薬……………………29	視索上核…………………………22
クモ膜下腔………………………24	後頭葉 …………………………202	時差障害 ………………………233
クライトマン……………………6	抗ヒスタミン薬…………………30	視床 ……………………………195
クライネ・レビン症候群 ……230	交流障害…………………………64	視床下部外側野…………………19
グルタールアルデヒド ………108	高齢者 …………………………122	視床下部腹内側核………………22
クレゾール石鹸 ………………107	ゴールドスタンダード ………132	事象関連電位 …………………194
グレリン ………………………187	呼吸インダクタンスプレチスモグラフィ…80	システムリファレンス ……64, 96
クロナゼパム…………………250	呼吸曲線 ……………………72, 80	持続陽圧呼吸法 ………………222
軽睡眠……………………………18	呼吸困難 ………………………106	舌 …………………… 176, 177, 178
経皮PCO₂センサ ………………75	呼吸中枢の不安定さ …………224	室傍核……………………………22
経鼻的持続陽圧呼吸 …59, 138, 262	呼吸努力関連覚醒反応…84, 134, 219	時定数……………………………66
経皮的動脈血酸素飽和度センサ…75	呼吸パッド………………………74	自動症 …………………………228
傾眠期 …………………………230	呼吸バンド………………………73	自動体外式除細動器 …………102
痙攣発作 ………………………106	国際RLS研究グループ ………249	自動的処理 ……………………194
血圧 ……………………………212	国際睡眠学会分類第2版 …247, 254	嗜眠性脳炎…………………………6
結節乳頭核………………………19	国産脳波計………………………8	若年ミオクロニーてんかん ……256
ゲノム解析 ……………………247	固定………………………………36	遮断周波数 …………………65, 66
健康スポーツ……………………48	子どもの睡眠習慣質問票 ……151	ジャンパー………………………80
検査室での危険回避 …………239	子どもの睡眠日誌 ……………158	習慣的な睡眠時間………………33
弦電流計…………………………3	コルチゾール ……………184, 185	周期性四肢運動 ……93, 123, 250
検流計……………………………3		周期性四肢運動障害
コ・メディカル…………………57	**さ**	………84, 173, 242, 237, 251, 267
抗アレルギー薬…………………30	サーミスタ法 ………………72, 80	周期性四肢麻痺 ………………244
高域フィルタ……………………65	サーモカップル法………………72	自由継続 …………………157, 233
抗うつ薬 …………………28, 29, 266	サーモプラスチックマスク ……201	終夜睡眠ポリグラフィ …132, 233
口蓋扁桃摘出術 ………………182	錯乱覚醒 …………………236, 258	主観的評価 ……………………149
交感神経刺激作用に伴う副作用 228	鎖交磁束…………………………99	熟眠障害 ………………………207
交感神経皮膚反射………………90	作動記憶…………………………38	ジュベー……………………………6
咬筋筋電図………………………81	差動信号…………………………64	上位離断脳………………………4

索引

小下顎 …………………………176
上気道断面積 ……………………177
上気道抵抗症候群 …………81, 216
上気道閉塞性 ……………………177
症候性RLS ………………………248
上行性覚醒系 ………………………11
症候性てんかん …………………254
上肢筋電図…………………………81
常染色体優性夜間前頭葉てんかん…255
情動脱力発作 …………………14, 226
情動脱力発作の重積状態 ………228
情動脱力発作を伴う
　　ナルコレプシー ……………227
情動脱力発作を伴わない
　　ナルコレプシー ……………227
消毒 ………………………………107
消毒用エタノール ………………107
食事のタイミング ………………159
食道内圧…………………………80
食道内圧測定 ……………………143
食道内圧変動 ……………………146
除細動 ……………………………105
初産婦 ……………………………158
情動記憶 …………………………38
徐波活動 …………………………38
徐波睡眠 ……18, 21, 32, 48, 184, 242
徐波睡眠期 ………………………236
徐波睡眠期持続性棘徐波 ………256
徐波睡眠てんかん放電重積状態 256
徐波睡眠の減少 …………………266
処理遮断の効果 …………………195
心筋虚血 …………………………103
人工呼吸 …………………………101
心室細動 ……………………103, 105
心室頻拍 ……………………103, 104
身体疾患によるナルコレプシー…227
心電図………………………………78
心肺蘇生法 ………………………102
心不全 ……………………………190
腎不全 ……………………………248
深部体温 ……………………122, 234

心房細動 …………………………104
心房粗動 …………………………104
睡眠 …………………………………28
睡眠依存性の記憶 …………………36
睡眠医療認定検査技師……………60
睡眠衛生 ……………………208, 250
睡眠・覚醒スケジュール ………156
睡眠・覚醒パターン ……………157
睡眠・覚醒リズム障害 …………159
睡眠覚醒解析システム …………157
睡眠覚醒調節機構…………………11
睡眠覚醒リズム表 ………………233
睡眠慣性…………………………45
睡眠関連下肢こむらがえり ……251
睡眠関連低換気/低酸素血症候群…216
睡眠関連標的分子…………………13
睡眠関連律動性運動障害 …107, 247
睡眠経過図…………………………85
睡眠健康調査票 …………………151
睡眠検査 …………………………28
睡眠効率 ……………………83, 122
睡眠呼吸障害 …………………84, 219
睡眠後退症候群 …………………157
睡眠時間制限療法 ………………209
睡眠時間帯分布 …………………157
睡眠時驚愕症 ……………………238
睡眠時随伴症 ………………236, 241
睡眠時ブラキシズム ……………260
睡眠時無呼吸症候群
　…49, 123, 180, 216, 222, 237, 267
睡眠周期 …………………………254
睡眠時遊行症 ………………237, 243
睡眠障害 …………………………258
睡眠障害患者 ……………………34
睡眠障害国際分類 ………………260
睡眠障害国際分類・第2版…207, 227
睡眠状態誤認 ……………………85
睡眠潜時 ……………………48, 83
睡眠潜時の延長 …………………122
睡眠潜時反復検査 ………………161
睡眠相後退障害 …………………232

睡眠相前進障害 …………………232
睡眠奪取 …………………………39
睡眠段階 ……………………79, 83
睡眠段階判定法 …………………126
睡眠てんかん ……………………254
睡眠毒素 …………………………4
睡眠日誌 ……………151, 172, 208
睡眠の受動過程説 …………………4
睡眠の二過程モデル ………………8
睡眠表 ……………………………156
睡眠負債 …………………………32
睡眠不足 …………………………257
睡眠不足症候群 …………………158
睡眠物質…………………………11
睡眠変数 …………………………83
睡眠紡錘波 ………………………38
睡眠発作 …………………………226
睡眠ポリグラフ検査 ………101, 249
睡眠麻痺 …………………………226
睡眠酩酊 ……………………228, 236
睡眠薬 ……………………………28
頭蓋頂鋭波 ………………………113
スタンフォード眠気尺度 ………153
ストレインゲイジ法………………80
スポーツ競技力 ……………………49
スポルディングの分類 …………107
制御的処理 ………………………194
正常産児の睡眠サイクル ………111
精神刺激薬 ………………………228
精神性発汗…………………………90
精神療法 …………………………209
静睡眠 ……………………………110
生体情報の較正……………………81
生体電気信号………………………64
生体リズム …………………………49
生体リズム位相 …………………157
成長痛 ……………………………248
成長ホルモン ……………………186
静電気 ……………………………100
静電誘導……………………………99
生物時計 …………………………184

摂食調節……………………12	中間睡眠……………………111	頭部X線規格写真……………176
セファログラム………176, 177, 178	中心後回……………………202	洞不全症候群…………………105
セルボ・イゾーレ……………4	中心前回……………………202	動脈圧受容体反射……………190
セロトニン（5-HT）$_{2A}$……………18	中枢性睡眠時無呼吸症候群……222	動脈血酸素飽和度……………78
セロトニン作動性抗うつ薬……268	中枢性無呼吸………………50	特殊症候群……………………254
前脛骨筋筋電図………………78	中枢ドパミン作動薬…………250	特発性過眠症………163, 166, 228
宣言的記憶……………………36	中途覚醒…………………78, 207	特発性小児後頭葉てんかん……256
センサ…………………………78	中途覚醒の増加………………122	特発性てんかん………………254
潜在記憶………………………44	中脳網様体……………………202	時計遺伝子……………………52
漸増漸減パターン……………134	長時間睡眠………………49, 158	時計遺伝子多型………………53
選択的セロトニン再取り込み阻害薬	長時間睡眠を伴う特発性過眠症	ドパミン受容体拮抗薬…………251
……………………241, 268	……………………228, 229	
全断眠…………………………201	長時間睡眠を伴わない特発性過眠症	**な**
前脳基底部……………………23	……………………229	内因成分………………………194
全鼻腔抵抗……………………181	遂行能力………………………33	ナイキスト周波数……………68
前方部緩徐律動………………124	低域フィルタ…………………65	ナルコレプシー
早朝覚醒………………………207	抵抗パッド……………………74	…………85, 163, 166, 226, 244
造血型PGDS……………………24	低酸素トレーニング…………50	二次救命処置…………………102
総睡眠時間……………………83	低周波フィルタ………………90	二次視覚野……………………203
相動性電位……………………21	低炭酸ガス血症………………224	2次性高血圧…………………190
躁病……………………………265	デジタル装置…………………64	日中の過度の眠気……………166
即初期遺伝子群………………26	デジタル脳波計……………8, 64	Ⅱ度房室ブロック……………103
測定機器の較正………………81	デシベル………………………66	日本睡眠学会…………………8
ゾルピデム……………………18	テストステロン………………187	日本ポリソムノグラファー研究会61
	手続き記憶……………………36	日本臨床衛生検査技師会………61
た	デメント………………………6	日本臨床神経生理学会…………8
体位センサ……………………74	テレメータ……………………13	入眠期過同期…………………112
第一夜効果…………………78, 86	てんかん……………81, 106, 254	入眠時REM（レム）睡眠
タイトレーション………138, 214	てんかん性異常波……………257	……………………42, 226, 227
体内時計………………………52	てんかん発作の鑑別表………258	入眠時幻覚……………………226
タイプ3………………………133	電極……………………………78	入眠障害………………………207
タイプ4………………………132	電極モード……………………69	入眠潜時………………………78
大発作…………………………255	電磁誘導………………………99	妊娠……………………………248
探査電極………………………79	伝導雑音………………………99	認知行動療法…………………209
炭酸リチウム…………………230	動・REM睡眠…………………110	認知症高齢者…………………159
短時間睡眠者…………………158	統合失調症……………………266	認定睡眠ポリグラフ検査技師……8
短時間の計画的昼寝…………227	洞徐脈…………………………105	ネガティブフィードバックループ…52
断眠……………………238, 257	同相信号………………………64	熱電対法………………………72
チアノーゼ……………………106	同相成分除去比………………65	ねぼけ……………………107, 236
チェーンストークス呼吸…134, 223	頭頂部鋭波……………………118	眠気……………………………211
注意……………………………199	洞頻脈…………………………104	脳幹網様体……………………5

脳機能画像解析法 …………………201
脳グルコース代謝 …………………200
脳髄液中のオレキシンA濃度 …227
脳脊髄液中のオレキシンA蛋白濃度…227
脳の可塑性………………………………38
脳波…………………………………………78
脳波覚醒反応 ………………………126
脳波上覚醒 …………………………251
脳波の発見 ………………………………5
ノンレム睡眠 ………32, 37, 117, 263
ノンレム睡眠時の脳活動 ………201
ノンレム睡眠随伴症 ……………236

は

パーキンソン病 ……………………241
排便のタイミング …………………158
歯ぎしり ………………………81, 93
肺高血圧症 …………………………180
パニック ……………………………107
パニック障害 ………………………242
パラソムニア ……………………81, 236
パルスオキシメータ
　　………………80, 106, 132, 212
バルプロ酸 …………………………230
半球睡眠……………………………………16
反復孤発性睡眠麻痺 ………241, 244
反復睡眠潜時検査 …………………227
反復性過眠症 ………………………229
非24時間睡眠覚醒症候群 ………156
ピエゾ法………………………………80
鼻腔通気度検査 ……………………180
鼻腔抵抗 ……………………………180
皮質下覚醒反応 ……………………126
皮質下活性化反応 …………………211
ヒスタミンH₁受容体 ………………18
ヒスチジンデカルボキシラーゼ …21
ピックウィック症候群 ………………7
ピッツバーグ睡眠質問票 …149, 208
ビデオ録画 …………………………237
鼻閉 …………………………………180
非ベンゾジアゼピン系睡眠薬

　………………………………28, 267
ヒポクラテス ……………………………1
非薬物療法 …………………………250
標準12誘導心電図 …………………103
標本化 …………………………67, 68
ファログラム(ペノグラム)用バンド…76
フィルタ ……………………………65, 66
フェリチン …………………………250
不規則型睡眠・覚醒パターン …158
不規則睡眠覚醒リズム ……………232
複合性睡眠時無呼吸症候群 ……222
副腎皮質刺激ホルモン ……………185
腹側被蓋野………………………………19
符号化 …………………………………67
不正咬合 ……………………………176
不整脈 ………………………………103
部分断眠 ……………………………201
不眠症 ………………………………207
浮遊容量 ………………………………99
プラミペキソール …………………250
フローリミテーション ……………136
プロスタグランジンD₂受容体 …24
プロラクチン ………………184, 186
分極電圧 ………………………………98
米国司法省麻薬取締局………………18
米国食品医薬品局……………………18
閉塞型無呼吸 ………………………133
閉塞性睡眠時無呼吸症候群
　…15, 166, 173, 176, 210, 216, 222, 260
ペースト ………………………………78
ペモリン ……………………………228
ベルガー …………………………………5
ベンゾジアゼピン系睡眠導入剤
　………………………28, 266, 268
弁別比 …………………………………65
房室ブロック ………………………105
放射雑音 ……………………………100
紡錘波 ………………………………119
縫線核 …………………………………19
暴力行為 ……………………………239
保健師助産師看護師法(保助看法)…58

ポジトロンCT………………………200
発作性上室頻拍 ……………………104
ポピヨンヨード ……………………107
ホメオスタシス現象 …………………11
ポリソムノグラフィー ………………28
ボルベイ …………………………………8

ま

マクロショック ………………………70
マニュアルタイトレーション …138
慢性副鼻腔炎 ………………………182
ミクロショック ………………………70
無呼吸閾値 …………………………224
無呼吸低呼吸指数 ………84, 223
夢中遊行 ……………………………237
夢遊病 ………………………………237
メチルフェニデート ………………228
滅菌 …………………………………108
メラトニン …………184, 185, 234
メラトニン受容体 ……………………18
メラトニンリズム ……………………49
モダフィニル ………………………228
モノアミンオキシダーゼ阻害薬 241
漏れ電流…………………………………99
モンタージュ・モード ………………69

や

夜間恐怖 ……………………………238
夜間勤務…………………………………33
夜間前頭葉てんかん ………………255
夜間の中途覚醒 ……………………226
夜驚症 ………………………107, 238
薬剤・物質による睡眠関連運動障害…247
薬物 ……………………………………28
薬物療法 ……………………………250
誘発電位 ……………………………194
夢 ……………………………………198
夢日記……………………………………45
夢見と視覚機能 ……………………204
陽性後頭鋭波 ………………………112
予防医学……………………………221

ら

卵胞刺激ホルモン …………………187
律動性咀嚼筋活動 …………………252
リポカイン型PGDS ………………24
リモンタージュ ……………………91
瘤波 …………………………………113
量子化 ………………………………67
良性小児てんかん …………………256
良性ローランドてんかん …………256
臨床検査技師等に関わる法律……57
臨床工学士会 ………………………61
臨床心理士 …………………………60
ループゲイン ………………………217
ルーミス ……………………………5
レストレスレッグ症候群 …………81
レスピトレース ……………………73
レプチン ……………………………187
レム侵入説 …………………………266
レム睡眠 ………………32, 117, 263
レム睡眠行動異常症 …………15, 85
レム睡眠行動障害
　　　……………107, 239, 241, 258
レム睡眠時の脳活動 ………………202
レム睡眠潜時の短縮 ………………265
レム睡眠中 …………………………36
レム睡眠の発見 ……………………6
レム睡眠抑制作用 …………………228
レム潜時 ……………………………48
レム潜時の短縮 ……………………122
連想 …………………………………45

わ

ワーキングメモリー ………………38

欧文索引

A

AASM ··263
AASM新ルール·····································78
ABR ···195
ACLS ···62
Actigraphy ··233
active-REM sleep ·····························110
ADNFLE ··255
advanced life support ·····················102
AD変換 ···67
AED ···62, 102
AHI ·································· 84, 211, 223
ALS ··102
American Academy of Sleep Medicine ···263
Anatomical Balance Theory ·······217
Anterior Bradyrhythmia ·············124
Apnea Hypopnea index················84
ASV ···223
automated external defibrillator ···102
Autosomal dominant nocturnal
　frontal lobe epilepsy ··············255

B

Balloon法···144
basic life support ·····························102
BLS ··102
Body Position ······································74
BSL ···62
B型肝炎 ··107

C

CAP ·························· 126, 127, 128, 211
cardiogenic oscillation ······················91
cardiopulmonary resuscitation ···102
Central SAS ·······································222
Central sleep apnea syndromes···216
Cheyne Strokes Breathing·········216

chronotherapy ·································234
Circadian Rhythm Sleep Disorder ···156
CMRR··65
Complex SAS ····································222
complex sleep-disordered breathing ···222
Continuous positive airway pressure ···222
CPAP ··214, 222
CPAP emergent ·······························224
CPAP persistent ·······························224
CPAPタイトレーション
　·····································81, 223, 240
CPR ··102
cre-scendo-decrescendo ············134
CRSD ···156
CR回路··66
CSAS···216, 222
CSB ··216
cyclic alternating pattern ···········126

D

Declarative Memory ·························36
DRB1*1501/DQB1*0602 ···········226

E

EDS ··166
EEG arousal·······································126
Ekbom ··247
emotional memory ···························38
epilepsy ···239
excessive daytime sleepiness ···166

F

FDA ···261
FDG ···200
First night effect ······························86
Food & Drug Administration ······261

G

gamma-aminobutyric acid ·········18
GH ···184

H

H₂¹⁵O ···200
H₃受容体 ··21
homeostasis ··40
hump ···113
HVSパターン ····································110
hypnagogic hypersynchrony ······112

I

ICSD-2·······156, 207, 216, 247, 260
IH ···218
Infusion catheter法·························144
insomnia ··207
intermediate sleep ·························111
Intermittent Hypoxia ····················218

K

K-complex ··197

L

laser-assisted uvuloplasty ··········182
LAUP ···182
LF/HF ···191
LFF···90
LVIパターン ·····································110
Long Face ··217
long sleeper ·····································158
low frequency filter ··························90

M

Maintenance of Wakefulness Test···166
mean sleep latency ························162
micro sleep···33

Microtransducer法 ･････････････････ 144
mixed breathing pattern ･･･････････ 223
MLR ････････････････････････････ 195
MMN ････････････････････････････ 195
MSL ････････････････････････････ 162
MSLT ･････････････････ 7, 161, 166, 227
multiple sleep latency test ･･･ 161, 166
MWT ･･････････････････････････ 166
MWT20分法 ･･･････････････････････ 166
MWT40分法 ･･･････････････････････ 166
Mパターン ･･････････････････････ 110

N

n-CPAP ･･･････････････････････････ 59
N200 ････････････････････････････ 197
N350 ････････････････････････････ 197
N400 ････････････････････････････ 198
N550 ････････････････････････････ 197
nasal continuous positive airway pressure ･･･････････････････ 138, 216, 262
nasal cycle ･････････････････････ 181
nasal nocturnal syndrome ･･･････ 180
nasal resistance : Pa/ml/sec ･････ 180
nCPAP ･･･････････････ 138, 182, 216, 262
NFLE ･･･････････････････････････ 255
nitric oxide ････････････････････ 182
NO ･････････････････････････････ 182
Nocturnal frontal lobe epilepsy ･･･ 255
Non-invasive Positive Pressure Ventilation ････････････････････ 220
NPPV ･･････････････････････････ 220
NREM睡眠 ････････････････････････ 42
Nyquist ･････････････････････････ 68

O

OA ･･･････････････････････････ 182, 260
Obstructive SAS ･･･････････････････ 222
Obstructive sleep apnea syndrome
 ･･････････････････････････ 166, 216
Obstructive Sleep Apnea Syndrome ･･･ 260
Ondine's Curse ････････････････････ 216

oral appliance ･････････････････ 182
Oral Appliance ･････････････････ 220, 260
OSA ････････････････････････････ 15
OSAS ･････････････ 166, 210, 216, 222, 260
OSLER TEST ･････････････････････ 166, 169
Oxford sleep resistance test ･･････ 166

P

P300 ････････････････････････････ 196
Paradoxical Insomnia ･･･････････････ 85
periodic limb movements disorder
 ･･････････････････････････ 84, 251
periodic limb movements ･･････････ 250
PET ･･････････････････････････････ 200
Phase A ････････････････････････ 127
Phase A1 ･･･････････････････････ 128
Phase A2 ･･･････････････････････ 128
Phase A3 ･･･････････････････････ 128
Pickwick症候群 ･････････････････ 216
Pictorial sleepiness scale ･････････ 154
plasticity ･･････････････････････････ 38
PLM ････････････････････････････ 250
PLMD ･････････････････････ 84, 237, 251
PLMW ･････････････････････････ 250
PMD ････････････････････････････ 132
polysomnography ･････････････ 132, 249
polyvinylidene fluoride film ････････ 72
portable monitoring device ･･･････ 132
positive occipital sharp transients 112
post-traumatic stress disorder ･･･ 44
postarousal hypersynchrony ･････ 115
POSTS ･･････････････････････････ 112
PSG ･･･････････ 28, 29, 88, 132, 212, 249
PSG専用器 ･････････････････････ 64
PTSD ･･････････････････････ 44, 245, 267
PVDFフィルム ･･･････････････････ 72

Q

quiet sleep ･････････････････････ 110

R

R&K法 ･･････････････････････ 117, 126
RBD ････････････････････････ 85, 239
Rechtscaffen と Kales ････････････ 78
Rem sleep behavior disorders ･････ 85
REM tonic期 ･･････････････････ 197
REMphasic期 ･･････････････････ 197
REM睡眠 ･･･････････････ 42, 210, 211
REM睡眠行動障害 ･････････････････ 81
REM潜時 ･･････････････････････ 78
RERA ･･････････････････････ 84, 134, 219
respiratory effort related arousal
 ･･･････････････････････ 84, 134
Respiratory Effort Related Arousal ･･･ 219
RLS診断基準 ････････････････････ 249
RPSGT ･････････････････････････ 8
RPSGT資格 ････････････････････ 60

S

SAS ･･････････････････ 216, 222, 237
SASの呼吸関連覚醒 ･････････････ 239
SDB ････････････････････････････ 219
SEP ･･･････････････････････････ 194
short sleeper ･･･････････････････ 158
SIT ･････････････････････････････ 249
sleep apnea syndrome ･･････ 216, 222
Sleep Deprivation ･･････････････････ 39
Sleep Disordered Breathing ･･････ 219
sleep log ･･･････････････････････ 156
sleep onset rapid eye movement (REM) period (SOREMP) ･･････････ 162
Sleep Related Bruxism ････････････ 260
Sleep Related hypoventilation/hypoxemic syndromes ･････････････ 216
Sleep Related Movement Disorders ･･･ 260
sleep spindle ････････････････････ 119
Sleep-Dependent memory ････････ 36
Sleep-Related Breathing Disorders ･･･ 216
Slow Wave Activity : SWA ･･･････ 38
SOREMP ･･････････････････････ 7
split nightプロトコール ･･･････････ 223

Split-night CPAP titration studies …139
SpO₂ …75
SRBD …216
SRHHS …216
SSR …90
SSRI …268
statistical parametric mapping (SPM) …201
ST下降 …105, 106
ST上昇 …105, 106
subcortical arousal …126
suggested immobilization test …249

SVR …195
sympathetic skin reflex …90

T
TAパターン …110
The International Classification of Sleep Disorders 2nd …216, 260
tongue retaining device …260
Two process model …32

U
Upper Airway Resistance Syndrome …216

UPPP …182, 214, 220
URAS …216
Uvulo-palato-pharyngoplasty …220
uvulopalatopharyngoplasy …182

V
VEP …194
vertex sharp transient …113
vertex sharp wave …118
VF …103
VT …103

| © 2009 | 第 1 版発行　2009 年 8 月 10 日 |

睡眠検査学の基礎と臨床

（定価はカバーに表示してあります）

検印省略	編集　　松浦　雅人
	発行者　　服部　治夫
	発行所　　株式会社 新興医学出版社
	〒113-0033　東京都文京区本郷 6 丁目 26 番 8 号
	電話　03(3816)2853　　FAX　03(3816)2895

印刷　株式会社 藤美社　　ISBN978-4-88002-692-3　　郵便振替　00120-8-191625

・本書の複製権・上映権・譲渡権・公衆送信権（送信可能化権を含む）は株式会社新興医学出版社が保有します。
・JCOPY 〈(社) 出版者著作権管理機構 委託出版物〉
本書の無断複写は著作権法上での例外を除き禁じられています。複写される場合は、そのつど事前に (社) 出版者著作権管理機構 (電話 03-3513-6969、FAX 03-3513-6979、e-mail : info@jcopy.or.jp) の許諾を得てください。